全国高等学校改革试验创新教材

供假肢矫形工程专业用

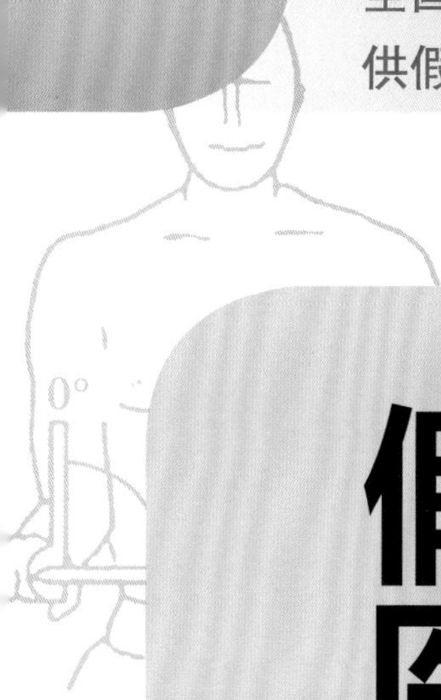

假肢矫形工程医学基础

主　编　公维军　赵正全

副主编　何建华　张志强　郄淑燕

编　者　（以姓氏笔画为序）

万春晓	天津医科大学总医院
马鑫鑫	首都医科大学附属北京康复医院
王冰水	空军军医大学西京医院
公维军	首都医科大学附属北京康复医院
白荣杰	北京积水潭医院
毕鸿雁	山东中医药大学附属医院
李　莉	苏州大学附属第一医院
杨傲然	首都医科大学附属北京康复医院
吴庆文	华北理工大学
何建华	武汉科技大学附属天佑医院
张　杨	山东大学齐鲁医院
张　威	华润武钢总医院
张志强	中国医科大学附属盛京医院
郄淑燕	首都医科大学附属北京康复医院
赵正全	华中科技大学同济医学院附属同济医院

秘　书　马鑫鑫

人民卫生出版社

图书在版编目（CIP）数据

假肢矫形工程医学基础/公维军,赵正全主编. —
北京:人民卫生出版社,2020
假肢矫形工程专业改革试验创新教材
ISBN 978-7-117-30036-0

Ⅰ.①假… Ⅱ.①公…②赵… Ⅲ.①假肢-矫形外
科手术-教材 Ⅳ.①R687.5

中国版本图书馆 CIP 数据核字(2020)第 087503 号

人卫智网　**www.ipmph.com**	医学教育、学术、考试、健康,	
	购书智慧智能综合服务平台	
人卫官网　**www.pmph.com**	人卫官方资讯发布平台	

假肢矫形工程医学基础

主　　编:公维军　赵正全
出版发行:人民卫生出版社(中继线 010-59780011)
地　　址:北京市朝阳区潘家园南里 19 号
邮　　编:100021
E - mail:pmph @ pmph.com
购书热线:010-59787592　010-59787584　010-65264830
印　　刷:北京华联印刷有限公司
经　　销:新华书店
开　　本:787×1092　1/16　　印张:29
字　　数:724 千字
版　　次:2021 年 1 月第 1 版　2021 年 1 月第 1 版第 1 次印刷
标准书号:ISBN 978-7-117-30036-0
定　　价:145.00 元

打击盗版举报电话:**010-59787491**　E-mail:**WQ @ pmph.com**
质量问题联系电话:**010-59787234**　E-mail:**zhiliang @ pmph.com**

假肢矫形工程专业改革试验创新教材
出 版 说 明

为深入贯彻《"健康中国 2030"规划纲要》文件精神,落实教育部提出的探索符合新时代需求的新医科人才培养体系要求,推动复合型高级假肢矫形工程本科人才培养,在全面分析假肢矫形工程专业学科特色、人才培养需求的基础上,参照世界卫生组织和国际假肢矫形协会公布的职业假肢矫形师标准,我们推出了我国第一套假肢矫形工程专业改革试验创新教材。

本套教材以"培养具备康复医学、机电技术与材料科学、假肢矫形器设计与制作相关的基本理论以及康复医学与工程技术相结合的基本技能,能在临床康复、假肢矫形工程领域从事设计与技术服务的高级应用人才"为目的,突出了康复与工程技术相结合的特色,在编写过程中坚持"三基"(基本理论、基本知识、基本技能)、"五性"(思想性、科学性、先进性、启发性、适用性)、"三特定"(特定的培养目标、特定的培养对象、特定的限制)的编写原则,旨在为假肢矫形康复工程专业师生提供一套高质量的教材。

本套教材包括医学和工程学基础的相关知识、假肢学和矫形器学的专业理论以及配套的实践指导,贴合国际对假肢矫形工程人才培养的需求,突出了本专业康复与工程技术相结合的特色,助力假肢矫形工程人才培养。

假肢矫形工程专业改革试验创新教材
评审委员会

假肢矫形工程专业改革试验创新教材
目　录

前　言

　　康复工程是现代康复的重要组成部分,在康复服务中扮演着重要的角色。假肢矫形工程是健康科学领域中一个新兴的复合型、交叉型学科,作为康复工程重要的亚学科,涉及生物医学、机械学、电子学、高分子化学、材料学及人文社会科学等多种学科。其中,由于服务对象是人,而且是有功能障碍的人,因此涉及人体结构、功能以及病理生理变化的医学基础就显得尤为重要。

　　本教材是针对该学科的医学基础需求、针对该专业学生的"医工结合"培养目标而编写的,适用于培养具备一定医学知识,能设计、会制作的假肢师和矫形师。同时,希望学生通过学习,能够初步具备科学研究的素养和能力,为进一步深造打下坚实基础。

　　本教材在编写过程中得到了各编写单位领导的大力支持,得到了众多医学界、工程学届朋友的指导,在此一并表示感谢。

公维军　赵正全

2020 年 8 月

目　录

第一章

人体发育学与神经生理学

第一节 人体发育学

人的个体发育从胎儿期经历婴幼儿期、儿童期、青春期、成人期到老年期。从胎儿期到青春期人体内各器官组织细胞不断分化,各组织器官不断增长,形态功能逐渐成熟和完善,称为"发育"。成人期到老年期,人体组织器官的形态和功能逐渐走向衰老。

一、儿童期发育特点

儿童期各器官系统发育不平衡,按照各自生长特点,一般遵循从上到下、从粗到细、从近到远、从低级到高级、从简单到复杂的规律,同时存在个体差异。

(一)神经系统的发育

儿童神经系统发育成熟是神经心理发育的基础。大脑皮层从胚胎第 8 周开始形成,16 周后在大脑表面形成沟和回,至胎儿 6~7 个月时,脑沟和脑回已经非常明显,出生时已基本具备了成人所有的沟和回,但脑沟比成人浅,灰质层比成人薄。皮层细胞分化从胎儿 5 个月时开始,3 岁时大致分化完成,8 岁时基本近似成人。出生后脑的发育主要是神经细胞体积增大和树突增多、加长以及神经髓鞘形成。髓鞘的形成代表了神经传导通路和神经纤维形态学的成熟程度,脊髓神经髓鞘在胎儿 4 个月时开始形成,随后是感觉神经系统和运动神经系统,锥体通路自出生 4 个月开始至 4 岁时形成,6 岁末所有皮质传导通路神经纤维髓鞘形成,前额叶参与高级智能活动神经纤维的髓鞘化过程可持续到 20 岁。

小儿脑组织神经细胞功能随着年龄的增长和发育日益复杂。神经传导系统发育从胎儿 7 个月开始,到出生时为数还很少,生后则迅速增加,2 岁时神经纤维出现纵横交错,神经细胞间的联系逐渐变得复杂。神经纤维外层髓鞘的形成在中枢神经系统不同部位存在区别,脊神经在胎儿 4 个月时开始,锥体束通路在生后 5 个月至 4 岁时形成,皮层则更晚。在婴幼儿时期,由于神经髓鞘形成不全,皮质发育尚不完善,当外界刺激通过神经传入大脑时,兴奋可传导到邻近的纤维,在皮质不易形成确切的兴奋灶,导致兴奋与刺激易于扩散。另外,无髓鞘的神经传导速度比有髓鞘神经慢,且易于泛化,因此,小儿的神经活动不稳定,反应较迟缓。患病时,特别是高热或中毒时,容易发生烦躁、嗜睡、惊厥或昏迷等神经系统症状。

新生儿皮质下系统如苍白球在功能上也比较成熟,这与某些运动功能的发育有关。出生时脊髓、中脑、脑桥及延髓也已发育较好,许多皮层下中枢发育也较早,从而保证了婴儿出生时有较好的循环、呼吸、吸吮、吞咽等基本生命功能。丘脑及下丘脑在出生后数月内发育较快,对体温调节、饥饱等反应起作用。

儿童大脑皮层发育要比组织形态学发育慢,皮层的复杂功能是靠机体与外界经常相互作用、相互影响才能获得。婴儿出生时即具有某些先天性反射活动,如吸吮反射、吞咽反射、防御性反射等。随着个体发育,大脑及各个感觉器官功能的成熟,在此基础上逐渐产生各种各样的后天性反射,也就是条件反射,使小儿更快熟悉和适应外界环境。吸吮反射在出生第9~14天开始形成,从生后2个月起即可形成触觉、视觉、听觉、嗅觉的条件反射,3~4个月开始形成抑制性条件反射,标志着皮层具备了鉴别功能。2岁以后,小儿可以利用第二信号系统形成条件反射。小儿神经系统发育成熟需要一个过程,在此过程中其神经活动很不稳定,兴奋与抑制易于扩散,神经活动的强度和集中均较弱,所以婴儿的运动存在着不规律、全身性的特点。随着小儿年龄增长,神经系统不断发育,其活动也逐渐完善。

（二）运动功能的发育

正常儿童的运动发育是以脑形态完善和功能成熟以及神经纤维髓鞘化的时间与程度为基础的,因为运动是在大脑皮质的直接参与和控制下发展的,有一定的规律,同时还需要脊髓、骨骼、肌肉的参与,因而运动的发育与神经系统及全身的发育密切相关。

1. 运动功能发育的规律

（1）随意运动出现之前有关的原始反射必须消失,如握持反射让位于随意抓取,或是在原始反射基础上完善;吸吮反射发展为吸、吞、呼吸相互协调更有效的随意吸吮。

（2）自上而下,儿童的动作发育自头端向足端发展,如儿童先学会抬头,再会转头,以后开始翻身,6个月左右会坐,然后是手臂和手的运动,最后才是站立和行走。

（3）从中央到末梢,动作发育以躯干为中心,越接近身体中轴部位动作发育越早,而离中轴较远的部位相对较晚。以上肢为例,先是肩部和上臂动作的发育,接着是肘、腕部,最后是手指动作和控制能力的逐渐成熟。

（4）从泛化到集中,小儿最初动作是全身性的、泛化的,而后逐渐发育成局部的、准确的动作。如对于1~2个月的小儿,若将其脸用手帕盖住,则小儿表现为全身的乱动,到5个月的时候,小儿可表现为双手向脸部乱抓,但不一定能拉下手帕,而到了8个月时,即能迅速而准确地拉掉手帕。

（5）先正面动作后反面动作,先能俯卧时抬头,而后才能仰卧时屈颈;先学会扶栏站起,后会从站立位坐下;先学会向前行走,再学会倒着走路;先能抓取物体,以后才是有意识地松手放开物体。

2. 运动功能发育的顺序　表现为粗大动作的发育先于精细动作的发育。粗大动作指涉及大肌肉的运动,如抬头、翻身、坐、爬、站、走、跑、跳跃等。精细动作多为小肌肉的运动,如抓握、夹取、撕扯、旋开、捏取、折叠、捆绑等。

（1）粗大动作发育顺序:新生儿颈肌无力,到2个月能勉强间歇抬头,3个月俯卧时抬胸,4个月扶两手和髋部能坐,5个月扶两臂可站立,6个月独坐,8个月会爬,11个月拉一只手会走、会自己站立,1岁左右独走,1岁3个月会蹲着玩,1岁半会爬上小梯子,2岁左右会双足双跳或单足站立,3岁能够自由地两脚交替上下楼梯。

（2）精细动作发育顺序:1个月两手握拳,刺激后握得更紧,3~4个月握持反射消失,能将双手放到面前观看并玩自己的手,出现企图抓握玩具的动作,5个月能抓近的玩具,6~7个月出现换手与捏敲动作,能在两手间有意识交换玩具,9~10个月能用拇指与示指取玩具,12~15个月会翻书、握笔乱涂,1岁半会叠2~3块方木,2岁会一页一页翻书,3岁会临摹画"O"和"+",4岁会自己穿衣、画正方形,5岁能写简单字,6岁能画三角形、房屋等。

（三）知觉功能的发育

知觉是人的各感觉器官受大脑支持协同活动和大脑皮质对感性材料进行初步分析和综合的结果,是人对客观事物和身体状态整体形象的反映。知觉过程中,人脑将感觉器官刺激转化为整体经验。知觉是感觉和思维之间的一个重要环节,它对感觉材料进行加工,为思维准备必要的条件。在知觉发生和发展中,语言起着重要作用,因为语言有助于人们对知觉对象的表述,并使知觉的形成更迅速,更完整。

1. **视知觉的发育** 视觉刺激在儿童及其周围环境联系中提供着极其重要的信息。新生儿眼睛已具有相当好的光学特点,但神经细胞尚未发育完善,瞳孔有对光反应,可短暂注视物体,但视敏度仅为成人的1/30,只能看清15~20cm内的物体,不能按距离进行视觉调节,4个月时眼的调节能力接近成人。双眼的辐辏反射在3~4个月时仅有部分协调,8~9个月能看到小物体,18个月能够区分各种形状,5岁可区分各种颜色,6岁时视知觉发育充分。

2. **听觉的发育** 新生儿出生已具备听觉能力,由于出生时鼓室没有空气,听力稍低下。生后3~7天听觉敏锐度即迅速提高,2个月能区分笛声和铃声,3个月可将头转向声源,4个月能按类别区分不同的语音,6个月时对母亲的语言可出现明显的反应,13~16个月可寻找不同响度的声源,这种能力将有助于以后语言学习。

3. **嗅觉的发育** 婴儿出生时嗅觉中枢及嗅器官已发育成熟。哺乳时新生儿闻到奶香会寻找母亲的乳头,4个月的婴儿基本能够比较稳定地区别好的气味和难闻的气味,生后7~8个月嗅觉已比较灵敏,2岁时才能较正确地鉴别各种气味。

4. **味觉的发育** 新生儿味觉反应较敏感,出生数日就能辨别甜与苦,并对不同味的食物能做出不同反应。

5. **皮肤感觉的发育** 皮肤感觉包括痛觉、温觉、触觉及深部感觉。新生儿已有触觉,能对接触身体的褓裸或被褥的任何不舒服刺激表示强烈反应。特别敏感的部位是嘴唇、手掌、脚掌、前额、眼睑等处,而大腿、前臂、躯干等处触觉相对比较迟钝。出生后对温度改变比较敏感,在冷处便啼哭,在温暖环境中则安静。痛觉发育较温觉差,出生时痛觉已存在,但不敏感,刺激后会出现泛化反应。随年龄增长,儿童皮肤感觉的灵敏度和定位能力将逐步提高。

6. **语言发育** 语言发育受语言中枢管理,还需要听觉和发音器官正常发育,与后天教育、周围环境影响也有很大关系。生后2~4个月能注意人声和音乐,对母亲声音有反应,4~5个月会发出单音,6~8个月会发出两个音节,听懂自己名字,1~2岁能说两个同音的字,以后渐能说多字的话和简单的生活用语,4岁左右能应用代名词如你、我、他,说自己年龄和性别,5岁后说话已接近成人,咬音90%准确,6岁说话流利,咬音准确。

二、成年期发育特点

成年期从22~60岁或65岁,可分为成年早期(22~35岁)、成年中期(35~40或50岁)、成年后期(50~60或65岁)。在成年期过程中个体组织、器官、系统的生理功能从逐步完善到完全成熟并逐渐走向衰退。内分泌系统激素分泌功能减退引起相关疾病,并出现更年期综合征。呼吸系统肺组织弹性下降,肺活量开始变小,肺泡和毛细支气管直径增大,局部抵抗力降低。心脑血管系统出现动脉硬化、血管壁弹性下降、心排血量降低、血压自我调节能力减弱,易于罹患心脑血管疾病。

三、老年期发育特点

老年期指 60 岁至衰亡的这段时期,按联合国的规定,60 岁为老年期的起点。老年期涉及"老化"和"衰老"两个概念。老化指个体在成熟期后的生命过程中所表现出来的一系列形态学以及生理、心理功能的退行性变化。衰老指老化过程的最后阶段,如体能失调、记忆衰退、心智钝化等。身体各器官组织出现明显的退行性变化,心理方面也发生相应改变,衰老现象逐渐明显。而且衰老过程的个体差异很大,即使在一个人身上,各脏器的衰老进度也不是同步的。多数人的衰老变化在 40 岁左右逐渐发展,60 岁左右开始显著。从医学、生物学角度,规定 60 岁或 65 岁以后为老年期,其中 80 岁以后属高龄,90 岁以后为长寿。老年期神经系统功能衰退、中枢和周围神经萎缩、细胞和神经纤维数量减少,表现为脑重量减轻、脑组织萎缩、脑沟变宽、脑血管硬化、脑血流量下降,出现记忆力减退、动作不协调等现象。感觉功能减退,表现为视力下降、听力下降、嗅觉减退、深浅感觉功能减退,影响日常生活。心血管系统功能减退,随年龄增长出现大动脉延长、迂曲、血管腔增厚,血管僵硬度增加,扩张受阻,心脏供血受到影响。

(吴庆文)

第二节　神经生理学

一、神经组织生理学

神经组织由神经细胞(神经元)和神经胶质细胞组成。神经细胞具有接受刺激和传导兴奋的功能,也是神经活动的基本功能单位,是神经代谢、营养中心。神经胶质细胞在神经组织中起着支持、保护和营养作用。

(一)神经元的结构与生理功能

神经元(neuron)是一种高度特化的细胞,是神经系统发生、形态、营养和功能的基本单位。神经元的基本功能是通过接受、整合、传导和输出信息实现信息交换。

神经元存在于脑和脊髓的灰质及神经节内,其形态各异,常见形态为星形、锥体形、梨形和圆球形等。神经元通过细胞表面的突起,接受刺激、传导冲动和整合信息。突起的形态、数量和长短不同,但基本分为树突(dendrite)和轴突(neuraxon)两种(图 1-2-1)。树突多呈树状分支,可以接受刺激产生冲动,并将冲动向胞体传导;轴突呈细索状,末端常有分支,称轴突末梢,将神经冲动从胞体传向轴突末梢。通常一个神经元有一个至多个树突,但轴突只有一条。神经元的胞体越大,其轴突越长。轴突内的胞质(即

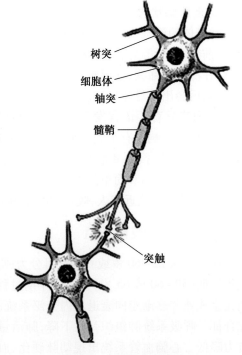

树突
细胞体
轴突
髓鞘
突触

图 1-2-1　神经元模式图

轴浆)是双向流动的,一方面轴浆由胞体流向轴突末梢,称为顺向轴浆输送,另一方面轴浆由轴突末梢反向流向胞体,称为逆向轴浆输送。其生理意义在于:①保持神经元的正常结构和极性,为神经元的生长发育、代谢更新提供物质基础;②形成神经系统中的分子信息传递;③完成神经元与周围细胞组织的物质交换,维持内环境的稳定。

神经元的类型很多,按照神经元的功能不同分为三类:①感觉神经元(又称传入神经元),把神经冲动从外周传到神经中枢;②运动神经元(又称传出神经元),把神经冲动从中枢传到外周;③中间神经元(又称联络神经元),在传入和传出两种神经元之间起联系作用的神经元,位于脑和脊髓内。还可以按照神经元突起的数目不同,将神经元分为假单极神经元、双极神经元和多极神经元三类。①假单极神经元看起来像单极神经元,由细胞体发出一个突起,在一定距离又分为两支,其中的一支相当于树突,另一支相当于轴突。如脊髓背根神经节的神经元,属于躯体感觉神经元,将四肢的感觉信息传递至中枢神经系统。②双极神经元由细胞体发出两个突起,一个是树突,另一个是轴突,通过树突接受来自某一端的信息,然后通过轴突将信息传至另一端,主要参与感觉信息加工,例如在听觉、视觉和嗅觉系统中负责传递信息的一般为双极神经元,如视网膜中的双极神经元,它们只局限在视网膜内进行信息的加工,不向外投射;耳蜗神经节的神经元为双极神经元。③多极神经元由细胞体发出多个树突和一个轴突,存在于神经系统的多个区域,参与运动和感觉信息的加工,如大脑皮层、脊髓等中枢神经系统内的神经元大多属于多极神经元。

（二）神经胶质细胞的结构与生理功能

神经胶质细胞也称神经胶质,是神经组织中除神经元外的组成成分,分布在神经元之间,形成网状支架,其数量比神经元多10~50倍(图1-2-2)。神经胶质细胞也有较多突起,无树突和轴突之称。胞质内不含尼氏小体,没有感受刺激和传导冲动的功能。神经胶质细胞有分裂的能力,还能够吞噬因损伤而解体破碎的神经元,并能修补填充、形成瘢痕。大脑和小脑发育中细胞构筑的形成都有赖胶质细胞作前导,提供原始的框架结构。神经轴突再生过程必须有胶质细胞引导才能成功。神经胶质细胞具有支持作用、绝缘和屏障作用、修复与再生作用、物质代谢和营养作用、摄取和分泌神经递质和吞噬作用。

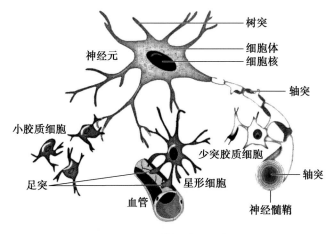

图1-2-2 神经胶质细胞

分布在中枢神经系统中的神经胶质细胞分为两类:一类为大胶质细胞,是中枢神经系统中主要的胶质细胞,包括星形胶质细胞和少突胶质细胞;另一类包括小胶质细胞、室管膜细胞和脉络丛上皮细胞。分布在周围神经系统中的胶质细胞主要有神经膜细胞和卫星细胞。神经膜细胞可形成神经纤维髓鞘,卫星细胞则位于神经节内,围绕于神经元胞体的周围,对神经节细胞有保护作用。

1. 星形胶质细胞(astrocyte) 呈星形,是体积最大的胶质细胞,广泛分布于中枢神经的灰质和白质,有许多长突起,其中一个或几个伸向邻近的毛细血管,突起的末端膨大形成血管足突,围绕血管的内皮基膜形成一层胶质膜。有些星形细胞突起附着在脑、脊髓软膜和室管膜的下膜上,把软膜、室管膜与神经元分隔开。

2. 少突胶质细胞(oligodendrocyte) 占全部胶质细胞的70%,比星形细胞小,突起也比其他胶质细胞少而短,无血管足,胞质中不生成纤维,但较星形细胞有更多的线粒体。分布在灰质和白质,少突胶质细胞参与形成中枢神经组织的髓鞘和神经纤维损伤后的髓鞘再生,在神经纤维溃变时呈现吞噬功能。

3. 小胶质细胞(microglia) 占全部胶质细胞的7%,呈致密长形,分布在中枢神经系统的灰质与白质内。在正常成人脑内,少突胶质细胞通常处于静止状态,在中枢神经受伤、炎症或变性时变活跃,迅速增殖同时向损伤部位迁移,吞噬清除坏死组织并变形成大而圆的吞噬细胞,称为格子细胞。

4. 室管膜细胞(ependymal cell) 分布在脑室和脊髓中央管的腔面,构成室管膜。室管膜细胞具有支持和保护功能,并参与脑脊液形成。

5. 神经膜细胞 又称Schwann细胞,细胞一个接一个地排列成串,包裹在周围神经纤维轴突的周围,是周围神经纤维的髓鞘生成细胞,在有髓神经纤维形成髓鞘,同时参与诱导神经纤维的再生。

6. 卫星细胞 紧靠神经元胞体和树突表面,起保护作用。

二、神经系统生理学

(一) 中枢神经系统的结构与生理功能

中枢神经系统(central nervous system,CNS)是人体神经系统的中枢部分,包括位于颅腔内的脑和位于椎管内的脊髓,其主要功能是传递、储存和加工信息,产生各种心理活动,支配与控制人的全部行为。

1. 脑 分为端脑、间脑、中脑、脑桥、延髓和小脑六个部分。通常把中脑(midbrain)、脑桥(pons)、延髓(medulla)合称为脑干(brainstem),延髓向下经枕骨大孔延续为脊髓。端脑包括左、右大脑半球,每个半球表层灰质称为大脑皮质。人类的大脑皮质在长期的进化过程中高度发展,它不仅是人类各种功能活动的高级中枢,也是人类思维和意识活动的物质基础。左右大脑半球通过胼胝体(corpus callosum)连接,每个半球又可分为额叶(frontal lobe)、颞叶(temporal lobe)、顶叶(parietal lobe)、枕叶(occipital lobe)、岛叶、边缘叶,左右两侧的中央沟分割额叶与顶叶,外侧沟的下端是颞叶,而顶叶与颞叶交合处的后端是枕叶(图1-2-3,图1-2-4)。各脑叶具有不同功能,额叶负责判断、思考、人格、动机及意志,所以与人格、情操、创造、内省有关;顶叶接受并处理各种感觉信息,如痛、冷、热、压力、物体形状、大小、材质等各种感觉的综合分析区,所以与人的空间辨识、空间感受、艺术理解与鉴赏、语言功能等有关;颞叶为记忆功能的重要区域,同时又是专司听觉、味觉、嗅觉的中枢;枕叶是专司视觉功能的中枢。

2. 脑干 位于大脑和脊髓之间,呈不规则柱状形,自上而下由中脑、脑桥、延髓三部分

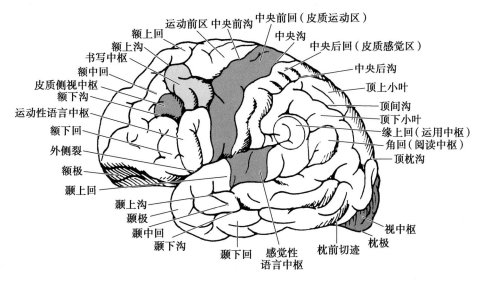

图 1-2-3　大脑半球外侧面

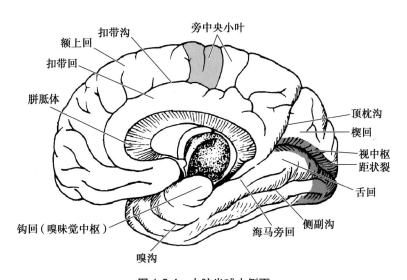

图 1-2-4　大脑半球内侧面

组成。中脑介于间脑与脑桥之间,是视觉、听觉的高级中枢,也是产生视、听反射和运动、姿势等反射的皮层下中枢。中脑背面为顶盖,又名四叠体,它包括上丘与下丘,从四叠体(主要是上丘)发出下行的顶盖脊髓束与顶盖延髓束。中脑腹面为大脑脚,其内部有一薄层含黑色素的细胞叫黑质。黑质的腹侧部分称为大脑脚底,它由通过中脑的皮质脑桥束和皮质脊髓束组成。黑质及其背侧部分叫被盖,其中除有大量通过中脑的传入纤维外,主要是红核、黑质、网状结构以及动眼神经核、滑车神经核等。(图 1-2-5)

　　脑桥位于中脑和延髓之间、小脑的前面。内部含有脑干网状结构、上行和下行传导束及 V～VIII对脑神经核;基底部在种系发生上较新,是随大脑与小脑半球建立联系后出现的,其膨大部分内含脑桥核及由此核发出的纤维,锥体束也在其中通过。脑桥的背面暴露于第IV脑室成为第IV脑室底。两侧与小脑以小脑上脚(结合臂)和小脑中脚(脑桥臂)为界。脑桥的部分白质神经纤维,联通到小脑皮质,可将神经冲动自小脑一侧半球传至另一半球,使之

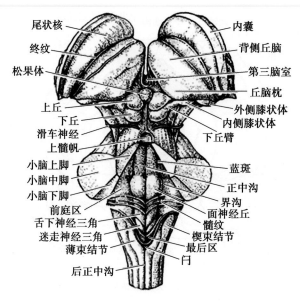

图 1-2-5 脑干外形（背侧面）

发挥协调身体两侧肌肉活动的功能。

延髓是脑干最下方的结构，位于小脑正前方。内有Ⅸ～Ⅻ对脑神经及多个神经束的核，形似倒置的锥体，前靠枕骨基底部，后上方为小脑，下方在枕骨大孔处，相当于第一颈神经根部位与脊髓相接，二者外形分界不明显。脊髓表面的纵行沟裂向上延续到延髓。在延髓腹面，前正中裂两侧有隆起的锥体（pyramid），主要由皮质脊髓束纤维聚成（因此皮质脊髓束也可称为锥体束）。在延髓和脊髓交界处，锥体的纤维束大部交叉，在外形上可以看到锥体交叉（decussation of pyramidal）阻塞了前正中裂。锥体的外侧有卵圆形隆起的橄榄（olive），内含下橄榄核。橄榄和锥体之间的前外侧沟中有舌下神经根丝出脑。在橄榄的背方，由上而下可见舌咽、迷走和副神经的根丝入脑或出脑。在背面，延髓下部形似脊髓，上部中央管敞开为第四脑室，构成菱形窝的下部。延髓背面下部，脊髓的薄束、楔束向上延伸，分别扩展为膨隆的薄束结节（gracile tubercle）和楔束结节（cuneate tubercle），其深面有薄束核和楔束核，为薄、楔束终止的核团。在楔束结节的外上方有隆起的小脑下脚（inferior cerebellar neduncle），由进入小脑的神经纤维构成。延髓调节控制机体的心率、血压、呼吸、消化等重要功能，损伤后常危及生命。延髓是中枢神经系统许多感觉和运动纤维传导的必经之路。延髓和脑桥下部的网状结构上行抑制系统，与上升激活系统统一协调地控制睡眠与觉醒。向下的冲动参与肌紧张和躯体运动的调节。延髓中央的网状结构控制着肌紧张，在保持姿势中有重要作用。根据对肌紧张的作用，可将脑干网状结构划分为易化区和抑制区。易化区范围较大，分布在广大脑干的中央区域，延髓网状结构背外侧部仅占其中一小部分。抑制区范围较小，位于延髓尾侧网状结构的腹内侧部分。延髓通过网状脊髓束、前庭脊髓束直接控制脊髓前角 α 运动神经元，也可间接通过 γ 环路来调节 α 运动神经元的活动水平以维持肌紧张。平时易化区和抑制区的活动处于相对平衡状态，使肌紧张不致过高或过低。另外，延髓内一些神经核团接受内脏感觉传入，参与内脏运动及腺分泌的调节。

3. 小脑 位于大脑半球后方，覆盖在脑桥及延髓之上，横跨在中脑和延髓之间。它由胚胎早期的菱脑分化而来，通过与大脑、脑干和脊髓之间丰富的传入和传出联系，参与躯体平衡和肌肉张力(肌紧张)的调节以及随意运动的协调。小脑按形态结构和进化可分为绒球小结叶(flocculonodular lobe)、小脑前叶(anterior lobe)和小脑后叶(posterior lobe);按功能可分为前庭小脑(archicerebellum)、脊髓小脑(paleocerebellum)和大脑小脑(neocerebellum)。前庭小脑调整肌紧张,维持身体平衡,病变后引起平衡障碍;脊髓小脑控制肌肉的张力和协调,病变后引起共济失调;大脑小脑影响运动的起始、计划和协调,包括确定运动的力量、方向和范围(图1-2-6~图1-2-8)。

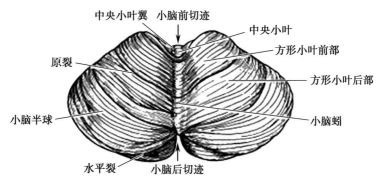

图 1-2-6 小脑外形(上面)

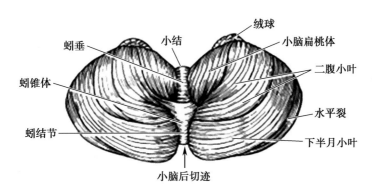

图 1-2-7 小脑外形(下面)

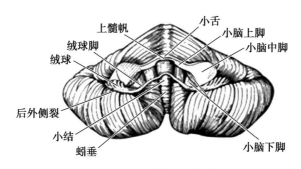

图 1-2-8 小脑外形(前面)

4. 脊髓 呈前后扁的圆柱体,位于椎管内,上端在平齐枕骨大孔处与延髓相续,下端终于第1腰椎下缘水平。脊髓前、后面的两侧发出许多条细的神经纤维束,一定范围的根丝向外方集中成束,形成脊神经的前根和后根。前、后根在椎间孔处合并形成脊神经。脊髓以每对脊神经根的出入范围划分为31个节段,即颈髓8节($C_1 \sim C_8$),胸髓12节($T_1 \sim T_{12}$),腰髓

5节($L_1 \sim L_5$)，骶髓5节($S_1 \sim S_5$)，尾髓1节(Co)。脊髓的内部有一个H形(蝴蝶型)灰质区，主要由神经细胞组成，在灰质区周围为白质区，主要由有髓神经纤维组成。脊髓是许多简单反射的中枢，如牵张反射、膀胱和肛门反射等(图1-2-9，图1-2-10)。

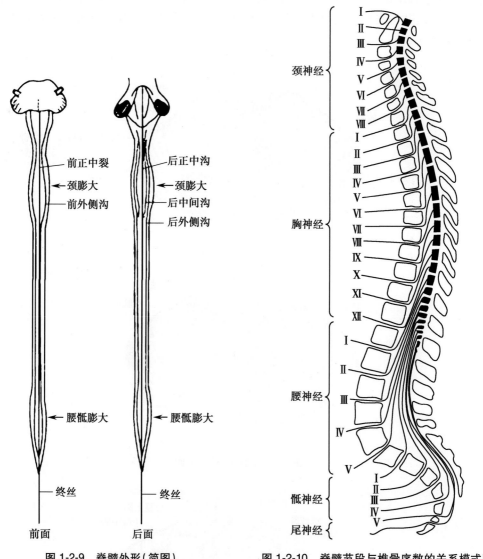

图1-2-9　脊髓外形(简图)　　　　图1-2-10　脊髓节段与椎骨序数的关系模式图

(二) 周围神经系统的结构与生理功能

周围神经系统(peripheral nervous system，PNS)是指脑和脊髓以外的所有神经结构，包括神经节、神经干、神经丛及神经终末装置。周围神经系统包括与脑相连的脑神经(cranial nerves)和与脊髓相连的脊神经(spinal nerves)。周围神经的主要成分是神经纤维，将来自外界或体内的各种刺激转变为神经信号，向中枢传递的纤维称为传入神经纤维，由这类纤维所构成的神经叫传入神经或感觉神经(sensory nerve)；把中枢的神经冲动传导至周围靶组织的神经纤维称为传出神经纤维，由这类神经纤维所构成的神经称为传出神经或运动神经(motor nerve)。

脑神经共12对，其排列顺序通常用罗马顺序表示，按头尾顺序依次为嗅神经(Ⅰ)、视神经(Ⅱ)、动眼神经(Ⅲ)、滑车神经(Ⅳ)、三叉神经(Ⅴ)、展神经(Ⅵ)、面神经(Ⅶ)、前庭蜗神经(Ⅷ)、舌咽神经(Ⅸ)、迷走神经(Ⅹ)、副神经(Ⅺ)和舌下神经(Ⅻ)。其中第Ⅰ、Ⅱ、Ⅷ对脑神经为感觉神经,第Ⅲ、Ⅳ、Ⅵ、Ⅺ、Ⅻ对脑神经为运动神经;第Ⅴ、Ⅶ、Ⅸ、Ⅹ对脑神经为混合神经。脊髓发出的脊神经共31对,其中颈神经8对、胸神经12对、腰神经5对、骶神经5对、尾神经1对。脊神经出椎间孔后即分为前后两支,其中含有感觉和运动神经纤维,后支分布于背部皮肤肌肉。第2~12对胸神经前支按肋骨与胸椎的节段分布,称为肋间神经(其中第12胸神经前支称肋下神经)。其余脊神经的前支相互联系构成四个神经丛:颈丛、臂丛(主要分支有正中、桡、尺神经,分布到上肢)、腰丛、骶丛。坐骨神经是腰骶丛分布到下肢的最大分支。

（吴庆文）

参 考 文 献

[1] 薛辛东.儿科学[M].2版.北京:人民卫生出版社,2010.
[2] 江钟立.人体发育学[M].2版.北京:华夏出版社,2011.
[3] 诸福棠.实用儿科学[M].8版.北京:人民卫生出版社,2015.
[4] 柏树令.系统解剖学[M].2版.北京:人民卫生出版社,2010.
[5] 贾建平.神经病学[M].7版.北京:人民卫生出版社,2013.

第二章

人体运动学与生物力学

第一节　人体运动学概述

一、概念

运动学（kinesiology）是理论力学的一个分支学科，它是运用几何学的方法来研究物体的运动，主要研究质点和刚体的运动规律。人体运动学是研究人体活动科学的学科，通过位置、速度、加速度等物理量来描述和研究人体和器械的位置随时间变化的规律，或在运动过程中所经过的轨迹，而不考虑人体和器械运动状态改变的原因。人体运动学在研究人体运动时，是以牛顿力学理论为基础，把人体简化为质点、质点系、刚体和多刚体系等的力学模型，从而使研究的问题大大简化。

二、研究人体运动学的意义

学习人体运动学，可以帮助我们更深入地了解运动系统在运动过程中的力学关系，理解导致运动功能障碍的力学机制，从而为制订治疗方案、假肢矫形器处方、辅助器的选择等医学诊疗提供理论依据。

三、人体运动的基本形式

（一）人体的运动形式
人体运动的形式多种多样，当把人体简化成质点时，其运动轨迹可分为直线运动和曲线运动；而当把人体简化成刚体时，其运动形式则分为平动、转动和复合运动。

（二）关节的运动形式
关节的运动主要包括矢状面、冠状面和水平面上的运动。

1. **矢状面**　关节在矢状面上的运动主要是以冠状轴为中心，包括屈曲（flexion）和伸展（extension）。

2. **冠状面**　关节在冠状面上的运动主要是以矢状轴为中心，包括内收（adduction）和外展（abduction）。

3. **水平面**　关节在水平面上的运动主要是以纵轴为中心，包括内旋（internal rotation）和外旋（external rotation）。

除此之外,有些部位还会存在其他方向的运动,例如前臂和小腿还会有旋前(pronation)和旋后(supination)运动;踝关节还会有内翻(inversion)和外翻(eversion)运动等。

（三） 肢体的运动形式

运动生物力学将人体看作是由上肢、头、躯干和下肢组成的多环节链状形式,它的基本运动形式如下:

1. 上肢基本运动形式

（1） 推:在克服阻力时,上肢由屈曲态变为伸展态的动作过程,如胸前传球。

（2） 拉:在克服阻力时,上肢由伸展态变为屈曲态的动作过程,如游泳。

（3） 鞭打:在克服阻力或自体位移时,上肢各环节依次加速、制动,使末端环节产生极大速度的动作形式,叫鞭打动作,如投掷。

2. 下肢基本运动形式

（1） 缓冲:在克服阻力时,下肢由伸展态转为屈曲态的动作过程。

（2） 蹬伸:在克服阻力时,下肢由屈曲状态进行积极伸展的动作过程。

（3） 鞭打:在完成自由泳的两腿打水动作时,下肢各环节有类似上船的鞭打动作。

3. 全身基本运动形式

（1） 摆动:身体某一部分完成主要动作时,另一部分配合主要动作进行加速摆动的动作形式。

（2） 躯干扭转:在身体各部位完成动作时,躯干上下肢同时绕身体纵轴反向转动的运动形式。

（3） 相向运动:身体两部分相互接近或远离的运动形式称为相向运动。

（郄淑燕　马鑫鑫）

第二节　人体生物力学概述

一、概念

生物力学(biomechanics)是应用力学原理和方法对生物体中的力学问题定量研究的生物物理学分支。其研究范围从生物整体到系统、器官(包括血液、体液、脏器、骨骼等),从鸟飞、鱼游、鞭毛和纤毛运动到植物体液的运输等。生物力学的基础是能量守恒、动量定律、质量守恒三大定律并加上描写物性的本构方程。生物力学研究的重点是与生理学、医学有关的力学问题,根据其研究对象的不同可分为生物流体力学、生物固体力学和运动生物力学等。

二、学习生物力学的意义

学习生物力学,可以加深我们对人体伤病机制的了解,通过用力学方法和原理解决生物医学问题,辅助确定最佳的治疗方法,同时也可为人工器官和组织的设计提供依据。

三、生物力学的基本概念

（一） 应力

应力(stress)是指每一个单位面积的负荷和力,发生于一个平面的表面上,是对于外来施加负荷于一个结构上的反应。力和力矩可在不同方向施加于结构上，产生拉伸、压缩、弯曲、扭转、剪切以及复合性应力等，临床上绝大部分骨折的发生是复合性应力导致的。

（二）应变

应变（strain）是指结构内的形变以适应外加的负荷，包括两种类型，其一为线形应变，即引起标本长度的变化；其二为剪切应变，即在结构内引起成角关系的变化。

（三）弹性模量

弹性模量（elasticity modulus）是反映材料力学性质的最基本的材料常数之一，其数值为应力与应变的比值，弹性模量数值越大，材料的刚度越高。

（四）黏弹性

黏弹性（viscoelasticity）是指黏弹性材料兼有弹性材料与黏性材料的力学性质，具有以下特点：①应力松弛；②蠕变；③滞后现象。人体的骨与软骨组织、皮肤、血管壁等均是黏弹性材料。

（五）应力遮挡

应力遮挡（stress shielding）是指当两个或两个以上具有不同弹性模量的成分组成一个机械系统时，将会发生载荷、应力和应变重分配现象，具有较高弹性模量的成分承担较多的载荷，较低者少承担或不承担载荷，应变也相应降低。

（六）蠕变

蠕变（creep）是指若应力保持不变，物体的应变随时间的延长而增大。

（七）应力松弛

应力松弛（stress relaxing）是指当物体突然发生应变时，若应变保持一定，则相应的应力将随时间的增加而下降。

（八）力

力（force）是指物体之间的相互作用，力的三个基本要素即力的大小、方向和作用点。

（九）力矩和力偶

力矩（moment）是指力和力臂的乘积，一般以顺时针方向为负，逆时针方向为正；力偶（couple）是指作用于物体上两个大小相等，方向相反，且不在同一直线上的平行的力；力偶矩（moment of a couple）是指力与力偶臂的乘积。

（十）阻抗中心

阻抗中心（center of resistance）是指物体周围约束其运动的阻力中心。

（十一）旋转中心

旋转中心（center of rotation）是指物体在外力的作用下形成转动所围绕的中心点。

（十二）载荷

载荷（load）通常指施加于物体或某种结构上的外力，或某种能引起物体结构内力的非力学因素，主要包括静载荷和动载荷。其主要表现形式有拉伸载荷、压缩载荷、弯曲载荷、剪切载荷、扭转载荷和复合载荷。

第三节　骨运动学与生物力学

骨在人体运动中起杠杆作用，关节连接人体各部位的环节，构成人体运动的枢纽。发育正常的成年人全身共有 206 块骨,按一定方式和力学结构,借助多种形式的骨连结,构成完整的骨骼系统(图 2-3-1)。

一、骨的运动学基础

骨是体内最坚硬的器官之一,同时又具有一定的韧性和弹性。骨骼系统作为运动系统的重要组成部分在运动中主要发挥了杠杆的作用,除此之外,还具有支撑体重、保护内脏器官等作用。

1. **骨的形状** 根据骨的外部形状,一般将其分为长骨、短骨、扁骨和不规则骨四种(图 2-3-2)。

(1)长骨:一般呈长管状,分布于四肢。长骨中部较细,呈中空性,其中空的管状结构可作为骨髓的贮存库为长骨供血。从力学角度上分析,长骨的中空性管状结构还可使长骨在矢状面和冠状面上有效抗弯曲及在骨的长轴上有效抗扭曲。

骨的两端膨大为骨骺,骨骺顶端为关节面。骨关节面的摩擦系数极低,约为 0.002 6,是所有固体材料中摩擦系数最低者。因此,被软骨覆盖所构成的关节面具有高效率的关节功能。

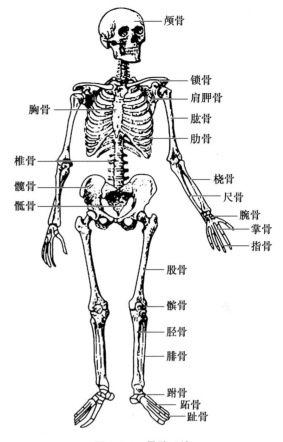

图 2-3-1 骨骼系统

骨骺和骨干的相连处称为干骺端。幼年时期干骺端处有一骺软骨,参与骨的增长;成年后,骺软骨板骨化,骺与骨干相互愈合后遗留成骨骺线,骨的增长也随之停止(图 2-3-3)。骨

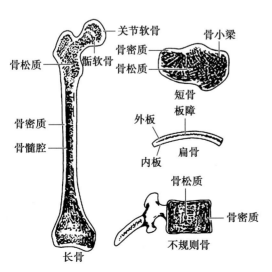

图 2-3-2 骨的形状

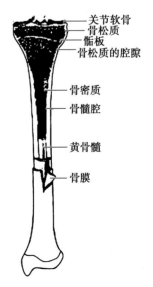

图 2-3-3 骨骺

骺损伤可导致骨骼生长障碍,影响幼儿的生长发育。

（2）短骨:呈立方形,表面为密质骨,内部为松质骨。短骨有多个关节面,可与相邻的数块骨构成多个关节,常以多个短骨集群存在。当承受压力时,各短骨紧密聚集,形成拱桥结构。因此,短骨多分布于承受压力较大、运动形式较复杂而运动又灵活的部位,如踝部和腕部。

（3）扁骨:形状宽扁,呈板状。多分布于头部、胸部及四肢带部。常围成体腔保护内部器官,如构成颅腔的头颅骨、构成胸廓的胸骨和肋骨、构成盆腔的盆带骨等。

（4）不规则骨:其外形极不规则,典型者如椎骨等。

除上述四种类型外,机体还有"含气骨"和"籽骨"等特殊形态的骨。

2. 骨的结构   包括骨膜、骨质、关节面软骨、骨髓及血管、神经等(图2-3-4)。

（1）骨膜:骨膜分为骨外膜与骨内膜。骨外膜是覆盖于除关节面外的骨外表面的致密结缔组织膜。富有血管、神经及淋巴管,对骨的营养、新生及感觉有重要意义。骨内膜则是被覆于骨髓腔及松质骨表面的薄层结构,除了衬在长骨髓腔的骨内膜可在幼年时通过破骨细胞参与骨的长粗外,骨内膜尚具有终生的生骨潜能。

（2）骨质:骨质是骨的主体成分,根据其结构的致密程度分为骨密质与骨松质。骨密质结构复杂,由规则且紧密成层排列的骨板构成。长骨的骨密质由外到内分别为外环骨板层、骨单位及内环骨板层(图2-3-5)。骨密质的结构使骨具有高度的坚固性,而骨密质因结构致密,具有抗压、抗拉力强的特点,常分布于骨的表面及长骨的骨干。

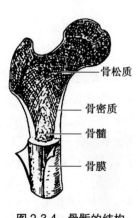

图 2-3-4   骨骺的结构

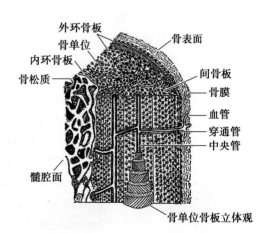

图 2-3-5   骨的结构

骨松质是由针状或片状的骨板构成,呈网状结构,形成骨小梁。骨小梁按压力及张力的方向排列,负责力学上的支撑功能。骨松质的疏松结构及骨小梁的力学特性,大大地减轻了骨重量,同时又使骨达到最大的力学性能,常分布于长骨骨骺内部及其他骨的内部。

（3）骨髓:骨髓分红骨髓与黄骨髓。红骨髓具有造血功能。黄骨髓富含脂肪组织,不具有造血功能,但在应急状态下黄骨髓可转化为红骨髓而再次具有造血功能。

（4）关节面软骨:是覆盖在骨关节面上的有弹性的负重组织(图2-3-6),可减轻关节反复滑动中关节面的摩擦,具有润滑及耐磨损的特性,并且还能吸收机械性震荡,传导负重至

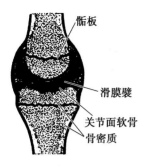

图 2-3-6　关节面软骨

软骨下的骨。

3. **骨的代谢**　骨的代谢是通过成骨细胞和破骨细胞参与的骨形成与骨吸收来实现的,是一个动态平衡过程。在人的生长期,骨形成大于骨吸收,骨量呈线性增长,表现为骨皮质增厚,骨松质更密集,这一过程称为骨构建(bone modeling)或称骨塑形。在成人期,骨生长停止,但骨的形成和吸收仍在继续,处于一种平衡状态,称为骨重建(bone remodeling)。骨的吸收与形成连续进行,最终使骨骼能不断地完成自我修复和适应新的应力要求,骨重建过程一般可分为 5 期(图 2-3-7)。

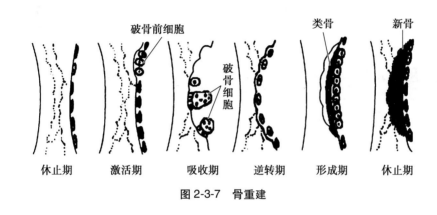

图 2-3-7　骨重建

二、骨的血管、淋巴与神经

1. **骨的血管**　骨骼是一个具有生命的器官,在其生长、发育和代谢的过程中,需要有足够血液供应。成熟骨具有丰富的血管并形成精巧的血液供应管道系统,为骨组织、骨膜提供血液来源。即使在致密的皮质骨组织内,仍有骨血管系统保证血液的供应。常见的血管类型主要包括滋养动脉、骨端、骨骺和干骺端血管和骨膜血管(图 2-3-8)。

2. **骨的淋巴管**　骨膜具有丰富的淋巴管,但骨内是否有淋巴管,目前尚有争论。

3. **骨的神经**　长骨的关节端、较大的扁骨、椎骨及骨膜是骨的神经分布最丰富的部位。骨的神经纤维分两类:一类是骨内脏传出神经纤维,大多分布于血管壁及骨髓;另一类是躯体传入神经纤维,主要分布于骨膜及关节软骨的深面。

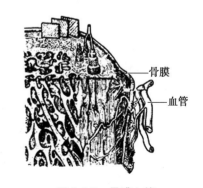

图 2-3-8　骨膜血管

三、骨的基本力学性质

1. **骨的承载能力**　衡量骨承载能力的三要素是:

(1) 强度:指骨在承载负荷的情况下抵抗破坏的能力。

（2）刚度：指骨在外力作用下抵抗变形的能力。

（3）稳定性：指骨保持原有平衡形态的能力。

2. 骨的载荷及变形　人体在日常生活与运动中都会对机体的每块骨产生复杂的力，即骨会承受来自多方的不同形式的载荷。

骨的受力形式根据外力作用的不同，可分为拉伸、压缩、弯曲、剪切、扭转和复合载荷几种形式，这些载荷会对骨产生拉应力、压应力和剪切力，相应产生不同应变，对骨的结构造成不同的影响。（图2-3-9）

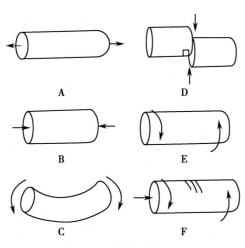

图 2-3-9　骨的受力形式
A. 拉伸；B. 压缩；C. 弯曲；D. 剪切；E. 扭转；F. 复合载荷

3. 骨的生物力学特性　包括骨的材料力学特性和结构力学特性。

（1）骨的材料力学特性：是指骨组织本身的力学性能，与骨的几何形状无关。

（2）骨的结构力学特性：是指整个骨结构的力学性能，不但与骨的材料力学特性有关，而且受骨的几何特性即形状、尺寸等的影响。

4. 骨受载时的生物力学特性　骨对生理应力刺激的反应一般处于平衡状态，应力越大，骨的增生和密度越大，最终，又提高了骨的生理应力能力。

密质骨具有很高的强度，其抗压强度大于骨松质，可承受较大的压缩应力。

骨松质的疏松度为 30%～90%，其应力-应变特征与密质骨有很大差异。松质骨在屈服之后，骨小梁进行性断裂，使拉力负荷很快减低，低于应变水平。松质骨在拉力负荷下的能量吸收能力明显降低。

四、骨的功能

1. 力学功能　包括支撑功能、杠杆功能和保护功能。

（1）支撑功能：骨是全身最坚硬的组织，通过骨连结构成一个有机的整体，使机体保持一定的形状和姿势，对机体起着支撑作用，并负荷身体自身的重量及附加的重量，如脊柱、四肢。

（2）杠杆功能：运动系统的各种机械运动均是在神经系统的支配下，通过骨骼肌的收缩、牵拉骨围绕关节而产生的。骨在其各种运动中发挥着杠杆功能和承重作用。

（3）保护功能：骨可以按一定的方式互相连接围成体腔或腔隙，如头颅骨借缝隙及软骨连结方式围成颅腔，以保护脑；众多的椎骨彼此连接形成椎管，以容纳脊髓并起保护作用；胸骨、胸椎和肋骨借关节、软骨围成胸廓，以保护心脏、肺、大血管等。

此外，骨骼形成的某些结构能维持血管的正常形态和避免神经受压，如足部骨形成拱形结构的足弓能避免足底的血管和神经受压。

2. 生理学功能　包括钙、磷贮存功能，物质代谢功能，造血功能和免疫功能等。

（郏淑燕　马鑫鑫）

第四节　骨骼肌运动学与生物力学

一、骨骼肌的运动学

（一）骨骼肌的组成、类型及特性

1. 肌肉的组成　完整的肌肉由肌束组成,肌束由肌纤维组成,每个肌纤维又由肌小节组成。肌小节是具有收缩性的结构单位,由许多相互穿插肌丝组成,肌丝分为粗肌丝和细肌丝两种,粗肌丝主要由肌球蛋白(myosin)组成,细肌丝由收缩蛋白和调节蛋白组成。

2. 肌肉的类型　肌纤维可分为红肌纤维和白肌纤维两类。前者对刺激产生较缓慢的收缩反应,也称为慢肌;后者对刺激常产生快速的收缩反应,也称为快肌。红肌纤维具有较丰富的血液供应,能够承受长时间的连续活动;而白肌纤维能在短时间内产生巨大张力,即爆发力,但随后极易陷入疲劳。

3. 肌肉的运动形式　肌肉的运动是肌肉的内力与外力相互作用的结果,可以产生两种基本的运动形式:静力性运动和动力性运动。

（1）静力性运动:静力性运动亦被称为等长运动或等长收缩(isometric contraction)。等长运动时,肌肉的张力或应力作用在附着点上,起止点无位移;此时肌肉的收缩力与阻力相等,肌肉长度保持不变,不引起关节运动,因此等长运动不产生运动动作,也不做功。

（2）动力性运动:动力性运动是指形成运动动作的肌肉运动形式,又可以分为向心运动和离心运动。

向心运动也称向心收缩(concentric contraction),是指肌肉收缩时,肌肉的长度缩短,两端附着点互相靠近。肌肉的向心运动作用是促发主动肌肉的收缩。

离心运动也称离心收缩(eccentric contraction),是指肌肉收缩时肌力低于阻力,使原先缩短的肌被动缓慢拉长,呈现延长收缩。肌肉的离心运动的作用是促发拮抗肌的收缩,以稳定关节、控制肢体动作或肢体坠落的速度。

4. 肌力　是肌收缩时所表现出来的能力,以肌肉最大兴奋时所能负荷的重量来表示。

5. 肌肉耐力　是指肌肉在一定负荷条件下保持收缩或持续重复收缩的能力,反映肌持续工作的能力,体现肌肉对抗疲劳的水平。

6. 肌张力　是肌肉在安静时所保持的紧张度。肌张力与脊髓牵张反射有关,受中枢神经系统的调控,肌张力异常一般可分为肌张力增强和肌张力减退。肌痉挛及肌强直是肌张力增强的典型表现;软瘫是肌张力减退的常见表现。

（二）肌肉的协同作用

任何一个动作都不是单一肌肉独立完成的,需要一组肌群的共同协作才能实现,这就是肌肉的协同作用。根据肌肉在某一具体运动中的功能作用,可将肌肉分为原动肌、拮抗肌、固定肌和中和肌。

1. 原动肌(agonist)　直接完成动作的肌群称为原动肌,其中起主要作用者称为主动肌,协助完成动作或仅在动作的某一阶段起作用者称为副动肌。

2. 拮抗肌(antagonist)   与原动肌作用相反的肌群称为拮抗肌。当原动肌收缩时,拮抗肌应协调地放松或做适当的离心收缩,以保持关节活动的稳定性及增加动作的精确性,并能防止关节损伤。

3. 固定肌(fixator)   为了发挥原动肌对肢体运动的动力作用,必须将肌肉相对固定的一端(定点)所附着的骨或更近的一连串骨充分固定。参加这种固定作用的肌群,统称为固定肌。

4. 中和肌(neutralizator)   其作用为抵消原动肌收缩时所产生的一部分不需要的动作。

二、骨骼肌的生物力学

(一) 骨骼肌生物力学概述

骨骼肌是人体运动系统重要的组成部分,是人体运动的动力来源。肌肉的力学性质十分复杂,它跟组成肌肉各种成分的力学特性有关,迄今为止人们仍然在不断研究和探索之中。

骨骼肌既具有一般软组织材料的力学性质——拉伸承载、变形、松弛和蠕变,又有其独具特性——主动收缩产生张力。

神经脉冲、电脉冲或化学刺激下,肌肉收缩产生张力,每次激发可持续数十至数百毫秒。刺激频率越高,产生的张力越大。当频率足够高(高于100Hz)时,张力达到最大值,且不再也不随时间而改变,这种状态称为挛缩或强直。

骨骼肌的另一个特点是松弛状态下(没有载荷)应力很小,可以忽略不计。

(二) 骨骼肌的力学模型

骨骼肌的希尔(Hill)模型常用于描述骨骼肌的功能状态(图2-4-1),包括:

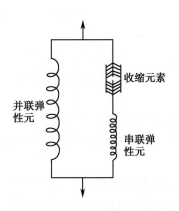

图2-4-1   骨骼肌的希尔模型

1. 收缩元素   它描述激活态下肌肉的力学性质。在静息状态时为零,但受刺激后可缩短,它能够反映粗肌丝与细肌丝相对运动形成的张力,即主动张力部分。

2. 并联弹性元   它表示松弛态下肌肉的力学性质,其本构方程可描述被动张力部分。

3. 串联弹性元   它表示两种肌丝、横桥、Z盘以及结缔组织本身固有的弹性。

(三) 肌肉的张力

1. 肌纤维长度-张力关系   肌纤维被牵拉或缩短时张力的变化主要归因于肌节结构的变化。当肌节处于松弛状态,静息长度($2.00\sim2.25\mu m$)时,肌肉能产生最大的张力,因为这时粗细肌丝相互重叠得最充分,横桥的数量最多。如果肌肉被拉长超过了静息长度,张力也逐渐下降。因为此时肌节被拉长,肌丝间的接触少张力会降低。肌节的长度约为$3.60\mu m$时,肌丝间几乎没有重叠,所以不能产生主动张力。如果肌纤维的长度过短,张力开始慢慢下降然后迅速降低。因为肌丝过度重叠干扰了横桥的形成。肌节的长度小于$1.65\mu m$时,粗肌丝滑到了Z盘,这时张力大幅度降低。

2. 负荷-速度关系   肌肉向心缩短或离心收缩延长的速度与恒定的负荷之间存在一定

的关系。当外界负荷为零时,肌肉缩短的速度最快;随着负荷逐渐增加,肌肉缩短的越来越慢;当负荷与肌肉产生的最大张力相等时,肌肉缩短的速度为零,肌肉做等长收缩;如果负荷继续增加,肌肉做离心收缩,负荷越大肌肉伸长越快。

3. 张力-时间关系 肌肉产生的张力与收缩的时间成正比。收缩的时间越长产生的张力越大,直至到达最大张力。

(郗淑燕　马鑫鑫)

第五节　上肢运动学与生物力学

一、肩关节运动学与生物力学

(一)功能解剖

肩关节(shoulder joint)是把上肢连接到胸的一组结构,由胸锁关节、锁骨、肩锁关节、肩胛骨、盂肱关节、肱骨近端以及肩胛胸壁关节共同组成,这些结构通过肌肉和韧带相连,使得肩成为人体中运动范围最大、最灵活的关节。在人类的生活、生产劳动和体育运动中占有重要的位置。广义的肩关节由盂肱关节、第二肩关节、肩锁关节、喙突锁骨间机制、肩胛胸廓关节和胸锁关节6个关节共同组成(图2-5-1)。

(1)盂肱关节:由肩胛骨的关节盂与肱骨头连接而成的球窝关节(图2-5-2),因肱骨头的面积远远大于关节盂的面积,且韧带薄弱、关节囊松弛,是人体中运动范围最大、最灵活的关节。

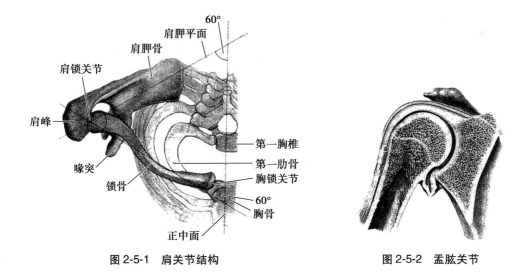

图 2-5-1　肩关节结构　　　　　　　图 2-5-2　盂肱关节

(2)第二肩关节:喙突肩峰弓与肩峰下滑囊之间的功能关节。其构成有大结节、腱板、肩峰下滑囊、肩峰、喙肩韧带、喙突。喙突肩峰弓有防肱骨头向上方移动及滑轮作用。肩峰下滑囊的功能是缓冲压力。

(3)肩锁关节(acromioclavicular joint):由肩峰与锁骨远端部所构成的半关节,借关节囊、肩锁韧带、三角肌、斜方肌腱附着部和喙锁韧带(锥状韧带及斜方韧带)等组织连接而成。肩锁关节参与两组活动,使肩胛骨垂直向上或向下和肩胛骨关节盂向前或向后活动。

（4）喙突锁骨间机制:也称为第二肩锁关节,支持肩锁关节。由喙锁韧带来保持肩锁关节,支撑肩胛骨,产生锁骨与肩胛骨间的运动传导。

（5）肩胛胸廓关节:肩胛骨与胸壁之间并无关节,但在功能上可视为肩胛骨与胸廓结合的功能关节,位置为第2~7肋骨。

（6）胸锁关节(sternoclavicular joint):胸锁关节是胸骨与锁骨近端部所构成的鞍状关节,关节内有关节盘。由锁骨内端、胸骨柄的锁骨切迹与第一肋骨间所形成,胸锁关节参与肩部的各项活动。

（二）运动学

肩关节是一个典型的球窝关节,能绕三个基本运动轴运动,绕冠状轴可做屈伸运动,绕矢状轴可做外展、内收运动,绕纵轴可做内旋、外旋运动,此外尚可做水平屈伸和环转运动。

1. **胸锁关节**　胸锁关节围绕水平轴、垂直轴及前后轴形成六个方向的运动。分别为向前的旋转、向后的旋转、前伸、后缩、上提及下沉。其中上举可达35°,前、后伸35°,沿锁骨长轴的轴向旋转可达45°~50°(图2-5-3)。

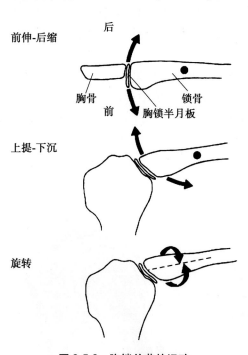

图2-5-3　胸锁关节的运动

2. **肩锁关节**　肩锁关节的运动可包括锁骨相对于肩胛骨在三个方向上的运动,即前后运动、上下运动和轴向旋转运动。其中前后向的运动范围最大,约为上下方向运动范围的3倍。

3. **锁骨的运动**　锁骨潜在可达到的运动范围超过在实际活动中所达到的运动范围。在上肢上举的过程中,锁骨的上举最大可达30°,发生在上肢上举至130°左右时。在上肢上举的前40°时锁骨相对肩峰前伸10°,此后在上肢上举到130°之前,锁骨并没有进一步的前伸,而若此后上肢继续上举至极限时,锁骨还有15°~20°的前伸。

4. **盂肱关节运动**　整个肩胛带的活动范围超过了人体其他任何一个关节的活动度,上肢可外展上举可达180°,内、外旋活动范围加起来超过150°,围绕水平运动轴的前屈及后伸活动范围加起来接近170°,是胸锁关节、肩锁关节、盂肱关节及肩胛骨胸壁关节综合运动的结果。

（1）静息位:肩胛骨的静息位是相对躯干的冠状面向前旋转30°;另外从后方看,肩胛骨长轴相对于躯干的长轴向上方旋转3°;从侧方看,肩胛骨静息时相对于躯干冠状面前屈20°。肱骨头静息时位于肩盂的中心,肱骨头及肱骨干均位于肩胛骨平面内,肱骨头关节面相对于肱骨干有30°的后倾。

（2）关节面及其指向:肱骨头的关节面约占整个球型表面积的1/3,并呈120°的圆弧状。相对肱骨干长轴,肱骨头关节面有45°的向上倾斜。相对于肱骨远端两髁之间的连线,肱骨头关节面后倾30°。肩盂的形状像一个反向的逗号。一般来说,肩盂关节面相对于肩胛骨内缘有约 5° 的向上倾斜,并且肩盂关节面相对于肩胛骨有平均 7°左右的后倾。

（3）上肢上举:肩关节最重要的功能是使上肢上举,目前对于这一动作的研究认为在上举的前 30°内,盂肱关节的运动范围占较大比例,而在最后 60°上举活动中,盂肱关节和肩胛胸壁关节的运动度是基本相等的。最终,在整个上臂上举的过程中,盂肱关节和肩胛胸壁关节的总运动角度的比例约为 2∶1。另外从侧方看随着上肢上举,肩胛骨相对于胸壁亦有前后方向的旋转运动。在上举的前 90°内,肩胛骨相对于胸壁旋前约 6°;在随后的上肢继续上举的过程中,肩胛骨又向后旋转 16°。因此,在上肢极限上举时,肩胛骨处于相对于静息化向后旋转 10°的位置。

（4）上肢外旋:在上肢极度上举时必伴随肱骨的外旋使肱骨大结节能避开喙肩弓从而避免发生撞击。另外上举时肱骨的外旋运动还可放松盂肱关节下方的韧带结构使上臂能达到最大限度的上举。上肢可在不同位置上举,因此我们对上肢上举活动的描述需说明:一方面此时上肢所在平面相对于肩胛骨平面之间的夹角;另一方面还需明确在肢体上举的平面内,上肢上举所达到的角度。Browne 设计了实验来说明在肩胛骨固定的模型上,上臂上举时上举角度与肱骨外旋角度的关系。发现上臂最大程度的上举发生在肱骨活动平面位于肩胛骨平面前方 23°时;肱骨在肩胛骨平面前方的任一角度的位置上举时,均伴有肱骨干的外旋,最大限度上举时肱骨干外旋达 35°;而在肱骨干内旋时,上臂最大上举位于肩胛骨平面后方 20°~30°的平面内,且此时上臂上举最大为 115°。

（5）旋转中心:对肩关节运动的研究表明,盂肱关节旋转中心位于肱骨头几何中心旁（6±2）mm 范围内。这表明在盂肱关节旋转过程中,肱骨头的移位很小。在整个上臂上举的过程中,肱骨头仅向上移位约 4mm。上举过程中肩胛骨的旋转中心位于肩峰尖端。

（三）生物力学

1. 静态稳定结构　静态稳定结构主要包括软组织、喙肩韧带、盂肱韧带、盂唇、关节囊以及关节面的相互接触、肩胛骨的倾斜和关节内压力。

（1）关节因素:解剖上肱骨头关节面有 30°的后倾,这对于平衡关节周围肌肉力量是很有意义的。目前对于关节面的对应关系对关节的稳定程度影响的研究主要集中于肩盂侧,一般认为,肩盂的大小、解剖形态对于关节的稳定性都很有意义。另一方面,盂唇对于扩大肩盂的面积,增加肩盂深度同样有重要意义。在有盂唇存在的情况下,肩盂关节面的面积约占肱骨头关节面面积的 1/3,而去除盂唇这一比例则降至 1/4。肩盂关节面有 5°的向上倾斜,与上部关节囊及盂肱上韧带一起对防止肱骨头向下方脱位。关节内压力是另一个重要的稳定因素。试验证明,正常的肩关节内总存在负压,若这种负压因关节囊被切开或空气被泵入关节内而抵消,则肩关节极易发生向下方的半脱位。研究表明,关节内负压在上臂轻度上举时最小而在上臂极度上举时最大。

（2）关节囊和韧带组织的作用:肩关节囊的生物学组成与包括肘关节在内的全身其他关节的关节囊一致。试验表明,对于小于 40 岁者若要使肩关节脱位需 2 000N 的外力,而肘关节脱位则需 1 500N 外力。随着患者年龄的增加,所需外力下降,但这种下降的趋势在肩关节更加明显。肩关节的关节囊很薄而且有很大的冗余,每个人的关节松弛程度不同,如果关节过于松弛则可能好发肩关节不稳定。肩关节的韧带包括上部、中部、下部以及喙肱韧带,这些结构由 Flood 在 1829 年首次详细描述。

（3）喙肱韧带:喙肱韧带起自喙突基底的前外侧部并分成两束,一束进入关节囊,另一束则止于肱骨大小结节。关于喙肱韧带的作用有很大争议,有研究认为在肩关节外旋时,该韧带紧张;另外喙肱韧带还有抵抗肩关节向下方脱位的作用。另一种意见认为,喙肱韧带在肩关节外旋位时是重要的下方稳定结构,但在中立或内旋位则不是。

（4）盂肱上韧带:盂肱上韧带由肱二头肌长头自盂上结节起点的前方发起,止于肱骨小结节基底的近端,该韧带与向上倾斜的肩盂一起起到防止肱骨头向下方脱位或半脱位的作用。

（5）盂肱中韧带:盂肱中韧带起自盂上结节、关节盂的上缘和前上部盂唇,向下外走行在肩胛下肌位于小结节的止点内侧约 2cm 处编入肩胛下肌。该韧带十分粗壮,宽可达 2cm,厚可达 4mm,被认为是阻挡肱骨头向前方脱位的重要结构。最近的研究表明,在上肢外展、外旋位时,盂肱中韧带在上肢处于较小角度外展时比较紧张;外展 90° 时仍紧张;而若外展角度继续增大,则盂肱中韧带的紧张度会下降。在上肢中立位或内旋位时,不管肢体外展角度如何,其张力几乎为 0。

（6）盂肱下韧带:几乎整个前部的盂唇均为盂肱下韧带的起点。该韧带自起点发出后向外下方走行止于肱骨头关节面的下缘以及解剖颈。盂肱下韧带一方面在上臂位于外展、外旋位时对于维持肩关节前方稳定具有重要意义;另一方面,在上臂屈曲、内旋位时,盂肱下韧带后束以及后、下部关节囊均为保持肩关节后方稳定的重要结构。临床上常见复发性肩关节前方不稳定,其原因常常是盂肱下韧带不完整。

总之,肩关节囊及韧带组织是肩关节周围的重要静态稳定结构。盂肱下韧带又是其中最重要的部分。整个关节囊韧带复合体作为一个整体,通过协同作用来保持肩关节的稳定性。

2. **动态稳定结构**　动态稳定结构主要包括肩袖、肱二头肌及三角肌。肩关节周围的肌肉在运动过程中收缩产生动态稳定作用,其作用机制体现在四个方面:①肌肉本身的体积及张力;②肌肉收缩导致关节面之间压力增高;③关节的运动可以间接使周围静态稳定结构拉紧;④收缩的肌肉本身有屏障作用。

（1）肩袖:肩袖肌肉由于其本身的肌容积及张力,对保持肩关节的稳定性有着重要的作用。肩袖中的肩胛下肌是肩关节前方重要的屏障,以防止肱骨头发生向前方的脱位,而冈上肌、冈下肌及小圆肌对于维持肩关节后方的稳定性亦有很重要的作用。许多学者认为,肩袖肌肉主动收缩亦有助于肩关节的稳定性。有报道认为冈上肌是重要的下方稳定结构;而另外的研究则强调肩胛下肌为最重要的肩关节前方稳定结构。但同时也有研究认为,肩袖肌群的主动收缩并不能对肩关节稳定性有所帮助,因此目前在这方面仍存在争议。

（2）肱二头肌:肱二头肌长头腱被认为是可使肱骨头下压的重要结构。在上臂外旋时,肱二头肌长头腱作为肩关节的稳定结构最为明显,而内旋时其稳定作用最不明显。另外有学者报道,肌电图检查表明存在肩关节前方不稳定的投掷运动员,其肱二头肌的收缩活动明显增强,显示肱二头肌可能有稳定肩关节的作用。尸体研究表明,对于稳定的肩关节,肱二头肌稳定作用的重要性与冈上肌、冈下肌及小圆肌的水平相当,但对于不稳定的肩关节,肱二头肌的稳定作用则更为显著。

（3）三角肌：目前对于三角肌对肩关节稳定性的作用研究较少，有报道认为三角肌并没有明显的稳定肩关节的作用。但也有研究认为，三角肌的作用对应其不同的区域有高度的分化，其前部及后部纤维对肩关节的稳定性有一定的帮助。

静态稳定结构和动态稳定结构紧密相关，盂肱关节之所以有非常大的活动度得益于关节、关节囊、韧带组织和动态稳定结构之间复杂的相互作用。这些不同的稳定机制之间通过本体感觉系统相互联系、共同作用，以提高肩关节稳定性。

二、肘关节运动学与生物力学

（一）功能解剖

肘关节（elbow joint）是连接上臂和前臂的关节，是一个复合关节，由肱尺关节、肱桡关节、桡尺近侧关节为三个单关节共同包在一个关节囊内所构成（图 2-5-4）。

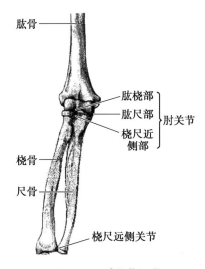

图 2-5-4　肘关节组成

（1）肱尺关节（humeroulnar joint）：由肱骨滑车与尺骨滑车切迹构成，属滑车关节，可绕冠状轴做屈、伸运动。

（2）肱桡关节（humeroradial joint）：由肱骨小头与桡骨头关节凹构成，是球窝关节，可做屈、伸运动和回旋运动。因受肱尺关节制约，其外展、内收运动不能进行。

（3）桡尺近侧关节（proximal radioulnar joint）：由桡骨环状关节面与尺骨的桡切迹构成，为圆柱形关节，只能做旋内、旋外运动。

（二）运动学

肘关节的关节面属于滑车、球窝、圆柱关节。从肘关节整体来看，只有冠状轴和垂直轴两个运动轴。冠状轴为肱尺部和肱桡部所共有，上臂和前臂都可绕此轴做屈、伸运动；垂直轴为肱桡部和桡尺部共有，前臂可绕此轴做内旋、外旋运动。由于肱尺部只有冠状轴，故尺骨不能做外展、内收运动，从而也限制了桡骨在肱桡部绕矢状轴的内收、外展运动。

肘关节最主要的活动包括屈、伸和轴向旋转，即前臂旋前与旋后活动。屈伸活动范围在 0°～140°，旋前与旋后活动范围在 160°，即旋前 70°～80°，旋后 80°～85°。在日常生活中，如提物、开关门、拿水杯、打电话、用筷子吃饭、搬椅子等，肘关节的旋转活动范围在 30°～130°，而旋前、旋后各有 50°活动。此活动的轴心即屈伸与转动的轴非常接近，在尺骨滑车外侧突出曲面中心与肱骨小头之间（图 2-5-5A）。前臂旋转轴在肱骨小头与桡骨小头中间，远侧达尺桡远侧关节间（图 2-5-5B）。肱骨轴与尺骨轴相交有一外翻角，亦称提携角，男子平均 7°，女子平均 13°，这一角度随着肘关节屈曲而消失（图 2-5-5C）。

肘内侧的尺侧副韧带是最重要的肘关节稳定结构，它分为前斜韧带和后斜韧带，前斜韧带在肘屈伸过程中都是紧张的，后斜韧带只在屈肘时才紧张，故它是肘内侧稳定的主要结构；肘关节面结构也是侧方稳定的结构；关节囊前部也是内侧稳定的结构之一；肘外侧稳定结构是桡骨头和桡侧副韧带，肘部肌肉和关节囊亦是稳定结构之一。肘关节连接上臂与手，

图中标注：
肱骨
肱桡部
肱尺部　肘关节
桡尺近侧部
桡骨
尺骨
桡尺远侧关节

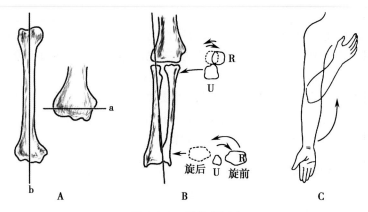

图 2-5-5   肘关节运动

A.肘关节顺时针转动,中心在尺骨滑车外侧突出曲面中心与肱骨小头之
间;a 为肘关节屈曲横轴,b 为纵轴,在滑车外侧突;B. 前臂桡骨绕尺骨转动;
C.伸直时肘外翻为提携角,当肘屈曲则提携角消失,并内翻

发挥手的功能,与肘关节屈曲度有明显关系,肘关节屈曲后手活动范围减小,当肘屈曲 20°
时,上臂功能将丧失 20%,如肘关节屈曲过 90°～100°时,则日常生活功能如穿衣、吃饭、洗
头、洗脸等将很难完成(表 2-5-1、图 2-5-6)。

表 2-5-1   肘屈曲与手功能关系

肘曲/°	手功能丧失/%
30	28
45	39
60	60

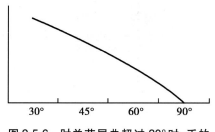

图 2-5-6   肘关节屈曲超过 30°时,手的
有效伸展区迅速减小

（三）生物力学

肘关节的主要活动是屈伸和前臂旋转,肘关节周围肌肉的力臂较短,这些肌肉的微小运
动幅度可以引起手的大幅度运动。附着在关节转动轴附近的近端肌肉,如旋前圆肌、肘后肌
等,能以较小的运动引起上肢的快速运动,如做投掷动作等。而在提举或推动重物的活动
中,需要较大的肌肉如肱二头肌、肱肌、肱桡肌、肱三头肌等用力才能产生较大的屈伸力,肘
关节屈曲到 90°～100°时肌肉力量最小,最大屈肘力是在前臂旋后位上取得的,旋前位时屈
伸力弱于旋后位。

肘关节屈曲扭矩的大小和年龄、性别、肌肉收缩速度以及关节在上肢所处的位置有关。
Gallagher 及其同事研究报告,在优势位置上产生的屈曲扭矩、所做的功、能量比劣势位置所
产生的屈曲扭矩、所做的功和能量大。前臂处于旋后位时,肘屈肌产生的力矩比前臂完全旋
前位时肘屈肌产生的力矩大 20%～25%。根据生物力学数据,肘屈曲 90°时,所有的屈肌肌
肉出现最大力矩;屈曲 80°左右屈肌出现最大力;屈曲 100°左右出现平均最大力臂值,此关
节角度下,肱二头肌肌腱以 90°垂直角汇入桡骨。

肘关节屈肌群的等长收缩力量比伸肘时肌群的力量大 40%,当肘关节伸直或屈曲 30°
时,可产生最大上举力,为人体重量的 1/3～1/2,此时肘关节内所受到的压力大约是人体重

的 3 倍。肘关节在伸展位承受轴向负载时,如上举重物或倒立,肌肉力量向尺桡骨传递,肱尺关节负担 40%,肱桡关节负担 60%,肘关节的较大伸展力在 60°~140° 范围出现,最大等长伸展力是在肘屈 90° 时出现,旋前、旋后力量无大差别,最大旋后是在前臂旋前位上出现,反之亦然。

高速同心或偏心运动才可产生较大的动态伸展力矩(如快速推门),从生物力学角度考虑,肩部屈曲和肘部伸展的结合最大程度降低了肱三头肌完全伸展肘部所需要的速度和幅度。肘伸肌和屈肌都在 90° 产生峰值最大力矩,但出现最大内力臂的关节角度相差却很大。肘屈曲最大内力臂为 90°,而肘伸展的最大内力臂为完全伸展位。

三、腕关节运动学与生物力学

(一) 功能解剖

腕关节是人体大关节之一,它是手取得抓握理想位置的重要环节,在人们的生活、生产劳动和体育运动中占有重要位置。腕关节由桡腕关节、腕骨间关节、腕掌关节组成,在功能上前两个关节构成一个联合关节(图 2-5-7)。

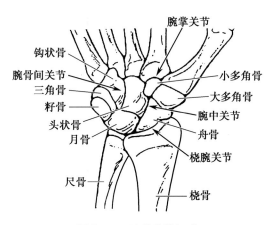

图 2-5-7　腕关节的组成

钩状骨
腕骨间关节
三角骨
籽骨
头状骨
月骨
尺骨
小多角骨
大多角骨
腕中关节
舟骨
桡腕关节
桡骨

(1) 桡腕关节(radiocarpal joint):又称腕关节(wrist joint),由桡骨的腕关节面和尺骨头下方的关节盘组成关节窝,近侧列的手舟骨、月骨、三角骨组成的关节头共同构成。

(2) 腕骨间关节(intercarpal joint):腕骨间关节由近侧的三个腕骨(手舟骨、月骨、三角骨)和远侧的四个腕骨(大多角骨、小多角骨、头状骨、钩骨)组成,包括近侧列腕骨间关节、远侧列腕骨间关节、腕横关节三组关节。

(3) 腕掌关节(carpometacarpal joint):由远侧列腕骨与 5 个掌骨底构成。拇指腕掌关节是由大多角骨与第 1 掌骨底构成的鞍状关节。第 2~4 掌骨基底部相互关节,并与远侧列腕骨以不规则的形式构接,总关节腔在 4 块腕骨、腕掌关节和掌骨间关节之间。

(二) 运动学

1. 腕关节的运动范围　腕关节的解剖学特点允许其在两个平面内运动:矢状面内的屈-伸(掌屈和背伸)和冠状面内的桡尺偏移(外展和内收)。这些运动合起来也是可能的,腕关节的最大运动范围是从桡偏和背伸到尺偏和掌屈。少量的轴向转动也是可能的,用旋前和旋后表示。

2. 腕掌关节的运动范围

(1) 拇指腕掌关节:关节囊厚而松弛,所以掌骨可从大多角骨牵开可达 3mm,还允许有 15°~20° 的旋转。可做屈、伸、收、展、环转和对掌运动。

(2) 其他腕掌关节:第 2~3 腕掌关节的运动为 1°~2° 或更小。第 4 腕掌关节的掌指运动为 10°~15°,第 5 腕掌关节更灵活,运动范围为 25°~30°。虽然每个关节的运动范围不大,但对手的功能十分重要,并提供横弓形态的改变,如从紧握拳到手张开。

3. 附加运动　当前臂和手放松时,腕关节处于不稳定状态,允许有一定量的被动运动,腕骨向背侧、掌侧、桡侧和尺侧滑动移位,每块掌骨可与相邻的掌骨之间做被动运动。腕关节最稳定的体位是伸直位。

4. 前臂的旋前、旋后　前臂通过远端桡尺关节的运动虽然不是腕关节运动的一部分,但是它在维持腕关节的功能和手在空间的位置中发挥复杂的作用。尺骨与腕骨没有实际的接触,它被一个纤维软骨盘分离。这种排列使尺骨在前臂旋前、旋后时能够滑动而不影响腕或腕骨的运动。

（三）生物力学

1. 腕关节的稳定性

（1）腕关节中近侧关节和腕中关节的存在形成了双铰链的系统,能够提供其固有的稳定性。

（2）复杂的韧带限制和精确的多关节面相对使关节稳定。

（3）稳定性仅仅集中在一个方向。

（4）手舟骨和月骨被倾向于延长位,稳定力必须主要指向屈;手舟骨抵消了月骨的伸展趋势,这样增加了屈伸过程中双关节面腕骨联合体的稳定性。

（5）腕关节联合体在指和拇指的肌活动中的动力稳定性要求外力和内力有一个好的平衡。手指和腕周围伸肌和屈肌系统的排列有利于原动肌的对抗肌群。

2. 腕关节的力学特点　腕关节的骨性结构包括尺骨头、桡骨茎突和八块腕骨,远侧列的四块骨(大多角骨、小多角骨、头状骨和钩骨)组成了一个相对稳定的横截面,近侧列的为手舟骨、月骨、三角骨,第八块腕骨是豌豆骨,它作为一个籽骨行使功能,用以加强腕骨最有力的原动肌——屈腕肌的力学优势,它与三角骨形成自己的小关节。

腕关节屈伸运动时,舟骨屈伸角度最大,三角骨次之,月骨角度最小。远侧列腕骨的角度运动很相近。各腕骨屈伸运动是有轻度的旋转和尺桡偏运动。腕关节做尺桡偏运动时,舟骨和月骨运动相近,而三角骨的尺桡偏最大。近侧列腕骨与桡骨融合对腕关节屈伸影响最大,远侧列腕骨融合对尺桡偏影响最大。同列腕骨间融合对腕关节运动影响较小。腕关节韧带掌侧较强韧,同时数量也多。

活动腕关节屈腕肌肉主要有桡侧腕屈肌、掌长肌、尺侧腕屈肌,指浅屈肌和指深屈肌辅助屈腕;伸腕肌肉有桡侧腕长伸肌、桡侧腕短伸肌、尺侧腕伸肌,指伸肌和示指伸肌辅助伸腕。而位于腕关节矢状轴外侧屈腕、伸腕的诸肌(即桡侧腕屈肌、桡侧腕长伸肌、桡侧腕短伸肌和示指伸肌等)具有使腕关节桡偏的功能。位于腕关节矢状轴内侧的屈腕、伸腕诸肌(即尺侧腕屈肌和尺侧腕伸肌等)具有使腕关节尺偏的功能。

腕关节还被 10 个腕肌肌腱所包绕,每个腕肌肌腱都有一个实际的偏移范围。桡侧腕短伸肌和桡侧腕长伸肌各有一个约 37mm 的最大偏移。桡侧腕屈肌偏移约 40mm,尺侧腕屈肌偏移约 33mm,旋前圆肌偏移约 50mm。由于损伤和手术后的粘连导致的任何肌腱偏移的损伤,都能严重限制腕关节的运动。

四、指骨间关节运动学

（一）功能解剖

指骨间关节(interphalangeal joint)共 9 个,第 2~5 指,每指都有 2 个指骨间关节(图 2-5-8)。

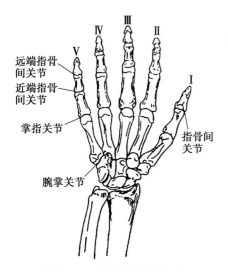

图 2-5-8 指骨间关节的组成

动范围较小。

分别称近侧和远侧指骨间关节。拇指仅有两节指骨,所以只有 1 个指骨间关节。指骨间关节由各指相邻两节指骨的底和滑车构成。

（二）运动学

1. 指骨间关节的运动方向 指骨间关节是典型的滑车关节。关节面近似球窝状关节,关节囊松弛,没有回旋活动的肌。加之受两侧韧带的限制,故不能做回旋运动。只能做屈伸、内收外展和环转运动。

2. 附加运动 当放松以及关节囊松弛时,有较大的附加运动。如检查者用一个手固定掌骨,另一个手握住近节指骨则可在掌指关节做掌侧、背侧和侧向的移动、旋转以及牵开等运动。相似的运动也可发生在指骨间关节,但运

（郗淑燕 马鑫鑫）

第六节 下肢运动学与生物力学

一、髋关节运动学与生物力学

（一）功能解剖

髋关节是连接躯干与下肢的重要关节,也是全身负荷体重最大、受力最重的关节。髋关节是多轴性球窝状关节,由股骨的股骨头和髋骨的髋臼两部分组成,其中心位于腹股沟韧带中 1/3 稍下,关节面相互呈曲面状,但大小不等,也不完全适应,只在完全伸展并轻度外展及内旋时紧密对合,年幼时其表面更似卵圆形,随年龄增长而变成球形。

（二）运动学

髋关节属球窝关节,能绕三个基本轴运动,即屈伸、内收外展、旋内旋外。

1. **屈伸** 髋关节在矢状面内围绕横轴前后运动,向前为屈,向后为伸。髋关节屈 $0°\sim$ 125°,伸 $0°\sim15°$。但膝关节位置可以明显影响其活动范围,被动活动和主动活动也影响关节的可动度,如屈膝时,屈髋可达 114°,伸膝时则只能屈 $80°\sim90°$。

测定方法:平卧位,下肢伸直,此时髋关节处于 0°位。大腿紧靠腹部为屈髋,下肢向后提拉为伸髋(图 2-6-1)。

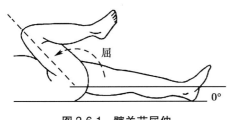

图 2-6-1 髋关节屈伸

2. **内收、外展** 髋关节在冠状面内绕矢状轴的运动(图 2-6-2)。下肢向躯干正中线靠拢为内收,远离躯干正中线为外展。髋关节内收范围为 $0°\sim45°$,外展 $0°\sim45°$,屈髋时,运动范围可增加。此外,经过训练可以明显增加外展极点,如劈叉时髋关节,外展可达到 180°。

3. **内旋、外旋** 髋关节在水平面内绕纵轴

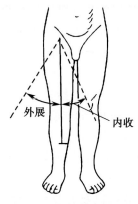

图 2-6-2　髋关节内收和外展

旋转（图 2-6-3）。髋关节内旋、外旋范围分为 0°～45°，但外旋运动大于内旋运动。髋关节的内旋和外旋有三种体位测试方法，第一种为髋膝伸直位：下肢伸直位，股骨内旋或者外旋；第二种为仰卧屈髋屈膝 90°位：以股骨为中心的股骨轴旋转；第三种为俯卧伸髋屈膝 90°位：以股骨头为中心的轴向旋转。

（三）生物力学

1. 髋关节负重静力学　　髋关节是躯干与下肢的重要连接装置及承重结构。股骨颈的长轴线与股骨干纵轴线之间形成颈干角（图 2-6-4），多数成人此角度为 110°～140°，平均约 127°。儿童的颈干角大于成年人。此角可以增加下肢的运动范围，并使躯干的力量传递至较宽的基底部。股骨干偏斜所致的髋外翻（>140°）和髋内翻（<110°）都将改变与髋关节有关的力。股骨颈长轴与股骨远端两髁横轴之间的夹角为股骨颈前倾角（图 2-6-5），通常在 12°～15°，儿童的前倾角较成人稍大。前倾角大于 15°会使一部分股骨头失去髋臼的覆盖，造成步行时下肢内旋以保持股骨头在髋臼窝内；而小于 12°（后倾）则使下肢在步行时呈外旋朝向。股骨矩位于股骨颈干连接部的内后方，在小转子的深部，为多层致密骨构成的骨板，是股骨干后内侧骨皮质的延伸部分。股骨矩是股骨上段偏心受力的着力点，为直立负重时最大压应力部位，同时也受到弯矩和扭矩的作用，其存在增加了颈干连接部对应力的承受能力。

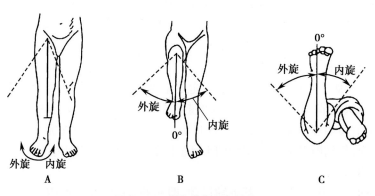

图 2-6-3　髋关节内旋和外旋

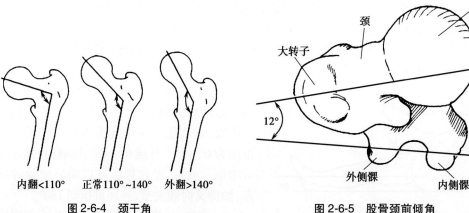

图 2-6-4　颈干角　　　　　　图 2-6-5　股骨颈前倾角

在正常状态下，髋关节各个方向的力保持平衡。双足对称站立时，体重平均分布到双下肢，每髋承担除下肢重量之外体重的1/2。一侧下肢负重时，髋关节负担为除去一侧下肢重量的体重加上外展肌肌力。此时在负重髋关节股骨头上部形成类似平衡杠杆系统中的支点。为了保持身体平衡，需要外展肌紧张，发挥平衡作用。若重心远离负重髋关节，则承力增加；若重心移向负重之髋关节，则承力减少；重心全部移到负重的髋关节上，则外展肌承力为零，髋仅承受部分体重的压力。如果髋关节周围肌肉收缩阻止摆动并且保持身体的直立姿势，这个力的增加将与肌活动的数目成正比（图2-6-6）。

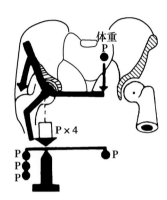

图 2-6-6　单腿站立时髋关节静力分析

2. 作用于髋关节的力及其生物力学特征　髋关节在不同位置时受力情况不同，站立时同时受重力及外展肌的拉力；单足站立和行走时，由于人体重心在两侧股骨头连线之后，重力对关节产生扭矩作用，此时外展肌产生反向力矩以维持平衡，股骨近段不仅受到压应力和张应力，还接受横向环形应力和剪切应力。

做各种动作时，常需要髋部肌肉平衡体重，因此会对髋关节产生相当大的压力。因为在此过程中，若以髋关节为支点，则从支点到身体重心的力臂远大于支点到髋部肌肉的力臂，髋部肌肉的力量远大于人体重量，因此关节受力便会大于体重。髋部肌肉除增加稳定性外，还可以调节股骨的受力状态。正常人站立时，若肌肉（如臀中肌）未紧张，股骨颈将受到一个弯曲力矩，会在上方产生张应力，在下方产生压应力。因此，若负荷过大，很容易产生张应力破坏。而肌肉产生的收缩作用，会抵消上方张应力部分，避免股骨颈骨折。

正常行走时髋关节的动作平衡且有节奏，耗能最低。双髋轮流负重，重心左右来回移动4.0~4.5cm。髋关节在步态周期过程中会有两个受力波峰，分别在足后跟着地及趾尖离地时。缓慢行走时，惯性力作用可不计，视与静力学相同。但髋关节在快速运动时，受加速和减速的作用，受力会增加。合力等于体重加惯性力，包括地面反冲力、重力、加速度、肌力等，一般认为是体重的3.9~6.0倍。走路时（速度为1.5m/s），髋关节最大受力约为2.5倍体重，而当跑步时（速度为3.5m/s），关节最大受力为5~6倍体重。

髋关节通过头、臼软骨面相互接触传导重力，负重面为以负重中心为极点的股骨头上半球与半球形臼的重叠部分。具有弹性的关节软骨将应力分散传递到各作用点。正常的股骨颈的应力分布为合力通过颈中心的偏下方，内侧有较高的压应力，外侧有较高的张应力。多种生物力学方法计算结果证明股骨颈上部头颈交界处所受张应力最大。当髋关节畸形时应力分布改变：髋内翻时内侧压力、外侧张力均增大；髋外翻时，随外翻程度增加张应力逐渐减小以至消失。当合力通过颈中央时，内、外侧承受平均压力。

通常，作用于髋关节的力可分为张应力、压应力、弯曲应力和剪切应力四种，这些力的作用通过体重负荷和肌肉收缩作用综合表现。人类髋关节为适应直立行走、劳动的需要，其力学性能优良，具有下列生物力学特点：

（1）股骨上端形成多平面弯曲角（颈干角、前倾角），与骨盆和下肢呈多曲结构。其骨小梁呈多层网格状，应力分布合理，受力性能最佳。

（2）具有自动反馈控制的特点，以适应张应力和压应力的需要。按照伍尔夫（Wollf）定律，股骨上端具有独特的扇形压力骨小梁系统和弓形横行的张力骨小梁系统；在转子平面又形成另外的骨小梁系统。可根据受力大小通过人体自动反馈系统作用增加或降低骨小梁密度,使骨组织以最小的重量获得最大的功效。

（3）髋关节生物力学结构具有变异性。骨小梁组织结构的数量和质量受个体职业、活动状况、内分泌、物质代谢、营养、年龄、疾病等诸多因素的影响。

（4）股骨干的力学轴线是自股骨头的旋转中心至股骨内外髁的中点,股骨上端承受的剪切应力最大,所以股骨颈多因剪切应力而骨折,大转子以下多因弯曲和旋转应力而骨折。髋关节生物力学体系处于动态平衡之中,随时可以调整保持身体重心的稳定。骨小梁的分布和骨截面形状均适应外力作用的需要,特别是能最大限度地防止弯曲应力的作用。

3. 先天性髋关节脱位时髋关节生物力学变化   有研究观察到,髋臼顶为主要受力区,股骨头受力方向与骨小梁走行一致,且与纵行板成角近90°。正常儿童髋关节受力分布靠近髋臼顶部,应力分布均匀,负重区单位面积压强基本相等;髋臼发育不良时,髋关节压力明显增加,为正常的2~3倍,受力面趋于髋臼边缘,甚至呈点状,这种变化随髋臼指数的增大而愈加明显。有学者认为关节软骨长期处于高应力状态将造成退行性变,而髋臼发育不良时生物力学的变化会导致髋臼软骨退化而发生退行性骨关节炎。因此,恢复正常髋关节结构及生物力学功能,可促使髋臼正常发育。

二、膝关节运动学与生物力学

（一）功能解剖

1. 骨性结构   膝关节由股骨远端、胫骨近端和髌骨共同组成,其中髌骨与股骨滑车组成髌股关节,股骨内、外髁与胫骨内、外髁分别组成内、外侧胫股关节。在关节分类上,膝关节是滑膜关节。

髌骨是人体内最大的籽骨,它与股四头肌、髌腱共同组成伸肌装置。髌骨厚度2~3cm,其中关节软骨最厚处可达5mm。髌骨后表面的上3/4为关节面,由纵向的中央嵴、内侧嵴分为外侧关节面、内侧关节面和奇面或称第三面;内、外侧关节面又被两条横嵴划分为上、中、下三部分,故共计有七个关节面。髌骨后表面的下1/4位于关节外,是髌腱的附着点。髌骨的功能不仅是作为籽骨为股四头肌腱和髌韧带提供附着,重要的是通过延长伸膝装置的力臂而增强伸膝肌力量,同时髌骨也能帮助分布伸膝装置与股骨髁远端之间的接触应力。

股骨远端的前部称为滑车,其正中有一前后方向的切迹将之分为内、外两部分,滑车切迹向后延伸为髁间切迹,向前上延伸止于滑车上隐窝。股骨远端的后部为股骨髁,由髁间切迹分为股骨内髁和股骨外髁,分别与内、外滑车相延续,构成凸起的股骨关节面。从侧面观,股骨外髁弧度大于内髁且较内髁更凸前,而内髁比外髁更加向后延伸。

参与构成膝关节的胫骨平台并非绝对水平,而是在一定程度上呈由前向后逐渐下降的趋势,即所谓胫骨平台后倾角(图2-6-7)。胫骨平台中央有一前一后两个髁间棘,其周围为半月板和交叉韧带的附着处。外侧胫骨关节面的前1/3为一逐渐上升的凹面,而后2/3则呈逐渐下降的凹面。内侧胫骨关节面则呈一种碗形的凹陷。如此,凸起的股骨关节面和凹陷的胫骨关节面彼此吻合,使膝关节得以在矢状面上做屈伸活动;然而外侧胫骨关节面的特征性凹陷结构又使得外侧胫股关节面并非完全吻合,从而允许膝关节在水平面上有一定的旋转活动。并且膝关节的屈伸活动也不是同轴运动而是具有多个瞬时活动中心的运动。因此,在结构上膝关节是一个不完全的绞链式关节:正常的膝关节具有125°~165°的屈曲和5°~10°的过伸活动范围,在水平轴面上向内、外有约30°的旋转活动范围,此外,尚存在前后和侧向的小范围活动。

正常情况下,人体下肢力线通过股骨头中心、胫骨平台中心和踝关节中心,此力线为下肢的机械轴(图2-6-8);股骨的纵轴和胫骨的纵轴为下肢的解剖轴,股骨解剖轴相对机械轴一般有5°~9°的外翻,个子较低的人此角度会偏大。正常的机械轴能使60%的负荷通过内侧间室,40%的负荷通过外侧间室。发育性畸形、关节炎、创伤能改变机械轴,从而改变负荷在两间室的分布比例,引起进行性的退变。

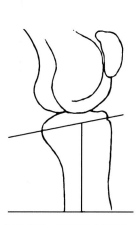

图2-6-7 胫骨平台后倾角

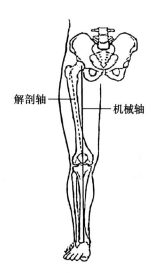

图2-6-8 下肢解剖轴与机械轴

2. **半月板解剖** 半月板是关节内唯一没有滑膜覆盖的组织,其冠状断面呈三角形结构,可概括为"三面一缘":与股骨髁相关的上表面,与胫骨平台相关的下表面,借冠状韧带与关节囊、胫骨平台相连的周围面(又称半月板壁或半月板边缘)及关节腔内凹形的游离缘。在组织学上半月板是一种纤维软骨组织,由三组纤维交织构成:水平纤维呈前后走行构成半月板的主体,直纤维与斜纤维连接上下表面,放射状纤维连接半月板壁与游离缘。外侧半月板为一2/3环形,前角后角大小相当。半月板周围面与关节囊的紧密结合在后部为肌腱所打断,并在后关节囊上形成腘肌裂孔。内侧半月板呈半月形,其前角小而薄,后角则厚而重。内侧半月板与关节囊的结合紧密无中断。其后角借纤维组织与半膜肌直头相连,故有一定的活动度。

3. **交叉韧带解剖** 在膝关节中心,股骨内外髁与胫骨之间的前、后交叉韧带是维持膝关节稳定的最重要和最坚强的韧带结构。前交叉韧带(ACL)在膝关节完全伸直时紧张而于关节屈曲时松弛,其作用在于防止股骨向后脱位、胫骨向前脱位及膝关节的过度伸直和过度旋转。后交叉韧带(PCL)则随着膝关节的屈曲而逐渐紧张,它有利于防止股骨向前脱位、胫骨向后脱位以及膝关节的过度屈曲。成人前交叉韧带的长度约38mm,宽度约11mm,后交叉韧带的长度与前交叉韧带相似,宽度约13mm,是膝关节内最强大的韧带结构。后交叉韧带起于胫骨平台髁间区后部近胫骨骺线处,其向内、上、前方延伸,止于股骨内髁外侧骨面前部。与前交叉韧带相似,其走行过程中亦有一定程度的扭转:位于胫骨附着点后部的纤维在股骨附着点处转为外侧纤维。髌下脂肪垫和滑膜分支是前十字交叉韧带血供主要来源,手术中保护或解剖性修复这些组织具有重要的临床意义。

4. **侧副韧带解剖**   膝关节的内侧、外侧分别有内侧副韧带和外侧副韧带,又称胫侧副韧带和腓侧副韧带,内侧副韧带分为浅深两层,浅层由前部的平行纤维和后部的斜行纤维组成,它上起股骨内上髁,向下向前止于胫骨内侧,平行纤维宽约 1.5cm,向后与半膜肌直头交织延伸为内侧副韧带浅层的斜行纤维,内侧副韧带的作用还在于能控制胫骨在股骨上的外旋。外侧副韧带位于膝关节外侧的后 1/3,可分为长、短两头,长头起自股骨外上髁,短头起自豌豆骨,同止于腓骨小头。充分伸膝时外侧副韧带绷紧,屈曲时则有松弛的趋势。在膝关节屈伸活动中,伴随着胫骨旋转而引起的外侧副韧带的松弛主要通过股二头肌环绕于其周围的腱纤维保持连续性张力,从而维持关节的稳定性。外侧结构的稳定由外侧副韧带、股二头肌、髂胫束共同维持。

5. **髌周支持带及脂肪垫**   髌股内侧韧带撕裂和髌股外侧支持带的挛缩对髌骨不稳的产生和治疗有重要意义,因内侧髌股韧带有防止髌骨外移的作用。脂肪垫即髌下脂肪垫,是一团局限于髌骨下方、髌韧带后方、胫骨平台前部之间的脂肪组织,其表面被滑膜覆盖而与关节腔隔离。正常髌下脂肪垫在膝关节伸直时随股四头肌牵拉而向上升移;屈膝时也随之下降并挤夹在股骨髁(包括髁间窝)与髌骨之间。其作用为:在膝关节活动中衬垫、润滑和缓冲关节软骨面的摩擦。

6. **关节囊**   关节囊附着在关节面周围骨膜或软骨膜上,密闭关节腔,分为内层和外层。

(1) 纤维膜:是关节囊的外层结构,富含血管、淋巴管和神经,纤维膜某些部位可增厚成韧带以加强关节囊的作用。它主要是限制关节过度活动以稳定关节的作用。

(2) 滑膜、滑膜皱襞与滑膜囊:滑膜为关节囊内层结构,由光滑、薄而柔软的疏松结缔组织构成,衬覆于纤维膜内面,边缘附着于关节软骨的周缘,包被着关节内除关节软骨、关节盘以外的所有结构。

(二) 运动学

膝关节(knee joint)由三块骨(股骨、胫骨和髌骨)、三个互相关节的面组成,这三个关节面均围在同一个关节囊内(图 2-6-9)。任何关节的运动角度均可以用任意一个平面来度量。尽管膝关节的运动同时发生在两个平面内,但由于一个平面内的运动非常大,以致可把它看作近似全部膝的运动。膝关节的运动幅度在矢状面最大,正常活动范围为 0°~135°(图 2-6-10)。

膝关节屈曲的范围依髋关节的位置而异,同时还要看是被动还是主动。在髋关节屈位下,膝关节主动屈曲可以达到 140°;在髋伸直位时,只能屈曲 120°,其原因主要是腘绳肌在髋伸展时丧失了一部分效率。膝关节的被动屈曲可以达到 160°,可促使足跟与臀部相接。经过合理的锻炼,很多患者进行全膝关节置换手术后,膝关节屈曲可以超过 90°,并能做下蹲等动作。在膝关节屈曲下。小腿才能沿纵轴做旋转运动。测量主动旋转时必须将膝屈曲90°,将足趾转向内侧即为内旋(约30°),将足趾带向外侧即外旋(约40°)。测量被动旋转时要求被检查者俯卧,检查者握住被检查者双足搬动使足趾向外、内即为外、内旋。被动旋转范围可稍大于主动运动。

膝关节属于椭圆滑车状关节,或称屈成关节,包括四个轴方向的运动,即①水平轴:屈伸活动;②垂直轴:内外旋活动;③矢状轴:内收外展活动;④前后位水平移动。

(1) 膝关节屈伸运动:膝关节屈曲和伸直时,伴有所谓扣锁活动。这种活动是不随意的,完全是由于骨外形结构和关节韧带附着的结果。膝关节伸直约30°时扣锁活动开始。前交叉韧带完全拉紧,并导致胫骨外旋。在伸直10°时达到最大限度的旋转,此后旋转的程度

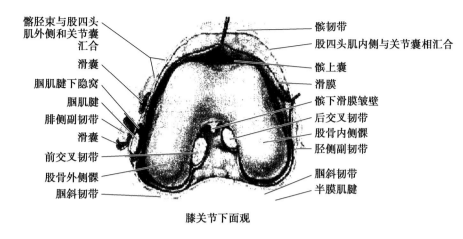

膝关节下面观

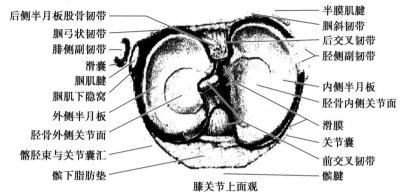

膝关节上面观

图 2-6-9　膝关节组成

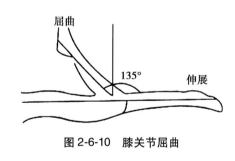

图 2-6-10　膝关节屈曲

降低,直到完全伸直为止。胫骨的内旋是由腘绳肌腱实现的,外旋是由股二头肌实现的,少部分是由股外侧肌作用的结果。膝关节在屈膝活动中开始以滚动为主,随后以滑动为主,是一个复杂的运动。

(2) 膝关节旋转运动:膝关节沿垂直轴方向的旋转运动,膝关节伸直时不能旋转,屈曲 90° 后有 ±30° 的活动。膝关节旋转运动产生的机制主要有:①股骨内外髁弧度不同,内髁大、外髁小,屈伸时出现以胫骨髁间隆凸内侧为轴的旋转运动;②胫骨平台内外侧外形不同;③韧带的制约作用(包括前后交叉韧带和内外侧附韧带);④内旋肌力大于外旋肌力。在正常行走时,旋转运动为 ±60°。

(3) 内收外展运动:膝关节内收外展活动极小,随着屈曲、外展与内收活动也有所增加,在充分伸直时仅约 20°,但充分屈曲时可增加到 80°。膝关节内外侧副韧带和胫骨的髁间隆凸,保证它的稳定。

(4) 前后平移:屈膝时股骨在胫骨上向后滚动,同时产生向后滑动,这是由于股骨髁的解剖形态和后交叉韧带的作用。伸膝时,由于前交叉韧带的作用,使股骨髁产生向前的滑动。如交叉韧带被破坏,则就破坏了正常的向后滑动的功能,使前后滑动变得不可预测,内收、外展和轻度的前后活动,类似旋转活动,为侧方活动。整个膝关节前后活动较小。在屈曲 45°时大约为 3mm,当膝关节屈曲接近 90°时则继续减少。

（三）生物力学

1. 膝关节的负荷　膝关节的负荷随人体的运动和步态方式有很大的变化,膝关节站立位的静态受力(双足着地)为体重的 0.43 倍,而行走时可达体重的 3.02 倍,上楼时则可达到 4.25 倍。正常膝关节作用力的传递借助于半月板和关节软骨的蠕变使胫股之间的接触面增大,从而降低了单位面积的力负荷。

2. 胫股及髌股关节力学特点　正常胫股关节间力的传递和应力分布与正常的半月板和关节软骨的功能密切相关。与膝关节软骨退变有直接关系的因素有:半月板切除或破损、创伤中关节软骨的损伤、髌下脂肪垫损害、关节内滑膜无菌性炎症刺激等。但正常关节内生物力学因素所致关节软骨的退变在没有关节内滑膜、髌下脂肪垫损害与关节外周软组织损害的无菌性炎症时是不会出现膝关节疼痛症状的。在膝关节的运动和受力相中,由于半月板随着关节活动的相对位移,以及具有黏弹性的正常半月板和关节软骨组织的应变,使关节间的压强变化趋于缓和。此外,膝关节正常运动中,关节内侧受到的应力比外侧多 50%,这一差别是人体在负重行走时,膝关节所产生的内收运动引起的,所以膝关节骨性关节炎 90% 病变在内侧间室形成膝内翻的"O"形腿,仅有 10% 左右外侧间室发病。膝关节在水平面的旋转运动是以内侧髁为中心,这种旋转方式使得膝关节内侧间隙易于发生退变,这也是膝关节骨关节炎病变往往以内侧间隙为重,甚至出现典型的内侧单腔室骨关节炎和膝内翻畸形的原因。

髌股关节是参与膝关节屈伸运动的重要结构,在膝关节活动中有着特殊的意义。髌骨除了传递股四头肌的拉力和承受髌韧带的张力以外,其关节面本身在膝关节屈曲运动时承受的应力和关节面上的应力分布是髌股关节生物力学研究的重点。髌骨的外侧倾斜和外侧移位是髌股对合异常的主要存在形式,其原因可能包括股骨髁的发育异常、髌骨发育异常及高位髌骨、膝外翻和 Q 角异常增大、内侧支持带松弛、外侧支持带挛缩等多种因素。

3. 膝关节的力学稳定性　由于膝关节的骨性结构、半月板、关节囊及附属韧带结构的共同作用,膝关节可以保持静态与动态的稳定性。膝关节在完全伸直位,关节将发生扣锁,而获得最大的关节稳定性,这是因为膝处于完全伸直位时,股骨在胫骨上向内旋转;而于过度屈曲位时,股骨则向外旋转,此时将通过关节面的咬合和交叉韧带的制动作用增加关节的稳定。因而,关节的稳定更多地依赖于关节周围结构的正常,尤其是侧副韧带的平衡。膝关节前方稳定性有赖于伸膝装置的稳定,尤其是股四头肌的力量。

4. 韧带损伤后的生物力学变化　韧带的应力-应变曲线显示,韧带具有可复性的弹性区域和不可复性的"临界点"(yield point)。1 500 牛顿(N)的负荷可使人前十字交叉韧带损伤,这时韧带已被拉长了静息长度的近 60%。因为其他多种因素的影响,很难测出韧带强度的物种相关性差异。与 48~86 岁人尸体韧带相比,灵长类前十字交叉韧带在与纤维走行平行的略高一些的外力负荷的作用下便发生损伤,青年人的标本显示其韧带强度是灵长类的两倍。大量研究证实,年轻者的韧带较强健,而且在损伤方式上有所不同。Noyes 报道,年轻者趋于发生韧带内自身物质的损伤,老年人尸体标本趋于发生韧带胫骨附着处撕脱伤,但组织学表明韧带附着处骨皮质厚度及骨小梁骨质降低,因此,韧带本身不易受到损伤,但随后的牵拉分析揭示:韧带本身发生损伤的牵位阈值较年轻人低。韧带损伤与施加外力的频率有关,负荷较大、极度拉长时,前交叉韧带易发生损伤,而且快速率变形较慢速率消耗更多能量,在慢速率变形中胫骨附着端是最薄弱的一点,易于发生撕脱性骨折。对于较快速率而言,越是接近生理状况,撕脱性骨折和韧带内撕裂伤的发生率越接近。快速率负荷引起的撕脱性骨折,通常产生较大的骨碎片,这与临床观察相一致:前交叉韧带的完全损伤,通常并发胫骨撕脱性骨折,少数并发股骨撕脱性骨折。对于韧带、韧带-骨界面、骨三者何为最薄弱的环节争议较大。答案由多因素决定,包括物种和所研究的特定韧带、载荷频率、韧带制备过程、年龄和标本存活水平以及损伤机制。

三、踝足部运动学与生物力学

(一)功能解剖

踝关节是下肢运动链三大关节中最远端的关节。在站立、行走、跑、跳等动作中,踝关节的稳定性和灵活性起着十分重要的作用。足位于踝关节的远端,足部的 26 块骨形成众多的关节以满足足部不同的功能,骨件连结十分稳固,能够完成复杂的足部运动。

1. 踝关节功能解剖 踝关节即距骨小腿关节,又称距上关节或胫距关节,由胫、腓骨远端关节面和距骨关节面组成(图 2-6-11)。

(1)关节窝:踝关节的关节窝极具结构功能特征,呈叉状(又称踝穴)(图 2-6-12),由胫骨下关节面、内踝关节面及腓骨外踝关节面共同围成,其叉状关节窝在加强踝关节稳定性上起着十分重要的作用。

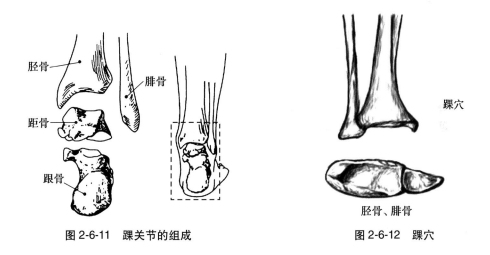

图 2-6-11　踝关节的组成　　　　　　图 2-6-12　踝穴

(2)关节头:踝关节的关节头由距骨体上关节面和距骨两侧的关节面所组成。关节面的形状为滑车状。距骨体的滑车关节面具有前宽后窄的特点,为增加踝关节的运动形式奠定了结构基础。

2. 足的功能解剖 足是由 26 块骨以及关节、肌肉、韧带、神经、血管等构成的一个整体,其结构复杂、功能多样,是人类日常生活与活动中不可或缺的部分(图 2-6-13)。

(二)运动学

1. 踝关节的运动学 踝关节包括胫距、胫腓、腓距三个关节面,活动包括矢状面、冠状面和横断面三部分。矢状面活动,即跖屈和背伸是踝关节最重要的功能。多位研究者报道,踝关节平均背伸 13°～33°,跖屈 23°～56°。上楼梯需要 37°,下楼梯需要 56°。由于踝关节轴倾斜,所以在屈伸的同时伴有足或小腿水平面旋转。小腿固定时,踝关节背伸时足外旋,跖屈时内旋,同时都伴有内翻。三角韧带是限制距骨外旋的主要因素。

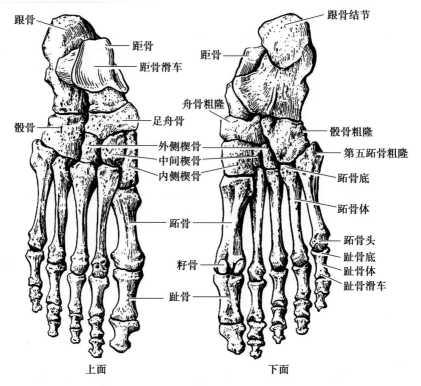

跟骨

距骨
距骨滑车

骰骨

足舟骨

外侧楔骨
中间楔骨
内侧楔骨

跖骨

籽骨

趾骨

跟骨结节

距骨

舟骨粗隆

骰骨粗隆

第五跖骨粗隆

跖骨底

跖骨体

跖骨头
趾骨底
趾骨体
趾骨滑车

上面　　　　　　　下面

图 2-6-13　足的组成

2. **距下关节的运动学**　距下关节轴指向内、前、上方,其活动主要是内翻和外翻(冠状面)、内收和外展(横断面),以及跖屈和背伸(矢状面),而且是三个平面的活动同时发生,即内翻、跖屈和内收同时发生,外翻、背伸和外展同时发生。距下关节平均活动度是内翻 20°~30°,外翻 5°~10°,步行所需活动范围 10°~15°。

3. **跗横关节的运动学**　有学者通过应用 X 线立体摄影测量技术,研究足背伸/跖屈、内/外翻时舟骨与距骨的相对活动,发现当足从跖屈 30°到中立位时,舟骨相对于距骨背伸并外翻。从中立位到背伸 30°位时,舟骨相对于距骨内翻,而在其他平面内基本不存在活动。当足从外翻 20°到中立位时,舟骨在距骨上平均内翻 7.5°。当足从中立位到内翻 20°时,舟骨相对于距骨发生跖屈(4.4°)、内收(6.6°)并内翻(12.8°)。在下肢从内旋 20°旋转到中立位时,跖屈、内收、内翻活动较小(均小于 3°)。从中立位到外旋 10°时,舟骨跖屈(7.8°)、内收(12°)和内翻(11.5°)。这些数据说明距舟关节沿向内倾斜的轴线活动:当足从外翻位向中立位、内翻位活动时,舟骨相对于距骨出现跖屈、内收和内翻。

4. **足的运动学**　从整体而言,足主要有背伸、跖屈、外展、内收、内翻(旋后)、外翻(旋前)等运动。其中有某些关节可另有不同运动,如跖外展内收、趾屈伸等。实际上,跖屈、背伸运动发生在踝关节,足的内外翻则在距下关节发生,跗横关节(距舟、跟骰、舟楔)并无真正内外翻作用,仅有侧方旋转。前足内翻外翻时,必伴随有内旋外旋。

(三) 生物力学

双足的主要功能是作为一种半刚性基柱为躯干提供牢固的支撑,从功能重要性出发,足踝关节可以分为必要关节、重要关节和不重要关节三大类。必要关节是双足直立行走所必需的,要尽量保留、避免融合,包括踝关节(背伸和跖屈)、距下关节(内、外翻和前、后旋)、距舟关节(内、外翻和前、后旋,行走时缓冲力量)、第二至五跖趾关节(屈曲足趾,站立晚期足趾偏心性伸直分担跖骨头负重)。重要关节有一定的功能,如增加活动度或缓冲冲击力等,但并不向其他关节传导应力,其融合对足踝功能影响小,包括跟骰关节(使足适应不平坦路面)、骰骨-第四/五跖骨关节(站立中期足外侧半缓冲冲击力)、第一跖趾关节(在中立位以外的主动屈曲和被动伸直中发挥重要作用)、第一近侧趾间关节(活动虽然不重要,但保持其中立位有重要意义)。胫腓骨下端(内、外踝)形成的空隙,容纳距骨,称为踝穴。踝穴的稳定由骨的形态和韧带结构系统共同支撑,踝关节背伸或跖屈时,踝穴内各关节面均紧密接触,这对踝关节均衡承重具有重要意义,因此损伤必须修复。

踝关节是人体接触地面的第一个负重大关节,维系着人体的各种运动与平衡,其生物力学特征是"稳定中的灵活"。踝关节活动范围较小,在人体所有的大关节中最为稳定,但也绝不仅是下肢连接足部的两个"铰链"。踝关节在冠状面上有3°左右的外翻,在矢状面上有10°左右的前倾,这使其在背伸运动时伴足部外翻,跖屈运动时伴足部内翻。踝关节背伸时踝穴更为稳定,适应步行对于足部刚硬度的需要,在跖屈时更为灵活,使足部在步态摆动期适应不同地形柔韧性的需要。

踝关节(胫距关节、下胫腓关节)以及后足三关节(距下关节、距舟关节、跟骰关节)统称为踝足四关节,其不仅是现代人类直立行走时杠杆推进的中心,更是完成复杂运动的核心结构,从爬行人猿到现代人类,四关节的进化是足弓形成的关键。跟骨与距骨形成距下关节,在矢状面上前倾41°,水平面上内倾23°,距下关节将小腿的内、外旋转运动转变为后足的内、外翻运动,再通过跗中(距舟关节与跟骰关节复合体)将后足运动转变成前足的旋前与旋后。这样踝关节、距下关节、跗中联动实现小腿、后足、中足再到前足的扭力转换,使足部在步态的推进与摆动之间转换实现刚度与灵活的转换。踝足四关节是全身最复杂的关节复合体,在生理运动状态下。踝关节的解剖轴线、生物力学及功能重建等牵涉的问题较髋、膝关节多。正常的踝关节极少发生退变性踝关节炎,而一旦踝关节的生物力学平衡遭到破坏(如创伤),则相比髋关节、膝关节更易发展为骨性关节炎。

(郗淑燕 马鑫鑫)

第七节 脊柱运动学与生物力学

脊柱位于人体躯干背部的正中线上,是人体运动的主轴,由形态特殊的椎骨和椎间盘连接而成,它是身体的支柱,位于背部正中,上端接颅骨,中部与肋骨相连,下端和髋骨组成骨盆。自上而下可分为颈、胸、腰、骶及尾五段(图2-7-1)。脊柱的椎骨借助椎间关节、周围的韧带和肌肉紧密相连,具有强大的支撑力,有支持体重、保护脊髓和内脏的重要功能;同时脊柱也具有一定的活动度,可以完成前屈/后伸、左/右侧弯和左/右旋转的三维运动。人体脊柱实质上是一个通过杠杆、运动轴、制动体和限制体操纵的力学复合体结构,这个力学复合体不仅柔韧性好、运动范围广,而且非常坚固稳定。

一、脊柱功能解剖学

颈段支撑头颅,重心处于颈部前2/3和后1/3的交界处;胸段重心偏后(胸廓前后径的后1/4),与胸廓共同分解胸以上躯体的重量。腰段居中,甚至前凸,以支撑体重。

1. **椎管** 椎骨构成一个可褶曲的有效管腔以容纳延髓和脊髓。

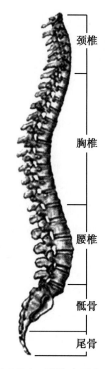

图 2-7-1　脊柱生理弯曲

2. 椎骨　由椎体、椎弓、上下关节突、棘突、横突构成。椎体是椭圆形短扁骨，一圈致密的骨皮质包围海绵状的髓质（松质骨），上下骨皮质中有较厚的软骨板衬垫，边缘由较厚的环形衬板构成。椎体的骨小梁除按应力线斜行交叉外；还可看到一组从椎体上面向后延伸，至椎弓根水平时呈扇形分布于下关节突与棘突，另一组则从椎体下面向后延伸到椎弓根水平时呈扇形分布于下关节突与棘突。椎体前缘最薄弱，易于发生压缩性骨折。横突和棘突作为脊柱肌肉的附着点，是脊柱动态稳定性的基础之一。

3. 椎间盘　内部为髓核，外部为纤维环。髓核为半液态，由富亲水性的葡萄糖胺酸聚糖的胶状凝胶所组成。除了下腰椎的髓核位置偏后外，髓核均位于椎间盘的正中。纤维环为多层致密的结缔组织彼此斜行交织而成，自边缘向心分布，致密的纤维环开始是垂直的，越接近中心越倾斜，到中心接触髓核时，几乎近水平走向，并围绕髓核呈椭圆形。椎间盘受压时，髓核承受75%的压力，其余 25%的压力分布到纤维环。髓核还同时具有稳定脊柱运动的功能，在伸展运动时，上方椎体向后移位，缩减了椎间隙后缘，髓核受挤向前方偏移。在前屈运动时，正好相反，从而使椎体获得较强的自稳性。椎间盘总厚度约为脊柱全长的 25%。白天站立和行走的压力使髓核丧失少量水分，而在睡眠或休息时由于髓核压力降低，水分又得到重储存，因此早晚身高有 2cm 的差异。

4. 关节突关节　关节突关节又称椎间关节或小关节，由相邻椎骨的上、下关节突构成，属滑膜关节，外覆关节囊及韧带；关节突的朝向在很大程度上决定椎体的运动。椎间盘的载荷分配随脊柱位置而异，一般承受 0~30%的脊柱载荷。脊柱过伸位时小关节突承载力显著增加，由于小关节的结构无法承受较大的负荷，因此如小关节承受较大负荷可导致腰痛。

5. 脊柱韧带　包括前纵韧带、后纵韧带、棘间韧带、棘上韧带和黄韧带。韧带主要作用于脊柱的静态稳定性，大多数脊柱韧带由延伸度较小的胶原纤维构成。韧带还作用于拉伸载荷在椎体间的传递，使脊柱在生理范围内以最小的阻力进行平稳运动。

6. 脊柱的运动节段　由两个相邻的椎体、椎间盘和纵韧带形成节段的前部。相应的椎弓、椎间关节、横突、棘突以及韧带组成节段的后部（图 2-7-2）。椎弓和椎体形成椎管以保护脊髓。运动节段是能显示与整个脊柱相似的生物力学特性的最小功能单位。

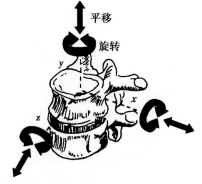

图 2-7-2　脊柱节段运动

二、脊柱运动学

（一）脊柱的一般运动特征

1. 脊柱的节段运动　脊柱的单个运动节段的运动范围在不同的研究中有差异，但对脊柱不同部位的相对运动范围的认识大体是一致的。上胸椎节段的屈伸范围参考值为4°,下胸椎为12°。腰椎运动节段通过增加髋关节和骨盆的倾斜活动使屈伸范围逐渐增大,在腰骶部达到20°。侧弯范围颈段脊柱最大,为8°~9°,上胸段和腰节段均为6°,而腰骶部只有3°。胸椎上端的旋转最大,运动范围为9°,向尾部逐渐减少,在下腰节段为2°,但在腰骶段再度增加到5°。

2. 脊柱的功能运动　脊柱各运动节段的运动幅度虽然有限,但运动节段的联合运动使整个脊柱的运动范围明显增大。脊柱运动一般是几个运动节段的联合动作,称为耦联运动。影响耦联运动的骨性结构为胸廓和骨盆。脊柱各部的运动性质和范围主要由关节突关节的方向和形状、椎间盘的厚度、韧带的位置及厚薄决定,同时也与年龄(退行性病变导致脊柱运动范围减小)、性别和锻炼程度有关。

颈部的旋转运动主要发生在上颈椎,上颈椎固定时颈椎失去一半以上的固有旋转活动范围。脊柱屈曲的前50°~60°主要来自腰椎,骨盆前倾和髋部屈曲能增加脊柱前屈范围,胸椎的作用有限。虽然胸椎小关节的形状有利于侧弯,但胸椎椎间盘较薄,关节突关节面呈冠状位,棘突呈叠瓦状,这些因素限制了胸椎的运动,故与颈椎和腰椎相比,胸椎前后屈曲的活动范围较小,但其左右旋转活动范围则较大。在腰部,椎间盘最厚,前后屈曲活动范围较胸椎明显增大,关节突关节几乎呈矢状位,限制了旋转运动,故左右旋转和左右侧屈的活动范围大大降低。因此,脊柱旋转主要发生在胸椎和腰骶部,腰椎的旋转十分有限。

（二）脊柱不同节段的运动特征

1. 颈部运动特征　颈椎的运动可分为前屈、后伸、左/右侧屈和旋转运动。颈椎中立位时,上关节突朝后朝上,下关节突朝前朝下;屈曲时,上一颈椎的下关节突在下一颈椎的上关节突上朝前滑动,椎间盘前窄后宽,亦朝前滑动。颈椎侧屈及旋转时,下关节突向后下滑动,上关节突向前上滑动。

颈椎的屈伸运动主要发生在寰枕关节,旋转运动在寰枕关节和寰枢关节层面进行,而以寰枢关节为主。寰枕关节的主要点头运动发生在矢状面上,其运动为通过两侧枕髁的冠状面。寰枢关节和寰枕关节联合,形成多轴关节运动,使得头部可以向各个方向运动。（图2-7-3）

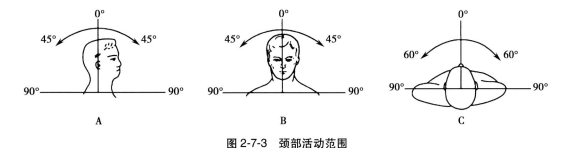

图 2-7-3　颈部活动范围

2. 胸部运动特征　胸部主要骨性结构包括胸椎、肋骨和胸骨,主要肌群包括胸大肌、胸小肌、膈肌、肋骨肌和背部肌群等。

（1）胸椎参与胸廓的构成,其运动幅度比颈椎和腰椎的都要小,以保持躯干稳定,其与肋骨和胸骨形成胸腔,具有保护心脏和肺脏的作用。胸椎自上而下逐渐增大,下位胸椎与腰椎结构相近;上位胸椎相对较小,小关节面的方向与颈椎相似,但在矢状面上的角要大些。胸椎小关节面从上至下逐渐转向矢状面,因而上位胸椎的轴旋转运动比下位颈椎的要大。

上位胸椎(T_1~T_5)平均屈伸运动范围为4°,中位胸椎(T_6~T_{10})为6°,下位胸椎(T_{11}、

T_{12}）为12°。上、中位胸椎的侧弯运动范围为6°左右，下位胸椎为8°~9°。上位胸椎轴向旋转运动范围8°~9°，愈往下愈小，在下部胸椎只有2°，这由胸椎小关节面逐渐转向矢状面相关。下位胸椎受肋骨的限制较少而关节面的方向逐渐转为矢状位，其椎骨间的运动更类似于腰椎的运动，即增加屈伸和侧屈运动，减少旋转运动。

（2）胸椎的耦合运动类型与颈椎相似，胸椎侧弯运动与轴向旋转运动相互耦合。在上位胸椎，这种耦合左右非常显著，侧屈时棘突同时转向凸侧。但在中、下位胸椎的耦合运动则不明显，而且耦合作用的方向亦不一致，例如左向侧屈时，棘突可以向右侧旋转，也可以向左侧旋转。整体胸椎柱可完成前屈、后伸和侧屈运动形式。关节突关节的关节面方向为冠状面，这方向限制了前屈运动，允许做侧屈，但侧屈运动范围受到肋和胸骨的限制，棘突是限制胸部脊柱后伸的因素，胸椎整体运动范围较为局限。

3. **腰部运动特征**　腰椎骨主要由5个腰椎组成，从上至下分别是 L_1、L_2、L_3、L_4、L_5。椎体与椎间盘共同形成一个柱体，具有一定的硬度和长度，并可以运动（图2-7-4）。椎体和椎间盘都能够坚强的抵抗压力，较容易地承担胸部和上肢的负荷。前屈是每一个椎间盘前方轻度压迫形成的，并为纤维环后部的张力所抵抗，后伸是在相应的反方向活动，而侧

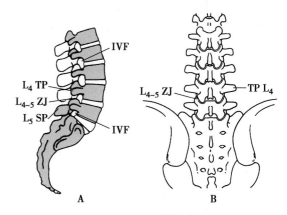

图 2-7-4　腰椎组成
TP:横突；ZJ:关节突关节；SP:棘突；IVF:椎间孔

屈是在冠状面的活动。腰椎的旋转是依靠每一个椎间盘较小的角度的扭转来完成的，并为纤维环的张力所抵抗。

三、脊柱生物力学

脊柱后方的肌肉群产生"张力作用"，用来维持直立姿势及保持人体矢状面和冠状面的平衡，这些肌肉群被称为"张力带"，所以脊柱的负荷不仅来自体重及体外的负荷，还来自肌肉的收缩力和韧带的拉力。

（一）肌肉的作用

头、颈和躯干肌在中线两侧成对排列，两侧肌收缩产生矢状面上的前屈和后伸运动。一侧肌收缩则在冠状面或横断面产生侧屈或旋转运动。承受重力、附肢肌收缩以及地面的反作用力时，颈肌和躯干肌协同收缩稳定椎骨。

1. **头部和脊柱平衡**　相关的肌肉包括:前方的枕下肌、头长肌、颈长肌、斜角肌、胸锁乳突肌、腹直肌、腹内斜肌、腹外斜肌和腰大肌;后方的枕下肌、横突棘肌和竖棘肌;两侧的斜角肌、胸锁乳突肌、腰方肌、腰大肌、腹内斜肌和肋间肌。放松坐位或直立位时，这些肌肉仅有与姿势摆动有关的小量周期性活动。头部或头、躯干、上肢的重心移动或推拉躯干可直接激活肌收缩使躯干恢复平衡。

2. **躯干运动和脊柱稳定**　横突棘肌和竖脊肌的主要功能是脊柱后伸时协同稳定脊柱。闭链运动中腰大肌是主要动作肌和躯干固定肌。躯干肌的重要功能是固定胸廓、骨盆和脊柱，使肢体运动时可稳定颈部、肩部和髋部肌肉的起点。

3. 前屈和抬高(膝伸直)　当人站立屈髋去触脚趾时,发生伸髋肌(主要是腘绳肌)和竖脊肌的离心收缩来控制屈髋和脊柱的向前弯曲。这些肌肉的向心收缩,使躯干恢复直立位。当躯干前屈全程的2/3时,肌电图可见竖脊肌突然抑制现象,一直持续到躯干恢复直立位的1/3,称为"临界点",其平均值为屈躯干81°。

4. 蹲起和蹲下　从地面上提起物体的一种方法是屈膝、屈髋以及背屈踝关节。蹲起可用两种骨盆和脊柱的位置:①腰部脊柱前凸位的骨盆前倾;②脊柱后凸位的骨盆后倾。根据躯干的位置,在提物时竖脊肌的肌电活动是不同的。当躯干在脊柱前凸位,肌电活动大于屈曲位,最大肌电活动在提物开始时。蹲下则需小腿三头肌、股四头肌和伸髋肌的离心收缩,当脊柱前凸位时还伴有竖脊肌的等长收缩;当脊柱在后凸位膝伸直屈髋时,竖脊肌的肌电活动减弱和抑制。

(二) 脊柱的负荷

1. 脊柱站立位时的负荷　腰椎是脊柱的主要承重部位。人体直立时,保持躯干姿势的肌肉处于持续活跃的状态,躯干的重力线通过第四腰椎中心的腹侧,因此脊柱承受向前的屈曲力矩,竖脊肌的收缩和韧带的牵拉常拮抗这一运动。重力线位置的任何变化均可导致脊柱运动方向和运动幅度的变化。躯干如要恢复原有的平衡状态,就需要增加肌肉收缩力来拮抗弯曲力矩导致的躯干晃动,除竖脊肌外,腹肌也通过间歇性的收缩参与维持姿势的中立位并使躯干稳定。站立位时骨盆的位置也可影响肌肉收缩施加在脊柱上的负荷,骶骨的倾斜度增大时,腰椎前凸和胸椎后凸的角度增大,为调节身体平衡,腰背肌和腹肌的活动增大。

人体放松直立位时,椎间盘压力来自于椎间盘内压、被测部位以上的体重和作用在该运动节段的肌肉应力。体重为70kg的男性,第三腰椎间盘的载荷为70kg,几乎为被测部位以上体重的两倍(被测部位以上的体重约为40kg,为总体的60%)。在躯干屈曲和旋转时,椎间盘的压应力和拉应力均增加。

2. 身体姿势对脊柱负荷的影响　脊柱的载荷与体位有关,如放松坐位时由于腰背部肌肉松弛,腰椎载荷高于放松直立位,有支撑坐位时,由于上部身体的重量有一部分由靠背支持,故腰椎上的载荷小于无支撑坐位时。仰卧位时因没有体重产生的载荷,脊柱承载最小。仰卧位膝伸直时,腰肌对脊柱的拉力可以在腰椎上产生载荷。髋和膝关节有支撑屈曲时,由于腰肌放松使腰椎前凸变直,载荷减小;附加牵引时载荷可以进一步减小。患者仰卧、髋和膝关节支撑下屈曲、脊柱前凸变平,牵引力可更为均匀地分布到整个脊柱。携带重物时,物体重心与脊柱运动中心之间的距离越短,阻力臂越短,脊柱载荷越小。身体前屈位拿起重物时,除了物体重力外,上身重量也产生脊柱剪力,增加脊柱载荷。为此弯腰提起重物时先下蹲,然后把重物尽量贴近身体再起立,可以降低腰部肌肉和椎间盘的负荷。腰肌锻炼时要充分考虑到肌肉活动对脊柱承载和椎间盘应力的影响。这些知识对指导患者预防腰痛再度发作有重要的意义。

3. 运动对脊柱负荷的影响　所有运动都会增加脊柱载荷。在运动期间,脊柱不仅要承受上位体重及肌肉活动所产生的负荷,还要承受作用于人体额外的频繁的负荷。因此,其受力比体重所产生的负荷大得多。长时间承受巨大的压力,会造成脊柱生理功能的下降,还可能导致脊柱的各种损伤,如脊柱退变、骨折和椎间盘突出等。

腹肌和竖脊肌的力量锻炼能使脊柱所受负荷增加,因此在强化肌肉力量训练的同时应适度调整对脊柱负荷的影响。进行竖脊肌力量训练时,常采用俯卧位背部弓起的方法,此时由于竖脊肌强力收缩,脊柱极度伸展使椎间盘的压力和棘突部位的应力显著增加,因此推荐采用腹部垫枕的方法,以减少竖脊肌收缩时背部的后伸角度,从而降低椎间盘的负荷,防止肌肉收缩对脊柱的损伤。

（三）脊柱稳定系统与脊柱的不稳定性

1. 稳定系统　脊柱的稳定系统由内源性稳定系统、外源性稳定系统和神经系统三个部分组成。内源性稳定系统,又称被动子系统,主要包括:椎骨、椎间盘和脊柱韧带;外源性稳定系统,又称主动子系统,主要由脊柱周围的肌、肌腱和内压组成;内源性稳定系统和外源性稳定系统由神经系统控制,使得它们功能协调,以实现脊柱稳定。

2. 不稳定性　脊柱稳定系统受损可导致脊柱不稳定,脊柱不稳定意味着脊柱受到很小载荷时椎体就会出现显著位移,并可能产生不良的后果。

脊柱的不稳定性表现主要包括:

（1）平衡功能降低:从平衡力学来看,脊柱不稳定是"结构刚度减小"的结果。我们可以从以尖端平衡的网锥体看待这种平衡的稳定性或不稳定性,也许只需采用很小的力,就可导致圆锥体的显著位移。

（2）脊柱负载能力的降低:就损伤而言,损伤后立刻出现的早期不稳定,损伤后逐渐发展的后期不稳定,均可呈现脊柱负载能力的降低。

第八节　骨盆运动学

骨盆由骶骨、尾骨和左右髋骨组成,具有保护盆腔脏器和传递来自头、臂、躯干的力到达下肢的作用。骨盆的连接关节有:腰骶关节、骶髂关节（2个）、骶尾关节、耻骨联合和髋关节（图2-8-1）。髋关节是连接躯干与下肢的重要关节,也是全身负荷体重最大、受力最重、在身体内是结构上最稳定、可动的单一关节。在完成站立和负荷体重的同时,还在走、跑、坐、蹲等大范围运动中起到关键作用,因而成为人体最稳定又具有很大活动度的关节,并有精确的对合装置和控制系统。

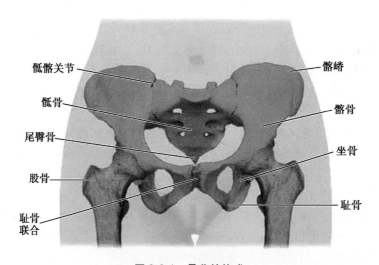

图2-8-1　骨盆的构成

小骨盆有上、下两口,上口又称为入口,下口又称为出口,高低不平,呈菱形,其周界由后向前依次为尾骨尖、骶结节韧带、坐骨结节、坐骨下支、耻骨下支、耻骨联合下缘。两侧耻骨下支在耻骨联合下缘所形成的夹角叫耻骨角,男性为 70~75°,女性角度较大,为 90~100°。

（郗淑燕　马鑫鑫）

参 考 文 献

[1] 黄晓琳. 人体运动学[M]. 2 版. 北京:人民卫生出版社. 2013.

[2] 戴红. 人体运动学[M]. 北京:人民卫生出版社. 2008.

[3] Van C. Mow,Rik. Huiskes,汤亭亭. 骨科生物力学暨力学生物学[M]. 3 版. 济南:山东科学技术出版社,2009.

[4] Margareta Nordin,Victor H. Frankel,邝适存. 肌肉骨骼系统基础生物力学[M]. 3 版. 北京:人民卫生出版社,2008.

[5] 王成焘,王冬梅,白雪岭. 人体骨肌系统生物力学[M]. 北京:科学出版社,2015.

第三章

肌肉骨骼影像学

第一节　概　　述

肌肉骨骼影像学,是运用 X 线检查、计算机体层成像(computed tomography,CT)、磁共振成像(magnetic resonance imaging,MRI)、超声、核医学等影像技术,检出并评价骨、关节、软组织的病变及其类型、范围等情况。

近年来,随着计算机 X 线摄影(computed radiography,CR),数字 X 线摄影(digital radiography,DR),多排、多源 CT,高场强 MRI,正电子发射计算机体层显像(positron emission computed tomography,PET-CT)设备的出现和发展,肌肉骨骼系统影像学也得到了更进一步的发展。不同的影像检查方法,有其对应的适应证、禁忌证,针对不同部位、不同类型的病变,选择最佳的影像检查方法,不仅可以提供更多、更准确的信息,也能降低患者的痛苦和费用。因此,从事肌肉骨骼系统临床和康复治疗的医师、治疗师,应熟知骨骼肌肉系统常见疾病的影像表现及显示病变最佳的检查技术。

骨骼肌肉系统疾病种类繁多、复杂,影像学检查不仅可以了解骨与关节病变的部位、范围、性质、程度和周围软组织的关系,为治疗提供可靠的依据,还可观察治疗效果,了解病变的进展及判断预后。此外,还可利用影像学观察骨骼生长发育的情况,以及观察某些营养及代谢性疾病对骨骼的影响。其检查方法快捷、简便、患者痛苦少、易于接受,其最大的损害是射线损伤。

(白荣杰)

第二节　X 线检查技术与临床应用

一、技术原理

X 线检查是肌肉骨骼系统影像学最常用、最基本的检查方法,即使在螺旋 CT、MRI 已较为普及的情况下,X 线检查技术百余年来累积的经验仍是骨骼肌肉系统疾病诊断的基础。

X 线的穿透作用、感光作用是 X 线摄影的基础;荧光作用是 X 线透视的基础;电离作用是放射治疗的基础,也因此需对放射工作人员和受检患者进行必要的 X 线防护。

由于人体各种组织的密度不同,造成 X 线穿透组织的量不同,形成天然的不同影像,称为天然对比。密度相近的组织形成的影像不易区分,人为的引入造影剂改变组织密度,使要观察的组织或病变显示出来,称人工对比,即造影。

二、临床应用

（一）X 线检查常用技术

临床常用的 X 线检查技术包括 CR、DR、数字减影血管造影（digital subtraction angiography,DSA）、放大 X 线摄影、应力摄影、全长摄影、透视、计算机体层摄影。

CR、DR 是肌肉骨骼系统疾病最常用的检查方法,应用于骨关节创伤、肿瘤、代谢性骨病、遗传性骨病等疾病的诊断。应用于创伤性疾病时,应包含两个互相垂直投照角度的影像、至少包含一个邻近关节。一些细微病变,特别是小儿患者,应进行双侧摄影进行对比。斜位和一些特殊体位用以评价肩、踝等复杂关节和骨盆的病变。负重位用来评价关节在身体负重条件下的位置,常用于脊柱、髋关节、膝关节、踝关节的检查。相对于传统胶片,CR、DR 获取的图像更方便进行储存和后处理。

DSA 是使用广泛的 DR 衍生技术,用于评价创伤、骨及软组织肿瘤的血管情况。

放大 X 线摄影是运用特殊的 X 线成像技术使感兴趣区骨关节产生几何放大图像,以提高骨骼细节结构的显示,用于诊断某些关节炎及代谢性疾病的早期病变,和常规 X 线片难以显示的细微骨折线。

应力摄影用于评价韧带撕裂和关节稳定,如拇指 Stener 病（滑雪指,看守员指）、膝关节内侧副韧带损伤、踝关节韧带损伤等。

全长摄影是测量肢体长度、角度最常用的检查技术。

X 线透视是多种影像检查技术的基础,如关节造影、血管造影、脊髓造影、间盘造影、窦道造影及骨或软组织穿刺活检等。在骨科手术中,透视技术用于评价股骨复位及假体放置情况。

X 线体层摄影通过球管和探测器/胶片的相对位移,进行体部断层摄影。由于螺旋 CT 的普及,体层摄影目前在临床应用较少,但对关节假体、内固定的显示优于螺旋 CT。

（二）肌肉骨骼系统基本病变的 X 线表现

1. 骨骼基本病变的 X 线表现

（1）骨质疏松:指单位体积内骨组织的含量减少,即骨组织的有机成分和无机成分都减少,但两者的比例仍正常。组织学变化是骨皮质变薄、中央管(哈弗斯管)和伏克曼管扩大合骨小梁减少、变细甚至消失。

骨质疏松分为全身性和局限性。全身性骨质疏松常见病因包括:①先天性疾病,如成骨不全;②内分泌紊乱,如甲状旁腺功能亢进;③长期使用激素;④老年及绝经后;⑤营养或代谢障碍疾病,如维生素 C 缺乏;⑥酒精中毒;⑦原因不明,如青少年特发性骨质疏松。局限性骨质疏松多见于肢体失用、炎症、肿瘤等。

骨质疏松的 X 线表现主要是骨密度降低(图 3-2-1)。在长骨可见骨小梁变细、数量减少、间隙增宽,骨皮质变薄和出现分层现象,严重者骨小梁完全消失,骨皮质薄如细线。在脊椎,可见骨皮质变薄、横行骨小梁减少或消失,纵行骨小梁相对明显,多呈不规则纵形排列,严重者椎体内结构消失,椎体变扁呈双凹状,椎间隙增宽。

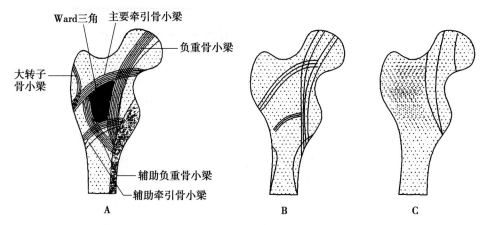

图 3-2-1 股骨近端骨质疏松

A.正常,股骨头与大转子,骨小梁早期是连续的;B.中度骨质疏松,大转子与承重骨小梁明显减少;
C.重度骨质疏松,主要承重骨小梁明显减少,仅残留少量承重骨小梁

（2）骨质软化:指单位体积内骨组织有机成分正常而钙化不足,因而骨内钙盐含量降低,骨质变软。骨质软化为全身性骨病,常见的病因包括维生素 D 摄入或吸收不足、钙磷排泄过多、碱性磷酸酶活性降低。

骨质软化的 X 线表现与骨质疏松有相似之处,所不同的是骨小梁和皮质因含大量未钙化的骨样组织而边缘模糊(图 3-2-2)。

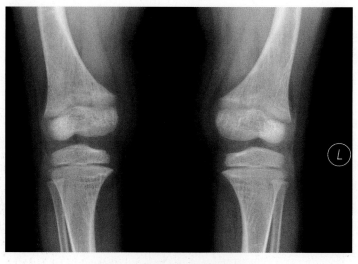

图 3-2-2 佝偻病患者双膝骨质软化

双膝关节内翻,干骺端呈杯口状改变

（3）骨质破坏:指局部骨质为病理组织所取代而造成的骨组织缺失。骨质破坏见于炎症、肉芽肿、肿瘤(图 3-2-3)或肿瘤样病变。由于病变的性质、发展的快慢和邻近骨质的反应性改变等,形成各自的一些特点。观察破坏区的部位、数目、大小、形状、边界和邻近骨质、骨膜反应、软组织的反应等,进行综合分析,对病因诊断有较大帮助。

X 线表现是局部骨质密度降低、骨小梁稀疏和正常骨结构消失。

（4）骨质增生硬化:指单位体积内骨量的增多。多为局限性骨质增生,如慢性炎症

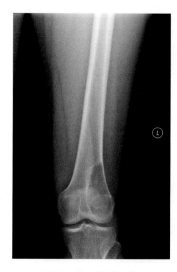

图 3-2-3 骨质破坏
股骨远端骨巨细胞瘤,破坏区边界清楚,未见硬化边

（图 3-2-4）、外伤后修复和成骨性骨肿瘤,全身性骨质硬化较为少见,常见于代谢性骨病、中毒或遗传性骨发育障碍。

X线表现是骨质密度增高,伴或不伴骨骼的增大变形;骨小梁增粗、增多、密集;骨皮质增厚。在肌腱、韧带和骨间膜附着部位,可形成一些骨刺、骨桥、骨唇等骨性赘生物,这种现象也称为骨质增生。

（5）骨膜反应:指因骨膜受到刺激,骨膜内层的成骨细胞活动增加所产生的骨膜新生骨。常见于炎症、肿瘤、外伤、骨膜下出血。

X线表现为一段长短不定、与骨皮质平行的细线样致密影,和骨皮质间有很窄的透亮间隙,随时间推移逐渐增厚。已形成的骨膜新生骨被破坏,破坏区两侧的残留骨膜新生骨与骨皮质之间呈三角形改变,称为骨膜三角（Codman 三角）（图 3-2-5）,常为恶性肿瘤的征象。

（6）软骨钙化:可为病理性或生理性。病理性瘤软骨钙化在X线表现为大小不同的环形或半环形高密度影,钙化可融合成片状而呈蜂窝状影。

（7）骨质坏死:指骨组织局部代谢的停止,坏死的骨质称为死骨（图 3-2-6）。死骨的X线表现为骨质局限性密度增高,多见于化脓性骨髓炎、骨结核、骨缺血坏死和外伤骨折后。

（8）骨内矿物质沉积:铅、磷、铋等进入体内后大部分沉积于骨内。在生长期主要沉积于生长较快的干骺端,X线表现为干骺端多条横行的相互平行厚薄不一的致密带;于成年则不易显示。氟骨症时骨质结构变化以躯干骨明显,有的X线表现为骨小梁粗糙、紊乱而骨密度增高。

（9）骨骼变形:骨骼变形多与骨骼的大小改变并存,可累积局部或全身骨骼,可见于先天发育异常、创伤、炎症、代谢性、营养性、遗传性或肿瘤、肿瘤样病变。

2. 关节基本病变的X线表现

（1）关节肿胀:常由于关节积液或关节囊及周围软组织充血、水肿、出血和炎症所致。

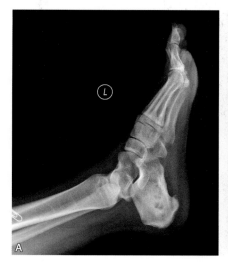
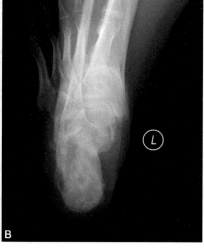

图 3-2-4 骨质增生
A、B.跟骨慢性骨髓炎,骨质密度增高

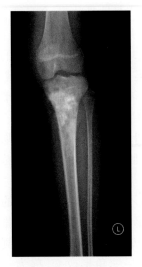

图 3-2-5　骨膜反应
Codman 三角

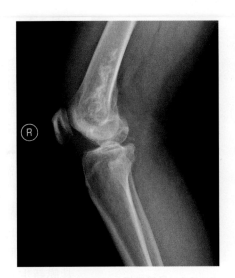

图 3-2-6　骨梗死

X 线表现为周围软组织影膨隆,关节区密度增高;大量积液时关节间隙增宽。

（2）关节破坏:关节软骨及其下方的骨质为病理组织所侵犯、代替所致,常见于各种急慢性关节感染、肿瘤及痛风等疾病。当破坏仅累及关节软骨时,X 线仅见关节间隙狭窄;当累及关节面骨质时,则出现相应的骨破坏和缺损(图 3-2-7)。

（3）关节退行性变:多见于老年人,或由慢性创伤和长期关节负重引起,表现为骨性关节面骨质增生硬化、关节面凹凸不平,并于关节边缘形成骨赘,骨端变形增大,关节囊肥厚、韧带骨化。

（4）关节强直:骨性强直是关节破坏后关节骨端由骨组织所连接,X 线表现为关节间隙明显变窄或消失,并有骨小梁通过关节连接两侧骨端。纤维性强直在 X 线上仍可见狭窄的关节间隙,无骨小梁贯穿(图 3-2-8)。

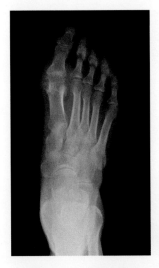

图 3-2-7　关节破坏
第一跖趾关节痛风

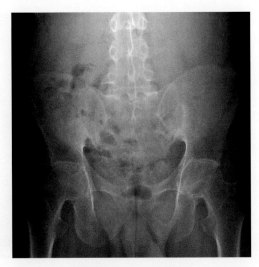

图 3-2-8　关节强直
双侧骶髂关节强直,强直性脊柱炎

（5）关节脱位:构成关节的两个骨端的正常相对位置的改变或距离增宽称为关节脱位,可分为外伤性、先天性和病理性三种(图 3-2-9)。

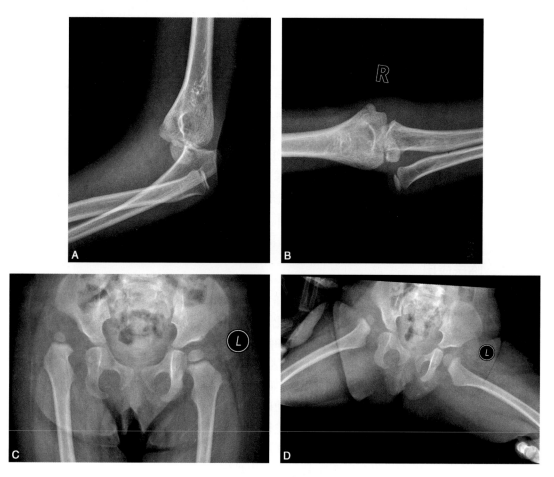

图 3-2-9　关节脱位
A、B.外伤性肘关节脱位;C、D.先天性髋关节脱位

3. 软组织基本病变的 X 线表现

（1）软组织肿胀:局部软组织肿胀时其密度可略高于邻近正常软组织,皮下组织与肌肉之间境界不清,可由炎症、水肿、出血或邻近骨的急慢性骨髓炎引起。

（2）软组织肿块:可由软组织的良恶性肿瘤和肿瘤样病变引起,也见于骨恶性肿瘤突破骨皮质侵入软组织内及某些炎性包块。

（3）软组织内钙化或骨化:软组织内的出血、退变、坏死、肿瘤、结核、寄生虫感染和血管病变均可导致软组织内发生钙化。

（4）软组织内气体:外伤或手术时气体可进入软组织内,产生不同形态的低密度影。产气菌感染时,软组织间隙内也可见气体影。

（5）肌肉萎缩:肌肉发育不良、神经系统疾病和长期肢体活动受限可导致肌肉萎缩。

（白荣杰）

第三节　计算机体层成像技术与临床应用

一、成像原理

计算机体层成像(CT)是 20 世纪 70 年代出现的全新的影像学检查方法。CT 使用 X 线束对人体检查部位进行 360°扫描,由探测器接收透过扫描层面的 X 线,由光电转换器转变为电信号,再经模拟/数字转换器转为数字,输入计算机处理。图像形成的处理将选定层面分成若干个体积相同的长方体,称之为体素。扫描所得信息经计算而获得每个体素的 X 线衰减系数或吸收系数,再排列成矩阵,即数字矩阵。经数字/模拟转换器把数字矩阵中的每个数字转为由黑到白不等灰度的小方块,即像素,并按矩阵排列,即构成 CT 图像。CT 常规扫描平面为轴位图像,影像没有重叠,解剖关系清楚。螺旋扫描技术极大地降低了扫描时间、缩短了扫描间隔、减少了伪影、提高了扫描结构的分辨率,并且可以运用图像重建技术得到冠状面、矢状面、斜位、曲面、三维重建图像,能直观地显示复杂关节解剖结构和病变。

二、临床应用

CT 是断面成像,避免了各种解剖结构的重叠,能清楚显示各种骨组织,并且密度分辨率高,可以显示 X 线难以发现的淡薄骨化和钙化影,以及区分不同性质的软组织。CT 增强检查能进一步了解病变的血供情况,区分正常和病变组织,为诊断提供更多的信息,可用于评估肿瘤的范围、邻近组织关系和播散程度,评估肿瘤疗效。

1. **创伤**　CT 扫描既可以发现大的骨折,如胫骨平台骨折,又可发现很多部位的细小骨折。当普通平片怀疑有骨折时 CT 扫描可帮助确定有无骨折,甚至可以确定骨折线是否进入关节。脊柱骨折的大部分患者都需要进行 CT 检查,用以观察骨折损伤范围和骨折对椎管的影响以及对脊髓的影响。对无移位的骨折特别是裂纹骨折可清晰观察骨折线的走行。对骨折恢复治疗的患者 CT 扫描可帮助观察骨折部位内骨痂的形成情况。

多层 CT 三维成像在显示肋骨和钙化肋软骨的全貌、肋骨走行、骨质的完整性、图像的直观性、诊断的准确性等方面是最佳检查方法(图 3-3-1)。此外,骨关节感染的患者 CT 扫描可观察死骨和脓肿的情况。

CT 血管成像(CT angiography,CTA)作为一种无创性显示血管的方法,已广泛应用于临床。多层 CT 扫描速度快,空间分辨率高,图像质量好,可多方位旋转,清晰显示血管与骨组织和血管与周围软组织的关系(图 3-3-2)。CT 血管成像对血管的显示更加清晰,可清晰显示病变与血管的关系和肿瘤的供血血管,为临床制订手术方案提供重要的依据。

2. **骨肿瘤**　X 线片能够确定病变的部位、骨质破坏和骨膜增生的性质、软组织肿块、肿瘤骨及肿瘤钙化等,但 CT 由于密度分辨力高,又是断层扫描,图像清晰,无影像重叠,所以对骨质破坏的范围、肿瘤与周围组织的关系及对钙化和骨化的显示更为敏感。一般肿瘤的 CT 值常大于脂肪和骨髓,使肿瘤与正常骨髓组织间形成鲜明的对比,有利于准确界定肿瘤范围(图 3-3-3)。

良性骨肿瘤表现为边缘清楚的骨质低密度区,多呈膨胀性,有的呈分隔状,骨皮质变薄,但皮质连续性大多完整,钙化常局限在瘤体内,无软组织肿块。恶性骨肿瘤呈溶骨性或浸润性破坏,可见肿瘤新生骨、骨膜反应,常伴有软组织肿块。

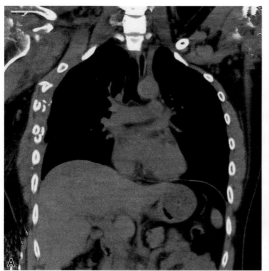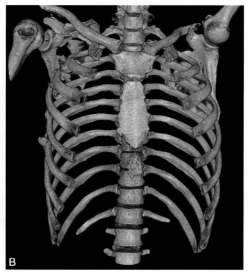

图 3-3-1　肋骨骨折

A. CT 冠状面；B. CT 扫描三维重建

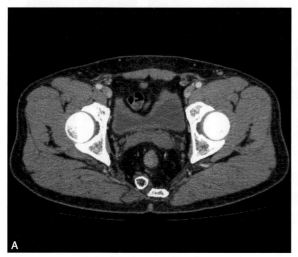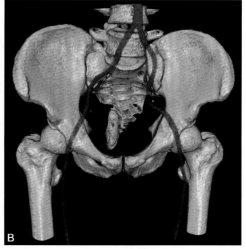

图 3-3-2　CT 血管成像

A. 水平面图像；B. 三维重建图像

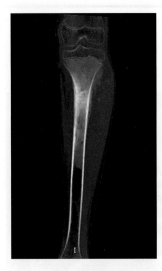

图 3-3-3 骨肉瘤
CT 冠状面重建

CT 灌注成像已开始用于恶性骨肿瘤的研究,临床经验尚少。在静脉输注对比剂后,对选定层面行快速连续扫描,获得时间-密度曲线(time-density curve,TDC)并计算每个像素的血流量(blood flow,BF)、血容量(blood volume,BV)、平均通过时间(mean transition time,MTT)、达峰时间(time to peak,TP)和表面通透性(permeability surface,PS)等灌注参数,再得到伪彩色灌注参数图,以观察分析组织的灌注量和通透性。CT 灌注成像反映的是骨肿瘤血管的血流动力学和通透性的变化,借以评价肿瘤的良、恶性程度。

3. 软组织肿瘤 软组织结构之间密度差异较小,普通 X 线检查有一定的限度,由于 CT 的密度分辨率高,所以软组织、骨与关节都能显示得较清楚。

CT 显示钙化最为敏感,可清晰显示软组织内的钙化和骨化。软组织钙化是由于软组织内的钙盐沉着引起。钙化为密度均匀或不均匀的无结构致密影,而骨化则可见有排列不规则的松质骨结构。机体软组织内的钙化,几乎均为病理性。引起软组织钙化的病因很多,如组织变性、坏死或出血、外伤、感染、代谢性疾病(如甲状旁腺功能亢进)、肿瘤(如软骨类肿瘤、畸胎类肿瘤和血管瘤的钙化)等。

钙化的形态、范围和密度可多种多样,且与病变的性质、部位和范围有关。CT 能显示钙化或骨化的部位、形态和范围。有时可根据钙化的形态来推测病变的性质,尤其是复杂解剖部位及细微的钙化。CT 可显示早期肌肉内的水肿,早期软组织内细微钙化及骨化性病灶的解剖位置及邻近关系,确定有无软组织肿瘤,以及肿瘤的定性和周围结构的关系。

脂肪瘤 CT 表现为软组织内边界清楚低密度区,类圆形、有或无包膜,CT 值−130~−80Hu 以下,内可见线样软组织密度纤细分隔,肿瘤增强后无强化。

血管瘤可见肿瘤局部局限性软组织肿胀、软组织间隙的移位,一般无特殊。有时可见静脉石,静脉石是血管瘤较为特异的征象。深部的血管瘤常伴有相邻骨的改变,如骨的侵蚀、骨膜反应、变形等。由于血流缓慢和血液的淤积,有时在肿瘤内可见到点状和弧线状结构,CT 对于静脉石的显示较 X 线平片敏感(图 3-3-4)。

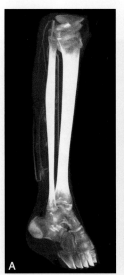
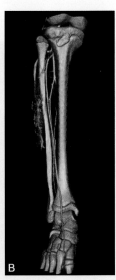

图 3-3-4 软组织血管瘤
A. CT 最大密度投影(MIP)重建;B. 三维重建

恶性纤维组织细胞瘤和脂肪肉瘤是成人中常见的软组织肿瘤,CT 检查可见软组织肿块及肿块内密度不均,增强检查软组织肿块明显强化,密度不均,呈混合密度,表明肿块内含纤维组织和脂肪。

(白荣杰)

第四节　磁共振成像技术与临床应用

一、成像原理

磁共振成像（MRI）是检查骨与软组织的最佳手段，可以很好地显示中枢神经、肌肉、肌腱、韧带、半月板、骨髓、软骨等组织，在骨质疏松、肿瘤、感染、创伤，尤其在脊柱、脊髓检查方面用途广泛。

奇数质子或中子原子核置于主磁场内，受到一个适当的射频脉冲磁场激励时，原子核产生共振，向外界发出电磁的信号过程称为磁共振现象。奇数质子或中子原子核带有静电荷，具有自旋运动特性。磁共振现象产生的三个基本条件为特定原子核、主磁场和适当频率的电磁波。人体中含有丰富的氢原子，原子核只有一个质子，亦称自旋质子。目前 MRI 应用的是氢原子核。主磁场是指外磁场，临床应用强度为 $0.2 \sim 3.0T$。最常用的磁场强度为 1.5T、3T。射频脉冲是用于激励平衡状态原子核系统的交变磁场，是质子由低能级进入高能级受激状态，以产生磁共振现象。在磁共振过程中，受到激励的自旋质子产生共振信号至恢复到激励前的平衡状态所经历的时间称为弛豫时间，包括纵向弛豫时间（T_1）和横向弛豫时间（T_2）两种。不同的病变组织具有不同的 T_1 和 T_2 值，这意味着根据不同的 T_1 和 T_2 特点可判断正常与病变的组织（表 3-4-1）。

表 3-4-1　正常组织在 MRI 图像上的信号表现

	水	脂肪	韧带	骨皮质	骨髓	肌肉
T_1 加权序列	低（黑）	高（白）	低（黑）	低（黑）	高（白）	中（灰）
T_2 加权序列	高（白）	高（白）	低（黑）	低（黑）	高（白）	中（灰）

二、临床应用

MRI 可清楚地显示某些在平片和 CT 上不易显示的骨挫伤、骨髓水肿、隐匿性骨折，以及骨/软骨骨折、半月板、韧带、肌腱撕裂，并可评价外伤造成的损伤部位周围软组织肿胀、关节囊及关节腔内积血、积液等情况。对于脊柱损伤，MRI 可清楚反映损伤水平脊髓损伤情况。

动态增强 MRI 是利用动态对比增强 MRI 成像技术对骨肿瘤进行的诊断，该方法基于肿瘤生长的类型不同，通过 MRI 信号强度的动态变化，反映肿瘤内部不同血管的强化程度，以鉴别良、恶性肿瘤。

MR 弥散加权成像（diffusion weighted imaging，DWI）是一种在分子水平了解组织结构的技术，它利用水分子弥散运动的特性进行弥散测量和成像。

MR 灌注成像（perfusion weighted imaging，PWI）是一种评价病变部位血流灌注情况的技术。通过分析灌注参数，可获取病变组织的微循环血流信息。根据病灶信号强度及增加程度对良、恶性骨肿瘤行诊断和鉴别诊断。

磁共振波谱（magnetic resonance spectrum，MRS）是一种无创性测定人体内化学代谢物的医学影像学新技术，是在磁共振成像的基础上又一新型的功能分析诊断方法。磁共振波谱对骨与软组织疾病的诊断，尤其是在早期诊断和治疗后疗效评估方面，对临床治疗有着重要的指导作用。

MR关节造影(MR arthrography,MRa)通过注射造影剂,能够通过关节囊的扩张更好地显示关节内结构,并且通过缩短组织液的T_1、T_2弛豫时间,使关节内韧带、软骨显示更为清楚,常用于诊断肩关节、髋关节的盂唇损伤。

MR血管造影(MR angiography,MRA)不同于CTA和DSA,不能观察到血管本身,而是描绘出某一时间段的血流情况,不需要注射造影剂,可应用于评价肢体外伤患者的血管情况及肿瘤血供情况。

MRI在骨骼肌肉系统主要用于以下方面:

1. **创伤**　MRI图像可很好地显示骨、关节和软组织的解剖形态,加之其可在多平面成像,因而能显示X线片和CT不能显示或显示不佳的一些组织和结构如关节软骨、关节囊内外韧带、椎间盘和骨髓等,因此,MRI在显示隐性骨折、骨髓水肿以及软骨骨折方面优于X线片和CT。MRI能很好地分辨各种不同的软组织,对软组织的病变较CT敏感,能很好地显示软组织水肿、骨髓病变、肌腱和韧带的变性等病理变化。

脊柱外伤常伴有椎管内脊髓损伤。MRI检查对于确定脊柱骨折、脱位、椎间盘撕裂、椎旁或椎管内血肿及脊髓损伤的程度极其敏感准确。椎体骨折时可见椎体高度和排列异常,受累椎体周围软组织内因出血水肿表现为长T_1和T_2信号改变。陈旧性脊柱骨折因出血、水肿已吸收,受累椎体信号恢复正常,但有椎体楔形变或脊柱成角畸形,因此,MRI检查在判断脊椎新鲜骨折与陈旧骨折方面具有独特的优势。当脊柱损伤累及脊髓时可表现为不同程度的信号变化,MRI不仅可以观察急性脊髓损伤的形态学变化,而且可以根据脊髓内信号的变化,精确判断脊髓的损伤程度,同时可发现隐性骨折和脊髓水肿,对制订治疗方案和判定预后有较大的指导作用(图3-4-1)。

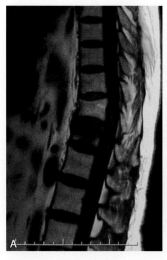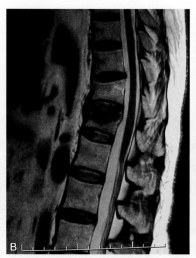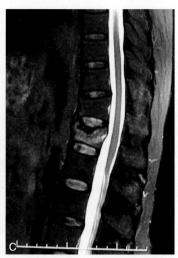

图3-4-1　T_{12}椎体压缩骨折
A.T_1加权序列;B.T_2加权序列;C.T_2抑脂序列

关节外伤常伴有韧带、软骨和周围软组织损伤。以膝关节损伤为例,韧带损伤的特点为:在各序列成像上均有信号增高改变,仍可见到完整连续的纤维束,但较正常变细。完全韧带撕裂,主要表现为韧带连续中断、扭曲,呈波浪状,并见增厚、增粗、变短,以T_2加权序列显示较好。当半月板发生撕裂时,由于关节滑液渗入损伤处,使低信号的半月板内出现高信号或等信号。MRI能清晰显示半月板撕裂的部位、形态,并能进行分级。膝关节损伤易形成膝关节周围软组织肿胀,关节囊及关节腔内积血、积液,MRI可反映积血、积液的部位及量的动态变化。

膝关节MRI可发现X线片不易观察的骨挫伤、骨髓水肿、隐匿性骨折,以及骨、软骨骨折,半月板、韧带撕裂(图3-4-2)。而且MRI是一种无创性检查,具有较高的软组织分辨率,多方位成像等特点,比X线片、CT、关节镜等在膝关节损伤的诊断评价上更具一定的优越性。

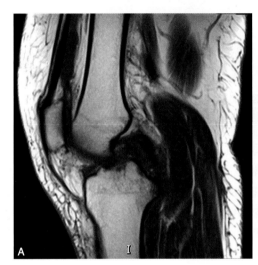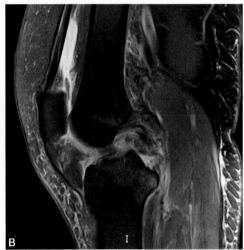

图3-4-2　后交叉韧带断裂
A. T_1加权序列;B.质子抑脂加权序列

2. 感染

(1)化脓性骨髓炎:是常见的细菌性骨感染疾病,分为血源性和外源性,血源性骨关节感染常见者有化脓性骨髓炎、关节炎和局限性骨脓肿[布罗迪脓肿(Brodie abscess)]。

急性化脓性骨髓炎的早期诊断非常重要,但靠X线片达到早期诊断有困难,CT检查优于普通X线检查,对软组织肿胀较敏感,对小的破坏区和小的死骨显示好。MRI优于普通X线和CT,对早期骨髓和软组织的充血水肿十分敏感,在T_2加权脂肪抑制像上呈高信号。进展期,骨髓的渗出与坏死在T_1加权序列上为低信号,与正常的骨髓信号形成明显的对比,因此骨髓腔受累的范围显示良好。对脓肿的部位和大小及伸向软组织内的窦道,在T_2加权序列上可清晰显示,有利于指导手术(图3-4-3)。

(2)椎间盘感染:发生率不高,但却是一种严重并发症,其原因可能为细菌感染、无菌炎症、人体免疫反应。MRI对早期发现病变有重要的意义,发病1~2周,MRI表现椎间盘及上下椎体T_1加权像低信号,T_2加权像高信号。发病2~3周,CT见前纵韧带及椎体后缘膨胀、硬膜囊前方低密度软组织影、上下终板不规则、骨破坏。发病4~5周,X线片显示椎间隙变窄、终板模糊、逐渐骨疏松、骨吸收、椎间隙变宽,3~4个月后椎体骨性融合。

(3)骨关节结核:95%继发于肺结核。结核分枝杆菌经血行到达血管丰富的骨松质,如椎体、短管骨、长管骨骨骺及干骺端和大关节滑膜而发病,好发部位为脊柱。X线片是骨关

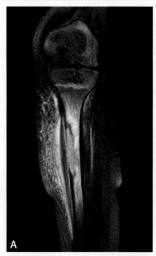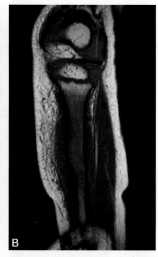

图 3-4-3　胫骨骨髓炎
A. T_2 抑脂序列；B. T_1 加权序列

节结核的常规检查方法，主要表现为骨质疏松、骨质破坏和局部软组织肿胀。MRI 与 CT 对了解小的骨损伤及软组织改变，明确病变范围和鉴别诊断具有非常重要的作用。

骨结核的主要 X 线表现有骨质疏松、骨质破坏、骨的形态改变以及周围软组织肿胀或萎缩等。局部的骨质破坏为最主要征象。骨质破坏 CT 表现为不规则的低密度区，破坏区内可见小斑点状死骨，周围软组织肿胀，出现脓肿可见低密度脓腔，对比剂增强、边缘有强化。正常骨皮质和骨小梁 T_1 加权序列和 T_2 加权序列均呈低信号，而骨质破坏时 MRI 表现为：骨皮质和骨小梁 T_1 加权序列呈等-低信号，T_2 加权序列高信号；骨髓受累的区域，T_1 加权序列信号降低，T_2 加权序列信号增高；短时反转恢复序列（short time inversion recovery，STIR）则更加清楚显示病灶，表现为明显的高信号。短管状骨结核表现指（趾）骨多发圆形、卵圆形骨破坏，形成典型的骨气臌样改变，颇有特征性。因此，CT 和 MRI 对显示骨结核较小的骨破坏区、死骨和钙化、骨髓内改变以及周围冷性脓肿具有比较高的价值。

脊椎结核在骨关节结核中最常见，以 25 岁以上的青壮年最多见。腰椎为最好发的部位，胸椎次之，颈椎较少见。

MRI 对脊椎结核的检查非常敏感，早期在椎体内炎性水肿时就出现异常信号。脊椎骨质破坏表现椎体变形和信号异常，多数病灶表现为 T_1 加权序列均匀较低信号，少数为混杂低信号，T_2 加权序列表现为均匀或不均匀高信号。增强检查多数表现不均匀强化。椎间盘破坏，T_1 加权序列多表现为低信号，T_2 加权序列常为不均匀混杂高信号，对比增强呈均匀或不均匀强化。椎旁脓肿表现为 T_1 加权序列低信号，少数表现为等信号，T_2 加权序列多呈均匀或不均匀高信号。脓肿壁薄且厚薄一致，对比增强呈均匀或不均匀环状强化。附件破坏在 T_1 加权序列和 T_2 加权序列上由于周围脂肪信号的影响不易清晰显示，STIR 扫描可清晰显示附件结构的破坏，呈现明显高信号灶。病变压迫脊髓，可见脊髓内出现斑片状 T_1 加权序列低信号，T_2 加权序列高信号病灶。

3. 股骨头缺血性坏死　股骨头缺血性坏死（avascular necrosis of thefemoral head，ANFH）是常见的骨关节疾病，其病变可导致股骨头塌陷、关节间隙变窄，最终累及整个髋关节，使关节功能丧失，早期诊断直接关系到疾病的治疗和预后。MRI 应用于本病前，该病的早期诊断较为困难。

　　正常成人股骨头 MRI 的信号主要由骨髓中脂肪产生,随年龄增长,红骨髓逐渐转化成黄骨髓,即脂肪含量逐渐增高,T_1 加权序列和 T_2 加权序列均为高信号。ANFH 的病理演变过程分为四期:①Ⅰ期。骨缺血后 6h,髓腔造血细胞开始死亡,但缺血区细胞坏死有先后顺序:在血流中断后 6~12h,造血细胞最先死亡,12~48h 后为骨细胞和骨母细胞死亡,1~5d 后脂肪细胞死亡。此期只有 MRI 检查可发现病变,而 X 线片和 CT 检查未见异常。MRI 表现为股骨头的前上缘可见一均匀或不均匀的局限性线状或片状异常信号影,T_1 加权序列呈等或略低信号,T_2 加权序列呈高或略高信号且与外侧低信号带并行,形成"双线征",它是 ANFH 较为特异的早期征象。②Ⅱ期。坏死组织分解,周围出现组织修复,早期的修复反应包括少量毛细血管、胶原纤维增生,以及新骨对死骨的"爬行性替代",MRI 表现为广泛的斑片状、条状或不规则形,低、等、高混合信号。③Ⅲ期。修复期,大量新生血管和增生的结缔组织、成纤维细胞、巨噬细胞向坏死区生长,大量新生骨附着在坏死骨小梁的表面,死骨被清除。关节软骨受其修复组织的影响表面不光滑,而后出现皱褶。MRI 表现为在 T_1 加权序列、T_2 加权序列上均为股骨头变形,呈高低不等,形态不规则的混杂信号,并出现新月征。④Ⅳ期。股骨头塌陷合并退行性关节炎改变。MRI 表现为股骨头不规则,可出现骨皮质塌陷和低信号的斑片区或新月状死骨,股骨头塌陷、碎裂(图 3-4-4)。

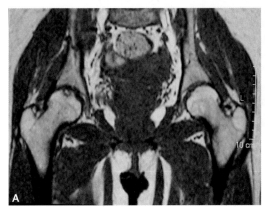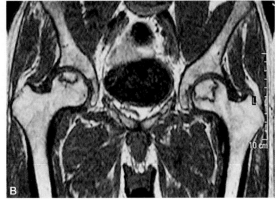

图 3-4-4　股骨头缺血坏死
A. T_1 抑脂序列,Ⅰ期;B. T_1 加权序列,Ⅱ期

4. 骨肿瘤

　　(1) 良性骨肿瘤的 MRI 征象:良性骨肿瘤一般不需 MRI 检查,只有怀疑恶变或软组织内有异常改变时进行 MRI 检查。良性骨肿瘤瘤灶边缘清楚锐利,信号强度均匀一致(特别是 T_2 加权序列),无浸润性生长。但良性骨肿瘤中的钙化灶可形成无信号区或极低信号区,而使肿瘤信号不均匀。脂肪或血液成分丰富者,在 T_1 和 T_2 加权序列上均呈高信号影,而脂肪抑制序列中脂肪成分呈低信号,血液呈高信号,二者极易识别。水抑制成像中含自由水成分表现为低信号,其余均表现为高信号。纤维成分较多的肿瘤则呈低信号或中等信号。

　　骨血管瘤可发生于任何年龄,以中年较多。好发于脊椎、颅骨、长骨和其他扁骨。分为海绵型和毛细血管型,前者由大量薄壁血管及血窦构成,常发生于颅骨和脊椎;后者由增生并极度扩张的毛细血管构成,以扁骨和长骨干骺端多见。骨血管瘤可合并软组织血管瘤。该瘤多无明显症状,有些可有局部疼痛、肿块及相应部位压迫症状。骨血管瘤 X 线表现:发生于脊椎者,破坏区多呈栅栏状、网眼状改变;发生于颅骨者,表现为板障膨胀,外板变薄、消失,并可出现放射状骨针;发生于管状骨者,骨质破坏区多呈泡沫状;病变发展较快者,可呈单纯溶骨性囊状破坏。CT 表现为边界清楚的膨胀性骨破坏区,其内可有放射状骨嵴或皂泡状骨性间隔,骨壳多不完整。椎体血管瘤多表现为椎体内纵行粗大骨小梁、分布稀疏,椎体增大。增强扫描多有明显强化。骨血管瘤 MRI 信号强度在 T_1 加权序列和 T_2 加权序列均呈高信号,颇具特征性,其内可见栅栏状、皂泡状或放射针状低信号间隔(图 3-4-5)。

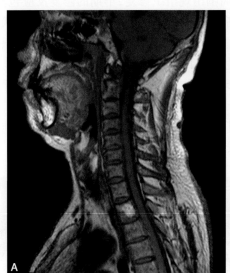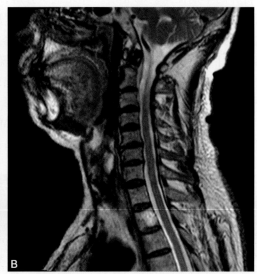

图 3-4-5　T_2 椎体血管瘤
A. T_1 抑脂序列;B. T_2 加权序列

(2) 恶性骨肿瘤的 MRI 征象:MRI 检查不仅能显示肿瘤的准确部位、大小、邻近骨和软组织的改变以及肿瘤的侵犯范围,对多数病例还能判断其为良性或恶性、原发性或转移性,这对确定治疗方案和估计预后非常重要。非成骨性骨转移性肿瘤在 T_1 加权序列上呈低信号区,T_2 加权序列上呈高信号区,成骨性骨肉瘤在 T_1 加权序列和 T_2 加权序列上均显示为云絮状低信号区,成骨反应的程度愈重,低信号区愈为明显。软骨肉瘤在 T_1 加权序列表现为不均匀低信号区,T_2 加权序列表现为非常不均匀的高低混合信号区,病灶边界不清,可见邻近软组织浸润的征象。

MRI 在骨肿瘤的应用价值优于 CT。由于 MRI 没有骨伪影及某些气体的伪影,对于颅底和骨盆的肿瘤显示明显优于 CT。MRI 的信号取决于受检组织的理化特性,对骨肿瘤的诊断较敏感。MRA 不必注射造影剂就可观察肿瘤血管,可清晰显示病变组织及邻近神经结构受侵情况,可清楚显示髓腔内邻近关节的病变。(图 3-4-6)

5. 软组织疾病　MRI 可清晰地显示人体全身各部组织器官水平面、矢状面、冠状面及斜面的组织结构,用于诊断软组织肿瘤可弥补 X 线和 CT 的不足。

MRI 的软组织分辨率和对组织平面的显示能力及多平面直接成像的功能都优于 CT 和 X 线检查,动态增强 MRI 有助于肿瘤的定性诊断。

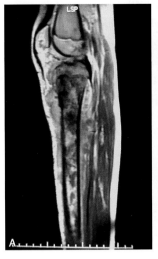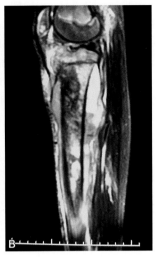

图3-4-6 胫骨近端骨肉瘤
A. T_1 抑脂序列；B. T_2 加权序列

　　肿瘤组织的 T_1 加权序列呈低信号，T_2 加权序列为高信号是由于细胞内和细胞外自由水的增加。恶性肿瘤的组织成分较复杂，其产生的信号多不均匀，在 T_2 加权序列上更能反映这种结构上的异质性。虽然大多数肿瘤的信号差别对组织学诊断提供的信息有限，但由于 MRI 比常规 X 线和 CT 能更多地反映肿瘤的组织成分，有助于对不同肿瘤的鉴别。它把各种肿瘤的组织层次以及肿瘤对骨质或骨髓侵袭程度显示得更为清晰，尤其在椎管内肿瘤诊断方面具有独特优势，可直观显示肿瘤的形态、位置，特别是增强扫描不仅可以直接观察脊髓、蛛网膜下腔及椎管内肿瘤本身的形态、内部特征、病变与脊髓的关系，同时可根据肿瘤的血供情况判断肿瘤的性质，是制订治疗计划的可靠依据。

（白荣杰）

参 考 文 献

［1］白人驹,张雪林. 医学影像诊断学［M］. 3 版. 北京：人民卫生出版社,2010.

［2］Ahmadj J,Bajaaj A,Destian S. Spinal tumor：a typical observation at MR imaging［J］. Radiology,2001,189：489-493.

［3］屈辉,程克斌. 正确评价各种影像学方法在检查骨坏死中的作用［J］. 中华放射学杂志,2004,38（3）：229-231.

［4］田伟. 积水潭实用骨科学［M］. 北京：人民卫生出版社,2008.

［5］Wagner SC,Schweitzer ME,Morrison WB,et al. Shoulder instability：accuracy of MR imaging performed after surgery in depicting recurrent injury-initial findings［J］. Radiology,2002,222：196-203.

［6］Zaraiskaya T,Kumbhare D,Noseworthy MD. Diffusion tensor imaging in evaluation of human skeletal muscle injury［J］. J Magn Reson Imaging. 2006,24（2）：402-408.

［7］徐炜,董启榕. MRI 在急性膝关节损伤中的诊断价值及临床意义［J］. 骨与关节损伤杂志,2004,19（10）：709-710.

［8］刘霞,屈辉. 股骨头坏死的影像学表现［J］. 中华全科医师杂志. 2006,5（2）：78-80.

［9］Zanetti M,Carstensen T,Weishaupt D,et al. MR arthrographic variability of the arthroscopically normal glenoid labrum：qualitative and quantitative assessment［J］. Eur Radiol,2001,11：559-566.

［10］ Maeseneer MD,Roy FV,Lenchik RAL,et al. CT and MR arthrography of the normal and pathologic anterosuperior labrum and labral bicipital complex［J］. Radiol Graphics,2000,20:867-881.

［11］ Tuite MJ,Blankenbader DG,Seifert M,et al. Sublabral foramen and Buford complex:inferior extent of the unattached or absent labrum in 50 patients［J］. Radiology,2002,223:137-142.

［12］ 谭利华,李德泰,沈树斌,等.硬脊膜外脓肿的 MRI 诊断［J］.中华放射学杂志,2000,34(1):37-39.

［13］ 蔡跃增.原发恶性骨肿瘤的影像学诊断［J］.实用肿瘤杂志,2005,20(5):371-373.

第四章

康 复 评 定

第一节 概 述

康复评定(assessment)是收集患者的有关资料,检查与测量障碍,对其结果进行比较、分析、解释并进行障碍诊断的过程。评定是康复医疗工作程序中非常重要的内容,某种意义上相当于临床医学的诊断过程。在康复医学领域中,一切康复手段都从初期评定开始,至末期评定结束,贯穿于康复全过程。只有掌握了正确的评定方法,才能准确地制订患者的康复目标,设计行之有效的康复计划,使康复治疗工作顺利进行。

一、国际功能、残疾和健康分类框架下康复评定的概念

康复评定应包括三个层面:结构、功能和环境。

（一）结构层面

主要收集伤病者资料,包括影像、电生理、检验和体格检查等直接的伤病材料,也包括诸如个人心理史、社会生活史、既往病史和家族史等,此部分相当于临床医学诊断环节。

（二）功能层面

世界卫生组织将功能障碍分为两个层次:

第一个层次是形态功能障碍,如脑卒中患者直接的病理损害包括感觉、运动功能丧失、关节挛缩等。评定包括身体形态、关节活动度、肌力、肌张力、运动发育、平衡与运动协调性、上下肢运动功能、感觉、认知、呼吸以及循环系统的评定等。

第二个层次是能力障碍,如脊髓损伤所致高位截瘫的患者不能以正常的方式独立进食、如厕或翻身等。作业活动能力,包括日常生活活动、职业活动、休闲活动等方面的评定。

（三）环境层面

社会、自然环境等不利因素引起的障碍,即在一定环境下,由于形态功能或能力障碍,限制或阻碍一个人的能力而不能参与各种社会活动,如不能重返工作岗位。评定包括职业评定、各种自然环境和社会人文环境的评定等。

二、评定目的

评定贯穿于康复治疗的全过程,总体来讲,评定目的可以归纳为以下几点:

1. 确定障碍的性质、范围和程度 通过对患者躯体、精神或心理功能及残存功能进行

评定,发现并确定患者存在哪些障碍,障碍的部位、范围和程度。

2. 确定影响患者康复的外界因素　通过对患者的家庭及社会环境进行评定,找出影响该患者康复的外界环境因素。

3. 指导制订康复治疗计划　评定结果作为客观依据,为治疗人员正确提出康复目标、制订康复治疗原则、明确治疗方法及具体实施方案提供第一手资料。

4. 判定康复疗效　在阶段性治疗后进行再次评定,通过与初期评定的结果进行比较,可以判断疗效优劣、治疗方法是否正确、下一治疗阶段是否需要修改康复计划等。

5. 评估投资-效益比　康复的最终目的是使功能障碍患者最大限度地独立回归家庭与社会生活。是否在最短的时间里、用最低的成本达到最佳的疗效,即达到上述目标,是评估或衡量康复医疗机构医疗质量与效率的重要手段。

6. 判断预后　由于损伤部位、范围或程度不同,同一种疾病的康复进程和结局可以不同。

7. 为残疾等级的划分提出依据。

三、评定程序

根据不同时期以及评价目的的不同,将评定分为初期评定、中期评定、末期评定及随访评定。

1. 初期评定　初期评定是首次对患者进行的评定。其目的是发现和确定患者在上述层次存在的问题,障碍点及障碍水平,为设计近期、远期目标和康复方案提供依据;也为中、末期评定判定疗效提供客观指标。

2. 中期评定　患者经过一段时间康复后,需要对治疗情况进行总结,此即中期评定。中期评定的过程同初期评定,但评定重点或评定的目的是判断障碍是否有改善、改善的程度以及康复方案有无必要调整。

3. 末期评定　通常在患者出院前结束治疗时进行。目的在于判定康复效果如何、是否达到预期目标,对遗留问题提出进一步解决的方法和建议。

4. 随访评定　有时需要对出院后回归社区家庭的患者进行随访追踪评定。其目的是了解患者的功能和能力状况,即是否仍保持已获得的进步还是出现了退步,是否需要继续治疗。

(公维军)

第二节　一般体格检查

一、体表标志

（一）四肢体表标志

1. 尺骨茎突　尺骨头后内侧的锥状突起。

2. 桡骨茎突　桡骨下端前凹后凸,外侧向下突出的骨性部分。

3. 鹰嘴　尺骨滑车切迹后上方的突起。根部较细,向下移行于尺骨体,有肱三头肌腱附着。常用于骨折牵引。

4. 肱骨内上髁　肱骨滑车内侧的突起。此处骨折易损伤尺神经。

5. 肱骨外上髁　肱骨小头外侧的突起。

6. **肱骨大结节**　肱骨头的外侧和前方有隆起的较大的结节。

7. **棘突**　椎弓背面正中向后方伸出的一个矢状位的突起。尖端可在体表扪到，为肌和韧带附着部，为计数椎骨的标志。

8. **锁骨**　略呈"S"形，横跨胸廓前上部，水平位于颈根部，内侧端连接胸骨锁切迹，外侧端与肩胛骨肩峰关节面相关节的骨。

9. **肩峰**　肩胛冈外端游离的扁平突起，三角肌附着点。

10. **肩胛骨喙突**　自肩胛颈突向前外方弯曲的指状突起。肩峰前内下深按可扪及到突起。为胸小肌、喙肱肌以及肱二头肌短头肌腱的附着点。

11. **肩胛骨下角**　呈锐角，位于肩胛骨内侧缘与外侧缘的会合处。相当于第七肋或肋间隙的高度，为大圆肌的附着部，可作为在背部计数肋骨的定位。

12. **内踝**　胫骨下端内侧面粗糙而隆凸，向内侧下方发出的膨大突起。可在体表扪及。

13. **外踝**　腓骨下端向外侧的膨大。呈锥形，比内踝长而显著。

14. **胫骨粗隆**　胫骨上端前面与胫骨体交界处的三角形粗糙隆起。其上部隆凸而光滑，有髌韧带附着，下部粗糙，可在体表扪及。

15. **髌骨**　包埋于膝关节前方的股四头肌腱内的三角形扁平骨。是人体内最大的籽骨。

16. **股骨内上髁**　股骨内侧髁内侧面最突起处。有胫侧副韧带附着。

17. **股骨外上髁**　股骨外侧髁外侧面最突起处。有腓侧副韧带附着。

18. **腓骨小头**　膝关节外下方可扪及到的突起。此处骨折易损伤腓总神经。

19. **髂嵴**　髂骨翼的上缘，呈"S"形弯曲。前部凹向内方，后部凹向外方，前、后部均较厚，中部较薄。髂嵴的最高点连线平第四腰椎棘突高度，腰椎穿刺可通过髂嵴定位。

20. **髂前上棘**　髂嵴向前下方突出的前端。为腹股沟韧带及缝匠肌的附着部，平第二骶椎高度。

21. **大转子**　股骨颈和股骨体连接处上外侧的方形隆起，平耻骨联合高度。

（二）胸部体表定位标志

1. **颈静脉切迹**　又称胸骨上切迹，是胸骨柄上缘中部一个浅而宽的切迹，平第2胸椎下缘高度。

2. **胸骨角**　胸骨柄与胸骨体连接处微向前突的部分。两侧与第二肋软骨相关节，是计数肋的标志。胸骨角平面是上、下纵隔的分界线。

3. **剑突末端**　胸骨最下端，平第十一胸椎椎体高度。

4. **肋弓**　胸廓下口的前部，第八至第十对肋前端借肋软骨与上位肋软骨连接所形成的弓状结构，肋弓的最低点平第三腰椎高度。

5. **锁骨中线**　经锁骨中点向下所作的垂线。

6. **腋前线**　沿腋前襞向下所作的垂线。

7. **腋中线**　沿腋前、后线之间连线的中点所作的垂线。

8. **腋后线**　沿腋后襞向下所作的垂线。

（三）腹部体表定位标志

常用"九分法"，即用两条水平线和两条垂直线将腹部分为9个区。上水平线为经过两侧肋弓下缘最低点的连线，下水平线为经过两侧髂嵴最高点的连线，两条垂直线是通过左右髂前上棘至腹中线连线中点所作的垂直线。9个区分别为：上部为腹上区、左季肋区和右季肋区；中部为脐区、左腰区和右腰区；下部为腹下区、左髂区和右髂区。

（四）外周神经体表投影

1. **腋神经**　臂外展45°，在肩胛冈中点与三角肌止点连线的中点向外引一水平线（肱骨头后下方凹陷处向外引一水平线），即为腋神经的体表投影（图4-2-1）。

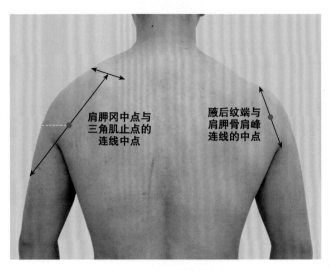

图4-2-1　腋神经体表投影

2. **肌皮神经**　手下垂，在肩锁关节的垂直线与肱骨外科颈水平线的交点至上臂上 2/3 与下 1/3 交点平面，肱二头肌腱外侧沟的斜行连线（图4-2-2）。

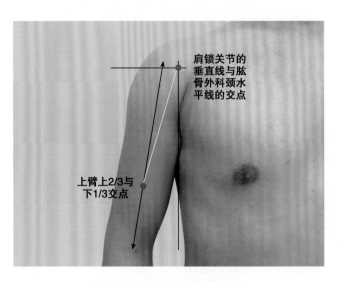

图4-2-2　肌皮神经体表投影

3. **桡神经**　分上臂和前臂两部分。上臂：腋后横纹端为一点；自肩峰至肱骨外上髁做一连线，其中、下 1/3 交界处（肘上点）为一点；肘横纹中、外 1/3 交界处为一点，以上三点连线为桡神经在上臂的体表投影。前臂：肘横纹中、外 1/3 交界处为一点，前臂之外侧缘（自肱骨外上髁至桡骨茎突）3 等分，其中中、下 1/3 交界处为一点；第 1 掌骨底之背侧为一点，以上 3 点为桡神经在前臂的表面投影（图4-2-3）。

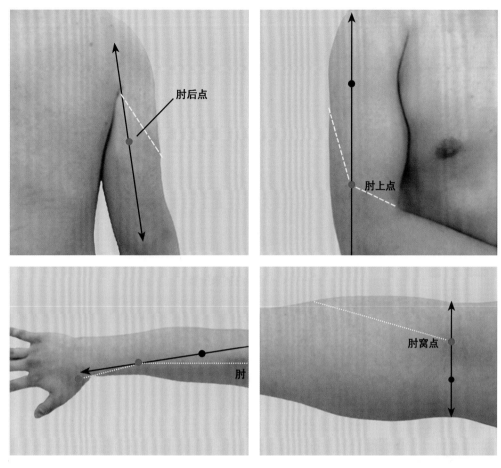

图 4-2-3　桡神经体表投影

4. **正中神经**　自肱动脉的起始搏动点至肘横纹中、内 1/3 交点,再到腕部掌侧横纹中点
(掌长肌腱和桡侧腕屈肌腱之间)的连线即为正中神经的表面投影(图 4-2-4)。

5. **尺神经**　也分为上臂和前臂两部分。上臂:肱骨内侧缘中点至内上髁后面(内上髁
与鹰嘴之间)的连线。前臂:肱骨内上髁的前面(肘横纹中、内 1/3 交点)与豌豆骨桡侧缘
(腕点)的连线(图 4-2-5)。

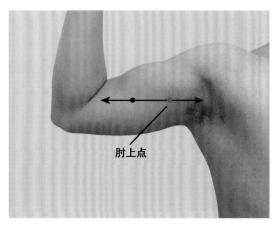
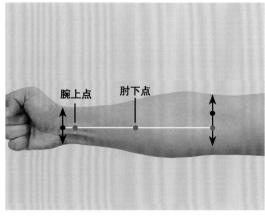

图 4-2-4　正中神经体表投影

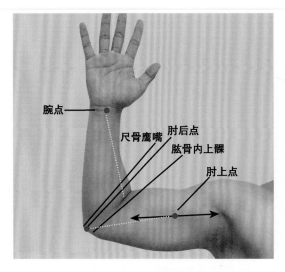

图 4-2-5   尺神经体表投影

6. 坐骨神经   髂后上棘与坐骨结节之间的连线分为 3 等分,在其上、中 1/3 交界处做一点,坐骨结节与大转子之间的连线 3 等分,其内、中 1/3 交界处又做一点,以上两点之间做一微向外突的弧线经臀横纹至腘窝上角,即为坐骨神经的表面投影(图 4-2-6)。于腘窝上角处分为两支:胫神经和腓总神经。

7. 胫神经   腘窝上角、腘窝下角、小腿后正中线上中 1/3 交点、跟腱与内踝连线的中点,以上四点的连线即为胫神经的表面投影(图 4-2-7)。

8. 腓总神经   从腘窝上角,经股二头肌内侧缘至腓骨小头下后方做一连线,即为腓总

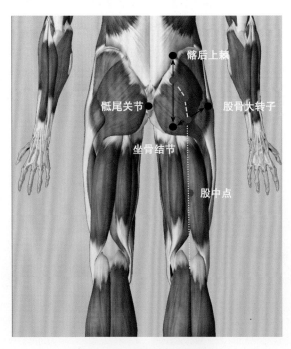

图 4-2-6   坐骨神经体表投影

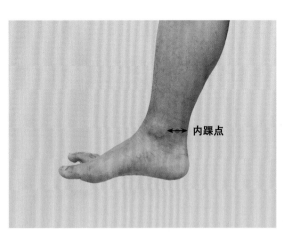
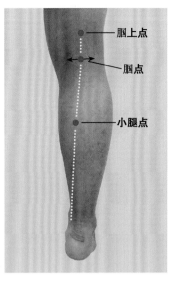

图 4-2-7　胫神经体表投影

神经的表面投影(图 4-2-8)。

9. **腓深神经**　腓骨小头内下侧为一点,足背横纹上、跛长肌腱内缘为一点,胫前点为一点,三点连线为腓深神经在下肢的体表投影,续下行至第 1、2 趾背面(图 4-2-9)。

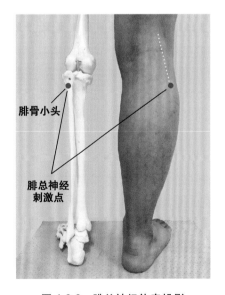
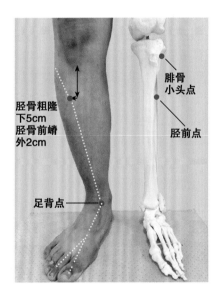

图 4-2-8　腓总神经体表投影　　　　图 4-2-9　腓深神经体表投影

10. **腓浅神经**　于腓骨颈外侧自腓总神经分出后,沿腓骨长、短肌之间下降,在小腿中、下 1/3 处穿深筋膜浅出为皮支,继续下行至足背及足趾,分布于小腿外侧、足背和第 2~5 趾背侧皮肤(图 4-2-10)。

11. **股神经**　腹股沟韧带的中点之后有股动脉穿过,在此处可触及股动脉的搏动,向外 1cm 为股神经传出腹股沟韧带处,由此垂直向下 5cm 线段即为股神经的体表投影(图 4-2-11)。

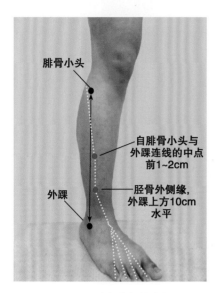

图 4-2-10 腓浅神经体表投影

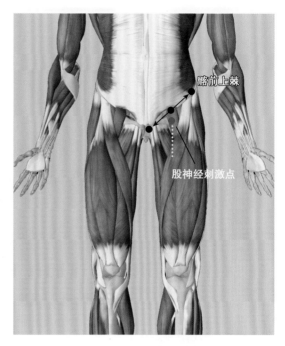

图 4-2-11 股神经体表投影

二、肢体长度测量

可用皮尺或钢卷尺测定骨的缩短和增长程度以及残肢断端的长度,测量时应注意先将两侧肢体放置于对称位置,然后利用骨性标志测量两侧肢体的长度,将两侧的测量结果进行比较。可作为骨性标志的部位上肢有肩峰、肱骨内外上髁、鹰嘴、桡骨茎突、尺骨茎突,下肢有髂前上棘、股内收肌结节、胫骨内侧髁、膝关节间隙、内踝、外踝等。以上各标志仍是小的骨面,尚需选用一点作为测量的起止点,如测量内踝常采用踝尖来作为起止点。若方法严格,误差一般可在 0.5cm 范围内。

（一）上肢长度的测量（图 4-2-12）

1. **上肢长** 测量时,患者坐位或立位,上肢在体侧自然下垂,肘关节伸展,前臂旋后,腕关节中立位。医疗人员测量从肩峰外侧端到桡骨茎突的距离。

2. **上臂长** 患者体位同上。医疗人员测量从肩峰外侧端到肱骨外上髁的距离。

3. **前臂长** 患者体位同上。医疗人员测量从肱骨外上髁到桡骨茎突或尺骨鹰嘴到尺骨茎突的距离。

4. **手长** 患者手呈手指伸展位。医疗人员测量从桡骨茎突与尺骨茎突的连线中点开始到中指指尖的距离。

（二）下肢长度的测量（图 4-2-13）

1. **下肢长** 患者仰卧位,骨盆水平,下肢伸展,髋关节置于中立位。医疗人员测量从髂前上棘到内踝的最短距离,也可测量从股骨大转子到外踝的距离。

2. **大腿长** 患者体位同上。医疗人员测量从股骨大转子到膝关节外侧关节间隙的距离或坐骨结节到股骨外上髁的距离。

3. **小腿长** 患者体位如上。医疗人员测量从膝关节外侧间隙到外踝的距离或股骨外

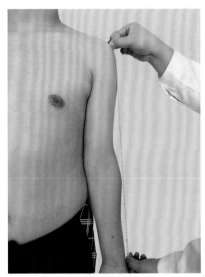
上肢长测量

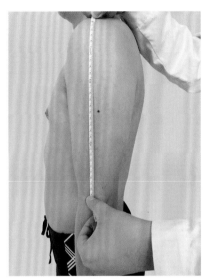
上臂长测量

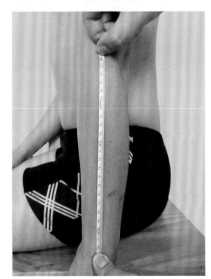
前臂长测量

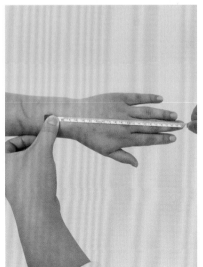
手长测量

图 4-2-12 上肢长度的测量

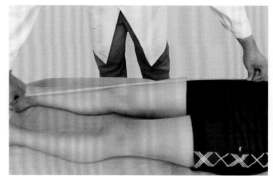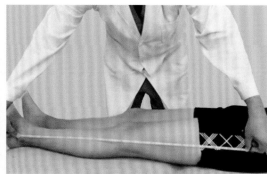

下肢长测量

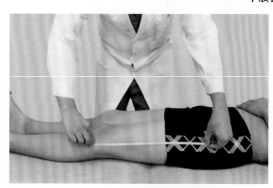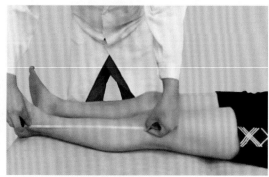

大腿长测量　　　　　　　　　　　　　　　　　小腿长测量

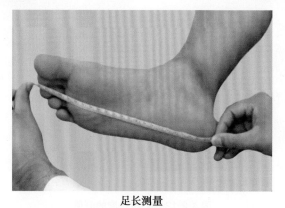

足长测量

图 4-2-13　下肢长度的测量

上髁到外踝的距离。

　　4. **足长**　患者将踝关节放置中立位。医疗人员测量从足跟末端到第二趾末端的距离。

（三）残肢断端长度的测量（图4-2-14）

1. **上臂残肢长度**　测量从腋窝到残肢末端的距离。
2. **前臂残肢长度**　测量从尺骨鹰嘴到残肢末端的距离。
3. **大腿残肢长度**　测量从坐骨结节沿大腿后面到残肢末端的距离。

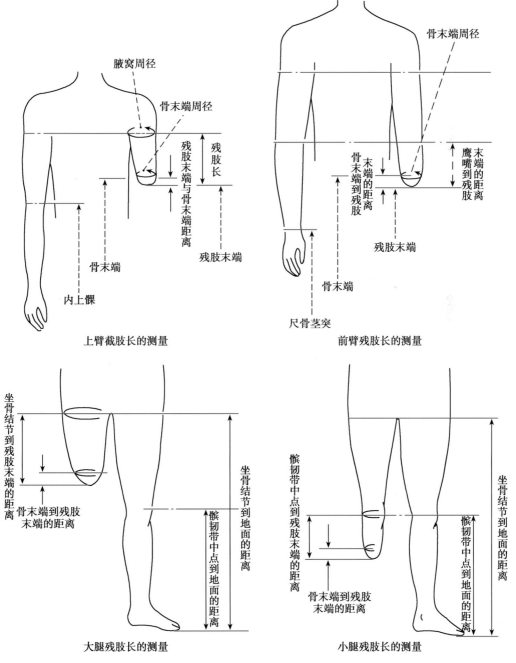

图4-2-14　残肢断端长度的测量

4. **小腿残肢长度** 测量从髌韧带中点到残肢末端的距离。

三、肢体围度和残肢断端维度的测量

常用皮尺测量肢体的围度（或周径），以了解患肢肌肉有无萎缩、肿胀和肥大。

（一）四肢围度的测量（图 4-2-15）

1. **上臂围度** 患者分别取肘关节用力屈曲和肘关节伸展两种体位，医疗人员测量上臂中部、肱二头肌最大膨隆处的围度。

2. **前臂围度** 患者将前臂放在体侧自然下垂，医疗人员分别测量前臂近端最大膨隆处和前臂远端最细处的围度。

3. **大腿围度** 患者体位为下肢稍外展，膝关节伸展。医疗人员测髌骨上方 10cm、15cm 处或从髌骨上缘起向大腿中段取 6cm、8cm、10cm、12cm 处的围度。因此在记录测量结果时应注明测量部位。

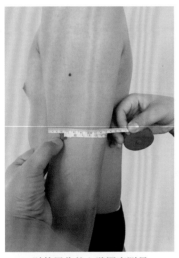

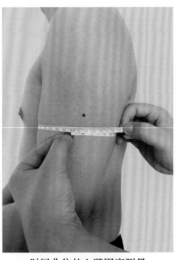

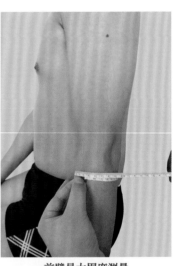

| 肘伸展位的上臂围度测量 | 肘屈曲位的上臂围度测量 | 前臂最大围度测量 |

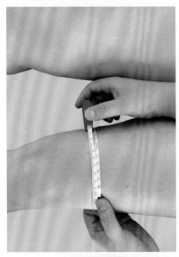

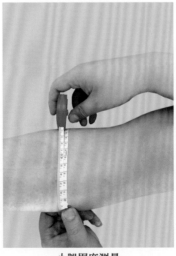

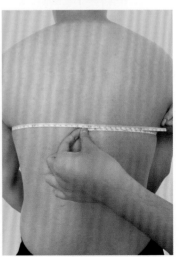

| 大腿围度测量 | 小腿围度测量 | 胸围测量 |

图 4-2-15 四肢围度和胸围的测量

4. **小腿围度** 患者体位为下肢稍外展、膝关节伸展位。医疗人员分别测量小腿最粗处和内、外踝上方最细处的围度。

5. **胸围** 胸围是指经肩胛骨、腋窝和乳头的最大水平围度。

（二）残肢断端围度的测量（图4-2-16）

残肢断端的测量是为了判断断端的水肿状态,判定与假肢接受腔的合适程度。尽量做到每周测量一次。

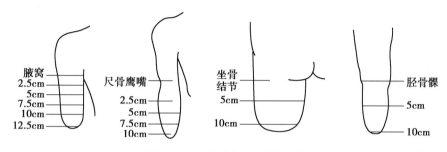

图 4-2-16　残肢断端围度的测量

1. **上臂残端围度** 从腋窝直到断端末端每隔2.5cm测量一次围度。
2. **前臂残端围度** 从尺骨鹰嘴直到断端末端每隔2.5cm测量一次围度。
3. **大腿残端围度** 从坐骨结节直到断端末端每隔5cm测量一次围度。
4. **小腿残端围度** 从膝关节外侧关节间隙起直到断端末端每隔5cm测量一次围度。

四、躯干围度的测量

1. **颈围** 患者取立位或坐位,上肢在体侧自然下垂。医疗人员用皮尺通过喉结处测量颈部的围度,应注意皮尺与水平面平行。

2. **胸围** 患者取坐位或立位,上肢在体侧自然下垂。测量应分别在患者平静呼气末和吸气末时进行。皮尺通过乳头上方和肩胛骨下角的下方,绕胸一周。对乳房发达的女性,可在乳头稍高的地方测量。

3. **腹围** 患者取坐位或立位,上肢在体侧自然下垂。测量通过脐或第12肋骨的尖端和髂前上棘连线的中点的围度,注意皮尺与水平面平行。测量腹围时应考虑与消化器官和膀胱内容物的充盈程度有关。

4. **臀围** 患者取立位,双侧上肢在体侧自然下垂。医疗人员测量大转子和髂前上棘连线中间臀部最粗处的围度。

（张　杨）

第三节　肌　力　评　定

肌力是指肌肉收缩时产生的最大力量。肌力测定是测定受试者在主动运动时肌肉或肌群的力量,借以评定肌肉的功能状态。常用的肌力测定方法有徒手肌力检查（manual muscle test,MMT）、等长肌力测试（isometric muscle test,IMMT）、等张肌力测试（isotonic muscle test,ITMT）、等速肌力测试（isokinetic muscle test,IKMT）。耐力是指人体进行持续活动的能力,即对抗疲劳的能力,是衡量体力和健康状况的尺度,主要分为肌肉耐力和心肺耐力。肌肉耐力指肌群能够持续长时间收缩的能力,它需要充足的能量供应和正常的神经支配,可分为静态耐力和动态耐力。心肺耐力是循环呼吸系统保证机体长时间肌肉活动时营养和氧的供应以及运走代谢废物的能力,是影响耐力最重要的内在因素。

肌肉的生理横断面、肌肉的初长度、肌纤维走向与肌腱长轴关系、杠杆效率等生理因素均可影响肌力评定。

一、徒手肌力检查

MMT 检查时根据受检肌肉或肌群的功能,让患者处于不同的受检位置,然后嘱患者在减重、抗重力或抗阻力的状态下做一定的动作,并使动作达到最大的活动范围。按动作的活动范围和抗重力或抗阻力的情况进行分级。MMT 的缺点是只能表明肌力的大小,不能评价肌肉收缩耐力。定量分级标准较粗略,难以排除测试者主观评价的误差。

1. 徒手肌力检查的分级标准 通常采用 6 级分级法,各级肌力的具体标准见表 4-3-1。还可采用补充 6 级分级法,见表 4-3-2。

表 4-3-1 MMT 肌力分级标准

级别	名称	标　　准	正常肌力的%
0	零	无可测知的肌肉收缩	0
1	微缩	有轻微收缩,但不能引起关节活动	10
2	差	在减重状态下能作关节全范围运动	25
3	尚可	能抗重力作关节全范围运动,但不能抗阻力	50
4	良好	能抗重力、抗一定阻力运动	75
5	正常	能抗重力、抗充分阻力运动	100

表 4-3-2 MMT 肌力检查补充分级标准

级别	标　　准
0	无可测知的肌肉收缩
1	有轻微肌肉收缩,但不能引起关节活动
2-	在减重状态下关节能完成大部分范围运动[50%<关节活动度(ROM)<100%]
2	在减重状态下能做关节全范围运动(ROM 100%)
2+	在减重状态下能做关节全范围运动,同时,抗重力时关节能完成小部分范围运动(ROM<50%)
3-	抗重力时关节不能完成全范围运动(50%<ROM<100%)
3	抗重力时能做关节全范围运动(ROM 100%)
3+	抗重力时能做关节全范围运动,同时,抗较小阻力时关节能完成小部分范围运动(ROM<50%)
4-	抗部分阻力时关节能完成大部分范围运动(50%<ROM<100%)
4	抗部分阻力时关节能完成全范围运动(ROM 100%)
4+	抗充分阻力时关节能完成小部分范围运动(ROM<50%)
5-	抗充分阻力时关节能完成大部分范围运动(50%<ROM<100%)
5	抗充分阻力时关节能完成最大范围运动(ROM 100%)

2. 主要肌肉肌力的手法检查

（1）上肢主要肌肉的手法检查见表 4-3-3。

表 4-3-3 上肢主要肌肉的手法检查

肌肉	功能	检查与评定		
		1 级	2 级	3~5 级
三角肌前部、喙肱肌(图 4-3-1)	肩前屈	仰卧位,试图屈肩时可触及三角肌前部收缩(图 4-3-1D)	向对侧侧卧,上侧上肢放滑板上,肩可主动屈曲(图 4-3-1C)	坐位,肩内旋,肘屈,掌心向下:肩屈曲,阻力加于上臂远端(图 4-3-1A、B)
三角肌后部、大圆肌、△背阔肌	肩后伸	俯卧位,试图伸肩时可触及大圆肌、背阔肌收缩	向对侧侧卧,上侧上肢放滑板上,肩可主动伸展	俯卧位:肩伸展 30°~40°,阻力加于上臂远端
三角肌中部、冈上肌(图 4-3-2)	肩外展	仰卧位,试图肩外展时可触及三角肌收缩(图 4-3-2D)	仰卧位,上肢放床面上,肩可主动外展(图 4-3-2C)	坐位,屈伸:肩外展至 90°,阻力加于上臂远端(图 4-3-2A、B)
冈下肌、小圆肌	肩外旋	俯卧位,上肢在床缘外下垂:试图肩外旋时在肩胛骨外缘可触及肌收缩	俯卧位,肩可主动外旋	俯卧位,肩外展,肘屈,前臂在床缘外下垂:肩外旋,阻力加于前臂远端
肩胛下肌、大圆肌、△胸大肌、△背阔肌	肩内旋	俯卧位,上肢在床缘外下垂:试图肩内旋时在腋窝前、后襞可触及相应肌肉收缩	俯卧位,肩可主动内旋	俯卧位,肩外展,肘屈,前臂在床缘外下垂:肩内旋,阻力加于前臂远端
肱二头肌、肱肌、肱桡肌(图 4-3-3)	肘屈曲	仰卧位,肩外展,上肢放在床面上:试图肘屈曲时可触及相应肌肉收缩(图 4-3-3D)	仰卧位,肘可主动屈曲(图 4-3-3C)	坐位,上肢下垂:前臂旋后(测肱二头肌)或旋前(测肱肌)或中立位(测肱桡肌),肘屈曲,阻力加于前臂远端(图 4-3-3A、B)
肱三头肌、肘肌(图 4-3-4)	肘伸展	仰卧位,肩外展,上肢放在床面上:试图肘伸展时可触及肱三头肌收缩(图 4-3-4D)	仰卧位,肘可主动伸展(图 4-3-4C)	仰卧位,上肢向上伸展,肘屈,前臂在床缘外下垂:肘伸展,阻力加于前臂远端(图 4-3-4A、B)
肱二头肌、旋后肌	前臂旋后	俯卧位,肩外展,前臂在床缘外下垂:试图前臂旋后时可于前臂上端桡侧触及肌收缩	俯卧位,前臂可主动旋前	坐位,肘屈 90°,前臂旋前:嘱前臂旋后,握住腕部施加反方向阻力
旋前圆肌、旋前方肌	前臂旋前	俯卧位,肩外展,前臂在床缘外下垂:试图前臂旋前时可在肘下、腕上触及肌收缩	俯卧位,前臂可主动旋前	坐位,肘屈 90°,前臂旋后:前臂旋前,捏住腕部施加反向阻力
尺侧腕屈肌	腕掌屈及尺侧偏	向同侧侧卧,前臂旋后 45°:试图腕掌屈及尺侧偏时可触及其止点活动	向同侧侧卧,前臂旋后 45°,可见大幅度腕掌屈及尺侧偏	向同侧侧卧,肘屈,前臂旋后:腕向掌侧屈并向尺侧偏,阻力加于小鱼际

续表

肌肉	功能	检查与评定		
		1 级	2 级	3~5 级
桡侧腕屈肌	腕掌屈及桡侧偏	坐位,前臂旋前 45°:试图腕掌屈及桡侧偏时可触及其止点活动	坐位,前臂旋前 45°,可见大幅度腕掌屈及桡侧偏	坐位,前臂旋后 45°:腕向掌侧屈并向桡侧偏,阻力加于大鱼际
尺侧腕伸肌	腕背伸及尺侧偏	坐位,前臂旋前 45°:试图腕背伸及尺侧偏时可触及其止点活动	坐位,前臂旋前 45°,可见大幅度腕背伸及尺侧偏	坐位,前臂旋前:腕背伸并向尺侧偏,阻力加于掌背尺侧
桡侧腕长、短伸肌	腕背伸及桡侧偏	坐位,前臂旋后 45°:试图腕背伸及桡侧偏时可触及其止点活动	坐位,前臂旋后 45°,可见大幅度腕背伸及桡侧偏	坐位,前臂旋前 45°:腕背伸并向桡侧偏,阻力加于掌背桡侧
指总伸肌(图 4-3-5)	掌指关节伸展	试图伸掌指关节时可触及掌背肌腱活动(图 4-3-5C)	前臂中立位,手掌垂直时掌指关节可主动伸展(图 4-3-5B)	伸掌指关节并维持指间关节屈曲,阻力加于手指近节背面(图 4-3-5A)
指浅屈肌	近端指间关节屈曲	屈近端指间关节时可在手指近节掌侧触及肌腱活动	有一定的近端指间关节屈曲活动	屈曲近端指间关节,阻力加于手指近节掌侧
指深屈肌(图 4-3-6)	远端指间关节屈曲	屈远端指间关节时可在手指中节掌侧触及肌腱活动(图 4-3-6C)	有一定的远端指间关节屈曲活动(图 4-3-6B)	固定近端指间关节,屈远端指间关节,阻力加于手指末节指腹(图 4-3-6A)
拇收肌	拇内收	内收拇指时可于 1、2 掌骨间触及肌肉活动	有一定的拇内收动作	拇伸直,从外展位内收,阻力加于拇指尺侧
拇长、短展肌	拇外展	外展拇指时可于桡骨茎突远端触及肌腱活动	有一定的拇外展动作	拇伸直,从内收位外展,阻力加于第一掌骨桡侧
拇短屈肌	拇指掌指关节屈曲	屈拇时于第一掌骨掌侧触及肌肉活动	有一定的拇屈曲动作	手心向上:拇指掌指关节屈曲,阻力加于拇指近节掌侧
拇短伸肌	拇指掌指关节伸展	伸拇时于第一掌骨背侧触及肌腱活动	有一定的拇伸展动作	手心向下:拇指掌指关节伸展,阻力加于拇指近节背侧
拇长屈肌	拇指指间关节屈曲	屈拇时于拇指近节掌侧触及肌腱活动	有一定的拇屈曲动作	手心向上,固定拇指近节:屈指间关节,阻力加于拇指远节指腹
拇长伸肌	拇指指间关节伸展	伸拇时于拇指近节背侧触及肌腱活动	有一定的拇指指间关节伸展动作	手心向下,固定拇指近节:伸指间关节,阻力加于拇指远节背侧

△ 为躯干肌

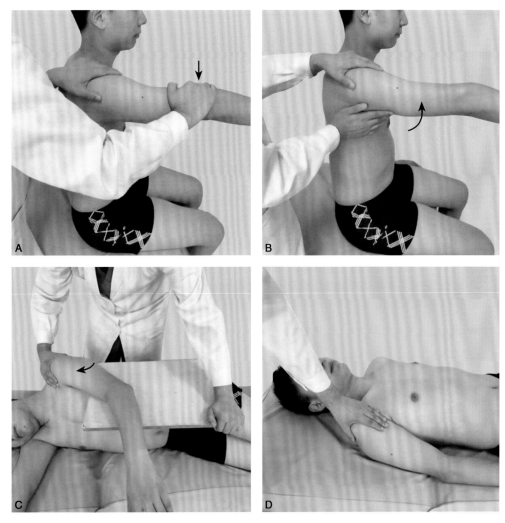

图 4-3-1 肩关节前屈肌力检查
A、B. 3~5 级肌力检查；C. 2 级肌力检查；D. 1 级肌力检查

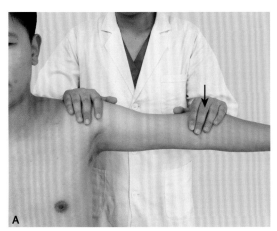
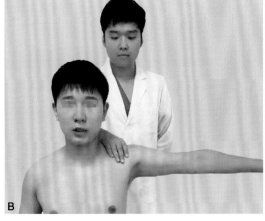

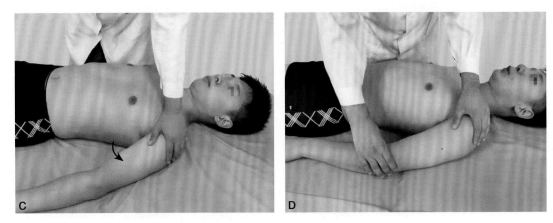

图 4-3-2　肩关节外展肌力检查
A、B.3~5 级肌力检查;C.2 级肌力检查;D.1 级肌力检查

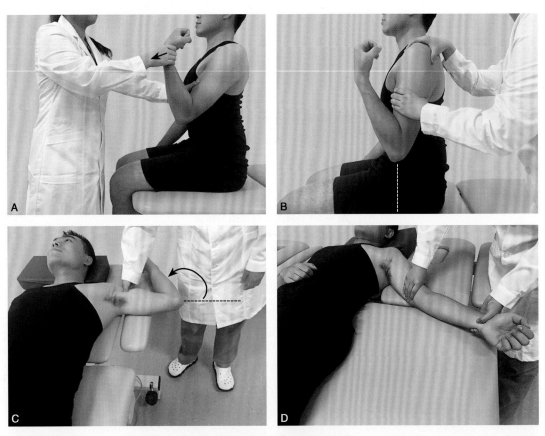

图 4-3-3　肘关节屈曲肌力检查
A、B.3~5 级肌力检查;C.2 级肌力检查;D.1 级肌力检查

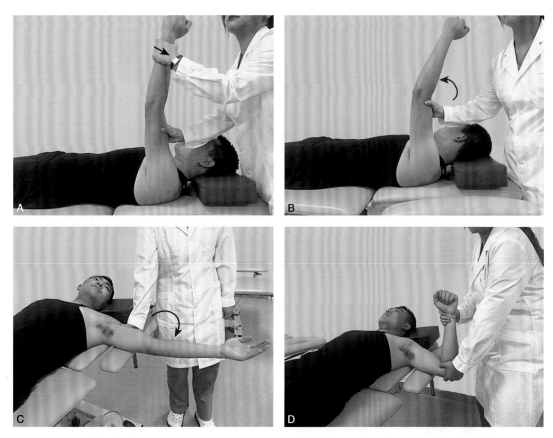

图 4-3-4 肘关节伸展肌力检查
A、B.3~5 级肌力检查;C.2 级肌力检查;D.1 级肌力检查

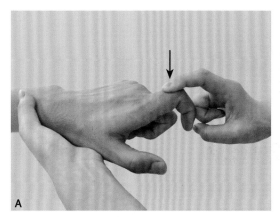

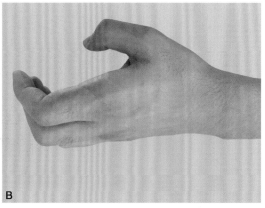

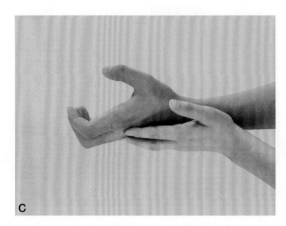

图 4-3-5 掌指关节伸展肌力检查
A. 3~5 级肌力检查;B. 2 级肌力检查;C. 1 级肌力检查

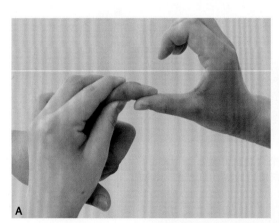
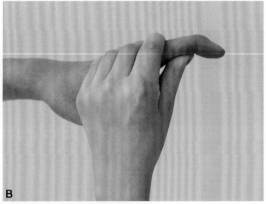
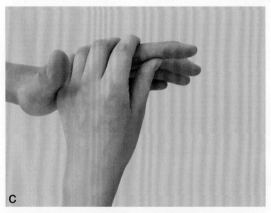

图 4-3-6 远端指间关节屈曲肌力检查
A. 3~5 级肌力检查;B. 2 级肌力检查;C. 1 级肌力检查

（2）下肢主要肌肉肌力的手法检查见表4-3-4。

表 4-3-4 下肢主要肌肉的手法检查

肌肉	功能	检查与评定		
		1级	2级	3~5级
髂腰肌	髋屈曲	仰卧位,试图屈髋时于腹股沟上缘可触及肌活动	向同侧侧卧,托住对侧下肢,可主动屈髋	仰卧位,小腿悬于床缘外:屈髋,阻力加于股远端前面
臀大肌、腘绳肌（图4-3-7）	髋伸展	俯卧位,试图伸髋时于臀部及坐骨结节下方可触及肌活动（图4-3-7D）	向同侧侧卧,托住对侧下肢,可主动伸髋（图4-3-7C）	俯卧位,屈膝（测臀大肌）或伸膝（测腘绳肌）:髋伸10°~15°,阻力加于股远端后面（图4-3-7A、B）
大/长、短收肌、股薄肌、耻骨肌	髋内收	仰卧位,分腿30°,试图髋内收时于股内部可触及肌活动	仰卧位,下肢放滑板上可主动内收髋	向同侧侧卧,两腿伸,托住对侧下肢:髋内收,阻力加于股远端内侧
臀中/小肌、阔筋膜张肌	髋外展	仰卧位,试图髋外展时于大转子上方可触及肌活动	仰卧位,下肢放滑板上可主动外展髋	向对侧侧卧,对侧下肢半屈:髋外展,阻力加于股远端外侧
股方肌、梨状肌、上/下孖肌、闭孔内/外肌（图4-3-8）	髋外旋	仰卧位,腿伸直:试图髋外旋时于大转子上方可触及肌活动（图4-3-8D）	仰卧位,可主动髋外旋（图4-3-8C）	坐位,小腿在床缘外下垂:髋外旋,阻力加于小腿下端内侧（图4-3-8A、B）
臀小肌、阔筋膜张肌	髋内旋	仰卧位,腿伸直:试图髋内旋时大于大转子上方可触及肌活动	仰卧位,可主动髋内旋	仰卧位,小腿在床缘外下垂:髋内旋,阻力加于小腿下端外侧
腘绳肌	膝屈曲	俯卧位,试图屈膝时可于腘窝两侧触及肌腱活动	向同侧侧卧,托住对侧下肢,可主动屈膝	俯卧位:膝从伸直屈曲,阻力加于小腿下端后侧
股四头肌（图4-3-9）	膝伸直	仰卧位,试图伸膝时可触及髌韧带活动（图4-3-9D）	向同侧侧卧,托住对侧下肢,可主动伸膝（图4-3-9C）	仰卧位,小腿在床缘外下垂:伸膝,阻力加于小腿下端前侧（图4-3-9A、B）
腓肠肌、比目鱼肌（图4-3-10）	踝跖屈	侧卧位,试图踝跖屈时可触及跟腱活动	坐位,踝可主动跖屈（图4-3-10B）	俯卧位,伸膝（测腓肠肌）或屈膝（测比目鱼肌）:踝跖屈,阻力加于足跟（图4-3-10A）
胫前肌（图4-3-11）	踝背屈并足内翻	仰卧位,试图踝背屈,足内翻时可触及肌活动（图4-3-11C）	侧卧位,可主动踝背屈、足内翻（图4-3-11B）	坐位,小腿下垂:踝背屈并足内翻,阻力加于足背内缘（图4-3-11A）

续表

肌肉	功能	检查与评定		
		1级	2级	3~5级
胫后肌	踝跖屈并足内翻	仰卧位,试图足内翻时于内踝后方可触及腱活动	仰卧位,可主动踝跖屈、足内翻	向同侧侧卧,足在床缘外:足内翻并踝跖屈,阻力加于足内缘
腓骨长、短肌	踝跖屈并足外翻	仰卧位,试图足外翻时于外踝后方可触及腱活动	仰卧位,可主动踝跖屈,足外翻	向对侧侧卧:使跖屈的足外翻,阻力加于足外缘
趾长、短屈肌	足趾屈曲	屈趾时于趾近节跖面可触及腱活动	有主动屈趾活动	仰卧位:屈趾,阻力加于足趾近节跖面
趾长、短伸肌	足趾伸展	仰卧位,伸趾时于足背可触及腱活动	仰卧位,有主动伸趾活动	仰卧位:伸足趾,阻力加于足趾近节跖面
踇长伸肌	踇趾伸展	坐位,伸踇趾时于踇趾近节背侧可触及腱活动	坐位,有主动伸踇活动	坐位,固定踇趾近节:伸踇趾:阻力加于踇趾近节背面

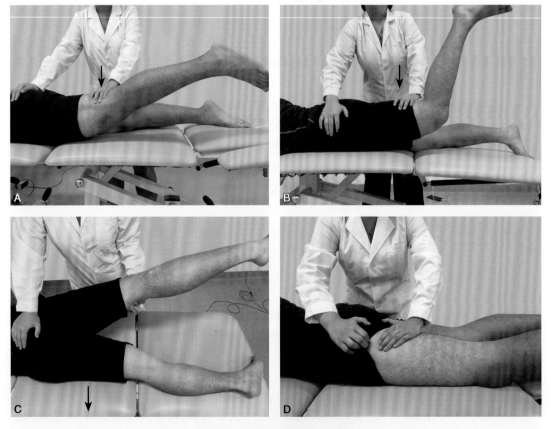

图 4-3-7 髋关节伸展肌力检查
A、B. 3~5 级肌力检查;C. 2 级肌力检查;D. 1 级肌力检查

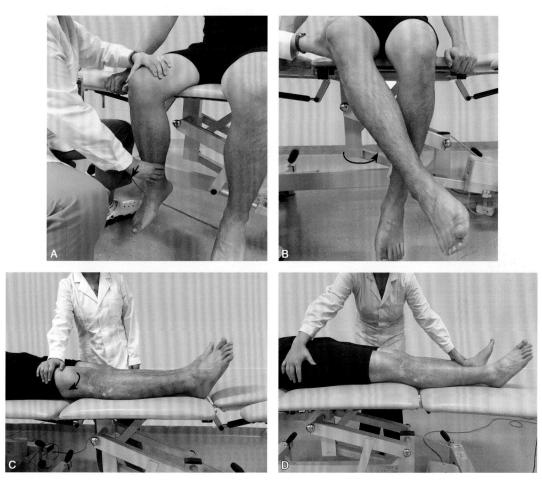

图 4-3-8 髋关节外旋肌力检查
A、B. 3~5 级肌力检查;C. 2 级肌力检查;D. 1 级肌力检查

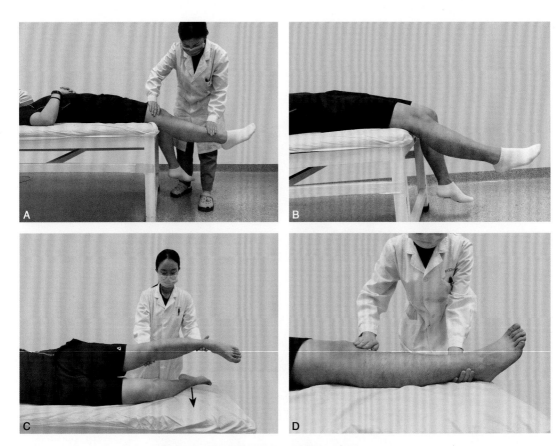

图 4-3-9 膝关节伸展肌力检查
A、B. 3~5 级肌力检查;C. 2 级肌力检查;D. 1 级肌力检查

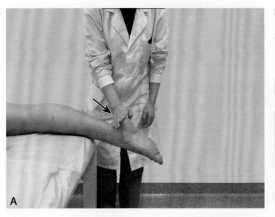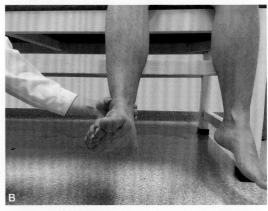

图 4-3-10 踝关节跖屈肌力检查
A. 3~5 级肌力检查;B. 2 级肌力检查

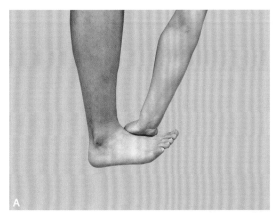
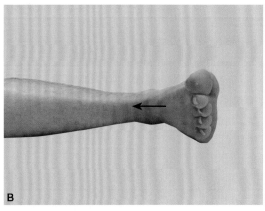
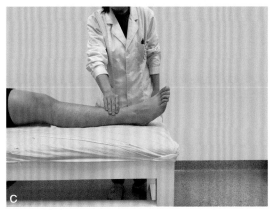

图 4-3-11 踝关节背屈肌力检查
A. 3~5 级肌力检查;B. 2 级肌力检查;C. 1 级肌力检查

(3)躯干主要肌肉的手法检查见表 4-3-5 和表 4-3-6。

表 4-3-5 躯干主要肌肉肌力的手法检查(一)

肌肉	功能	检查与评定		
		1 级	2 级	3~5 级
斜方肌、菱形肌	肩胛内收	坐位,臂外展放桌上,试图使肩胛骨内收时可触及肌收缩	坐位,使肩胛骨主动内收时可见运动	俯卧位,两臂稍抬起:使肩胛骨内收,阻力为将肩胛骨向外推
斜方肌下部	肩胛内收及下移	俯卧位,一臂前伸,内旋,试图使肩胛骨内收及下移时,可触及斜方肌下部收缩	俯卧位,可见有肩胛骨内收及下移运动	俯卧位,肩胛骨内收及下移,阻力为将肩胛骨向上外推
斜方肌上部、肩胛提肌	肩胛上提	俯卧位,试图耸肩时可触及斜方肌上部收缩	俯卧位,能主动耸肩	坐位,两臂垂于体侧:耸肩向下压的阻力加于肩锁关节上方
前锯肌	肩胛前伸	坐位,一臂向前放桌上,上臂前伸时在肩胛骨内缘可触及肌收缩	坐位,上臂前伸时可见肩胛骨活动	坐位,上臂前平举,屈肘:上臂向前移动,肘不伸,向后推的阻力加于肘部

表 4-3-6 躯干主要肌肉(肌力)的手法检查(二)

肌肉	功能	检查与评定				
		1 级	2 级	3 级	4 级	5 级
△斜角肌、△颈长肌、△头长肌、△胸锁乳突肌(图 4-3-12)	颈部屈曲	仰卧位,屈颈时可触及胸锁乳突肌(图 4-3-12C)	侧卧位,托住头部时可屈颈	仰卧位,能抬头不能抗阻力(图 4-3-12B)	仰卧位,能抗中等阻力(图 4-3-12A)	仰卧位,抬头屈颈,能抗加于额部的较大阻力
斜方肌、颈部骶棘肌	颈部伸展	俯卧位,抬头时触及斜方肌活动	侧卧位,托住头部时可仰头	俯卧位,能抬头不能抗阻	俯卧位,能抗中等阻力	俯卧位,抬头时能抗加于枕部的较大阻力
腹直肌(图 4-3-13)	躯干屈曲	仰卧位,抬头时触及上腹部腹肌紧张(图 4-3-13D)	仰卧位、能屈颈抬头(图 4-3-13C)	仰卧位,髋及膝屈:能抬起头及肩胛部	仰卧位,双手前平举坐起(图 4-3-13B)	仰卧位,双手抱头后能坐起(图 4-3-13A)
骶棘肌	躯干伸展	俯卧位,抬头时触及其收缩	俯卧位能抬头	俯卧位,胸以上在床缘外下垂 30°,固定下肢:能抬起上身,不能抗阻	俯卧位,能抗中等阻力	俯卧位,能抗较大阻力
腹内斜肌、腹外斜肌	躯干旋转	坐位,试图转体时触及腹外斜肌收缩	坐位,双臂下垂,能大幅度转体	仰卧位,能旋转上体至一肩离床	仰卧位,屈腿,固定下肢:双手前平举能坐起并转体	仰卧位,双手抱颈后能坐起同时向一侧转体

△为颈肌

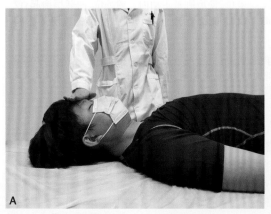
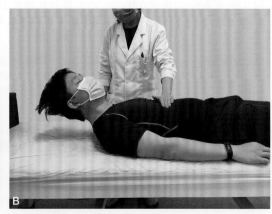

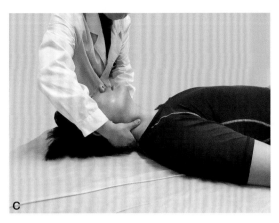

图 4-3-12 颈椎屈曲肌力检查
A. 4 级肌力检查；B. 3 级肌力检查；C. 1 级肌力检查

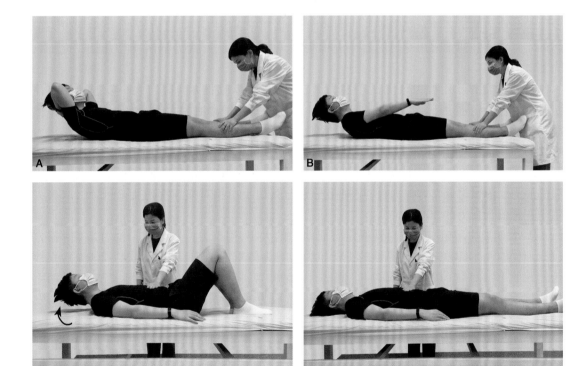

图 4-3-13 躯干屈曲肌力检查
A. 5 级肌力检查；B. 4 级肌力检查；C. 2 级肌力检查；D. 1 级肌力检查

3. 肌力检查结果记录方法

（1）肌力按 0~5 级（或以此为基础加"+"号或"−"）记录。

（2）若所测部位存在被动运动受限时，应记录可动范围的角度，然后再记录该活动范围时的肌力级别，如肘关节被动运动限制在 90°时，其可动范围为 0°~90°，评定肌力为 3 级时，应记录为 0°~90°/3 级。除此之外，对存在的疼痛或肌肉收缩启动位置受限等因素也应有所记录。

（3）若同时存在有痉挛，可加"S"或"SS"（S-spasticity）；若存有挛缩，可加"C"或"CC"（C-contracture）。

（4）深部肌肉 1 级和 0 级情况有时难以辨别,可加用"?"表示。

（5）全面的徒手肌力评定可采用表格方式依上述记录方法逐一记录。

4. 注意事项

（1）采取正确的测试姿势,注意防止某些肌肉对受试的无力肌肉的替代动作。

（2）选择适合的测试时机,疲劳时、运动后或饱餐后不宜进行。

（3）测试时应左右比较,尤其在 4 级和 5 级肌力难以鉴别时,更应做健侧的对比观察。

（4）对肌力达 4 级以上时,所作抗阻须连续施加,并保持与运动相反的方向。

（5）重复检查同一块肌肉的最大收缩力时,每次检查应间隔 2min 为宜。

（6）正常肌力受年龄、性别、身体形态及职业的影响,存在个体差异,因此,在进行 3 级以上的肌力检查时,阻力的大小应根据被检者的个体情况来决定。

（7）中枢神经系统损伤所致痉挛性瘫痪患者不宜做 MMT。

二、等长肌力测试

等长肌力测试是测定肌肉等长收缩的能力,适用于 3 级以上的肌力检查,可采用较为精确的定量评定。通常采用专门的器械进行测试,常用的方法有握力测试、捏力测试、背肌肌力测试。

1. 握力测试   用握力计测试手握力大小,反映屈指肌肌力。握力大小以握力指数评定,握力指数=手握力(kg)/体重(kg)×100%。握力指数正常值为大于 50%。测试时,将把手调至适当宽度,坐位或立位,上肢置于体侧自然下垂,屈肘 90°,前臂和腕处于中立位,用力握 2~3 次,取最大值。检查时避免用上肢其他肌群来代偿。

2. 捏力测试   用捏力计测试拇指与其他手指间的捏力大小,反映拇指对掌肌及四指屈肌的肌力。测试时调整好捏力计,用拇指分别与其他手指相对捏压捏力计 2~3 次,取最大值。正常值为握力的 30%左右。

3. 背肌肌力测定   用拉力计测定背肌肌力的大小,用拉力指数评定。拉力指数=拉力(kg)/体重(kg)×100%,一般男性的正常拉力指数为体重的 1.5~2 倍(150%~200%),女性为体重的 1~1.5 倍(100%~150%)。测试时两膝伸直,将拉力计把手调至膝关节高度,两手抓住把手,然后腰部伸展用力上提把手。进行背肌力测定时,腰椎应力大幅度增加,易引发腰痛,故不适用于腰痛患者及老年人。

4. 四肢肌群肌力测试   在标准姿势下通过测力计,可测试四肢各组肌群(如腕、肩、踝的屈伸肌群及肩外展肌群)的肌力。测力计一般由力学传感器及相应软硬件构成。根据传感器的敏感性,可测得的肌力范围可自极微弱到数百牛顿不等。

三、等张肌力测试

等张肌力测试是测定肌肉克服阻力收缩做功的能力。测试时,被测肌肉收缩,完成全关节活动范围的运动,所克服的阻力值不变。测出 1 次全关节活动度运动过程中所抵抗的最大阻力值称为该被测者该关节运动的最大负荷量(1 repeatic maximum,1RM);完成 10 次规范的全关节活动范围运动所能抵抗的最大阻力值称为 10RM。

四、等速肌力测试

等速运动是在整个运动过程中运动速度(角速度)保持不变的一种肌肉收缩方式。等速肌力测试需要借助特定的等速测试仪来完成。等速测试仪内部特定结构使运动的角速度保持恒定,可以记录不同运动速度下,不同关节活动范围内某个关节周围拮抗肌的肌肉峰力矩、爆发力、耐力、功率,肌肉达到峰力矩的时间、角度,肌肉标准位置和标准时间下的力矩、屈/伸比值,双侧对应肌肉的力量差值、肌力/体重百分比等一系列数据。等速肌力测试的优点是能提供肌力、肌肉做功量和功率输出、肌肉爆发力和耐力等多种数据;既同时完成一组拮抗肌的测试,也可以分别测定向心收缩、离心收缩及等长收缩等数据;测试参数全面、精确、客观。等速肌力测试是公认的肌肉功能评价及肌肉力学特性研究的最佳方法。等速肌力测试的缺点是测试仪器价格昂贵,操作较复杂,不同型号的仪器测试出的结果有显著差异,无可比性。

（张　杨）

第四节　肌张力评定

一、定义

肌张力(muscle tone)是指肌肉组织在松弛状态下的紧张度,这种紧张度来自于肌肉组织静息状态下非随意、持续、微小的收缩。正常肌张力有赖于完整的外周神经和中枢神经系统调节机制以及肌肉本身的特性(如收缩能力、弹性、延展性等)。

肌张力是维持身体各种姿势和正常活动的基础,根据身体所处的不同状态,正常肌张力可分为以下三类:

1. **静止性肌张力**　是指肌肉处于不活动状态下所具有的张力。

2. **姿势性肌张力**　是指人体变换各种姿势(如协调的翻身、由坐到站等)时肌肉所产生的张力。

3. **运动性肌张力**　是指肌肉在运动过程中的张力。

二、异常肌张力

1. **肌张力增高(hypertonia)**　是指肌张力高于正常静息水平。肌张力增高的状态有痉挛(spasticity)和强直(rigidity)。痉挛是一种由牵张反射高兴奋性所致的、速度依赖的紧张性牵张反射增强伴腱反射亢进为特征的运动障碍。痉挛的速度依赖即为伴随肌肉牵伸速度的增加,痉挛肌的阻力(痉挛的程度)也增高。痉挛性肌张力增高见于锥体束病变,即上肢的屈肌和下肢的伸肌张力增高明显。检查者在做被动活动时,起始感觉阻力较大,但在运动过程中突然感到阻力减小,此现象称折刀现象(clasp-knife phenomenon),是痉挛时最常见的现象。强直,也称僵硬,做关节被动活动时各个方向的阻力是均匀一致的,也就是主动肌和拮抗肌张力同时增加,它与弯曲铅管的感觉类似,因此称为铅管样强直(lead-pipe rigidity)。如伴有震颤则出现规律而断续的停顿,称齿轮样现象(cogwheel-phenomenon),常为锥体外系的损害所致。

2. **肌张力低下(hypotonia)**　是指肌张力低于正常静息水平,对关节进行被动运动时感觉阻力消失的状态。肌张力低下见于下运动神经元疾病、小脑病变、脑卒中迟缓期、脊髓损伤的休克期等。

3. **肌张力障碍(dystonia)**　是一种以张力损害、持续的和扭曲的不自主运动为特征的运动功能亢进型障碍。肌张力障碍可由中枢神经系统缺陷所致,也可由遗传因素(原发性、特发性肌张力障碍)所致,与神经退行性疾病(肝豆状核变性)或代谢性疾病也有一定关系,还可见于张力性肌肉变形或痉挛性斜颈。

三、肌张力的影响因素

1. 不良的姿势和肢体位置可使肌张力增高。
2. 中枢神经系统的状态。
3. 紧张和焦虑等心理因素,不良的心理状态可使肌张力增高。
4. 患者对运动的主观作用。
5. 合并问题的存在,如尿路结石、感染、膀胱充盈、便秘、压疮、静脉血栓、疼痛、局部肢体受压及挛缩等可使肌张力增高。
6. 患者的整体健康水平、发热、感染、代谢或电解质紊乱也可影响肌张力。
7. 药物。
8. 环境温度等。

四、肌张力检查方法

病史采集可在一定程度上反映肌张力异常的发生频率与程度、受累的肌肉与数目、现在发作严重的程度与以往的比较、引发的原因等。视诊应注意患者肢体或躯体异常的姿势。触诊检查在患者完全静止、放松相关肢体的情况下触摸受检肌群,感觉肌肉的饱满与否、软硬程度等。注意检查腱反射(肱二头肌腱反射、肱三头肌腱反射、膝腱反射、跟腱反射)和阵挛(踝阵挛、髌阵挛)。进行关节的被动关节活动度检查,根据评定者感受到的阻力情况评定。

1. **手法评定**
(1)正常肌张力:肌肉外观应具有特定的形态。肌肉应具有中等硬度和一定的弹性。近端关节可以进行有效地主动肌与拮抗肌的同时收缩使关节固定。具有完成抗肢体重力及外界阻力的运动能力。将肢体被动地放在空间某一位置上,突然松手时,肢体有保持肢位不变的能力。可以维持主动肌与拮抗肌之间的平衡。具有随意使肢体由固定到运动和在运动过程中变为固定姿势的能力。在需要的情况下,具有可以完成某肌群的协同动作,也可以完成某块肌肉独立的运动功能的能力。被动运动时具有一定的弹性和轻度的抵抗力。

(2)肌张力降低:肌肉外观平坦,失去原来肌肉特定的外形,从表面上看类似肌萎缩,而肌容量测量值无改变。在放松、静止的情况下检查肌肉的张力状态,肌张力降低时表现为肌肉松弛柔软,不能保持正常时的弹力,肌腹移动程度增大。进行肢体被动关节活动度(passive range of motion,PROM)检查时阻力小于正常水平,关节活动度超过正常范围,检查者在运动中途放手时肢体向重力方向落下。根据主动肌与拮抗肌同时收缩的强弱、肢体的抗重力位释放和维持时间、能否完成功能性动作等检查,可判断肌张力降低的程度。

(3)痉挛:肌肉隆起,外形较正常状态更为突出,甚至肌腱的形态显现,肌肉硬度增高,肢体被动运动时出现抵抗感,这种抵抗感随着运动速度加快而增强。痉挛多伴有腱反射亢进。

2. **仪器评定** 采用手法或量表(如改良的 Ashworth 痉挛评定量表)评定痉挛,其结果常具有主观性,信度较低,等级之间缺乏确切的等量划分。因此,只能粗略地划分痉挛的程度,无法用于被试之间的比较,也不能准确、客观地评估缓解痉挛的疗法之效果。

仪器法评定肌张力或痉挛的技术包括生物力学技术和电生理技术。前者包括钟摆试验(pendulum test)、屈曲维持试验(ramp and hold test)、力矩测定;后者包括 H 反射、H 反射/M 波比例、表面肌电图、F 波测量等。这些方法虽然可对肌张力进行量化,但是由于耗时长,检查设备专业性强,操作技术较复杂,人员需要经过专门培训以及数据难以解读等因素,使得上述这些检查仅限于实验室研究,临床难以推广。

五、肌张力评定量表

1. 痉挛的评定标准 通常采用改良的 Ashworth 痉挛评定量表(表 4-4-1)。

表 4-4-1 改良的 Ashworth 痉挛评定量表

等级	肌张力	评判标准
0	无肌张力的增加	—
I	肌张力轻微增加	进行 PROM 检查时,在 ROM 之末,出现突然卡住,然后释放或出现最小的阻力
I⁺	肌张力轻度增加	进行 PROM 检查时,在 ROM 的后 50%,出现突然卡住,当持续把 PROM 检查进行到底时,始终有小的阻力
II	肌张力增加较明显	在 PROM 检查的大部分范围内均觉肌张力增加,但受累部分的活动仍较容易
III	肌张力严重增加	进行 PROM 检查有困难
IV	僵直	僵直于屈或伸的某一位置上,不能活动

2. 弛缓的评定标准 肌张力弛缓的评定标准见表 4-4-2。

表 4-4-2 迟缓性肌张力分级

级别	评定标准
轻度	肌力下降,肢体放在可下垂的位置并放下,仅有短暂抗重力的能力,随即落下,能完成功能性动作
中度	肌力明显下降或消失(MMT 0 或 1 级)
重度	将肢体放在抗重力肢位,肢体迅速落下,不能维持规定肢位,不能完成功能性动作。

(张 杨)

第五节 关节活动度评定

一、关节活动度概念

关节活动度(range of motion,ROM)又称关节活动范围,是指关节运动时所通过的最大运动弧,常以度数(°)表示。

关节活动度按关节运动的动力来源,分为主动关节活动度(active range of motion,AROM)、被动关节活动度(passive range of motion,PROM)和主动助力关节活动度(active assist range of motion,AAROM)三种。AROM 指关节运动完全由肌肉收缩完成,没有任何外界帮助产生的 ROM。PROM 指关节运动完全由外力产生,没有肌肉随意收缩运动。通过对PROM 的测定,可以判断关节运动终末感(end feel)的性质,确定是否存在限制关节运动的异常结构。在正常情况下 PROM 略大于 AROM。AAROM 是指在关节运动中,肌肉虽然有自主收缩,但不能完成全范围的运动,需要借助外力的帮助来完成,这里的外力可以是他人徒手的或机械的,也可以是自身的健侧肢体的。

影响 ROM 的因素包括生理因素和病理因素:

1. 生理因素 包括构成关节的两个关节面的弧度差,关节囊的薄厚与松紧,关节韧带的强弱与多少,主动肌与拮抗肌的力量。

2. 病理因素 包括增加 ROM 的因素和减少 ROM 的因素两种。

(1)增加 ROM 的因素:肌肉弛缓性麻痹、韧带松弛、韧带断裂等。

(2)减少 ROM 的因素:关节本身的疾病,如关节内积液、关节内骨折、类风湿关节炎和关节畸形等;关节外的疾病,如关节周围软组织损伤及粘连、瘢痕挛缩、肌肉痉挛等。

二、关节活动度的测量

(一) 测量工具

测量 ROM 的常用工具是量角器。普通量角器由两根直尺连接一个半圆量角器或全圆量角器制成,手指关节用小型半圆量角器测量(图 4-5-1)。使用时将量角器的中心点准确对到关节活动轴中心,两尺的远端分别放到或指向关节两端肢体上的骨性标志或与肢体长轴相平行。随着关节远端肢体的移动,在量角器刻度盘上读出角度。

测量 ROM 时要根据测量关节的大小选取适当的量角器。

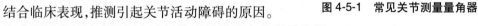

图 4-5-1 常见关节测量量角器

(二) 测量目的

1. 发现关节活动障碍的程度,客观评价关节活动功能。

2. 结合临床表现,推测引起关节活动障碍的原因。

3. 为确定适当的治疗目标和选择恰当的治疗方案提供依据。

4. 评价治疗效果。

(三) 测量结果的记录

必须准确记录关节运动起始和终末两点的角度,不可以只记录运动终末的角度,也不可以只记录运动所经过的角度范围。同时应明确记录是 AROM 还是 PROM,标明左右侧及关节运动方向。比如,左肘关节主动屈曲活动度是 20°~90°,说明左肘关节有 20°的伸展受限,并且左肘关节屈曲活动只能在 70°的范围内进行。错误的记录方法如左肘关节主动屈曲活动度是 90°或 70°。

(四) 测量方法

测量 ROM 时,应令患者(或被试者)处于舒适位置,按测量要求取卧位、坐位或站立位,使患者了解测量的过程、原因以取得患者的配合。充分暴露将要测量的关节部位,确定测量关节的轴心、固定臂及移动臂,使关节处于标准起始位(如不能达到标准起始位的应在记录中说明),记录关节起始角度后,令患者移动关节至最大角度位置,再次用量角器测量终止角度。在可能的 ROM 范围内,测量者小心轻柔地移动关节,以产生完全的 PROM。正确记录测量角度。具体操作详见表 4-5-1。

表 4-5-1 主要关节活动范围测量方法

关节	运动方向	测量体位	轴心	固定臂	移动臂	正常范围	示范图
颈椎	前屈、后伸	站立或中立位	肩峰	沿地面垂线	平行眼耳线	前屈 0°~45° 后伸 0°~45°	图 4-5-2
	左右侧屈	坐位或站立位	第七颈椎棘突	平行地面	对准枕后隆凸	0°~45°	图 4-5-3
	左右旋转	仰卧位	头顶	平行地面	对准鼻尖	0°~60°	图 4-5-4
脊柱	前屈	直立位	测量直立和弯腰后第七颈椎至第一骶椎的脊柱长度差			正常成年人 1.6cm	图 4-5-5
	侧屈	直立位	第一骶椎	垂直地面	对准第七颈椎棘突	0°~30°	图 4-5-6
	左右旋转	仰卧位	头顶	平行地面	对准肩旋转	0°~45°	图 4-5-7
肩	屈、伸	坐位或仰卧位,肱骨干位于中立位	肩峰	平行躯干	平行肱骨	屈 0°~180° 伸 0°~60°	图 4-5-8 图 4-5-9
	外展	坐位或仰卧位,肱骨干位于外旋位	肩峰	同上	同上	0°~180°	图 4-5-10
	水平内收、外展	坐位,肩关节 90° 外展,肘伸展,掌心向下	肩峰	通过肩峰的冠状轴线	平行肱骨	内收 0°~135° 外展 0°~30°	图 4-5-11
	内外旋	坐位或仰卧位,肩外展至 90°,肘关节屈 90°,前臂旋前	鹰嘴	平行(坐位)或垂直(卧位)于水平面	平行前臂	内旋 0°~70° 外旋 0°~90°	图 4-5-12 图 4-5-13
肘和前臂	屈、伸	坐位或仰卧位,肱骨紧靠躯干,肩关节外旋外展	肱骨外上髁	平行肱骨中线	平行桡骨	屈 0°~150° 伸 0°	图 4-5-14
	旋前、旋后	坐位或站位,肱骨紧靠躯干,肘关节屈 90°,前臂处中立位	尺骨茎突	垂直地面	平行腕横纹掌侧	旋前 0°~80° 旋后 0°~80°	图 4-5-15 图 4-5-16

续表

关节	运动方向	测量体位	量角器位置 轴心	量角器位置 固定臂	量角器位置 移动臂	正常范围	示范图
腕	掌屈、背伸	坐位，前臂中立位	桡骨茎突	平行桡骨	平行第二掌骨	掌屈0°~80° / 背伸0°~70°	图4-5-17 / 图4-5-18
	尺偏、桡偏	坐位，前臂旋前置于桌面上	腕关节背侧第三掌骨根部	同上	平行第三掌骨	尺偏0°~30° / 桡偏0°~20°	图4-5-19 / 图4-5-20
手指	第一掌指关节屈曲	坐位，前臂旋后45°，五指伸开	第一掌指关节侧方	平行拇指掌骨	平行近端指骨	0°~50°	图4-5-21
	第2~4掌指关节屈曲、过伸	坐位，前臂中立位，腕关节0°位	掌指关节桡顶端中心	平行掌骨	平行近端指骨	屈曲0°~90° / 过伸0°~15°	图4-5-22
	近端指间关节屈曲	坐位，前臂中立位，腕关节0°位	近端指间关节背侧中心	平行近端指骨	平行中间指骨	0°~100°	图4-5-23
	远端指间关节屈曲	坐位，前臂中立位，腕关节0°位	远端指间关节背侧中心	平行中间指骨	平行远端指骨	0°~80°	图4-5-24
	屈、伸	仰卧位（屈曲），俯卧位（伸展），测量过程中膝关节屈曲	股骨大转子侧面	水平线	股骨长轴	屈0°~120° / 伸0°~15°	图4-5-25
髋	内收、外展	仰卧位，避免大腿旋转	髂前上棘水	两侧髂前上棘连线	平行股骨长轴	内收0°~30° / 外展0°~45°	图4-5-26 / 图4-5-27
	内旋、外旋	坐位或仰卧位，屈髋屈膝90°	胫骨平台中点	胫骨长轴	胫骨长轴	内旋0°~45° / 外旋0°~45°	图4-5-28 / 图4-5-29
膝	屈曲	俯卧位，伸膝伸髋位	腓骨小头	股骨长轴	腓骨长轴	屈曲0°~135°	图4-5-30
踝	背屈、跖屈	坐位或仰卧位，屈膝，踝关节处中立位	踝中点下约2.5cm	腓骨长轴	平行第五跖骨	背屈0°~20° / 跖屈0°~50°	图4-5-31 / 图4-5-32
	内、外翻	坐位或仰卧位，屈膝，踝关节处中立位	跗趾关节内、外侧中点	胫骨长轴	平行足底跖面	内翻0°~35° / 外翻0°~15°	图4-5-33

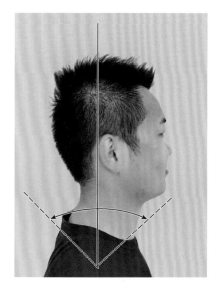

图 4-5-2 颈椎前屈、后伸测量

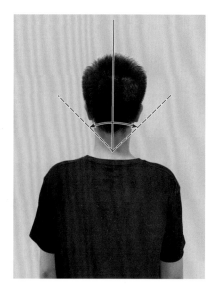

图 4-5-3 颈椎左右侧屈测量

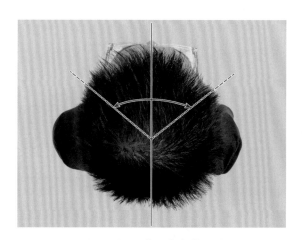

图 4-5-4 颈椎左右旋转测量

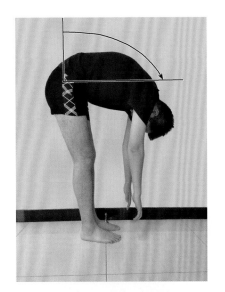

图 4-5-5　脊柱前屈测量

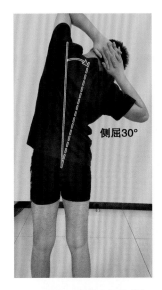

图 4-5-6　脊柱侧屈测量

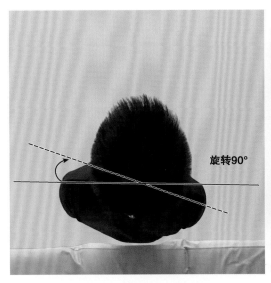

图 4-5-7　脊柱左右旋转测量

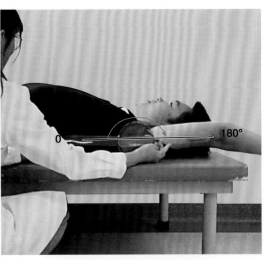

图 4-5-8　肩关节前屈测量

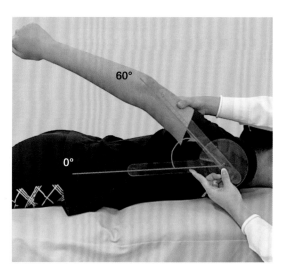

图 4-5-9　肩关节后伸测量

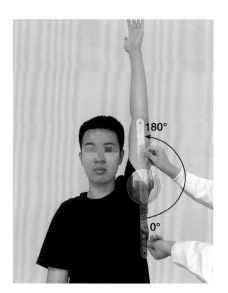

图 4-5-10　肩关节外展测量

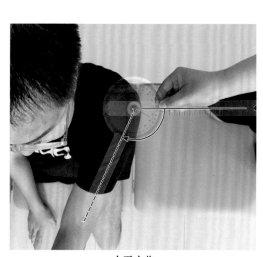

水平内收

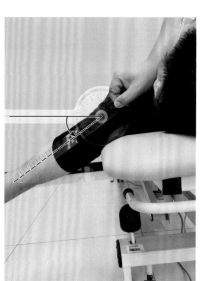

水平外展

图 4-5-11　肩关节水平内收、水平外展测量

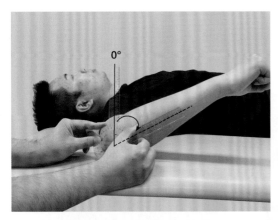

图 4-5-12　肩关节内旋测量

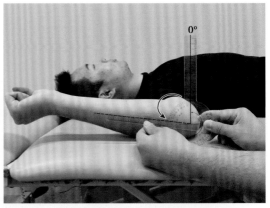

图 4-5-13　肩关节外旋测量

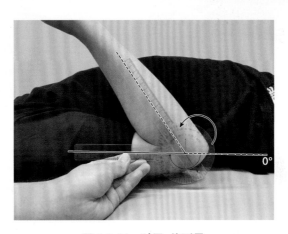

图 4-5-14　肘屈、伸测量

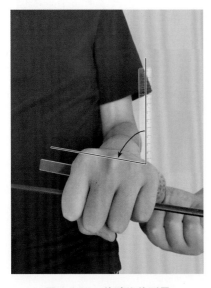

图 4-5-15　前臂旋前测量

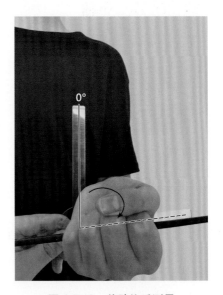

图 4-5-16　前臂旋后测量

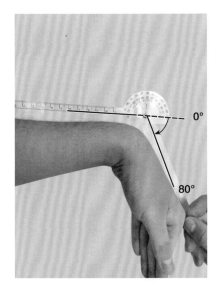

图 4-5-17　腕关节掌屈测量

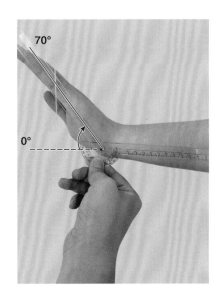

图 4-5-18　腕关节背伸测量

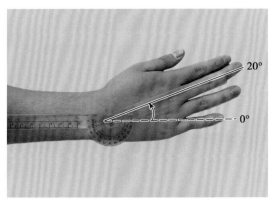

图 4-5-19　腕关节桡偏测量

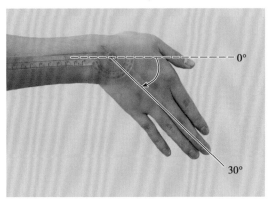

图 4-5-20　腕关节尺偏测量

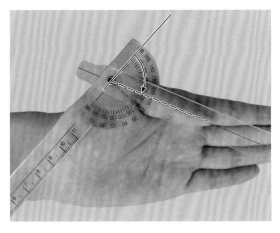

图 4-5-21　手指第一掌指关节屈曲测量

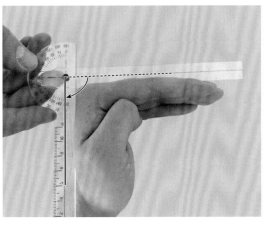

图 4-5-22　手指掌指关节屈曲、过伸测量

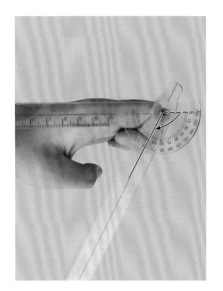

图 4-5-23　手指近端指间关节屈曲测量

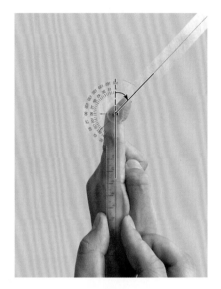

图 4-5-24　手指远端指间关节屈曲测量

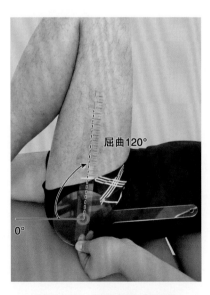

图 4-5-25　髋关节屈、伸测量

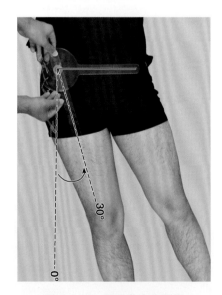

图 4-5-26　髋关节内收测量

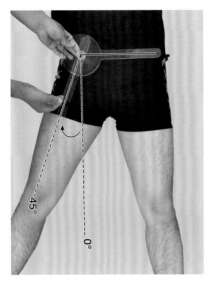

图 4-5-27 髋关节外展测量

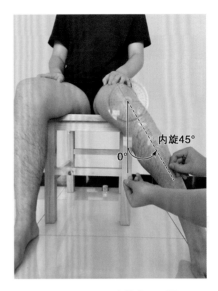

图 4-5-28 髋关节内旋测量

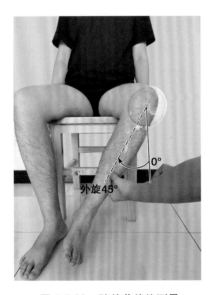

图 4-5-29 髋关节外旋测量

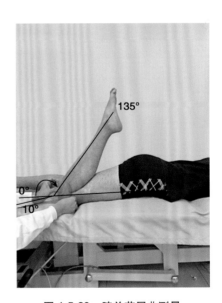

图 4-5-30 膝关节屈曲测量

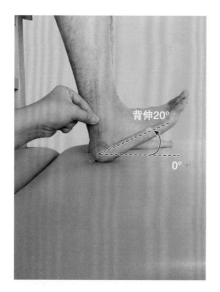

图 4-5-31　踝关节背屈测量

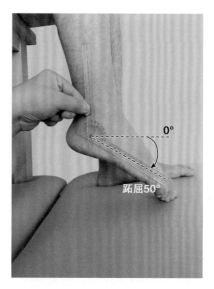

图 4-5-32　踝关节跖屈测量

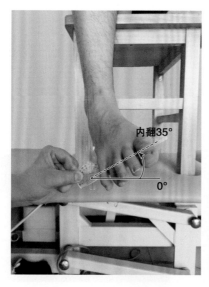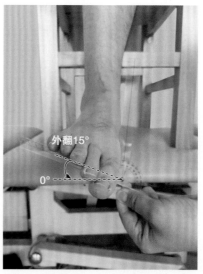

图 4-5-33　踝关节内、外翻测量

（五）ROM 测量注意事项

1. 明确 ROM 测量的适应证和禁忌证　当关节出现水肿或疼痛、肌肉挛缩、关节囊及周围组织炎性粘连、皮肤瘢痕等均可以进行 ROM 测量。而关节急性炎症期、骨化性肌炎的患者不能做 PROM 的测量，关节脱位及骨折未愈合的患者不能进行 ROM 的测量。

2. 采取正确的体位和固定姿势　测量的起始位一般为解剖位或中立位，为了防止出现错误的姿势和代偿性运动，测量时患者必须保持正确的测量体位，评定者要帮助患者固定相关部位。

3. 应同时测量 AROM 和 PROM　由于 ROM 受关节本身和关节外诸多因素的影响，故必须同时测量 AROM 和 PROM，并对测量结果进行对比，分析导致 ROM 异常的原因。

4. 避免在按摩、运动疗法等其他治疗后立即进行检查。

（张志强）

第六节　姿势评定

一、姿势的概念

姿势（posture）是指身体各部在空间的相对位置，它反映了人体骨骼、肌肉、内脏器官、神经系统等各组织之间的力学关系。正常的姿势有赖于肌肉、韧带、骨骼、关节、筋膜等组织的支持和良好姿势习惯以及正常的平衡功能。

二、正常姿势

正确的身体姿势应具备如下条件：具有能使机体处于稳定状态的力学条件；肌肉为维持正常姿势所承受的负荷不大；不妨碍内脏器官功能；表现出人体的美感和良好的精神面貌。（图4-6-1）

评定人体姿势时，通常采用铅垂线进行观察或测量。所谓铅垂线，是将铅垂或其他重物悬挂于细线上，使它自然下垂，沿下垂方向的直线被称为铅垂线，它与水平面相垂直。姿势正常时，铅垂线与一系列或若干个标志点在同一条直线上。

（一）后面观

正常人跟骨底与跟腱在同一条与地面垂直的线上，双侧内踝在同一高度，胫骨无弯曲，双侧腘窝在同一水平线上，大转子和臀纹同高，双侧骨盆同高，脊柱无侧弯，双侧肩峰、肩胛下角平行，头颈无侧倾或旋转。

（二）正面观

双足内侧弓对称。髌骨位于正前面，双侧腓骨头、髂前上棘在同一高度。肋弓对称，肩峰等高，斜方肌发育对称，肩锁关节、锁骨和胸锁关节

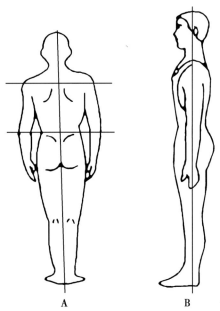

图 4-6-1　正常姿势
A. 后面观；B. 侧面观

等高并对称。头颈直立,咬颌正常。

（三）侧面观

足纵弓正常。膝关节 0°～5° 屈曲,髋关节 0° 屈曲,骨盆无旋转。正常人脊柱从侧面观察有四个弯曲,称为生理性弯曲,即颈椎前凸,胸椎后凸,腰椎有较明显的前凸,骶椎则有较大幅度的后凸。头、耳和肩峰在同一条与地面垂直的线上。

三、常见异常姿势及其评定

（一）侧面观

1. **头向前倾斜** 因为下颈段和上胸段屈曲增加,上颈段的伸展增加,导致颈椎的椎体位于中心线的前面,颈部的屈肌放松,伸肌紧张。常见于颈部长期前屈姿势的职业。评定时令患者保持身体直立,发现患者的头、耳向身体前面倾斜,超出正常人体侧面经过肩峰垂直于地面的垂线。

2. **胸脊柱后凸** 又称驼背,是胸椎体后凸增加的表现。检查时发现身体的重心位于椎体的前方,颈屈代偿深度超过 5cm。常见于脊柱结核、长期前倾疲劳、脊柱退行性变等。

3. **平背** 又称直背,是脊柱胸段和腰段的生理弯曲弧度变小的表现。检查时发现胸曲度和腰曲度小于 2～3cm,使背部相应呈现扁平状,并常伴有骨盆后倾的表现。

4. **腰段脊柱前凸** 脊柱腰段过度前凸表现为鞍背。检查时发现腰段前凸程度明显增大,曲度大于 5cm,使腹部向前突出;为维持身体直立平衡,头颈或上部躯干重心落于标准姿势铅垂线的后方。多与妊娠、肥胖症、不良站立习惯有关。

5. **胸部畸形** 包括扁平胸:胸部扁平,横径明显大于前后径;圆柱胸:前后径与横径之比近似 1:1;鸡胸:胸骨处明显隆凸,胸廓前后径大于横径;漏斗胸:胸前部呈凹陷状;不对称胸:胸廓左右歪斜,大小高低不一。

6. **骨盆前倾、后倾** 检查时令患者直立位,发现耻骨联合位于髂前上棘连线之后,谓之骨盆前倾;耻骨联合位于髂前上棘连线之前,谓之骨盆后倾。

7. **膝过伸、过屈** 检查时侧面观,膝关节位于身体侧面重心线的后方,谓之膝过伸;膝关节位于身体侧面重心线的前方,谓之膝过屈。

（二）后面观

1. **头部倾斜** 头部在冠状面上向一侧倾斜,检查时发现头顶与枕骨粗隆连线偏离身体后面正中纵垂线。与同侧椎体受压或同侧颈部屈肌紧张有关,有时和长期优势上肢的运动有关。

2. **肩下垂** 两肩在冠状面上不在同一水平,一侧肩胛骨下垂,另一侧肩胛骨可以抬高和内收。检查时发现两肩峰连线与身体后面正中纵垂线不垂直。

3. **肩内旋、外旋** 肩内旋与肩关节屈曲、外旋受限有关,常见于长期使用腋杖的患者,肩外旋少见。

4. **脊柱侧凸** 脊柱侧凸是指脊柱的一个或数个节段在冠状面上偏离身体中线向侧方弯曲,形成一个带有弧度的脊柱畸形,通常还伴有脊柱的旋转和矢状面上后凸或前凸的增加或减少,同时还有肋骨、骨盆的旋转倾斜畸形和椎旁的韧带和肌肉的异常,它是一种症状或 X 线征,可由多种疾病引起。

最为常见的是原因不明的特发性脊柱侧凸(约占全部脊柱侧凸的 80%),它好发于青少年,尤其是女性,常在青春发育前期发病,在整个青春发育期快速进展至青春发育结束,在成年期则缓慢进展,有时则停止进展。患者通常还伴有神经系统、内分泌系统以及营养代谢的异常。

　　临床脊柱侧凸测量国际上通常采用的方法为 Cobb 法(图 4-6-2):首先在 X 线正位片上确定主弯的上端椎体和下端椎体,在上端椎体的上缘划一平行线,同样在下端椎体的下缘也划一平行线。对此两横线各做一条垂直线,这两个垂直线的交角就是 Cobb 角,可以用角度尺精确测定其度数,作为脊柱侧凸的严重程度标准。

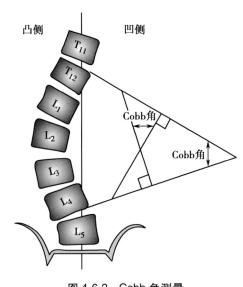

图 4-6-2　Cobb 角测量

　　5. **骨盆侧向倾斜、旋转**　骨盆在冠状面向一侧侧方倾斜,伴有同侧髋关节外展和对侧髋关节内收。测量时发现两髂棘连线与身体后正中垂线不互相垂直,出现偏斜。骨盆旋转患者的重心线落在臀裂的一侧,检查时发现臀裂与身体后正中铅垂线不重叠,臀裂落在铅垂线的左侧,则提示骨盆右旋转,反之示骨盆左旋转,常见于偏瘫患者。

　　6. **扁平足**　又称平足,足内侧纵弓变低,距骨向前、内和下方移位,跟骨向下和旋前,舟骨粗隆凹陷,腓骨长、短肌和伸趾肌短缩,胫后肌和趾长屈肌拉长。平足可分为僵硬的平足和可屈性平足两类。常用评定方法为足印法,通过测量足印中部空白区(a)与足掌外侧区(b)宽度之比判断(图 4-6-3)。正常人 a:b 为 2:1,扁平足患者 a:b 小于 2:1,轻度扁平足患者 a:b 为 1:1,中度扁平足患者 a:b 为 1:2,重度扁平足患者足印无空白区(a)。

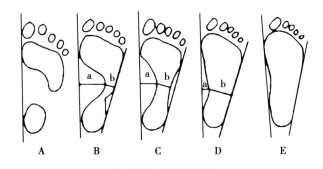

图 4-6-3　足印测量法
A. 高弓足;B. 正常足;C. 轻度扁平足;D. 中度扁平足;E. 重度扁平足

　　7. **高弓足**　又称空凹足,内侧纵弓异常增高,跟骨后旋,胫前肌、胫后肌短缩,腓骨长短肌和外侧韧带拉长。评定方法同扁平足,高弓足足印的足掌外侧区(b)离断不连接(图 4-6-3)。

　　(三) 前面观

　　1. **髋内旋、外旋**　髋内旋时髌骨转向腿内侧,即测量时髌骨中点落在该侧下肢前正中线的内侧;髋外旋时髌骨转向腿外侧,测量时髌骨中点落在该侧下肢前正中线的外侧。

　　2. **膝内翻、外翻**　膝内翻时,膝关节的中心在大腿和小腿中线的外侧,两腿呈 O 形;膝外翻时,膝关节的中心在大腿和小腿中线的内侧,两腿呈 X 形。可以是单侧或双侧。评定时令患者双下肢并拢直立,如果两足跟并拢后,两膝内侧不能并拢,并且两膝内侧间距大于1.5cm,则为膝内翻;如果两膝内侧可以并拢,但两足跟不能并拢,并且两足跟内侧间距大于1.5cm,则为膝外翻。

3. **胫骨内旋、外旋** 检查时令髌骨向正前方,如果足趾偏向前正中线内侧成角,则判为胫骨内旋。胫骨内旋是由内侧腘绳肌和股薄肌紧张造成的,常与胫骨前倾、前交叉韧带撕裂、胫骨结构畸形、足内翻和外翻等因素有关。胫骨外旋检查时同内旋,令髌骨向前,如果足趾偏向前正中线外侧成角,则判为胫骨外旋。多由髂胫束紧张形成,常与股骨后倾,后交叉韧带撕裂、胫骨结构畸形等因素有关。

4. **足外翻、内翻** 足外翻是指足跟轴向外偏斜,是由于脚部肌腱发育异常导致的一种足部畸形,同时伴有扁平足和舟骨塌陷。评定方法:沿小腿中点和跟骨中心做一条直线,跟腱中心在此直线的内侧,则为足外翻。足内翻是足跟轴向内偏斜,由于足的肌腱和韧带发育异常或胫后肌痉挛等引起的踝关节畸形。评定时同足外翻,如跟腱的中心在小腿中点与跟骨中心连线的外侧,则为足内翻。

5. **蹋外翻** 第一足趾的跖趾关节向外侧偏斜,常见于跖骨头内侧过度生长、跖趾关节脱位、蹋趾滑膜囊肿。评定方法:正常成人第一跖骨与第一趾骨在一条直线上,如果测量发现第一跖骨与第一趾骨成角,并大于15°,则可判为蹋外翻。

6. **槌状趾** 表现为跖趾关节过伸,与近侧趾间关节屈曲、趾长伸肌紧张、短缩有关。

（四）异常姿势引起的不良影响

1. **肌肉和韧带失平衡** 肌肉或韧带长时间被牵拉变薄弱,长时间处于收缩状态,痉挛或挛缩,使得对关节的支持和保护降低,导致关节稳定性下降,出现关节半脱位或脱位。

2. **关节负重增加和压力分布异常** 关节长期的异常负重压力引起关节软骨的异常,导致关节过早的退行性变化。

3. **继发性功能障碍** 直立姿势时躯体负重部位的异常,可连锁地引起其他相关部位发生代偿性的改变。

4. **诱发疼痛** 异常姿势下,引发过度的压力和牵拉,会引起疼痛反应,导致关节和周围组织的慢性无菌性炎症。

（张志强 梁维娣）

第七节 平衡与协调评定

一、平衡评定

平衡(balance)是指人体所处的一种姿势或稳定状态以及不论处在何种位置,当运动或受到外力作用时,能自动地调整并维持所需姿势的过程。

平衡功能是指当人体重心垂线偏离了稳定的支撑面时,能立即通过自主的或反射性的活动,使重心垂线返回到稳定的支撑面内的能力。

（一）人体平衡维持机制

平衡功能的维持是一种复杂的运动技巧。一般参与人体平衡的三个重要环节有:感觉输入、中枢整合、运动控制。感觉输入系统包括前庭系统、视觉调节系统、躯体本体感觉系统;中枢整合系统包括大脑平衡反射调节系统和小脑共济协调系统;运动控制即肌群力量的控制,主要通过踝调节机制、髋调节机制、跨步调节机制三种姿势性协同运动模式来实现的。

（二）平衡种类

平衡一般可以分为静态平衡(static balance)和动态平衡(dynamic balance)两类,静态平衡是动态平衡的基础,没有静态平衡的稳定,就没有动态平衡的发展。

1. **静态平衡**   是人体在没有外力作用下维持某种固定姿势的能力。静态平衡主要依赖于肌肉的等长收缩和关节两侧肌肉的协同收缩来实现。

2. **动态平衡**   指人体在外力作用下或克服重力作用时,需要不断调整自己的姿势来维持新平衡的能力,主要依赖于肌肉的等张收缩来实现。包括自动动态平衡和他动动态平衡两种。前者是指人体在进行各种自主运动时能够重新获得稳定状态的能力;后者指人体对外界干扰(如别人推、拉等)产生反应时恢复稳定状态的能力。

（三）平衡评定的目的

1. 了解患者有无平衡功能障碍。

2. 确定平衡功能障碍的严重程度。

3. 明确引起平衡功能障碍的原因。

4. 为制订平衡功能训练方案提供依据。

5. 预测发生跌倒的危险性。

（四）常用平衡功能分级

根据平衡活动的完成情况,将平衡功能分为四级(表 4-7-1)。

表 4-7-1   常用平衡功能分级

分级	标　　准
1 级	能正确地完成活动
2 级	能完成活动,仅需要最小的帮助来维持平衡
3 级	能完成活动,但需要较大的帮助来维持平衡
4 级	不能完成活动

（五）平衡功能评定方法

包括观察法、量表法、平衡仪测试法。

1. **观察法**   观察患者在静止及动态状态下能否保持平衡,包括坐、站立、行走、跑跳等。

2. **量表法**   属于主观评定,常用的信度及效度较好的量表有 Fugl-Meyer 平衡测试量表、Berg 平衡量表、MAS 平衡测试和 Semans 平衡功能分级等。

3. **平衡仪测试法**   是定量评定平衡功能的方法,采用高精压力传感器和电子计算机技术,通过系统控制和分离各种感觉信息的输入,来评价躯体感觉、视觉、前庭系统对平衡及姿势控制的作用和影响。

（六）临床常用平衡评定

1. **平衡反应评价**   平衡反应是人体维持特定的姿势和运动的基本条件,是人体为恢复被破坏的平衡做出的保护性反应。检查在不同体位下进行,包括卧位、跪位、坐位及站立位。检查者破坏患者原有姿势的稳定性,观察其反应。正常人的反应为调整姿势,使头部向上直立和保持水平视线以恢复正位姿势,获得新的平衡。破坏过大则会引起保护性跨步或上肢伸展反应。

2. **静态平衡功能评价**   静态平衡功能检测可以在坐位或站立位进行,包括双腿站、单腿站、足跟对足尖站立、睁眼及闭眼站立。结果的判定包括站立平衡维持的时间长短和身体重心发生摆动或偏移的程度。随着测力台技术的发展,目前可以采用重心记录仪等设备为静态平衡检测提供更为客观的依据。

3. **动态平衡功能评价**   动态平衡功能的评价包括稳定极限和重心主动转移能力的测定。稳定极限(limit of stability)指正常人站立时身体倾斜的最大角度,是判断平衡功能的重要指标之一。稳定极限测定可以在坐位或站立位进行,要求被检测者有控制地将身体尽可能地向各个方向(前、后、左、右)倾斜。结果判断包括测量各个方向的倾斜角度数,或测量最大倾斜时身体重心位置的最大移动距离。重心主动转移能力测定是通过观察患者的一些功能活动,如站起、坐下、转身、行走、起止步等,观察在动态运动中的平衡反应。

4. **综合性功能评价**   临床上常用一些综合性功能检测量表对患者动、静态平衡进行全面的检查。

(1) Berg 平衡量表:Berg 平衡量表(Berg balance scale)正式发表于 1989 年,由加拿大的 Berg 等人设计,是一个标准化的评定方法,已广泛应用于临床。该评定法将平衡功能检测分为 14 项,每项分 0、1、2、3、4 五级,每项最高分 4 分,最低分 0 分,总分最高 56 分,最低 0 分。具体检测量表见表 4-7-2。

表 4-7-2   Berg 平衡量表评定标准

检查项目及指令		评分标准及得分
1. 从坐位到站立位 指令:请站起来。请不要使用你的手支撑	4 分	能不使用手支撑而站起,而且独立、稳定
	3 分	能不使用手支撑而站起
	2 分	能不使用手支撑而站起,需用手支撑桌子保持稳定
	1 分	需用手支撑桌子站起和保持稳定(需要桌子最小的帮助或稳定)
	0 分	需别人帮助或用手支撑桌子站起和保持稳定(需要最大的帮助)
2. 持续无支持站立 指令:请使用你的手支撑而站立 2min	4 分	能安全地站立 2min
	3 分	能扶持在监护下站立 2min
	2 分	能持续无支持站立 30s
	1 分	需要支撑桌子站立 30s
	0 分	不能站立 30s
3. 无支持坐位 指令:请双臂相抱保持坐位 2min	4 分	能够安全地保持坐位 2min
	3 分	在监护下能够保持坐位 2min
	2 分	能坐 30s
	1 分	能坐 10s
	0 分	没有靠背支持不能坐 10s
4. 从站立到坐 指令:请坐下	4 分	最小量用手帮助安全地坐下
	3 分	借助于双手能够控制身体的下降
	2 分	用小腿的后部顶住椅子来控制身体的下降
	1 分	独立地坐,但不能控制身体下降
	0 分	需要他人帮助坐下

续表

检查项目及指令	评分标准及得分	
5. 转移 指令:请从床转移到椅子上	4 分	稍用手扶就能够安全地转移
	3 分	绝对需要用手扶着才能够安全地转移
	2 分	需要口头提示或监护才能够转移
	1 分	需要一个人的帮助
	0 分	为了安全,需要两个人的帮助或监护
6. 闭眼睛无支持站立 指令:请闭上你的眼睛站立 10s	4 分	能够安全地站 10s
	3 分	监护下能够安全地站 10s
	2 分	能站 3s
	1 分	闭眼不能达 3s,但站立稳定
	0 分	为了不摔倒而需要两个人的帮助
7. 无支持双脚并齐站立 指令:把你的双脚并在一起站立	4 分	能够独立地将双脚并拢并安全站立 1min
	3 分	能够独立地将双脚并拢并在监护下站立 1min
	2 分	能够独立地将双脚并拢,但不能保持 30s
	1 分	需要别人帮助将双脚并拢,但能双脚并拢站 15s
	0 分	需要别人帮助将双脚并拢,双脚并拢站立不能保持 15s
8. 当站着的时候,伸直上肢向前触物 指令:举起上臂 90°,再伸展你的手指尽可能伸向前	4 分	能够向前伸出>25cm
	3 分	能够安全地向前伸出>12cm
	2 分	能够安全地向前伸出>5cm
	1 分	上肢可以向前伸出,但需要监护
	0 分	在向前伸展时失去平衡或需要外部支持
9. 在站立姿势从地板上取物 指令:拾起被放置在你脚之前的拖鞋	4 分	能够轻易地且安全地将鞋捡起
	3 分	能够将鞋捡起,但需要监护
	2 分	伸手向下达 2~5cm 且独立地保持平衡但不能将鞋捡起
	1 分	试着做伸手向下捡鞋动作时需要监护,但仍不能将鞋捡起
	0 分	不能试着做伸手向下捡鞋的动作,或需要帮助免于失去平衡摔倒
10. 当站着的时候,转身向后看 指令:转身向后看	4 分	从左右侧向后看,体重转移良好
	3 分	仅从一侧向后看,另一侧体重转移较差
	2 分	仅能转向侧面,但身体的平衡可以维持
	1 分	转身时需要监护
	0 分	需要帮助以防失去平衡或摔倒
11. 身体原地旋转 360° 指令:完全地身体在原地旋转 360°	4 分	在≤4s 时间内安全地转身 360°
	3 分	在≤4s 时间内仅能从一个方向安全地转身 360°
	2 分	能够安全地转身 360°,但动作缓慢
	1 分	需要密切监护或口头提示
	0 分	转身时需要帮助
12. 无支持站立,交替把脚放在凳子上 指令:交替把脚部放在凳子上,每个足部接触凳子 4 次	4 分	能够安全且独立地站,在 20s 的时间内完成 8 次
	3 分	能够独立地站,完成 8 次的时间>20s
	2 分	无需辅助具在监护下能够完成 4 次
	1 分	需要少量帮助能够完成>2 次
	0 分	需要帮助以防止摔倒或完全不能做

检查项目及指令	评分标准及得分
13. 持续一脚在前站立 指令:持续一脚在前站立	4分　能独立将双脚一前一后地排列(无间距)并保持 30s 3分　能独立将一只脚放在另一只脚前方(有间距)并保持 30s 2分　能够独立地迈一小步并保持 30s 1分　向前迈步需要帮助,但能够保持 15s 0分　迈步或站立时失去平衡
14. 单腿站立 指令:单腿站立	4分　能够独立抬腿并保持时间>10s 3分　能够独立抬腿并保持时间 5~10s 2分　能够独立抬腿并保持时间 3~<5s 1分　试图抬腿,不能保持 3s,但可维持独立站立 0分　不能抬腿或需要帮助以防摔倒

（2）Fugl-Meyer 平衡量表:Fugl-Meyer 平衡量表是 Fugl-Meyer 评定量表的组成部分,主要适用于偏瘫患者的平衡功能评定。该评定方法对患者进行 7 个项目的检测,每个项目进行 0、1、2 三个级别的记分,总分最高分 14 分,最低分 0 分。评分越低说明平衡功能障碍越严重。具体评定项目及评分标准见表4-7-3。

表 4-7-3　Fugl-Meyer 平衡量表

内　容	评 分 标 准
1. 支持坐位	0分:不能保持平衡 1分:能保持平衡,但不超过 5min 2分:能保持平衡,超过 5min
2. 健侧展翅反应	0分:被推动时,无肩外展及伸肘 1分:健肢有不完全反应 2分:健肢有正常反应
3. 患侧展翅反应	0分:被推动时,患肢无外展及伸肘 1分:患肢有不完全反应 2分:患肢有正常反应
4. 支持站立	0分:不能站立 1分:完全在他人帮助下站立 2分:1 人帮助站立 1min
5. 无支持站立	0分:不能站立 1分:站立少于 1min 或身体摇摆 2分:站立平衡多于 1min
6. 健肢站立	0分:维持平衡少于 1~2s 1分:维持平衡 4~9s 2分:维持平衡多于 9s
7. 患肢站立	0分:维持平衡少于 1~2s 1分:维持平衡 4~9s 2分:维持平衡多于 9s

二、协调评定

（一）协调与协调运动

1. 概念

（1）协调（coordination）：是指在准确完成一个动作的过程中多组肌群共同参与并相互配合、相互和谐的性质。协调是完成精准运动和技能动作的必要条件，也是姿势控制和日常生活活动所必须具有的基本条件。

（2）协调运动：是指人体任何一个动作的完成，都必须有一定的肌群参加，并在小脑、前庭神经、视神经、深感觉、锥体外系等的共同参与下，动作才能协调和平衡。

2. 协调功能障碍的表现 当参与协调运动的各系统结构发生病变，协调动作就会出现障碍，称为共济失调（ataxia）。不同种类的共济失调临床表现各不相同。

（1）感觉性共济失调：共济失调在睁眼时减轻，闭目时加剧，伴有位置觉，震动觉减低或消失。因深感觉障碍下肢重而多见，故站立不稳和步态不稳为主要表现。患者夜间行路困难，洗脸时躯体容易向脸盆方向倾倒（洗脸盆征阳性）。行走时双目注视地面举足过高，步距宽大，踏地过重，状如跨阈，故称跨阈步态。闭目难立征为阳性，指鼻试验、跟膝胫试验不准确。

（2）小脑性共济失调：小脑及其传入传出纤维病变都可引起共济失调，特点是既有躯干的平衡障碍而致站立不稳，也有肢体的共济失调而致辨距不良、轮替运动障碍、协调不能、运动起始及终止延迟或连续性障碍。小脑性共济失调不受睁眼、闭眼或照明度影响，不伴感觉障碍，有眼球震颤、构音障碍、讷吃和特殊小脑步态，即行走时两足分开，步距大小不一，步态蹒跚不稳易倾倒。指鼻试验时共济失调极为明显，可见上肢呈弧形摆动与意向性震颤，并有肌张力减低或消失、关节运动过度、快复动作障碍、肌肉反跳现象等。

（3）前庭性共济失调：因前庭系统损害引起，以平衡障碍为主。特征为静止与运动时均出现平衡障碍。与小脑性共济失调有相同点，如站立时两足基底宽、身体不稳、向侧方或后方倾倒、步行时偏斜等。但一般都有明显眩晕、眼震和前庭功能试验异常等可资鉴别。

（4）遗传性共济失调：为中枢神经系统慢性疾病，病因不明，大多有家族史，常染色体隐性或显性遗传。病理变化以脊髓、小脑、脑干变性为主，周围神经、视神经、大脑和小脑等也可受累。临床以共济失调、辨距不良为主要表现。

（二）协调评定目的

1. 明确有无协调功能障碍。
2. 帮助了解协调功能障碍的程度、类型及引发原因。
3. 为康复计划的制订与实施提供依据。
4. 对康复治疗效果进行评估。

（三）协调功能分级（表4-7-4）

表 4-7-4 常见协调功能分级

分级	标 准
1级	正常完成
2级	能完成活动，但较正常速度及技巧稍有差异
3级	能完成活动，但动作慢、笨拙、不稳，非常明显
4级	仅能启动活动，不能完成
5级	不能活动

（四）协调评定方法

1. **指鼻试验** 嘱患者先将手臂伸直、外展、外旋，以示指尖触自己的鼻尖，然后以不同的方向、速度、睁眼、闭眼重复进行，并两侧比较。小脑半球病变时可看到同侧指鼻不准，接近鼻尖时动作变慢，或出现意向性震颤，且常见超过目标（辨距不良）。感觉性共济失调时睁眼无困难，闭眼时则发生障碍。

2. **指指试验** 嘱患者伸直示指，屈肘，然后伸直前臂以示指触碰对面检查者的示指。分别在睁眼和闭眼时进行试验。若总是偏向一侧，则提示该侧小脑或迷路有损伤。

3. **交替指鼻和手指** 让患者用示指交替指鼻尖和检查者的手指尖。检查者可变换位置来测验其对变换距离的应变能力。

4. **指和过指** 检查者和患者相对而坐。他们都是水平屈肩 90°，伴肘伸展，示指相触，让患者完全屈肩（手指指向天花板），然后再回到水平位，使示指再次相触。正常反应是能准确回转到起始位。异常反应是"过指"或运动在目标以上。

5. **轮替动作** 嘱患者以前臂向前伸平并快速反复地做旋前旋后动作；或以一侧手快速连续拍打对侧手背；或足跟着地，以前脚掌敲击地面等。小脑性共济失调患者的这些动作笨拙，节律慢而不匀，称轮替动作不能。

6. **反弹试验** 令患者上肢外展、屈肘位，检查者握住患者前臂用力向伸肘方向牵拉，让患者屈曲前臂与检查者进行对抗运动，然后检查者突然松手。正常情况下，屈肘拮抗肌（肱三头肌）将收缩，对运动进行校准并制止肢体的过度运动。异常情况表现为肢体过度回弹，前臂收回反击身体。常见于小脑损伤患者。

7. **跟-膝-胫试验** 患者仰卧，上抬一侧下肢用足跟碰对侧膝盖，再沿胫骨前缘向下移动。小脑损害时抬腿触膝容易出现辨距不良和意向性震颤，下移时常摇晃不稳。感觉性共济失调时，患者足跟于闭目时难寻到膝盖。

8. **足趾触检查者的手指** 患者于仰卧位，让患者用大踇趾触检查者的手指，检查者可变换手指的位置以评定患者变换方向和判断距离的能力。

9. **闭目难立征（Romberg 征）** 嘱患者双足并拢站立，两手向前平伸，闭目。如出现身体摇晃或倾斜则为阳性。仅闭目不稳提示两下肢有感觉障碍（感觉性共济失调），闭目睁目皆不稳提示小脑蚓部病变（小脑性共济失调）。蚓部病变易向后倾，一侧小脑半球病变或一侧前庭损害则向病侧倾倒。

10. **站立后仰试验** 协同运动障碍的检查方法。患者站立位，嘱其身体向后仰。正常人可以膝关节屈曲，身体维持后仰位，小脑疾病时膝不能屈曲而身体向后方倾倒。

11. **观察日常生活动作** 观察吃饭、穿衣、系钮扣、取物、书写、站立、姿势以及步态等活动是否协调、自如、准确。有无动作性震颤、言语顿挫等。观察有无不自主运动，如舞蹈样运动、手足徐动、震颤（静止性、动作性）、抽搐等。

（张志强 梁维娣）

第八节 步 态 分 析

步态分析（gait analysis，GA）是利用力学原理和人体解剖学、生理学知识对人类行走状态进行对比和分析的一种研究方法，包括定性分析和定量分析。在临床工作中，对患有神经系统或肌肉骨骼系统疾病而可能影响行走能力的患者需要进行步态分析，以评定患者是否存在步态异常以及步态异常的性质和程度,为分析异常步态的原因和矫正异常步态、制订康复治疗方案提供必要的依据,并评定步态矫治的效果。

一、正常步态

(一)正常步态的基本构成

1. **步长**(step length) 指行走时一侧足跟着地到紧接着的对侧足跟着地所行进的距离,以厘米(cm)为单位表示,正常人为50~80cm。步长与身高成正比,身材愈短,步长愈短。

2. **步幅**(stride length) 也称跨步长或者复步长,是指行走时一侧足跟着地到该侧足跟再次着地所进行的距离,一般为100~160cm。

3. **步宽**(stride width) 指左右两足间的横向距离,通常以足跟中点为测量点,正常值为8±3.5cm。

4. **足角**(foot angle) 也称足偏角(toe out),指在行进过程中人体前进的方向与足的长轴所形成的夹角,通常用度表示,正常值约为6.75°。

5. **步频**(cadence) 指单位时间内行走的步数,以步数/min表示。正常人平均自然步频为95~125步/min。

6. **步速**(velocity) 指单位时间内行走的距离,以m/s表示。正常人平均自然步速为1.2m/s。步速也可以根据下列公式计算得出,通过公式可以看出,步速与跨步长和步频相关,跨步长增加、步频加快,步速亦加快,反之亦然。

$$步速 = \frac{跨步长(m) \times 步频(步/min)}{120}$$

(二)步态周期

一个步态周期定义为自一侧足跟着地起到同一足跟再次着地之间的过程。

一个步态周期可进一步划分为支撑相和摆动相。支撑相约占整个步态周期的62%,摆动相占38%。支撑相又可以进一步分为双下肢同时着地承重(0~12%)的双侧肢体负重期,后期的单侧肢体负重期(12%~50%),以及摆动相开始前的第二次双侧肢体负重期(50%~62%),如图4-8-1所示。

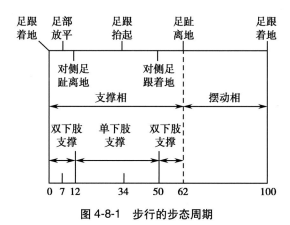

图4-8-1 步行的步态周期

作为一个持续运动状态,由于许多运动同时发生,整体分析步行步态周期难度较大。为评估步态周期中各种动作以及踝足部各组成部分的力学机制,将支撑相分为三个阶段:第一阶段,自单侧足跟开始着地到全足完全着地;第二阶段,自全足着地到身体重心越过该足;第三阶段,自足跟离地、踝关节开始跖屈到足趾完全离地。

1. **第一阶段** 占整个步态周期的前15%,自足跟着地到全足完全接触地面。此时对侧足跟已经离地,但重心仍位于对侧前足。在第一阶段中,足部对着地时的冲击力起到了吸收和缓冲的作用。

自足跟着地到全足底着地,踝关节发生快速跖屈。在整个步态周期进行到 7% 左右时,踝关节开始背屈。足跟着地后,身体重心出现减速,之后迅速向上加速并越过正在伸展的一侧下肢。足跟着地产生的冲击力及身体重心的升高,使得地面的反作用力增加了体重的 15%~25%。

在第一阶段,胫前肌群的离心性收缩减缓了踝关节跖屈的速度。此时小腿后侧以及足内侧肌群处于放松状态。上述肌群的放松状态有利于足纵弓的形变。胫前肌群的萎缩会导致上述减速运动的缺失以及典型足部拍击地面动作的出现。

2. 第二阶段 第二阶段时长占整个步态周期的 15%~40%。在该阶段,身体重心越过承重的下肢。身体重心在越过承重下肢时,其高度达到最大,此时处于整个步态周期的 35%,之后重心开始下降。

在第二阶段,踝关节开始背屈,并在整个步态周期进行到 40% 时背屈程度达到最大。此时踝关节承重达到最大值,约为身体重量的 4.5 倍。整个步态周期进行到 34% 时,足跟开始离地,对侧下肢开始越过处于支撑相的一侧肢体,之后在周期进行到 40% 时,承重的足部开始跖屈。

在第二阶段中,肌肉的收缩活动使足部与下肢功能发生了重要改变。小腿后侧肌群及外侧肌群(小腿三头肌、腓骨肌群、趾长屈肌)以及足底内侧肌群处于兴奋状态。正常人足底内侧肌群开始兴奋始于整个步态周期的 30%,而平足患者始于 15%。小腿后侧肌群的收缩减慢了胫骨向前越过足部的速度,进而有助于对侧下肢增加步长。该部位肌群的萎缩将导致下肢足跟过早着地,从而使步长缩短。

3. 第三阶段 为整个步态周期的 40%~62%。该阶段中随着对侧肢体获得有效步长,踝关节快速跖屈直至足趾离地。

在第三阶段的初始,压力测试显示足部受力增加,这是由于身体重心的下降导致。此时足部受力约为体重的 1.2 倍。随后支持足与地面的作用力逐渐降为 0,身体重量由对侧足部开始承受。

在第三阶段,以小腿三头肌为主的小腿后方肌群收缩,引起踝关节的跖屈,该跖屈动作使支撑相肢体相对延长。尽管跖屈运动在该阶段一直持续并达到最大,但小腿后侧肌群在达到步态周期的 50% 后便不再收缩,余下的踝关节跖屈主要由身体重心向对侧足部的转移所驱动。足底内侧肌群直至足趾离地一直处于收缩状态。但相比于足底内侧肌群的收缩作用,跖腱膜在足纵弓的维持中占主导作用。该阶段由于足趾背屈,跖腱膜发生紧张,牵拉引发跖骨头跖屈,从而维持足纵弓高度。胫前肌群在该阶段的 5% 时出现收缩,可能是为踝关节在足趾离地后的背屈运动做准备。

(三) 正常步态的运动学变化

单独测量步态生物力学相关参数的均值意义不大,医生和治疗师不仅要重视各个结构的生物力学参数在人群中的差异,更应了解各个结构之间相互作用的关系。如果仅仅用参数的均值作为唯一的衡量标准,便无法解释一些足部生物力学偏离了均值却仍保持良好的功能,而一些足部拥有接近于均值的生物力学参数,但功能仍差强人意。因此,本节将重点介绍功能关系,而不仅仅是一系列生物力学参数的测量方法。

1. 身体垂直方向的位移变化 我们都知道行走过程中身体存在上下运动的节律,这一垂直高度的交替变化在双足步行过程中是必须的。在双腿分开同时着地,重心从一侧下肢转移到对侧下肢时,其重心的高度应比一侧下肢摆动超过对侧支撑下肢时要低。

在步行中最大化地减少身体重心纵向的位移,可最大化地降低运动的能量消耗。由于双足行走动物步行时垂直方向的运动不可避免,所以需要更好的运动协调性。在步态周期中,身体重心的轨迹呈一条正弦曲线,上下振幅在 4~5cm(图 4-8-2)。身体重心在体重由一侧下肢完全传递给对侧下肢时达到最高点,之后开始下降,直到对侧下肢在摆动相末期足跟着地时才停止下降。

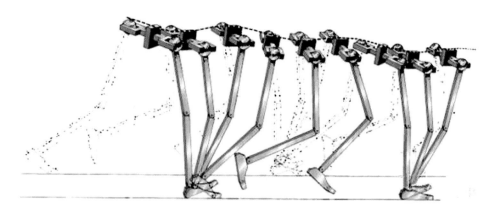

图 4-8-2 重心的正弦曲线运动轨迹

下肢不同结构功能的协调可使身体重心的纵向位移最小化。尽管骨盆以及髋关节的运动对上述正弦曲线的路径以及振幅产生影响,膝关节、踝关节以及足部的协调作用可将该曲线转化为更加平滑的正弦曲线,当然,这种转化需要上述三部分结构协调且精准的配合。

一个运动系统功能完善的个体,在地面反作用力不断增加的同时伴有下肢有效长度地不断缩短来产生缓冲作用,使得重心能够平稳下降。在这一过程中,股四头肌收缩来对抗膝关节屈曲,胫前肌群收缩来对抗踝关节跖屈。当足底完全着地后,足部在韧带承受范围内进一步发生旋转使重心在下降过程中得到缓冲。

重心在达到最低点后开始上升,同时向处于支撑相的一侧下肢转移。在这一过程中,处于支撑相的一侧下肢会通过短暂的伸膝、踝关节进一步跖屈以及后足旋后运动来实现功能性地伸展。在这一过程中,足跟离地的高度是重心加速上升程度的主要因素。

2. 身体的侧方移位 在行走过程中,机体的运动轨迹在水平方向上并非保持一条直线。为了保证重心始终偏向于承重一侧下肢,身体处于轻度的左右横向摆动。

在一个完整的步态周期中,身体重心随着承重下肢变换而左右轻度摆动的轨迹在水平面上呈一振幅为 4~5cm 的正弦曲线(图 4-8-3)。振幅的大小与步行期间两腿的间距大小成正比。通常来讲,由于膝关节生理性的轻度外翻,使得胫骨保持与地面垂直,而股骨与骨盆的成角使双足间距减小,从而使上述横向位移最小化。

3. 下肢的水平旋转 身体在横向与纵向移动的同时,还存在一系列水平面轴向的旋转。在观察一个人步行的过程中,不难发现其骨盆与肩部在做轴向旋转。此外,股骨与胫骨亦发生相似的旋转。胫骨沿其长轴旋转,在摆动相及支撑相第一阶段内旋,在支撑相后两个阶段外旋。上述旋转的程度及个体化差异较大。在一组对 12 名成年男性的测量中发现,胫骨水平旋转的平均角度为 19°,但其波动范围达到了 13°~25°。

在足跟着地后,由骨盆、股骨以及胫骨组成的下肢发生内旋,且在足底完全放平时达到

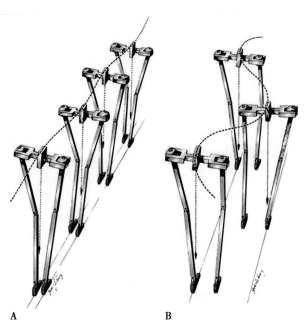

图 4-8-3 双足间距较小
A. 双足间距较大;B. 重心横向摆动轨迹

最大。这种内旋始于距下关节外翻,其外翻程度取决于足部的柔韧性以及韧带的强度。大约进行到整个步态周期的12%时,对侧足趾离地,下肢开始外旋,且在该侧足趾离地时达到最大。而踝关节沿轴线的外旋、跖骨的倾斜排列以及足底筋膜的作用力使得下肢的外旋程度进一步增加。

4. **参与步行的主要肌肉活动**(表 4-8-1)

表 4-8-1 参与步行的主要肌肉活动

步态周期	正常运动	肌群活动		
		作用于髋关节的肌群	作用于膝关节的肌群	作用于踝关节的肌群
足跟着地 足放平	髋关节:30°屈曲 膝关节:0°~15°屈曲 踝关节:0°~15°跖屈	骶棘肌、臀大肌、腘绳肌收缩	股四头肌先进行向心性收缩保持膝关节伸展位,然后进行离心性收缩	胫前肌离心性收缩,防止足放平时前脚掌拍地
足放平 站立中期	髋关节:30°~5°屈曲 膝关节:15°~5°屈曲 踝关节:15°跖屈~10°背屈	臀大肌收缩活动逐渐停止	股四头肌活动逐渐停止	腓肠肌和比目鱼肌离心性收缩控制小腿前倾
站立中期 足跟离地	膝关节:5°屈曲 踝关节:10°~15°背屈	—	—	腓肠肌、比目鱼肌离心性收缩对抗踝关节背屈,控制小腿前倾
足跟离地 足趾离地	髋关节:10°过伸展~中立位 膝关节:5°~35°屈曲 踝关节:15°背屈~20°跖屈	髂腰肌、内收大肌、内收长肌收缩	股四头肌离心性收缩控制膝关节过度屈曲	腓肠肌、比目鱼肌、腓骨短肌、姆长屈肌收缩产生踝关节跖屈

续表

步态周期	正常运动	肌群活动		
		作用于髋关节的肌群	作用于膝关节的肌群	作用于踝关节的肌群
加速期 迈步中期	髋关节:20°~30°屈曲 膝关节:40°~60°屈曲 踝关节:跖屈~中立位	髋关节屈肌:髂腰肌、股直肌、股薄肌、缝匠肌、阔筋膜张肌收缩,启动摆动期	股二头肌(短头)、股薄肌、缝匠肌向心性收缩引起膝关节屈曲	背屈肌收缩使踝关节呈中立位,防止足趾拖地
迈步中期 减速期	髋关节:30°~20°屈曲 膝关节:60°~30°~0° 踝关节:中立位	腘绳肌收缩	股四头肌向心性收缩以稳定膝关节于伸展位,为足跟着地做准备	胫前肌收缩使踝关节保持中立位

二、步态分析方法

(一) 临床定性分析

步态的定性分析是临床中常用的步态检查方法。定性分析通常采用目测观察获得第一手资料,通过与正常步态进行比较,并结合以往的临床经验来认识异常步态的特征,找出问题所在。

1. 分析步骤

(1) 病史:通过了解病情,可以获知有关疼痛、肌无力、关节不稳等方面的主诉,了解既往有关神经系统疾病或骨关节疾病病史等。

(2) 体格检查:包括与行走动作有关的身体各部位(特别是下肢)的肌力、关节活动度、肌张力、本体感觉以及周围神经检查。体格检查有助于对步态障碍的发生原因进行鉴别诊断。

(3) 步态观察:通过总结归纳,分析异常点的产生原因。

2. 观察内容与方法 由于完成一个完整的步态周期所需要的时间极短,因此,在临床中必须采用系统的方法评定每一个被检查者的步态。为避免遗漏,最好依照步态观察或分析表进行。由美国加利福尼亚 Rancho Los Amigos(RLA)康复医院的步态分析实验室设计提出的步态目测观察分析法内容系统、全面,容易抓住要害问题所在,易于临床应用。它在传统步态时相分期的基础上,利用步态分析棍图处理技术,全面、系统地阐述了视觉观察分析方法,如在一个步态周期中求出八个典型动作,即首次着地(initial contact)、承重反应(loading response)、站立中期(midstance)、站立末期(terminal stance)、迈步前期(preswing)、迈步初期(initial swing)、迈步中期(midswing)、迈步末期(terminal)。

(1) 首次着地:足跟着地,髋关节屈曲约30°,膝关节完全伸直,踝关节处于中立位。此时地面反应力位于髋的前面,为维持平衡和髋的稳定,臀大肌和腘绳肌收缩,踝关节因受地面反应力的影响而增加伸肌运动,此时因为腘绳肌的拮抗而使踝关节呈现中立位。

(2) 承重反应:由足跟着地逐渐过渡到全足着地,此时地面反应力在髋关节前方,髋关节必须进行向心性收缩以克服屈髋。随着膝关节的地面反应力由前方转变为后方,产生了一个外在的屈膝力矩,诱发股四头肌进行离心性收缩,出现屈膝20°的情况;踝关节由于地面反应力在其后方,外在的屈力矩诱发踝背屈的离心性收缩,使踝关节呈现跖屈约 10°。

（3）站立中期:髋关节逐渐由屈曲过渡到伸直,此时地面反应力通过髋关节以消除髋伸肌的收缩;膝关节由屈曲逐渐伸展,其地面反应力由后方转至前方,股四头肌由被动的离心性收缩转变为主动的向心性收缩;踝关节的地面反应力在其前方,踝跖屈肌离心性收缩以对抗外在的踝背屈力矩。

（4）站立末期:躯干由中立位变为前倾位,髋关节的地面反应力在其后方,被动性的产生伸髋,约 10°;膝关节的地面反应力稍微后移,被动的产生屈膝;当足跟离地时,踝前方的地面反应力产生的踝背屈力矩诱发踝跖屈,此时踝跖屈肌肉的活动已从离心性收缩转为向心性收缩。

（5）迈步前期:此时为向前摆动下肢做准备,地面反应力在髋关节和膝关节后方,髂腰肌、臀中肌和股直肌呈向心性收缩,股直肌在膝关节处呈现离心性收缩;踝的地面反应力在其前方,使踝跖屈肌肉持续向心性收缩,约 20°。

（6）迈步初期:肢体向前摆动,此时地面反应力位于髋、膝后方,屈髋肌的持续向心性收缩使屈髋角度加大,腘绳肌收缩使膝屈曲约 65°;踝的地面反应力位于其前方,踝背屈肌向心性收缩使踝背屈。

（7）迈步中期:下肢因惯性力的推动得以继续向前摆动,使髋被动屈曲,肢体的重力诱发膝关节被动伸展,踝背屈肌持续运动使踝关节保持于中立位。

（8）迈步末期:下肢由摆动转向足跟着地,此时要求屈髋速度下降、伸膝,踝由跖屈过渡到中立位,因此,股四头肌强力的离心性收缩以控制屈髋速度并伸膝,踝背屈肌收缩以保证踝关节处于中立位。

与传统的步态分析方法相比,RLA 八分法具有以下特点:

（1）观察内容:包括了 47 种常见的异常步态的临床表现,检查者可以根据每一关节或部位在步态周期中的表现对照表中提示的内容逐一分析,发现患者在步行中存在何种表现及出现异常的时相。

（2）观察顺序:由远端到近端,即从足、踝关节观察开始,依次评定膝关节、髋关节、骨盆及躯干;先观察矢状面,再从冠状面观察患者的行走特征;在观察一个具体关节或部位时,应将首次着地作为评定的起点,按照步态周期发生的顺序进行仔细地观察。（表 4-8-2）

（二）定量分析

定量分析是借助于专用设备对步态进行运动学和动力学的分析。步态的定量分析能够为制订治疗计划和评定治疗结果、检查医疗质量提供客观数据。

1. **步态分析系统**　通常由摄像系统、测力台、肌电遥测系统、计算机处理系统四个部分组成。这种三维步态分析系统可以提供多方面的参数和图形,进行深入细致的分析,做出全面的结论,特别适合科研工作,但因价格昂贵,目前难以普及应用。

2. **足底压力系统**　足底压力步态分析仪是计算机化测量人站立或行走中足底接触面压力分布的系统。它以直观、形象的二维、三维彩色图像实时显示压力分布的轮廓和各种数据。

3. **动态肌电图**　通过贴在皮肤上的表面电极测量肌肉的活动。表面肌电图使用可处理的胶黏电极记录来自表面电极或针电极放大前的肌电图信号,由电缆或无线遥控器传送到与计算机系统相连的接收器上。通过显示的信号可以鉴别和分析步态的相关因素。

4. **电子测角器**　它是装有电子计算机的简单测角装置,临床上通常用于测量 ROM。

表 4-8-2 RLA 步态观察分析表

观察项目		负重		单腿支撑		摆动腿向前迈进			
		首次着地	承重反应	站立中期	站立末期	迈步前期	迈步初期	迈步中期	迈步末期
躯干	前屈								
	后伸								
	侧弯(左/右)								
	旋后								
	旋前								
骨盆	一侧抬高								
	后倾								
	前倾								
	旋前不足								
	旋后不足								
	过度旋前								
	过度旋后								
	同侧下降								
	对侧下降								
髋关节	屈曲 受限								
	屈曲 消失								
	屈曲 过度								
	伸展不充分								
	后撤								
	外旋								
	内旋								
	内收								
	外展								
膝关节	屈曲 受限								
	屈曲 消失								
	屈曲 过度								
	伸展不充分								
	不稳定								
	过伸展								
	膝反张								
	内翻								

续表

观察项目		负重		单腿支撑		摆动腿向前迈进			
		首次着地	承重反应	站立中期	站立末期	迈步前期	迈步初期	迈步中期	迈步末期
膝关节	外翻								
	对侧膝过度屈曲								
踝关节	前脚掌着地								
	全足底着地								
	足拍击地面								
	过度跖屈								
	过度背屈								
	内翻								
	外翻								
	足跟离地								
	无足跟离地								
	足趾或前脚掌拖地								
	对侧前脚掌踮起								
足趾	过度伸展（上翘）								
	伸展不充分								
	过度屈曲								

注：灰格表示与该步行分期相对应的关节运动情况无需观察；空白格和浅灰格表示要对这一时间里是否存在异常运动进行观察和记录，其中空白格的内容需要重点观察。在有异常存在的格中打"0"。如为双侧运动则用"左"或者"右"表示

三、常见异常步态模式的评定

正常人的行走能力体现了神经系统、肌肉骨骼系统、生理支持系统之间的完美整合以及在功能上相互依赖的关系。上述任何一个系统损伤所致的运动功能障碍均可表现为病理步态。从功能损伤的层面分析，引起病理步态的原因包括疼痛、肌力减弱、畸形、感觉障碍、与中枢神经系统损伤有关的肌肉活动增加和运动障碍等。

（一）疼痛

急、慢性疼痛均可影响运动功能。患者为避免疼痛常会尽量减少活动，久而久之将导致关节的活动能力下降、关节固定，进而进入一个恶性循环即疼痛进一步加剧功能障碍。

髋关节疼痛的患者行走时，为减轻负重期的疼痛，患侧站立相时间缩短。站立相时，患侧肩关节下降、对侧肩关节抬高、躯干向患侧过度倾斜等代偿动作使身体重心越过疼痛关节以减少对关节面的机械性压力。迈步相过程中，疼痛的髋关节轻度屈曲、外展、外旋使关节囊和韧带松弛以减少关节压力。为了避免刺痛和关节过度负荷，髋关节疼痛患者在行走时会尽量避免足跟着地。

膝关节疼痛时，患者在整个行走周期中以轻度屈曲膝关节为特征，同时，患者回避患侧

足跟着地而以足趾着地代之。

踝足疼痛患者通常会限制疼痛部位负重,患侧跨步长明显短缩,正常的足跟-足趾运动模式消失。疼痛位于足前部时,跖屈踝关节和足趾离地的动作消失。如果疼痛限于踝关节或足后部,则首次着地时足跟着地动作消失而以患侧足趾步态取代之。

（二）肌无力

1. **臀大肌无力** 臀下神经损伤时,导致臀大肌无力,髋关节伸和外旋受限。行走时,由于臀大肌无力,表现为挺胸、凸腹,躯干后仰,过度伸髋,膝绷直或微屈,重力线落在髋后。整个行走过程重心在水平面前后方向的移位要大于在垂直面内的移位。行走速度和稳定性都受到影响(图4-8-4)。

2. **臀中肌无力** 臀上神经损伤或髋关节骨性关节炎时,髋关节外展、内旋(前部肌束)和外旋(后部肌束)均受限,又称为Trendelenburg步态。行走时,由于臀中肌无力,使骨盆控制能力下降,支撑相受累侧的躯干和骨盆过度倾斜,摆动相身体向两侧摇摆。整个行走过程重心在水平面左右方向的移位要大于在垂直面内的移位。行走速度和稳定性都受到影响(图4-8-5)。

3. **股四头肌无力** 股神经损伤时,屈髋关节、伸膝关节受限。行走时,由于股四头肌无力,不能维持膝关节的稳定性,膝将倾向于"屈服",支撑相膝后伸,躯干前倾,重力线落在膝前。如果伸膝过度,有发生膝后关节囊和韧带损伤的危险。整个行走过程重心在垂直位移动的幅度较大(图4-8-6)。

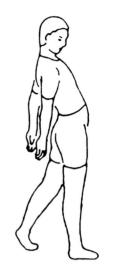

图 4-8-4 臀大肌步态

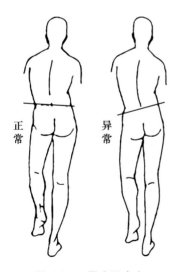

图 4-8-5 臀中肌步态

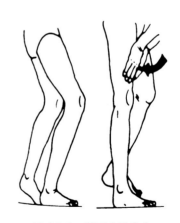

图 4-8-6 股四头肌步态

4. **胫前肌无力** 腓深神经损伤时,足背屈、内翻受限,其特征性的临床表现是早期足跟着地之后不久"拍地",它是由于在正常足跟着地之后,踝背屈肌不能进行有效的离心性收缩控制踝跖屈的速率,行走时,由于胫前肌无力使足下垂,摆动相不能背屈,以过度屈髋、屈膝,提起患腿,完成摆动。整个行走过程身体左右摆动、骨盆侧位移动幅度增大。因为足下垂拖地,跌倒的危险增加(图4-8-7)。

5. 腓肠肌无力　胫神经损伤时,屈膝关节、踝跖屈受限。行走时,由于腓肠肌无力,支撑相足跟着地后,身体稍微向患侧倾斜,蹬地无力。整个行走过程重心在水平面左右方向的位移要大于在垂直面内的移位。行走速度和稳定性都受到影响。

（三）畸形

正常站立姿势要求髋、膝关节充分伸展,踝关节背屈 5°~10°。身体重心此时位于髋关节后、膝关节前。该重心位置使得髋膝关节在不需要肌肉做功的情况下就能够保持伸展状态。当上述诸关节活动范围不能保持时,需要肌肉额外做功以维持正常的身体对线或中心位置。膝关节屈曲挛缩 30° 时,将无法进行功能性移动。当踝关节跖屈挛缩 15° 时,患者或用尖足行走,或者足底触地而采取代偿姿势,即身体对线位于足后,为避免向后倒,患者躯干必须前倾。踝关节跖屈挛缩也可以引起迈步相拖步,患者常采取踮起对侧足尖的策略来帮助患侧完成足廓清动作。

（四）感觉障碍

运动对环境的反应依赖于大量的感觉输入,本体感觉在关节活动中提供关节的位置和运动信息,并在肌张力调节、肌肉控制方面具有重要作用。位置觉丧失的常见表现为足趾拖拽、站立相时内外踝不稳定或在迈步相时髋关节过度屈曲。

（五）中枢神经损伤

1. 偏瘫步态　这是由中枢神经系统损伤引起肌张力和运动控制变化导致的步态异常。典型的偏瘫步态表现为偏瘫侧上肢摆动时肩、肘、腕及手指屈曲、内收;偏瘫下肢伸肌共同运动,髋关节伸展、内收并内旋,膝关节伸展,踝关节跖屈、内翻。偏瘫患者步行速度减慢,健侧步幅缩短,由于踝关节跖屈,首次着地时足跟着地方式消失、膝反张。患侧站立相时间较健侧缩短,摆动相时由于股四头肌痉挛而使膝关节屈曲角度显著变小甚至消失。为了使偏瘫侧下肢向前迈步,迈步相时患侧肩关节下降,骨盆代偿性抬高,髋关节外展、外旋,偏瘫下肢经外侧画一个半圆弧代替正常的足趾廓清动作,故又称画圈步态(图 4-8-8)。

2. 剪刀步态　脑瘫患者由于髋内收肌张力过高,双膝内侧常呈并拢状,行走时,双足尖(相对或分开)点地,交叉前行,呈剪刀状。摆动相缺乏屈膝、屈髋动作,支撑相足尖着地,支撑面小,行走时能量消耗大,稳定性差(图 4-8-9)。

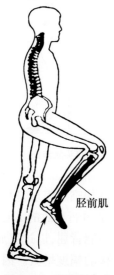

图 4-8-7　胫前肌步态

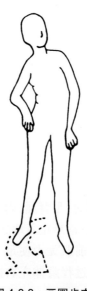

图 4-8-8　画圈步态

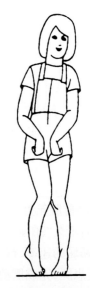

图 4-8-9　剪刀步态

3. **帕金森病步态** 表现为步行启动困难、双支撑期时间延长、行走时躯干前倾、髋膝轻度屈曲、关节活动范围减小,踝关节于迈步相时无背屈,双下肢交替迈步动作消失呈足擦地而行,步伐细小。由于躯干前倾,致使身体重心前移。为了保持平衡,患者以小步幅快速向前行走,患者虽启动困难,而一旦启动却又难于止步,不能随意骤停或转向,呈现出向前冲或慌张步态(图4-8-10)。行走时上肢摆动几乎消失。

4. **共济失调步态** 小脑或其传导路受损可导致运动的协调性和精确性受到破坏。患者行走时步态不稳,动作夸张且不协调。典型特征为行走时双上肢外展以保持身体平衡,两足间距加宽,高抬腿,足落地沉重;不能走直线,而呈曲线或呈"Z"字形前进;因重心不易控制,故步行摇晃不稳,状如醉汉,故又称酩酊步态或醉汉步态。共济失调步态亦见于下肢感觉缺损患者,表现为步宽加大,步调急促(跌跌撞撞)。此外,由于缺乏本体感觉反馈,患者行走时常需要低头看自己的脚,因此在晚间或黑暗中行走将感到特别困难(图4-8-11)。

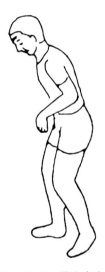

图 4-8-10 慌张步态

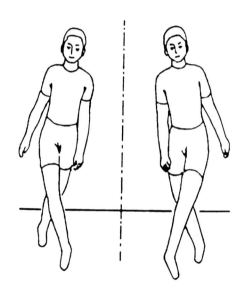

图 4-8-11 共济失调步态

(张 威)

第九节 手功能评定

一、正常手功能

(一)正常手功能特点

手的正常运动功能有赖于手部骨和关节的完整性、肌肉和神经运动支配的平衡关系以及手感觉神经传导正常。

手的主要功能是抓握但相当精细而复杂。可以将正常手功能抓握总结为13种基本形式,包括悬垂(suspension)、托举(hold)、触摸(touch)、推压(push and press)、叩击(tap)、动态操作(manipulation)、球形掌握(ball grasp)、球形指间握(ball pinch)、柱状抓握(cylindroids grasp)、勾拉(hook and pull)、二指间捏(tip pinch)、多指间捏(multiple-tip pinch)和侧捏(lateral pinch)。

　　按照手的功能模式可以简单地分为力性抓握(power grip)、精确抓握(precision grip)两类。力性抓握是拇指活动与无名指和小指屈曲对抗用力所致的动作,是拇指与尺侧手指(无名指和小指)相互运动的结果。精确抓握则是拇指与示指和中指屈曲对抗用力所致的动作,是拇指与桡侧手指(示指和中指)相互运动的结果。拇指尖向其他手指尖方向的运动称为对掌(thumb opposition)活动,是保证手功能正常的必要条件(图4-9-1)。

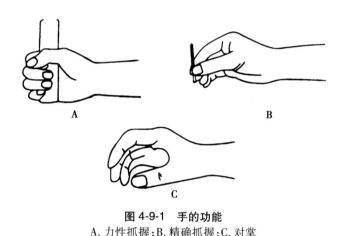

图 4-9-1　手的功能
A. 力性抓握;B. 精确抓握;C. 对掌

(二) 正常手感觉特点

　　手的正常感觉功能使人得以用手操作物品和体验各种物品的品质,保护自己免受伤害刺激。

二、手功能评定方法

　　手的外伤或疾病常常引起手的功能损失,轻则会给患者带来生活和工作的不便,严重时会使患者丧失独立生活的能力。手功能损失后的治疗有赖于全面的手功能评定。手功能评定包括临床检查和功能评估。

(一) 临床检查

　　1. 病史采集　记录主诉、病史,包括受伤或患病的时间、原因、机制,受伤的范围和程度以及接受治疗的情况等;症状包括既往疼痛的部位、性质、诱发因素、减轻因素,有无麻木及活动受限等;记录利手、生活和职业特点,特别需进行的工种对手和上肢操作的要求等。

　　2. 望诊

　　(1) 皮肤:包括观察损伤上肢和手部皮肤色泽、营养状况,有无肿胀、畸形,有无缺失、伤口、瘢痕,皮纹、横纹是否对称,大、小鱼际形态、轮廓是否正常等。

　　(2) 指甲形状和颜色:正常指甲呈浅粉色,无凹陷或裂痕,其根部月形区域应是白色。

　　(3) 姿势:观察不同状态下手的姿势。①休息位:是指在自然放松状态下,手的肌群处于相对平衡状态下手的姿势。②功能位:是保持侧副韧带尽量伸展,维持对指,避免短缩后限制关节活动。③保护位:指手在损伤和手术后,需要固定一段时间,为了手的拇指功能可以最大限度恢复,可以将手固定在对掌位,即拇指处于最大限度的外展、后伸位置(图4-9-2)。

　　(4) 畸形:神经或肌腱损伤导致的各种手部畸形如猿手、爪形手、垂腕、槌状指、杵状指、鹅颈指等。

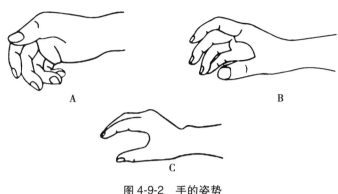

图 4-9-2　手的姿势
A. 休息位；B. 功能位；C. 保护位

（5）围度：测量手指围度应取周径变化最明显的部位，用皮尺测量。

（6）体积：体积测量可评估上肢和手体积的大小变化，包括是否肿胀及萎缩等，一般可以采用排水法测量，较准确、简便。

3. 触诊

（1）瘢痕、硬结和肌肉柔软度。

（2）触痛：了解疼痛的部位、范围和程度。采用目测类比评分法（visual analogue scale，VAS）评估疼痛的程度。

（二）功能评估

1. 运动功能评估

（1）关节活动度评估：手指总的活动度测量可以采用总活动度（total active movement，TAM）系统评定方法，即总活动度测定法：掌指关节（MP），近端指间关节（PIP），远端指间关节（DIP）屈曲度数之和减去伸直受限度数之和，即为总活动度，达到健侧的 75% 以上为良，50% 以上为可，50% 以下为差。

$$总主动活动度（TAM）=各关节屈曲度之和-各关节伸直受限之和$$

（2）肌力评定

1）握力：①评定方法。用握力计评定，评定时上肢在体侧下垂，握力计表面向外，将把手调节到适宜的宽度。②评定标准。以握力指数评定。握力指数 = 手的握力（kg）/体重（kg）×100，正常值应大于 50。测试 2~3 次，取最大值。

2）捏力：用握力计或捏力计评定。分别评定拇指其他四指的指腹相对捏的力量，其值约为握力的 30%。

标准化评定方法：手握拳，测量指尖距近端掌横纹或远端掌横纹的距离。手损伤后，该距离达 0.5~1.5cm 即可认为疗效满意。伸指，手背贴于桌面，测量指尖距离桌面的距离。拇指外展和对掌的能力则测量拇指指尖或小指根的距离。

2. 感觉功能评估　手感觉分为浅感觉（痛觉、温度觉、触觉、轻触-深压觉）、深感觉（关节觉和振动觉）和复合感觉（也称皮质觉，包括皮肤定位觉、图形觉、两点辨别觉和实体觉）。

（1）浅感觉

1）痛觉：患者闭眼，检查者用大头针轻刺皮肤，要求力量均匀，嘱患者回答"痛"或"不痛"，"轻痛"或"重痛"。对于感觉麻木者，应从感觉障碍部位向正常部位检查。对于感觉过敏者,应从感觉正常部位向障碍部位检查。先查健侧,再查患侧。

2）温度觉:患者闭眼,检查者用两个分别盛有 40~45℃ 热水和 5~10℃ 冷水的试管测试,各 2~3s,嘱患者回答"冷"或"热"。要求试管直径小,接触面积小。温度觉障碍见于脊髓丘脑侧束损害。

3）触觉:患者闭眼,检查者用棉签轻划皮肤,嘱患者回答"有""无",也可以用数字"1、2、3、……"表示。触觉障碍见于后索损伤。

4）轻触-深压（light touch-deep pressure）觉:触压觉是一种精细的触觉检查,可用 Semmes-Weinstein 单丝压力测试法（简称 S-W）单丝法,测出皮肤对不同压力的反应和敏感程度。用一系列由粗至细的尼龙纤维,逐一垂直压在皮肤上以测试患者能否感受到该压力（触觉）。较粗的线丝,压力较大,亦即触觉较钝。

（2）深感觉(本体感觉)

1）关节觉:指对关节所处的角度和运动方向的感觉,包括位置觉和运动觉。检查者轻握患者足趾或手指两侧加以活动,活动方向要求无规律。嘱患者说出所握部位及运动方向。检查活动幅度应由小到大,以了解减退程度。

2）振动觉:用振动的音叉（30Hz、128Hz、256Hz）手柄置于骨突处,嘱患者回答有无振动感。

深感觉障碍见于脊髓后索损害,主要表现为运动协调障碍。

（3）复合感觉:复合感觉是大脑皮质(顶叶)对各种感觉刺激整合的结果,必须在深、浅感觉均正常的前提下检查才有意义。

1）定位觉:患者闭眼,检查者用笔或者手指轻触患者皮肤,让患者用手指指出触碰的部位,正常误差小于 10cm。该功能障碍见于皮质病变。

2）图形觉:患者闭眼,检查者用笔或者竹签在患者皮肤上写数字或画圈、方形、三角形等图形,让患者分辨。图形觉障碍见于大脑皮质损害。

3）两点辨别觉:让患者闭眼,检查者用两点分辨仪测定皮肤分辨两个接触点之间距离的敏锐程度。距离越短,触觉越敏感。正常手背 30mm,手掌 15~20mm,指尖 3~6mm。触觉正常而两点辨别觉障碍见于额叶疾病。

4）实体觉:实体觉为手对物体的大小、形状、性质的识别能力。实体觉障碍见于丘脑水平以上病变。

Moberg 拾物试验（Moberg pick up test）可用于测试实体觉。它是在桌子上放一个约 12cm×15cm 的纸盒,在纸盒旁放上螺母、回形针、硬币、别针、尖头螺母、钥匙、铁垫圈、约 5cm×2.5cm 的双层绒布块、直径 2.5cm 左右的绒布制旗子或绒布包裹的圆纽等 9 种物体,让患者尽快、每次一样地将桌子上的物体拾到盒子里。先用患手进行,在睁眼时候拾一次,再在闭眼时候拾一次;然后用健手按以上程序进行。计算每次拾完所需时间,并观察患者拾物时用哪几个手指、用何种捏法。正常睁眼下拾完 9 种物品需 10s 左右。据测定,再将物品散布在纸盒旁 20cm×15cm 的范围内,在睁眼情况下,利手需 7~10s,非利手需 8~11s;在闭眼情况下,利手需 13~17s,非利手需 14~18s。在 Moberg 试验中,常将患手结果与健手比较即可看出差别。当双手均有疾病时,可参考正常人的数值。

3. **电生理检查**　包括肌电图、神经传导速度、体感诱发电位等。

4. **工具评估**

（1）Jebsen 手功能测试（hand function test,HFT）:由 7 个分试验组成,具体内容见表 4-9-1。

表 4-9-1　Jebsen 手功能测试

Ⅰ	写字	给患者一支圆珠笔,将 4 张 20cm×28cm 左右的白纸夹在书写板上,桌子左方书架上方有数张 13cm×20cm 的写有句子但反扣起来的卡片。告诉患者每翻开一张卡片,他就要尽快抄完卡上的句子,完成后换一个句子由利手抄写,记下左右手所需要的时间
Ⅱ	翻卡片	在距离桌缘 12~13cm 处的左方一字排开 5 张 13cm×18cm 的卡片,每张卡片相距 5cm(左手翻时放右方),让患者听到口令后,尽快地从最外侧往中间的卡片开始翻转,不必在意翻转后卡片的位置,计算翻完 5 张所需的时间
Ⅲ	拾起小物品放入容器内	在桌子中部距离桌缘 12~13cm 处放一空罐头筒(直径 10cm,高 15cm),在筒的外侧往中间每隔 5cm 依次排列两个回形针,两个直径 2.5cm 仰放的瓶盖,两个一元硬币。让患者听到命令后,尽快逐一地将上述物品放入筒内,计算放完所需的时间
Ⅳ	模仿进食	在试验板立板上的左右每隔 5cm 竖着放置一个长 1.5cm 左右的芸豆,一共 5 个,桌子中央放一直径 10cm、高 15cm 的空罐头筒,给患者一个不锈钢茶匙,让他一听到口令尽快用茶匙一一将上述物品舀起放入筒内,计算放完所需的时间
Ⅴ	堆放棋子	将 4 个直径 3cm、厚 1cm 的标准红色木质棋子放在受试者的面前,测试板距离桌子下缘 12.7cm(5 英寸),测试板的中点位置各放 2 个棋子,两个在左,两个在右,让患者听到口令后尽快将棋子摞成一堆,可以从任何一个棋子开始,计算时间
Ⅵ	移动大而轻的物体	在桌子上放 5 个直径 8cm、高 10cm 的空罐头筒,彼此相距 5cm,离桌缘一上臂远处放上试验板。让患者听到口令后迅速地将筒一一放在试验板的水平上,计算时间
Ⅶ	移动大而重的物品	在桌子上放 5 个直径 8cm、高 10cm 的空罐头筒,罐头筒重约 450g,彼此相距 5cm,离桌缘一上臂远处放上试验板。让患者听到口令后迅速地将筒一一放在试验板的水平上,计算时间

(2) 普渡钉板测试(Purde pegboard test):该测试主要用于评估手部进行精细动作的操作能力(图 4-9-3)。

(3) 明尼苏达协调性动作测试(Minnesota rate of manipulation test):此测试主要评估手部及上肢粗大活动的协调与灵活性(图 4-9-4)。

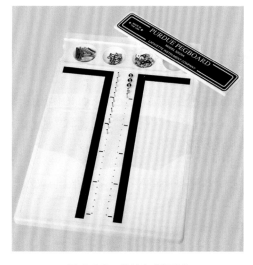

图 4-9-3　普渡钉板测试

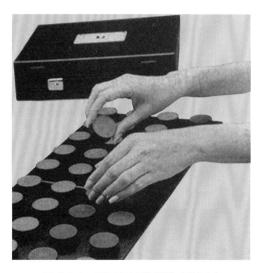

图 4-9-4　明尼苏达协调性动作测试

5. 手工作能力障碍评估

（1）Swanson 手工作能力障碍评定，具体内容见表4-9-2。

表 4-9-2　Swanson 手工作能力障碍评定

标记	程度	标　准
+	极轻度	工作时确有一些烦恼的感觉，有<25%的障碍
++	轻度	干扰但不妨碍某些动作，有 25%～50%的障碍
+++	中度	妨碍某些动作，有 50%～75%的障碍
++++	重度	妨碍绝大部分或全部动作，有 75%～100%的障碍

（2）专门的职业能力评定：包括工作分析、工作模拟评估、功能性能力评估等。

（张　威）

第十节　日常生活活动能力评定

日常生活活动（activities of daily living，ADL）是指人们为了维持生存及适应生存环境而每天必须反复进行的、最基本的、最具有共性的身体动作群，即进行衣、食、住、行、保持个人卫生整洁和进行独立的社区活动等的基本动作和技巧。日常生活活动能力反映了人们在家庭内（或医疗机构内）和在社区中活动的最基本能力，因而在康复医学中是基本且重要的内容。

ADL 是在童年期逐步形成获得，并随着实践而发展，最终趋于完善。这些活动对健康人来说是简单易行的，但对于病、伤、残者来说，则可能变得相当困难和复杂。残疾者若无力去完成日常生活活动，就可能导致自尊心和自信心的丧失，进而又会加重生活能力的丧失。在日常生活活动中受挫，常可损害个体形象，影响患者与他人的联系，亦可影响到整个家庭和社会。

在日常生活活动中最大限度的自理，构成了康复工作的重要领域。要改善患者自理能力，首先就必须进行 ADL 能力的评定。

一、日常生活活动的内容和范围

ADL 包括运动、自理、交流、家务劳动和娱乐活动。

（一）运动方面

包括床上运动、轮椅上运动和转移、室内或室外行走、公共或私人交通工具的使用。

1. 床上运动

（1）体位变换：①躺卧（坐起）；②向左、右翻身；③仰卧（俯卧）。

（2）身体移动：①向上、下移动；②向左、右移动。

（3）坐姿平衡：①躯干向前、后、左、右各方向活动及转身时的平衡（保持坐稳）；②手臂伸向任何一方时的坐姿平衡（保持坐稳）。

2. 轮椅上运动和转移（包括乘坐轮椅及对轮椅的掌握）

（1）轮椅-床。

（2）轮椅-厕座。

（3）轮椅-浴室（包括淋浴和盆浴）。

（4）对轮椅的掌握：①对轮椅各部件的掌握；②推动或驾驶轮椅的方法。

3. **行走**　包括辅助器的使用及室内、外行走。

（1）辅助器的使用：①使用助行器、手杖、腋杖行走；②穿戴支架、支具或假肢行走。

（2）室内行走：①在地板、地板革或水泥地面上行走；②在地毯上行走。

（3）室外行走：①在水泥或泥土路面上行走；②在碎石路面上行走；③上下路边台阶。

（4）上、下楼梯：①上楼梯（有扶手或无扶手）；②下楼梯（有扶手或无扶手）。

4. **乘公共汽车或小汽车**　①上汽车；②下汽车。

（二）自理方面

包括盥洗、修饰（梳头、刮脸、化妆）、更衣、进食、如厕等。

1. **盥洗**　个人卫生，包括①开关水龙头；②洗漱，包括洗脸、洗手、洗头、刷牙；③洗澡，包括淋浴或盆浴。

2. **修饰**　个人仪表，包括①梳头；②刮脸；③使用化妆品；④修剪指甲。

3. **更衣**　①穿脱内衣、内裤；②穿脱套头衫；③穿脱对襟衫；④扣纽扣、用拉链；⑤结腰带、系领带；⑥穿鞋、袜，系鞋带。

4. **进食**　包括对餐具的使用及进食能力。①持筷夹取食物；②用调羹舀取食物；③用刀切开食物、用叉叉取食物；④用吸管、杯或碗饮水、喝汤；⑤对碗、碟的把持，包括端碗，扶盘。

5. **如厕**　①对尿壶、便盆、厕所的使用；②便后会阴部的清洁、衣物的整理、排泄物的冲洗。

（三）交流方面

包括打电话、阅读、书写、使用电脑、识别环境标志等。

1. 阅读书、报。

2. **识别环境标志**　厕所标志、街道指示牌、交通标志、安全警示标志等。

3. 书写姓名、住址。

4. **打电话**　投硬币、拨电话、接电话。

5. **使用钱币**　对钱包（钱夹）的使用，对硬币、纸币的使用。

（四）家务劳动方面

包括购物、备餐、清洗晾晒、安全使用家具、安全使用家用电器及环境控制器（电源开关、水龙头、钥匙）等。

（五）娱乐活动方面

包括下棋、打牌、摄影、旅游、社交活动等。

二、日常生活活动的分类

（一）基本的日常生活活动（basic ADL，BADL）

也称为躯体的日常生活活动（physical ADL，PADL），BADL 或 PADL 是指患者在家中或医院里每日所需的基本运动（坐、站、行走等）和自理活动（穿衣、进食、保持个人卫生等）。其评定结果反映了个体较粗大的运动功能，适用于较重的残疾。常在医疗机构内应用。

（二）工具性日常生活活动（instrumental ADL，IADL）

工具性 ADL 是指人们在社区中独立生活所需的关键性的较高级技能，如家务杂事、炊事、采购、骑车或驾车、处理个人事务等,大多需借助工具进行。其评定结果反映了较精细的运动功能,适用于较轻的残疾,且在发现残疾方面较 BADL 敏感,故常用于调查。多在社区老年人和残疾人中应用。

BADL 与 IADL 的比较见表 4-10-1,目前部分 ADL 量表是将二者结合进行评定。

表 4-10-1 BADL 与 IADL 的比较

项目	PADL	IADL
反映运动功能	粗大的运动功能	精细的运动功能
内容	以躯体功能为主	含躯体功能、言语、认知功能
适用对象	较重的残疾患者	较轻的残疾患者
应用范围	主要在医疗机构	主要在社区和老年人
敏感性	低	高

三、日常生活活动能力评定的目的

1. 确定个体在 ADL 方面独立的程度如何,分析不能独立的原因。

2. 根据评定结果的分析,结合患者及其家属的康复需求,拟定合适的康复目标,确定适当的康复方案。

3. 间隔适当的时间进行再评定(中期评定),以评价康复治疗效果,维持或调整康复治疗方案。

4. 判断功能预后。

5. 比较各种康复治疗方案的优劣,促进学术交流。

6. 通过评定结果反馈,增强患者和治疗师的信心。

7. 进行投资-效益的分析。

四、日常生活活动能力评定的实施与注意事项

(一) ADL 能力评定的场所

ADL 能力评定最好选择患者最熟悉的场所来进行,可以是患者实际居住的环境,如在患者家中的客厅、卧室、厨房、卫生间、门前和社区里。也可在患者住院的病房、治疗室或 ADL 评定和训练室里。

ADL 评定和训练室的设置,必须尽量接近实际生活环境,具有卧室、盥洗室、浴室、厕所、厨房等及相应的家具(如床、桌、椅、橱柜等),卫生洁具器具(如水龙头、浴盆浴缸、坐便器等),餐饮用具(如杯、碗、筷、刀、叉、匙、盘、碟等),炊具(如炉、锅、勺等),家用电器(如电冰箱、洗衣机、吸尘器等)及通信设备(如电话、电视、电脑等)等。并合理布局以利于患者操作。

(二) ADL 能力评定的实施

1. **直接观察** 评定人员在患者实际生活环境中观察患者完成实际生活中的动作情况,以评定其能力。也可在 ADL 功能评定训练室中进行 ADL 的专项评定。在此环境中指令患者完成动作,较其他环境更易取得准确结果,且评定后也可根据患者的功能障碍在此环境中进行训练。

2. **间接评定** 有些不便完成或不易完成的动作,可以通过询问患者本人或家属的方式取得结果。如患者的大小便控制、个人卫生管理等。

（三） ADL 能力评定的注意事项

1. 评定前应与患者交谈,让患者明确评定的目的,以取得患者的理解与合作。

2. 评定前须对患者的基本情况有所了解,如肌力、关节活动范围、平衡能力等。

3. 评定时还应考虑到患者生活的社会环境、反应性和依赖性等。

4. 重复进行评定时应尽量在同一条件或环境下进行。

5. 在分析评定结果时应考虑有关的影响因素,如患者的生活习惯、文化素养、职业、社会环境、评定时的心理状态和合作程度等。

五、日常生活活动能力评定的方法

由 Dearier1945 年提出 ADL 至今,已出现了大量的评定方法。常用的标准化的 BADL 评定方法有 Barthel 指数、PULSES、Katz 指数、修订的 Kenny 自理评定和功能独立性评定等。常用的 IADL 评定有功能活动问卷、快速残疾评定量表等。

（一） Barthel 指数评定

Barthel 指数（Barthel index, BI）由美国的 Florence Mahoney 和 Dorothy Barthel 设计并应用于临床,是国际康复医学界常用的方法。Barthel 指数评定简单,可信度高,灵敏度也高,使用广泛。不仅可以用来评定治疗前后的功能状况,而且可用于预测治疗效果、住院时间和预后。Barthel 指数评定内容及记分法见表 4-10-2。

表 4-10-2 Barthel 指数评定内容及记分法

ADL 项目	自理 （独立）	稍依赖 （部分独立, 需部分帮助）	较大依赖 （需极大 帮助）	完全依赖 （完全不能 独立）
进食	10	5	0	0
洗澡	5	0	—	—
修饰（洗脸、梳头、刷牙、刮脸）	5	0	—	—
穿衣（包括系鞋带等）	10	5	0	—
控制大便	10	5（偶尔失控）	0（失控）	—
控制小便	10	5（偶尔失控）	0（失控）	—
如厕（包括试净、整理衣物、冲水等）	10	5	0	—
床椅转移	15	10	5	0
平地行走 45m	15	10	5（需轮椅）	0
上下楼梯	10	5	0	—

注:BI 总分为 0~100 不等,完全正常为 100 分,60 分为能否独立的分界点。100~60 分虽有轻残疾但尚能独立,生活基本自理;60~40 分者为中度残疾,生活需要大量帮助;40~20 分者为重度残疾,生活依赖明显;20 分以下者为完全残疾,生活完全依赖。BI 总分 40 分以上者康复治疗效益最大。

也有国外学者提出一种改良的 BI,称为改良的 Barthel 指数（modified Barthel index, MBI）。将评分更加细化,认为其可预测患者将来的功能恢复,见表 4-10-3。

表 4-10-3 MBI 内容及评定(满分 100 分)

ADL 项目	评分级			
	独立	较少依赖	中等依赖	完全依赖
进食	10	5	2.5	0
洗澡	5	2.5	1.25	0
修饰(洗脸、梳头、刷牙、刮脸)	5	2.5	1.25	0
穿衣(包括系鞋带等)	10	5	2.5	0
如厕(包括试净、整理衣物、冲水等)	10	5	2.5	0
体位转移	15	7.5	3.75	0
行走[①] 步行	15	7.5	3.75	0
用轮椅	5	2.5	1.25	0
上下楼梯	10	5	0	0

ADL 项目	评分级		
	无失禁[②]	失禁 1~2 次/d	失禁≥3 次/d
小便控制	10	5	0
大便控制	10	5	0

[①]只选一项;[②]如用插管,能独立完成也记 10 分

(二) PULSES 评定量表

该量表是 1957 年由 Moskowitz 和 MeCann 首先提出,是一种总体功能评定方法,评定 6 个方面的功能,即:躯体状况(physical condition,P)、上肢功能(upper limb function,U)、下肢功能(lower limb function,L)和感觉功能(sensory component,S),包括视、听、言语;排泄功能(excretory function,E);患者情况包括精神和情感状况(Status of patient-mental and emotional status,S)。由于 6 项的关键字母可组成 PULSES(脉搏)一词,故称为 PULSES 评定量表,简称 PULSES。其后经一些修改,形成改良 PULSES 评定量表,见表 4-10-4。

表 4-10-4 改良 PULSES 评定表(表内数字为评分值)

P:躯体情况:包括内科疾病如心血管、呼吸、消化、泌尿、内分泌和神经系统疾病
1 分   内科情况稳定,只需每隔 3 个月复查一次
2 分   内科情况尚属稳定,每隔 2~10 星期复查一次
3 分   内科情况不大稳定,最低限度每星期需复查一次
4 分   内科情况不稳定,每日要严密进行医疗监护
U:上肢功能及日常生活自理情况:指进食,穿衣,穿戴假肢或矫形器、梳洗等
1 分   生活自理,上肢无残损
2 分   生活自理,但上肢有一定残损
3 分   生活不能自理,需别人扶助或指导,上肢有残损或无残损
4 分   生活完全不能自理,上肢有明显残损

续表

L:下肢功能及行动:指步行,上楼梯使用轮椅,身体从床移动至椅,或从椅移至床,如厕的情况

1分 独自步行移动,下肢无残损

2分 基本上能独自行动,下肢有一定残损,需使用步行辅助器、矫形器或假肢,或利用轮椅能在无梯级的地方充分行动

3分 在扶助或指导下才能行动,下肢有残损或无残损,利用轮椅能做部分活动

4分 完全不能独自行动,下肢有严重残损

S:感官与语言交流功能

1分 能独自作语言交流,视力无残损

2分 基本上能进行语言交流,视力基本无碍,但感官及语言交流功能有一定缺陷,例如轻度构音障碍,轻度失语,要戴眼镜或助听器,或经常要用药物治疗

3分 在别人帮助或指导下能进行语言交流,视力严重障碍

4分 聋、盲、哑,不能进行语言交流,无有用视力

E:排泄功能:指大小便自理和控制程度

1分 大小便完全自控

2分 基本上能控制膀胱括约肌及肛门括约肌,虽然有尿急或急于解便,但尚能控制,因此可参加社交活动或工作;虽然需插导尿管,但能自理

3分 在别人帮助下,能处理好大小便排泄问题,偶有尿床或溢粪

4分 大小便失禁,常有尿床或溢粪

S:整体情况(智能与情绪情况)

1分 能完成日常任务,并能尽家庭及社会职责

2分 基本上适应,但需在环境上、工作性质和要求上稍作调整和改变

3分 适应程度差,需在别人指导、帮助和鼓励下,才稍能适应家庭和社会环境,进行极小量力所能及的家务或工作

4分 完全不适应家庭和社会环境,需长期住院治疗或休养

按表中各项评出分数后相加,得出总分:6 分为功能最佳;>12 分表示独立自理生活严重受限;>16 分表示有严重残疾

(三) 功能活动问卷

功能活动问卷(the functional activities questionnaire,FAQ)是 Pfeffer 于 1982 年提出的,1984 年进行了修订。主要用于研究社区老年人的独立性和轻症老年性痴呆。此表目前在 IADL 表中效度最高,且 FAQ 所有评定项目均为 IADL 内容,因此在评定 IADL 时应首选(表 4-10-5,问患者家属)。

表 4-10-5 功能活动问卷(FAQ)

项 目	正常或从未做过,但能做(0分)	困难,但可单独完成或从未做(1分)	需帮助(2分)	完全依赖他人(3分)
I 每月平衡收出的能力,算账的能力				
II 患者的工作能力				
III 能否到商店买衣服、杂货或家庭用品				
IV 有无爱好,会不会下棋和打扑克				

项　　目	正常或从未做过,但能做(0分)	困难,但可单独完成或从未做(1分)	需帮助(2分)	完全依赖他人(3分)
Ⅴ能否做简单的事,如点炉子、泡茶等				
Ⅵ能否准备饭菜				
Ⅶ能否了解近期发生的事件(时事)				
Ⅷ能否参加讨论和了解电视、书和杂志的内容				
Ⅸ能否记住约会时间、家庭节日和吃药				
Ⅹ能否拜访邻居,自己乘公共汽车				

FAQ 评定分值越高表明障碍程度越重,正常标准为<5分,≥5分为异常

(何建华)

第十一节　肌电图检查

肌电图(electromyography,EMG)是记录神经和肌肉的生物电活动,用以判定神经、肌肉功能的一种检查方法。

一、肌电图正常所见

1. **肌肉安静状态**　正常肌肉安静状态时,一般无电活动,将针电极插入肌肉时会引起短暂的电活动,持续约 1s,称为插入电位(图 4-11-1)。

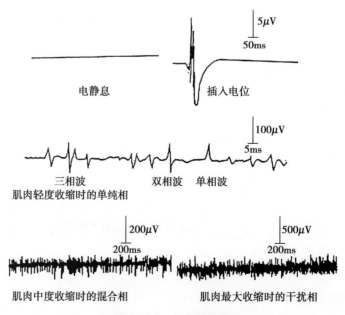

图 4-11-1　正常肌电图

2. 肌肉收缩状态 在轻度用力肌肉收缩时,引起单个运动单位的动作电位,波形多呈现为双相或三相,波幅多低于 $1\,000\mu V$,持续时间为 2~10ms,频率为 5~10Hz。

肌肉最大用力收缩时,引起肌肉全部运动单位活动,频率增加到 50~150Hz,波幅也增高,各个运动单位的高频放电波形挤在一起,故而无法区分彼此,称之为干扰型(干扰相)。

二、肌电图异常所见

1. 神经源性疾病 又称下运动神经元疾病,如脊髓前角细胞、神经根和周围神经损伤,其肌电图可表现为失神经支配,出现自发电位及运动单位异常改变。自发电位包括纤颤电位、正相电位、束颤电位。神经变性、神经再生时,神经侧支形成,运动单位不同步收缩,出现时间和空间上的分散,肌电图表现为多相电位增加;肌肉大力收缩时,运动单位总数减少,波形呈单纯相或混合相;运动单位平均波幅在脊髓前角细胞损害时增高,周围神经病变时正常或减低;运动时程增加。

2. 肌源性疾病 其肌电图的特点为短时限,低波幅,多相波增多,病理干扰相。肌肉静息时通常无自发电位,但多发性肌炎可出现纤颤电位,先天性肌强直常出现肌强直电位。

三、神经传导速度

神经传导速度(nerve conduction velocity,NCV)测定分为运动传导速度和感觉传导速度,为计算兴奋沿神经传播速度的一种诊断技术。它对于病变位于脊髓或神经根,周围神经或肌肉,神经末梢或神经肌肉接头处的确定很有意义。在前角细胞病变时传导速度稍减慢,周围神经病变是明显减慢,肌肉疾病时则正常。

四、重复神经刺激技术

重复神经刺激技术(repeative nerve stimulation,RNS)以不同频率的电脉冲重复刺激周围神经并记录肌肉的激发动作电位。是神经疾病,如重症肌无力患者常用的检查方法。

五、单纤维肌电图

单纤维肌电图(single fiber EMG,SFEMG)用特殊的单纤维电极通过测定颤抖(jitter)研究神经肌肉接头的功能,颤抖来源于两个运动终板冲动传递时限的微小差异。SFEMG 较RNS 敏感。MG 患者颤抖增宽,严重时出现阻滞。SFEMG 是诊断重症肌无力最敏感的电生理方法(图 4-11-2、图 4-11-3)。

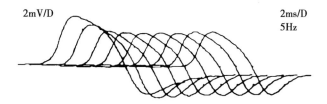

2mV/D 2ms/D 5Hz

图 4-11-2 重症肌无力患者低频 RNS 波幅递减

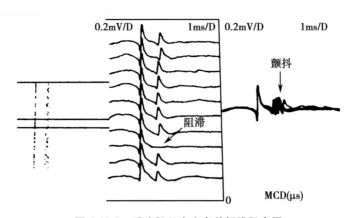

图 4-11-3   重症肌无力患者单纤维肌电图
MCD：平均连续波间值差异（mean of consecutive difference）

六、H 反射

H 反射是脊髓的单突触反射，反射弧的传入部分起自于肌梭的 IA 类纤维，冲动到达脊髓的前角细胞经突触联系后，其传出部分由较细的 α 运动神经纤维组成。在从阈下刺激到次强刺激这一强度范围内，H 反射的波幅逐渐增高。当电流进一步加大时，H 波的波幅逐渐减小而 M 波逐渐增大。当刺激强度达到可以诱发出最大 M 波时，H 反射消失，为 F 波所取代（图 4-11-4）。

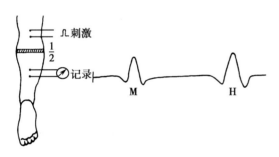

图 4-11-4   H 反射示意图

H 反射的临床意义：

1. 多发性周围神经病的早期诊断   H 反射的异常可能是 Guillain-Barre 综合征早期的唯一所见。

2. 神经根病变   小腿腓肠肌 H 反射是 S_1 神经根病变的一个敏感指标。颈神经根病变 $C_{6\sim7}$ 受累时，桡侧腕屈肌的 H 反射可表现异常。

3. 中枢神经系统损害   H 反射的异常可以表现其分布的异常，即在上述两块肌肉以外的其他部位（特别是胫前肌）引出 H 反射，可以间接提示上运动神经元病变的存在。

4. 不同类型的肌张力障碍   儿童多动症 H 反射的恢复曲线受抑制，提示运动神经元兴奋性下降。

H 反射的潜伏期与年龄、腿（臂）长及身高直接相关，而且 H 反射消失并非一定是异常，随年龄增长，H 反射引不出的比例逐渐增加，检测中应注意双侧对比。

七、F 波

F 波是超强电刺激神经干在 M 波之后的一个晚成分，是运动神经的逆行冲动使前角细胞兴奋的回返放电，因首先在足部小肌肉上记录而得名。

F 波的异常可早于运动传导速度的改变，是周围神经病变较敏感的早期诊断指标。F 波正常不能除外神经根性或神经丛性损害的存在。但是，一旦出现远端运动传导正常而 F 波有肯定的延长,则表明有近端的损害。

八、表面肌电图

肌肉在运动或收缩过程中会产生生物电,在皮肤表面通过两个测量电极测量生物电的电压值,经过放大器放大、记录后所得到的图形,称为表面肌电图(surface electromyogram, SEMG)。作为一种无创电生理检测方法,其信号的检测分析在临床诊断、康复医学及运动医学中具有重要意义。可以检测肌力、肌张力、协调能力,且可以与其他评定工具,如三维步态分析系统结合在一起对运动功能进行综合分析。

(公维军)

第十二节　认知、心理功能评定

认知、心理功能属于神经心理学范畴,其评定的目的是在一定的刺激-反应情景下,评价个体的行为和能力以推论有关人脑结构和功能的关系。

一、认知功能评定

认知功能障碍是脑卒中、脑外伤以及各类痴呆患者常见的神经心理学症状,评定可以从以下几个方面入手:

（一）注意障碍

1. **基本概念**　注意是心理活动指向一个符合当前活动所需要的特定刺激,同时忽略或抑制无关刺激的能力。注意是记忆的基础,也是一切意识活动的基础。

2. **维度特征**

（1）注意广度:即注意范围,指在同一时间内所能清楚把握注意对象的数量。

（2）注意维持:即注意持久性,指注意在某一对象上所保持的时间长短。

（3）注意选择:指从同时呈现 2 种以上刺激中选择 1 种而忽略其他的心理过程。

（4）注意转移:根据新任务要求,主动、及时地将注意从一个目标转移到另一个目标。

（5）注意分配:指在进行两种或以上活动时能同时注意不同的对象。

3. **临床表现**　注意障碍的临床表现为以上各个维度上的差异和异常。

4. **评定**

（1）反应时检查:指刺激作用于机体后到明显的反应开始时所需要的时间,及刺激与反应之间的时距。

（2）注意广度检查:可以通过以一定速度呈现黑色圆点,记录被试者在规定时间内能清楚把握注意对象的数量来评定。听觉注意广度可以通过让受试者正向复述或逆向复述逐渐延长的数字串来评定。

（3）注意维持的检查:要求被试者看到目标刺激呈现时尽快按键做出反应,任务时间应持续 16min。其他如连续的 100-7 或倒背时间均可以评定注意维持。

（4）注意选择的检查:分为视觉选择性注意的检查和听觉选择性注意的检查。视觉选择性注意的检查:Stroop 字色测验为经典的视觉选择性注意测验方法,又称颜色与文字冲突试验。听觉选择性注意的检查:采用双耳分听任务,即定义追随耳和非追随耳,要求被试选择性注意追随耳的信息。

（5）注意转移的检查:采用数字或字母卡片连线测验,也可以采用规则转换卡片进行测验。

（6）注意分配的检查:采用视觉和听觉双任务或双耳分听任务进行检查。

（二）记忆障碍

1. **基本概念**　记忆是指获得信息或经验在脑内储存和提取的神经过程,是有意义的追忆经历,包含了识记、巩固和提取三个基本过程。

2. **记忆分类**

（1）瞬时记忆:信息保留的时间以毫秒计算,最长 1~2s,又称感觉记忆。

（2）短时记忆:信息保留的时间 1min 以内,又称工作记忆。

（3）长时记忆:信息保留的时间 1min 以上,包括数日、数年,直至终生。

（4）近期记忆:为长时记忆,信息保留的时间数小时、数日、数月以内。

（5）远期记忆:很长的长时记忆,信息保留的时间以年计算。

（6）程序性记忆:自动地、不需要有意识提取信息的记忆,即对于信息的回忆不依赖于意识或认知过程。

（7）陈述性记忆:是需要有意识提取信息的记忆,即对于信息的回忆不依赖于意识或认知过程。

（8）情节性记忆:与事件整个过程相关信息的记忆,包括发生时间、地点和相关条件背景,如个人亲身经历及重大公众事件。

（9）语义性记忆:有关一般知识、事实、概念以及语言信息的记忆。

（10）前瞻性记忆:对将来某一时刻要做的事或任务的记忆。

（11）回溯性记忆:对过去已经发生的事情或者行为的记忆。

3. **记忆障碍的临床表现**　不同种类记忆障碍表现各不相同。记忆功能低于正常时仅表现记忆减退,患者在识记、巩固、再现和再认方面功能全面减退,对日期、年代、专有名词和术语等的回忆发生困难。

4. **评定**

（1）瞬时记忆评定:言语记忆检查可以用数字顺背和倒背测验,非言语记忆可用 30s 内模仿画图来检查。

（2）短时记忆评定:要求患者在看过图片、人像或词汇、故事后立即回忆,包括再认和再现。

（3）长时记忆评定:情景记忆指与个人亲身经历有关的事件及重大公众事件的信息记忆,涉及事件的时间、地点及活动内容。情景记忆障碍是长时记忆障碍最常见表现,分为逆行性和顺行性遗忘。语义记忆是指有关常识和概念以及言语信息的记忆,与情节记忆不同,与时间和地点无关。

（4）标准化记忆成套测验:临床常用的有韦氏成人记忆量表、Rivermead 行为记忆测验、临床记忆量表等。

1）韦氏成人记忆量表包含以下 10 个方面:

经历:5 个与个人经历有关的问题,如出生日期、国家的总理是谁。

定向:5 个有关时间和空间定向问题。

数字顺序关系:1~100 顺数,100~1 倒数;从 1 起累加,每次加 3 至 49 为止。

再认:每套识记卡片有 8 项内容,呈现给患者 30s 后让他再认。

图片回忆:每套图片中有 20 项内容,呈现 90s 后,要求患者说出呈现内容。

视觉再生:每套图片中有 3 张,每张上有 1 或 2 个图形,呈现 10s 后让患者画出来。

联想学习:每套图片卡上有 10 对词,读给患者听,然后呈现 2s。10 对词显示完毕后停 5s,再读每对词的前一个词,要求患者说出后一个词。

触觉记忆:使用一副槽板,上有 9 个图形,让患者闭眼用利手、非利手和双手分别将 3 个木块放入相应的槽中。再睁眼,将各木块的图形及其位置画出来。

逻辑记忆:3 个故事包含 14、20 和 30 个内容。将故事讲给患者听,同时让其看着卡片上的故事,念完后要求复述。

背诵数目:要求顺序背诵 3~9 位数,倒序背诵 2~8 位数。

2) Rivermead 行为记忆测验:2003 年更新发表版本包括 12 个项目,即记姓和名、记所藏物品、记约定、图片再认、故事即时回忆、故事延迟回忆、脸部再认、路线即时回忆、信件即时回忆、定向和日期、路线延迟回忆、信件延迟回忆。

3) 临床记忆量表:该量表由五个分测验组成,即指向记忆、联想学习、图像自由回忆、无意义图形再认和人像特点联系回忆。前两项为听觉记忆,指导语和刺激词均录制在磁带上,由录音机放送;中间两项为视觉记忆,由主试按规定时间呈现图片刺激;最后一项为听觉与视觉结合的记忆,主试在呈现图片刺激的同时,说出图片的特点。

（三）计算障碍

1. **基本概念**　计算功能是一种非常复杂的认知过程,需要语言、视知觉、空间、记忆、注意和执行功能等认知成分的参与。脑部病变导致数字加工与计算任务的能力丧失被称为失算症,或获得性计算障碍。

2. **失算症的分类**　失算症分为原发性失算症和继发性失算症两类。原发性失算症是因为计算能力的原发性受损;继发性失算症是源于其他认知功能障碍(如语言、记忆障碍等),其继发于语言、空间、执行等多种功能的受损,例如失语型失算、失读型失算、失写型失算、额叶型失算及空间型失算。

3. **继发性失算症的临床表现**　临床上除表现为计算能力下降外,还表现出原功能障碍特点,如 Wernicke 失语患者在数字计算过程中表现出言语记忆障碍。

4. **失算症评定**　失算症的评定项目包括数字加工和数字计算两大部分。数字加工是指对数字的理解和数字的生成;计算能力包括识别运算形式、算数知识、执行运算程序。因此,在检查时应包括数字序列、数字编码转换、数字理解和简单的事实提取、运算法则、心算和笔算以及一般数学常识等。失算症评定采用标准化评定量表,公开发表的有 EC301 计算和数字加工成套测验(EC301 calculation andnumber processing battery)、数字加工和计算成套测验(number processing and calculateon battery,NPC)及 Johns Hopkins 失算症成套测验。

（四）思维障碍

1. **基本概念**　思维属于高级认知活动,是大脑对事物进行分析、综合、比较、分类、抽象和概括的过程。分析就是将事物的整体分解为个别的部分或特征;综合是把事物的多个部分或特征组合成为整体;比较是通过对比,确定不同事物或特征的异同;抽象是从事物许多特征中找出共同的本质特征;而概括则是根据事物共同的本质特征去认识同一类的所有事物。通过思维,人们就可以对事物进行理解和认识。

2. **临床表现** 患者的抽象、概括能力下降;思维片面具体,不能够举一反三;问题解决的能力下降或受到损害将影响患者日常生活的各个方面;不能计划、组织和实施复杂的作业或工作。

3. **评定**

(1) 谚语解释:检查患者的抽象概括及理解口头隐喻的能力。

(2) 范畴测验:通过检查患者识别一对事物或物品在概念上的相同之处的表现,考察其对比和分类、抽象与概括的能力。

(3) 推理测验:在解决某些问题时,要在所提供条件中,用过推理去寻找规律并验证这种规律。

(4) 故事排序测验:给患者几张含有动作含义和背景的图片,这些图片之间形成一定的联系。要求患者按照自己的理解将这几张图片排序。

(5) 问题解决能力测验:向患者提出各种突发事件应如可处理的问题。

(五) 执行障碍

1. **基本概念** 执行功能是复杂、更高级的认知功能。指人独立完成有目的、自我控制的行为所必需的一组技能,包括计划、判断、决策、不适当反应(行为)的抑制、启动与控制有目的的行为、反应转移、动作行为的序列分析、问题解决等心智操作。

2. **临床表现**

(1) 启动障碍:不能在需要时开始动作,表现为行为被动、丧失主动性或主观努力,表情淡漠、对周围事物漠不关心并毫无兴趣,反应迟钝,"懒惰"。

(2) 不恰当反应失抑制:患者不能花费一定时间利用现有信息做出一个恰当的反应,常表现为过度反应和冲动。

(3) 思维或行为转换困难:患者由于反应抑制和反应转移或变换障碍而不能根据刺激变化而改换应答,表现出持续状态,即在进行功能性活动时不断地重复同一种运动或动作。

(4) 思维具体:患者对于事物的观察仅停留在表面的认识,缺乏深入的洞察力。表现为缺乏计划能力、缺乏远见、行为不能与目标一致等。

3. **评定** 威斯康星卡片分类测验(wisconsin card sorting test,WCST)是最常用的评价执行功能障碍的测验。它由 4 张模板(分别为 1 个红三角形,2 个绿五角形,3 个黄十字形和 4 个蓝圆形)和 128 张根据不同形状(三角形、五角星、十字形、圆形)、不同颜色(红、黄、绿、蓝)和不同数量(1、2、3、4)的卡片构成。要求受试者根据 4 张模板总共 128 张卡片进行分类,测试者不告诉受试者分类的原则,只说出每一次测试是正确还是错误。受试者完成 6 次分类或将 128 张卡片分类完毕,整个测试结束。WCST 提供的指标有 13 个之多,但应用最多的评定指标有:完成分类数、坚持性错误数、不能持续完整分类、坚持性反应数、非坚持性反应数、完成第一个分类所需应答数、总错误数、概括力水平等。

(六) 知觉障碍

1. **基本概念** 人脑将当前作用于感觉器官的客观事物的各种属性(感觉)综合起来以整体的形式进行反映时,被称作知觉。从感觉到知觉是一个发生在大脑皮质的信息加工的过程。

2. 知觉障碍分类 临床上常见的主要障碍有躯体构图障碍、空间关系障碍、失认症及失用症等,每一种类型的障碍又分为若干亚型(表4-12-1)。

表4-12-1 知觉障碍的分类

分类	亚 型
躯体构图障碍	躯体失认;单侧忽略;左右分辨障碍;手指失认;疾病失认
空间关系障碍	图形-背景分辨困难;物体恒常性识别障碍;空间关系障碍;地形定向障碍;深度与距离判断障碍
失认症	视觉失认;听觉失认;触觉失认
失用症	意念性失用;意念运动性失用

3. 临床表现

(1)单侧忽略:又称单侧不注意、单侧空间忽略、单侧空间失认。单侧忽略是脑损伤尤其是脑卒中后立即出现的最常见的行为认知障碍之一。症状轻者可以不影响功能活动,仅在检查中发现。其特征为受损对侧肢体感知觉缺失,不能注意到对侧视觉、听觉、触觉,甚或嗅觉的刺激,伴空间定位等行为能力的异常。由于人类视空间注意力的分布右侧半球占优势,临床上以右脑损伤引起的左侧空间忽略常见。它不仅影响患者感觉、运动、认知及日常生活活动,还涉及精神、心理活动,甚至发生意外,如坠床、摔倒、碰撞等。

(2)左右分辨障碍:患者由于左右不分而影响日常生活能力如不认路或穿衣服时左右颠倒;不能分辨坐在对面的人的左右侧;不能准确模仿他人动作等。

(3)手指失认:指在感觉存在的情况下不能按照指令识别自己的手指或他人的手指,包括不能命名或选择手指,不能指出被触及的手指。可以表现为单手失认或双手同时失认。

(4)图形背景分辨困难:指患者由于不能忽略无关的视觉刺激和选择必要的对象,故不能从背景中区分出不同的形状。不能从视野范围内不显眼处发现重要或所需的物品,如不能在白床单上找到白衬衫等。

(5)空间关系障碍:不能判断两物体之间的空间位置关系以及物体与自身之间的位置关系时称空间关系功能障碍。影响日常生活活动能力,如穿衣、转移和移动活动。

(6)结构性失用:是组合或构成活动障碍。表现为不能复制和根据口令画图,不能组装二维和/或三维的模型或结构。

4. 评定

(1)单侧忽略

1)二等分线段测验:由Schenkenberg等人设计。嘱患者用笔将每条线在其中点处做一标记,等分为二。要求患者注意每一条线段,尽量不要遗漏。切分点偏移距离超出全长10%,或与正常组对照,若偏离>3个标准差者为异常。左侧忽略患者,切分点常向右偏移。

2)划销测验:在1张26cm×20cm的白纸上,有40条线段,每条长2.5cm。要求患者划销所看到的线段。有左侧忽略者,左侧线段划销少,甚至不划。

3)画图测验:检查者将画好的房子、表盘或人物画出示给患者。要求患者按照样本临摹。只画出图形的一半，一侧缺失(左侧)，或临摹的图画显著偏置在纸的右侧，均提示存在单侧忽略。

(2) 左右分辨障碍：洛文斯顿认知成套测验(LOTCA)对于左右失认采用如下方法进行评定：

1) 按照口令做动作：检查者发出动作要求，患者执行。例如，"伸出你的左手""用你的左手摸你的右耳"。

2) 动作模仿：检查者做一个动作要求患者模仿如将右手放在左大腿上。左右分辨障碍患者表现为镜像模仿。

(3) 手指失认

1) 手指图指认：在被检查者面前出示 1 张手指图。嘱患者将手掌朝下放置于桌面上。检查者触及其某一手指后，要求患者从图中指出刚刚触及的手指，如右边第 2 个手指，左边第 3 个手指，右边第 4 个手指等。要求患者睁眼和闭眼分别指认 5 次，然后进行比较。

2) 命名指认：检查者命名的手指名称，要求患者分别从自己的手、检查者的手及手指图上进行指认(各 10 次)。

3) 动作模仿：患者模仿手指动作，如示指弯曲，拇指与中指对指。

(4) 图形背景分辨困难

1) 辨认重叠图形：如 LOTCA 测验中，给患者出示 1 张将 3 种物品重叠在一起的图片，然后要求患者用手指勾画或者说出所见物品的名称。

2) 功能检查：从白床单上拿起白色的浴巾或洗脸毛巾；穿衣时，找到袖子、扣子、扣眼儿以及衬衫的下部；在厨房里，从柜橱里找出一件用具或从未按分类摆放的抽屉中找出勺子；将衬衣按袖子的长短分开摆放等。

(5) 空间关系障碍

1) 绘图：1 张纸的左半边有 1 个点阵图，各点之间用线连接后形成 1 个图案。纸的右半边有 1 个相同图案的点阵图，要求患者用线将点连接成 1 个和左侧一模一样的图案。

2) 结构性运用检查：绘图如花儿、表盘等。观察画面的布局，表盘内代表时间的数字的排列情况。

(6) 结构性失用

1) 复制几何图形：复制三维几何图形如长方体、立方体，或复杂的二维平面几何图形如简易精神状态检查量表(MMSE)中的 2 个相互交叉重叠的五边形。

2) 复制图画：要求被检查者默画房子、花、钟面，1 张白纸画 1 幅。手眼协调性差的患者在表盘内填写代表时间的数字时可选用数字模型代替手写。无法识别所绘图画提示重度结构性失用。

3) 复制模型：根据积木、火柴棒或木钉盘模型设计进行复制。复制模型如积木时，遗漏、角度偏斜或错放位置均提示异常。

4) 功能活动：采用立体拼插、组装玩具进行实物组装。通过穿衣、做饭、剪裁、组装家具等活动，观察其日常生活能力是否受到影响。

二、心理功能评定

伤病造成人体功能缺陷，各种手段的康复是改善或弥补功能状态的有效途径。然而，消极的心理状态直接影响各种康复手段的实施和康复效果,当然也包括辅助器具的使用。

（一）伤病致残的心理过程

由于事发突然,患者一般对伤残毫无思想准备,因此不可能立即适应,而是需要一个过程,经过一定的时间,逐渐接受残疾的现实,调整心态从生理和心理上去适应。面对突然发生的情况,每个人都有他自己的应对风格,表现会有所不同,但是就大部分人而言,相对也有其规律性,一般认为残疾发生后在心理上可能会经历下列过程。

1. **震惊否定期**　突然发生的伤残使患者来不及应对,有的表现为麻木、出乎意料的镇静与冷淡;有的可思维混乱、意识蒙眬。当患者的意识恢复后,往往陷入严重的恐惧和焦虑状态,无法面对这个残酷的现实,认为"这不是真的""这不可能""我不会这样的"。

2. **焦虑抑郁期**　这个时期患者不再期望能全面恢复,感到除了面对残疾似乎别无选择,感到一切都完了,他的一生永远也不能完成任何事情了。从而闷闷不乐、悲观失望、对任何事情都缺乏兴趣,可能连争取改善功能的动机也丧失了。这种失望的情绪可以表现为敌意、愤怒,甚至出现自杀的想法或企图。

3. **自卑自责期**　由于残疾可能导致社会角色的改变,事业工作受损、生活不便,给家庭增加负担,以及某些生理功能可能有障碍等因素,使患者产生自卑心理。同时,患者感到自己成为家庭和亲人的累赘而自责。表现为意志力减退,对康复不抱希望或期望,心境压抑、心情沮丧、失眠乏力、焦躁不安、甚至有轻生念头。

4. **适应期**　大部分患者经过一系列的心理变化,最后可以接受残疾的现实,在认知、情绪和行为上逐渐适应。他们会重新评价自我,既不将残疾看成是可以依赖别人的资产,也不是不利条件,而是人的一个方面,就像有的人鼻子大一点,有的人个子矮一点一样。能坦然地面对残疾,积极参加康复训练和社会活动。

（二）影响心理康复的主要因素

1. **残疾的类型和程度**　残疾的类型和程度对躯体功能、工作能力、社会活动能力等影响程度不同,引起的心理反应当然不同。残疾类型和程度往往也和康复治疗的效果有关,康复治疗效果的不同也可引起不同的心理反应。

2. **年龄**　中青年与老年人在家庭和社会中的地位和作用是不同的,因此伤病后残疾的心理变化各不相同。

3. **个性**　个性不同对待残疾的态度也会不同。乐观、开朗的个性比较容易走出残疾的阴影,较快地得到适应。个性内向的人倾向于对残疾采取默默忍受的态度;而外向的人则容易因残疾而烦躁不安、怨恨愤怒。

4. **社会因素**　家庭成员的态度、家庭经济收入、工作单位的态度以及社会保障系统等都会影响到患者的心理状态。

（三）评估

心理评估是运用心理学的理论和方法对康复对象的心理品质及状态做出鉴定。心理评定在心理评估中具有十分重要的地位,心理评定就是对康复对象的各种心理障碍(包括认知障碍、情感障碍、人格障碍、社交障碍等)用各种心理测验(包括智力测验、人格测验、神经心理测验以及精神症状评定)进行测评,以评定患者心理障碍的性质和程度,为制订心理康复计划提供科学依据,同时也可以观察心理治疗的效果,判断心理康复的疗效。

（公维军）

参 考 文 献

［1］ 王玉龙.康复功能评定学[M].北京:人民卫生出版社.2014.

［2］ 黄晓琳,燕铁斌.康复医学[M].北京:人民卫生出版社.2013.

［3］ 恽晓平.康复疗法评定学[M].2版.北京:华夏出版社.2014年.

［4］ Michael J,Coughlin.曼氏足踝外科学[M].9版.北京:人民卫生出版社.2015.

［5］ 陆廷仁.骨科康复学[M].北京:人民卫生出版社.2007.

［6］ 窦祖林.作业治疗学[M].北京:人民卫生出版社.2010.

［7］ Joel A.DeLisa,南登崑,郭正成.康复医学-理论与实践[M].西安:世界图书出版社西安公司.2004.

第五章

康复治疗技术

第一节 运 动 疗 法

物理疗法(physical therapy, PT)是利用运动、手法以及声、光、电、磁等物理因子作用于人体以治疗疾病的方法。前者称为运动疗法,后者称为物理因子疗法即理疗。随着康复医学的发展,人们普遍认为由患者积极参与的主动运动是改善运动功能障碍的主要手段,所以康复医学工作者将物理疗法的研究重点放在运动疗法上。

简单地说,所谓运动疗法就是利用运动的方法,对身体的运动功能障碍和功能低下,起到预防、改善和治疗作用的一种特殊疗法。随着医学模式的转化和障碍学的发展,运动疗法已经形成了针对某些疾病进行康复治疗的独立体系。

运动疗法的起源可以追溯到古代中国的《黄帝内经》时代。随着康复医学的发展,运动疗法逐渐形成为一门独立的治疗体系。运动疗法近几十年来发展迅速,已经从骨科疾病康复逐渐向神经系统、循环系统、呼吸系统等疾病康复方面转移。

随着康复医学在我国的发展,先后成立了"中国残疾人康复协会""中华医学会物理医学与康复学会"及"中国康复医学会"等康复学术组织。1989 年在中国残疾人联合会的指示和领导下,在日本康复学会的帮助下,正式成立了我国第一个 PT 专业的学术组织。1991 年7 月我国卫生部、民政部、中国残疾人联合会联合颁布了《康复医学事业"八五"规划要点》,提出了"八五"期间康复医学事业发展的基本任务和具体标准。除国家级、省市级的康复中心或三级甲等医院在刚刚起步时就设计了比较完善的 PT 独立科室外,大部分康复科是在理疗科或神经内科、骨科的基础上,增加一个 PT 与 OT 结合在一起的训练室。运动疗法从以往在骨科疾病中应用,迅速向中枢神经系统、循环系统、呼吸系统、糖尿病等成人疾病方向转移。

运动疗法从不同的角度和目的出发,有不同的分类方法。现介绍几种与临床关系较密切的按运动方式的分类方法。

1. **被动运动疗法** 完全依靠治疗师、器械或者患者本身的健康部位等外力协助患侧完成运动。如按摩、关节松动技术以及各种训练法中的被动手法等。

2. **主动运动疗法** 利用患者自身的肌力进行的运动。一般可分为三种:①辅助主动运动,在器械、治疗师或自己健康肢体的帮助下,患侧尽最大努力完成的运动。是从被动运动向主动运动过渡的阶段。②主动运动,不依靠外力而完全由患者主动收缩肌肉完成的运动。

③抗阻力运动,是克服由治疗师、器械等实施的各种外来阻力完成的主动运动。根据疾病性质、肌力大小、全身体力状况和训练的目的,选择不同的训练方法。

运动疗法的适应证非常广泛,包括:疼痛,关节挛缩,软组织损伤,骨骼、肌肉系统疾病导致的运动障碍,神经系统疾病导致的运动障碍,循环系统功能低下,内脏器官功能低下,精神功能异常等。

随着康复医学、康复工程学的发展,假肢与矫形器的应用与运动疗法紧密结合,在促进肢残患者的功能康复过程中发挥着重要作用。如卒中偏瘫患者在康复训练过程中使用足踝矫形器可以改善患者的足下垂和足内翻,从而改善下肢的步行功能。同时,在假肢矫形器和辅助器具适配过程中,为了达到理想效果,需要大量应用到运动疗法。如大腿假肢适配患者,在适配前需要运动疗法训练以提高患者肌肉、关节功能和体能;适配之后需要进行适应性训练以更好发挥假肢作用,让它成为身体不可分割的一部分。

在假肢矫形器适配或使用过程中,或多或少都需要运动疗法。为了给患者装配理想的假肢矫形器,假肢矫形器工程专业学生应该了解和掌握更多的运动疗法知识。

一、肌力及耐力训练

具备一定的肌力和耐力是假肢矫形器使用的基础。不但在假肢和矫形器适配前需要进行肌力和耐力训练,以胜任所适配的假肢或矫形器,而且在适配后也要进行必要的肌力和耐力训练,让机体更快、更好地适应它们,更好地发挥假肢或矫形器的作用。

（一）肌力训练

肌肉收缩形式可根据不同的时相分为静态收缩和动态收缩。静态收缩可分为等长收缩和同时收缩,动态收缩可分为等张收缩和等速收缩。静态收缩不产生关节活动,动态收缩使关节活动、产生运动。运动可分为被动运动和主动运动,被动运动时机体自身肌肉不参与活动,主动运动时机体自身肌肉参与活动,主动运动可分为辅助主动运动、主动运动和抗阻力运动。

肌力训练必须在科学准确的肌力评定基础上进行,而且要在强度、时间、频率和周期这四个方面达到一定水平,才能达到增强肌力的作用。

1. 0~1级肌力训练方法　对于由于肌力低下,不能通过肌肉收缩完成肢体运动的患者常采用被动运动的方法来增强肌力。训练时应该注意以下要点:

（1）训练时,治疗师可触摸被训练的肌肉,让患者精力集中在训练部位。

（2）训练时,努力用被动运动方式诱发患者随意运动,让患者体会到肌肉运动的感觉。

（3）训练时,嘱患者使健侧肢体完成相同动作,让患者体会到肌肉收缩方式和动作要领。

（4）训练时,应取肌肉易于伸展的体位,使关节活动容易达到最大限度。力量轻柔,动作舒缓,防止损伤发生,避免触碰拮抗肌。

2. 2级肌力训练方法　针对2级肌力的特点,肌力增强训练一般使用辅助主动运动。训练时,既可以徒手达到辅助训练的目的,也可以采取悬吊或利用滑轮车等方式达到辅助主动运动的目的。训练时应该注意以下要点:

（1）训练时,应时刻注意辅助量的调节。

（2）训练时,选择正确的体位,设计合理的运动模式。

（3）训练时,力量适中,活动范围合理,避免出现代偿动作。

3. 3级肌力训练方法 3级肌力患者不仅可以对抗肢体重力进行主动训练,还可以使用特殊设备,如 Biodex 进行等速运动肌力训练。训练时应该注意以下要点:

（1）训练时,避免外加阻力。

（2）训练时,动作宜舒缓,范围适中,防止引起疼痛,避免损伤,防止出现代偿运动。

4. 4级以上肌力训练方法 4级以上肌力患者不仅可以克服肢体重力的影响,而且可以克服轻度阻力完成全关节活动范围运动,可以使用抗阻力主动运动模式来增强肌力训练。等速、等长、等张运动模式均可采纳,训练时应该注意以下要点:

（1）训练时,阻力大小设置在 1/2~2/3 最大肌力为宜。

（2）训练时,阻力应遵循逐渐增加的方式进行。若采取最大阻力进行训练,切记减少训练次数和缩短时间。

（3）训练时,针对不同的功能需要,使用不同的训练速度和力量。

（二）耐力训练

耐力是指人体长时间进行持续肌肉工作的能力,即对抗疲劳的能力。耐力包括两个方面,即肌肉耐力和心血管耐力。耐力的提高不仅取决于人的发育成熟,也和负荷要求有关。发展耐力素质的基本途径有两个:一是增强肌肉力量、提高肌肉耐力的训练;二是提高心肺的功能。健康人提高耐力的训练往往可以采用慢跑、骑自行车、适当负荷下运动和高原运动等方法,这在普通人胜任某项特殊工作、适应特殊环境是非常重要的。由于佩戴假肢或矫形器需要额外消耗能量,残疾人在假肢、矫形器适配前后进行适当的耐力训练也是非常必要的。

二、关节活动度训练

人体全身的骨骼依靠关节相连,关节活动才能形成运动。关节活动受限导致运动障碍,关节活动度是关节运动功能的基础,也是假肢、矫形器更好发挥作用的必要条件。运动疗法是维持和改善关节活动度的有效方法。

（一）维持训练

创伤关节在愈合过程中会产生疏松结缔组织,如果限制关节活动就会在关节囊、筋膜、肌肉、韧带等处出现结缔组织的短缩,变成致密结缔组织,失去弹性和伸缩性,从而限制关节的活动。

一般认为,正常关节固定4周时间就能形成致密结缔组织,出现关节活动受限,导致运动功能降低。所以说,关节活动度的维持训练在肢体运动功能训练中是非常必要的。

徒手被动关节活动度维持训练是维持关节活动范围的常用方法,指利用徒手对麻痹、疼痛等原因导致的活动受限、不能进行主动或辅助主动运动的患者所采用的训练方法。目的是确保肌肉和构成关节的软组织的柔韧性,维持关节正常的活动范围,防止因关节长期制动而出现挛缩。另外,对运动功能障碍的患者,还可以通过被动关节运动诱发正常的运动感觉、强化肌力、提高协调性、改善肢体的运动功能,为假肢、矫形器的使用创造条件。

1. 训练方法

（1）肩关节:肩关节由盂肱关节、肩胛胸廓关节、肩锁关节、胸锁关节等组成,其中,盂肱关节的肱骨头比关节盂大,且关节囊松弛、韧带薄弱,是人体活动范围最大、最灵活而又最不稳定的关节。

1）屈曲和伸展：肩关节的屈曲是由盂肱关节和肩胛胸廓关节以 2:1 的比例协同完成的复合运动。在进行肩关节屈伸训练时，一手握腕关节使其呈背伸位，拇指外展，手指伸展，手掌向上，另一手扶持肘关节使其呈伸展位，完成肩关节的屈伸动作。此时避免使用牵拉手法，力量和范围要适度。

2）内收和外展：肩关节外展最初的 30° 是由肩关节独立完成的，继续外展时与肩胛胸廓关节以 2:1 的比例协同完成。进行肩关节外展和内收训练时，治疗师一手握腕关节使其呈背伸位，拇指外展，手指伸展，另一手扶持肩胛骨下角，在上肢外展的同时使肩胛骨下角向上旋转。

3）内旋和外旋：患者仰卧位，肩关节外展 80°，肘关节屈曲 90°。一手固定肘关节，另一手握持腕关节，以肘关节为轴，前臂向前、向后运动，完成肩关节的内旋和外旋训练。

（2）肘关节：肘关节是具有骨性支持、比较稳定的关节，具有两种不同的生理功能：一种是在上、下尺桡关节上发生的旋前、旋后，另一种是在肱尺关节和肱桡关节上发生的屈曲和伸展。

1）旋前和旋后：治疗师一手扶持患侧腕关节使其背伸，另一手固定肱骨远端，使肘关节屈曲 90°，并固定在体侧，防止旋后、旋前时出现肩关节内收、外展和屈曲、伸展等代偿动作。进行从掌心向下与地面平行的位置至掌心向上与地面平行的 180° 旋转，再做反方向的旋转。

2）屈曲和伸展：治疗师一手扶持患侧腕关节上方，另一手固定肱骨远端，在完成肘关节屈曲的同时前臂旋后，屈曲可达 135°；完成肘关节伸展的同时前臂旋前，伸展可达 0°~5°。

（3）腕关节：治疗师一手固定前臂，另一手四指握患者的掌面，拇指在手背侧，完成腕关节背伸 70°、掌屈 80° 和桡侧屈 20°、尺侧屈 30° 的被动运动以防止腕关节出现掌屈、尺偏为主的挛缩。

（4）手指关节：被动活动手指关节时，可以四指同时训练也可以单个手指训练。治疗师一手在患手的尺侧固定，另一手四指在患手的背侧，拇指在患手掌侧使掌指关节完成屈曲 90°、伸展 30°~45° 的运动。

（5）髋关节和膝关节：髋关节由股骨头和髋臼构成，可完成屈曲、伸展，内旋、外旋，内收、外展动作。膝关节是典型的鞍状关节，可完成屈曲和伸展动作。

1）屈曲和伸展：患者仰卧位，治疗师一手托住腘窝，另一手托足跟进行髋关节、膝关节的屈曲。然后在髋关节屈曲状态下完成膝关节的伸展，最后完成髋关节伸展。

2）内旋和外旋：患者仰卧位，下肢伸展，治疗师一手固定患者膝关节上方，另一手固定踝关节上方，完成下肢轴位旋转。也可以令患者髋关节呈屈曲位，治疗师扶持患者小腿近端，另一手固定足跟，以髋关节为轴，向内、外侧摆动小腿，完成髋关节的外旋和内旋。

3）内收和外展：患者仰卧位，治疗师一手托住腘窝，前臂支撑大腿远端，另一手握足跟，在髋关节轻度屈曲的状态下，完成髋关节的外展，然后返回原来位置。

（6）踝关节：踝关节由胫、腓骨远端和距骨组成。距骨体前宽后窄，当踝关节背屈时，其宽部进入踝穴，能防止踝关节向后脱位；当跖屈时，其窄部进入踝穴，则关节不稳，易向侧方活动。

1）背屈和跖屈：患者仰卧位，下肢伸展。进行背屈时，治疗师一手固定踝关节上方，另一手握足跟，在牵拉跟腱的同时，利用治疗师的前臂屈侧推压足底。跖屈时，治疗师固定踝关节上方的手移动到足背，在下压足背的同时，另一手将足跟上提。

2）内翻和外翻:患者仰卧位,下肢伸展。治疗师一手固定踝关节,另一手进行内、外翻运动。

2. 注意事项

（1）特定关节进行关节活动维持训练时应该包括关节所有的运动模式,除特殊情况外,一般应完成全关节活动范围运动。

（2）维持正常关节活动度的被动运动训练时不得出现疼痛。

（3）训练手法要平稳、缓慢,绝对禁止快速、粗暴的手法,防止出现超关节活动范围的关节活动,造成关节周围软组织损伤。

（4）患者体位设计对于维持关节活动度非常重要。对患者进行良肢位摆放,可避免引起关节挛缩。

（5）对于关节稳定性差的患者,应尽快解决关节稳定性问题。

（二）改善训练

关节活动度改善训练是为了改善由于肌肉、肌腱短缩等各种原因导致关节活动范围受限所使用的治疗方法。

1. 训练方法

（1）被动牵伸训练。

（2）辅助主动牵伸训练。

（3）主动牵伸训练。

（4）抗阻力主动牵伸训练本方法适用于具有较强肌力的关节挛缩患者。利用肌肉最大收缩后出现最大放松的原理。

（5）关节松动技术。

2. 注意事项

（1）根据受限关节,训练时采取适当的体位。

（2）被动牵伸训练时,需要切实固定关节近端。

（3）根据训练关节的解剖、运动学及生理学知识,在科学评价的基础上设计手法,防止关节周围软组织发生继发性损伤。

（4）施加外力应根据关节受限的具体情况设定,不得使用粗暴、强力及快速的牵伸手法。

三、姿势控制训练

（一）概念

姿势控制是指控制身体在空间的位置以达到稳定性和方向性的双重目的,属于运动控制的范畴。姿势稳定性也被称作平衡,是控制身体质心与支撑面关系的能力;姿势方向性指保持身体节段间和身体与任务环境间适当关系的能力,借助于前庭系统、本体感觉系统和视觉系统。姿势控制的需求随任务和环境的变化而变化,任何任务都有方向性的成分和稳定性成分。控制身体在空间位置的能力体现了肌肉骨骼和神经系统间复杂的相互作用,这被称为"姿势控制系统"。需要静态站立维稳能力,应对干扰的反馈调节能力,前馈控制能力。姿势控制的肌肉骨骼成分包括:ROM、脊柱柔韧性、肌肉特性以及相连身体节段的生物力线关系。姿势控制的神经成分包括:①运动过程,包括组织全身肌肉达到神经肌肉协同;②感觉感知过程,包括组织和整合视觉、前庭、躯体感觉系统;③更高水平过程,对形成活动的感觉和确保姿势控制的预期和适应方面有必要。

正常的姿势反应是人体运动的基本保证,这些姿势的反应对患者坐、站、走等运动功能都是最基本的和最重要的,中枢神经系统对一些反射和反应的控制是分层次的,如翻正反应,上肢的保护性伸展反应和平衡反应分别属于中脑下皮质和皮质等部位控制。发生姿势控制异常的原因可能有平衡问题、运动的协调性问题(包括顺序、协同肌的适时激活、姿势肌的紊乱、姿势活动调节不能等)、骨骼肌肉及关节活动所致的对位对线问题、感觉障碍所致的预期姿势控制丧失、认知功能的问题所致。临床常见的姿势控制障碍疾病如脑卒中、脑外伤、帕金森病、儿童脑瘫、自闭症等。

(二) 康复策略

改善姿势控制水平的干预目标是:促进能满足各种功能性任务相关的姿势控制要求(稳定状态的、预期的和反应性姿势控制)的感觉、运动和认知策略的发展。对于中枢神经系统损伤患者要首先促进他们出现正常的姿势反应,并使之具备正常的姿势控制能力,才能进行各种功能活动,促进患者随意运动功能的恢复。治疗的目标以运动感觉再学习为基础,寻求脑及肌肉等非神经源性要素的最大限度的可塑性,在与环境相关的过程中完成现实的任务。

1. **运动策略** 必须成功控制与支撑面相关的身体质量中心,这包括了维持对线的策略和与静态支撑面相关的身体质量中心的移动策略,以及改变支撑面重新获得身体中心平衡策略。

2. **感觉策略** 感觉发展包括学习组织和选择最适合的视觉信息进行控制姿势。

3. **认知策略** 包括学会在进行多种活动时分配注意力以维持姿势控制。

(三) 常用训练方法

1. **传统的运动疗法**

(1) 维持和恢复 ROM(包括关节活动、关节松动、组织牵伸技术等):改善踝关节的 ROM 和力量是恢复站立平衡控制的关键部分。

(2) 增强肌力:本体感觉神经肌肉促进疗法(proprioceptive neuromuscular facilitation, PNF)、弹力带或体重为负荷的大肌群抗阻练习。

(3) 增强耐力:渐进性行走或渐进性骑功率自行车。

(4) 恢复平衡功能:①利用平衡垫,依据支撑面从大到小、从稳定到不稳定、从静态平衡到动态平衡的原则循序渐进地训练平衡功能,治疗师可用触觉、言语及平面镜提供的视觉反馈训练重心转移和姿势控制。②在平衡仪上选择个性化的训练方案,并利用显示屏提供的视觉反馈,让患者清楚地看到自己重心的位置、移动的轨迹,进行有控制地身体重心移动。在动态平台上,通过干扰本体感觉或者视觉的输入来训练中枢神经系统各级平衡觉在维持平衡中的能力;在静态平台上,双足自然站立于指定位置,随显示屏上的光标移动训练重心转移能力,包括重心前-后、左-右转移、坐-站、步行、上下楼梯等功能性活动的重心转移训练及患侧下肢的负重能力训练。进行反应性平衡控制再训练、预期平衡功能的再训练。

2. **神经生理治疗技术**(neuropathyisological therapy, NPT) 神经生理治疗技术也称为神经发育疗法(neurodevelopment treatment, NDT),主要包括:①Bobath 治疗姿势控制技术,治疗程序由核心控制能力训练、上肢及肩胛带功能训练、骨盆及髋关节姿势控制训练、站立平衡训练和行走训练 5 部分组成。②Brunnstrom 技术。③Rood 技术。④本体感觉神经肌肉促进技术(proprioceptive neuromuscular facilitation, PNF)技术。

3. **运动再学习技术**(motor relearning programme, MRP) 运动再学习将中枢神经系

统损伤后运动功能的恢复训练视为一种再学习或再训练的过程,是以生物力学、运动科学、神经科学、行为科学等为理论基础,以脑损伤后的可塑性和功能重塑为理论依据,以作业或功能为导向,在强调患者主观参与和认知重要性的前提下,按照科学的运动学习方法对患者进行教育以恢复其运动功能的一套方法,包括任务导向性训练疗法和运动控制训练。也就是说这是一种基于功能的,以神经生理学为主线,结合生物力学、运动科学、神经科学、行为科学等的一套综合方法,它强调了功能、反馈等。

4. 其他特定治疗技术

(1) 对线训练:目标是要帮助患者形成其进行活动时的最初姿势,发展对称的直立姿势。利用镜子给患者提供在空间中的姿势的视觉反馈,患者穿有纵向条纹的衣服要求其将衣服上的条纹与镜子上的垂直条纹相对应,这种方法能提高镜子效应。也可站在两个体重秤上通过动力学反馈提供姿势轴和承重信息进行训练。

(2) 感觉训练:目标是帮助患者学会有效协调和选择感觉信息进行姿势控制。更多依赖于视觉信息进行定位的患者让其眨眼或闭眼时进行一系列的平衡任务。更多依赖于表面信息进行定位的患者让其在地毯、泡沫或斜板之类的活动表面,在坐位或站位下进行活动。

(3) 认知训练:执行多重任务下的平衡功能再训练。例如在正常支撑面上向前方、向后方步行活动时记住单词,在狭窄支撑面上向前方、向后方步行活动时说出与投球相反的方向等。

(4) 其他训练:①强制性运动疗法或限制诱导运动训练(constraint induced movement therapy,CIMT);②减重平板运动训练(body-weight-support treadmill training,BWSTT);③机器人及计算机辅助运动训练;④核心肌群训练:核心是重心所在的位置,是所有姿势运动的开始,改善躯干抗重力伸展能力,提高躯干的稳定性从而诱发远端肢体的运动成分,方法有利用平衡软踏、泡沫轴、抗力球、核心板,普拉提等多样化练习;⑤悬吊技术;⑥振动疗法。

(四) 矫形器的使用

临床使用踝足矫形器(ankle-foot orthosis,AFO)来控制患者的痉挛。在踝部使用的、用来控制位置和活动的用具的类型对于参与恢复平衡的肌肉的顺序和时序具有重要影响。限制踝部活动的 AFO 将减少踝关节周围肌肉的活动、导致髋和躯干肌肉活动增加来参与平衡控制。

四、平衡与协调训练

(一) 平衡训练

1. 平衡训练原则

(1) 支撑面由大到小:训练时支撑面积逐渐由大变小,即从最稳定的体位逐步过渡到最不稳定的体位。开始时可以在支撑面积较大或使用辅助器具较多的体位进行训练,当患者的稳定性提高后,则减小支撑面积或减少辅助器具的使用。例如,开始时进行坐位训练,再逐步过渡至站位,站位训练时两足之间距离逐渐变小至并足,然后单足站立再到足尖站立,逐渐增加平衡训练的难度。开始训练时除了支撑面由大变小外,还应由硬而平整的支撑面逐步过渡到软而不平整的支撑面下进行。例如,开始时在治疗床上进行训练,平衡功能改善后,过渡到软垫上和治疗球上训练。

(2) 重心由低到高:仰卧位→前臂支撑下的俯卧位→肘膝跪位→双膝跪位→半跪位→

坐位→站立位,这样重心由低到高,逐渐增加平衡训练的难度。

（3）从睁眼到闭眼：视觉对平衡功能有补偿作用,因而开始训练时可在睁眼状态下进行,当平衡功能改善后,可增加训练难度,在闭眼状态下进行。

（4）从静态平衡到动态平衡：首先恢复患者保持静态平衡的能力,即能独自坐或独自站。静态平衡需要肌肉的等长收缩,因此,可以通过训练维持坐或站立的躯干肌肉保持一定的肌张力来达到静态平衡。当患者具有良好的静态平衡能力之后,再训练动态平衡。动态平衡需要肌肉的等张收缩。在动态平衡的训练过程中,要先训练他动态平衡,即当患者能保持独自坐或独自站立时,治疗人员从前面、后面、侧面或在对角线的方向上推或拉者,将患者被动地向各个方向推动,使其失去静态平衡的状态,以诱发其平衡反应,然后让患者回到平衡的位置上。他动态平衡训练中要掌握好力度,逐渐加大,以防出现意外。当患者对他动态平衡有较好的反应后,最后训练自动态平衡。即让患者在坐位和站立位上完成各种主动或功能性活动,活动范围由小到大。

（5）逐渐增加训练的复杂性：平衡反应的训练可在床、椅、地面等稳定的支撑面上,也可在摇板、摇椅、滚筒、大体操球等活动的支撑面上。一般先在稳定的支撑面上,后在活动的支撑面上。为增加难度,可在训练中增加上肢、下肢和躯干的扭动等。

（6）进行综合训练：存在平衡功能障碍的患者往往同时具有肌力、肌张力、关节活动度或步态等异常,如果是脑卒中或脑外伤的患者还可能存在认知、言语等功能障碍,因此,在平衡训练同时,也要进行肌力、言语、认知、步态等综合性训练,如此也能促进平衡功能的改善,促进患者各项功能的恢复。

2. 平衡训练方法   平衡训练方法按不同的因素可以分为不同的种类。按患者的体位可以分为卧位、前臂支撑下的俯卧位训练、肘膝跪位训练、双膝跪位训练、半跪位训练、坐位训练、站立位训练；按是否借助器械如平衡板、训练球或平衡仪等可以分为徒手平衡训练和借助器械平衡训练；按患者保持平衡的能力可分为静态平衡训练、自动态平衡训练和他动态平衡训练；按患者的疾病类型可以分为脑卒中或脑外伤患者的平衡训练、脊髓损伤患者的平衡训练、帕金森综合征患者的平衡训练等。具体训练方法按体位顺序叙述如下：

（1）仰卧位：此种体位下的平衡训练主要适合于偏瘫患者。平衡训练的主要内容是躯干的平衡训练,所采用的训练方法是桥式运动。

1）桥式运动的目的：训练腰背肌,提高骨盆的控制能力,诱发下肢分离运动,缓解躯干及下肢的痉挛,提高躯干肌力和平衡能力。应鼓励患者于病情稳定后尽早进行桥式运动。

2）桥式运动的方法：患者仰卧位,双手放于体侧,或双手交叉五指相握,胸前上举,注意患手大拇指放在最上面,以对抗拇指的内收和屈曲,下肢屈曲支撑于床面,患者将臀部抬离床面,尽量抬高,即完成伸髋、屈膝、足平踏于床面的动作。因完成此动作时,人体呈拱桥状,故而得名"桥式运动"。双侧下肢同时完成此动作为双桥运动,单侧下肢完成此动作为单桥运动。当患者不能主动完成抬臀动作时,可给以适当的帮助。治疗师可将一只手放在患者的患膝上,然后向前下方拉压膝关节,另一只手拍打患侧臀部,刺激臀肌收缩,帮助患髋伸展。在进行桥式运动时,患者两足间的距离越大,伸髋时保持屈膝所需的分离性运动成分就越多。随着患者控制能力的改善,可逐渐调整桥式运动的难度,如由双桥运动过渡到单桥运动。

（2）前臂支撑下的俯卧位：此种训练体位主要适合截瘫患者,是上肢和肩部的强化训练及持拐步行前的准备训练。

1）静态平衡训练:患者取俯卧位,前臂支撑上肢体重,保持静态平衡。开始时保持的时间较短,随着平衡功能的逐渐改善,保持时间达到 30min 后,则可以再进行动态平衡训练。

2）自动态平衡训练:患者取俯卧位,前臂支撑上肢体重,自己向各个方向活动并保持平衡。

3）他动态平衡训练:患者取俯卧位,前臂支撑上肢体重,治疗师向各个方向推动患者的肩部。训练开始时推动的力要小,使患者失去静态平衡的状态,又能够在干扰后恢复到平衡的状态,然后逐渐增加推动的力度和范围。

（3）肘膝跪位:此种训练体位同样主要适合截瘫患者,也适用于运动失调症和帕金森病等具有运动功能障碍的患者。

1）静态平衡训练:患者取肘膝跪位,由肘部和膝部作为体重支撑点,在此体位下保持平衡。保持时间如果达到 30min,再进行动态平衡训练。

2）自动态平衡训练:患者取肘膝跪位。①整体活动,患者自己向前、后、左、右各个方向活动身体并保持平衡,也可上、下活动躯干并保持平衡。②肢体活动,指示患者将一侧上肢或下肢抬起并保持平衡,随着稳定性的增强,再将一侧上肢和另一侧下肢同时抬起并保持平衡,如此逐渐增加训练的难度和复杂性。

3）他动态平衡训练:患者取肘膝跪位,治疗师向各个方向推动患者,推动的力度和幅度逐渐由小到大。

（4）双膝跪位和半跪位:这两种训练体位也主要适合于截瘫患者。双膝跪位平衡掌握后,再进行半跪位平衡训练。

1）静态平衡训练:患者取双膝跪位或半跪位,然后保持平衡。静态平衡保持达到 30min 后,可进行动态平衡训练。

2）自动态平衡训练:①向各个方向活,患者自己向各个方向活动身体,然后保持平衡;②抛接球训练,治疗师在患者的各个方向向患者抛球,患者接到球后,再抛给治疗师,如此反复。抛球的距离和力度可逐渐加大,以增加训练难度。无论是患者自己活动,还是抛接球训练,都可以先在治疗床上进行,然后在平衡板上进行,逐渐增加训练的复杂性。

3）他动态平衡训练:①治疗床上训练,患者跪于治疗床上,治疗师向各个方向推动患者;②平衡板上训练,患者跪于平衡板上,治疗师向各个方向推动患者。由于平衡板会随着患者身体的倾斜而出现翘动,从而提供了一个活动的支持面,增加了训练的难度。

（5）坐位:对于截瘫的患者,在进行平衡训练时应该由前臂支撑下的俯卧位、肘膝跪位、双膝跪位、半跪位逐渐到坐位和站位。而对于偏瘫患者则主要是进行坐位和站位的平衡训练。偏瘫患者早期多由于不能保持躯干的直立而不能保持坐位平衡,截瘫的患者如果躯干肌肉瘫痪或无力也难以保持坐位平衡,还有许多其他疾病如帕金森病等也会引起坐位平衡障碍,这些情况均需要进行坐位平衡训练。坐位平衡训练主要包括长坐位平衡训练和端坐位平衡训练,前者多适用于截瘫患者,后者多适用于偏瘫患者。

1）长坐位平衡训练:临床中患者会根据自身的残疾情况而选用最舒适的坐姿。一般来说截瘫患者多采用长坐位进行平衡功能训练。

①静态平衡训练:患者取长坐位,前方放一面镜子,治疗师于患者的后方,首先辅助患者保持静态平衡,逐渐减少辅助力量,待患者能够独立保持静态平衡 30min 后,再进行动态平衡训练。

②自动态平衡训练:患者取长坐位,指示患者向左右或前后等各个方向倾斜,躯干向左

右侧屈或旋转,或双上肢从前方或侧方抬起至水平位,或抬起举至头顶,并保持长坐位平衡。

③他动态平衡训练:患者取长坐位,在治疗床上或平衡板上进行训练。患者坐于治疗床或平衡板上,治疗师向侧方或前、后方推动患者,使患者离开原来的起始位,开始时推动的幅度要小,待患者能够恢复平衡,再加大推动的幅度。

2)端坐位平衡训练

①静态平衡训练:训练时让患者坐于椅子上或床边,双足平放于地上,双手放于膝部,保持稳定,如有困难可稍加帮助调整部位。开始时患者多易向患侧倾倒,可以先在博巴斯(Bobath)反射抑制肢位下保持坐位平衡,这样既可以牵伸痉挛的侧屈肌同时也是辅助下坐位平衡训练。另外也可以被动牵伸患侧屈肌。坐位平衡训练时,患者前面可放一面镜子,以弥补位置觉障碍的影响,使患者能通过视觉不断调整自己的体位。

②自动态平衡训练:患者取端坐位,治疗师指示患者向各个方向活动,侧屈或旋转躯干,或活动上肢的同时保持端坐位平衡。还可以进行触碰物体训练和抛接球训练。

③他动态平衡训练:治疗师从前后左右各个不同方向给患者施加推力,打破静态平衡,患者尽快调整达到平衡状态。在给予推力的同时应注意保护患者以防止摔倒。通过平衡训练,不断增强躯干肌的控制能力,提高平衡反应水平,为站立行走做好准备。在此训练中应诱发出患侧的保护性姿势反射,这也是一种促通。

(6)站立位:患者的坐位平衡改善后,就可以进行站立位平衡训练。无论是偏瘫、截瘫还是其他情况引起的平衡功能障碍,进行站立位的平衡训练,都是为步行做好准备,并最终达到步行的目的。

1)静态平衡训练:先进行辅助站立训练,然后进行独立站立训练。

①辅助站立训练:在患者尚不能独立站立时,需首先进行辅助站立训练。可以由治疗师辅助患者,也可以由患者自己借助肋木、助行架、手杖或腋杖等,或者站于平行杠内进行辅助步行。当患者的静态平衡改善后,可以减少辅助的程度,如由两位治疗师减少为一位治疗师辅助,或由助行架改为四脚拐,由四脚拐再改为三脚拐,再改为单脚拐;当平衡功能进一步改善,不需要辅助站立后,则开始进行独立站立平衡训练。

②独立站立训练:患者面对镜子保持独立站立位,这样在训练时可以提供视觉反馈,协助调整不正确的姿势。独立站立并可保持平衡达到一定的时间,就可以进行他动态站立平衡训练。

2)动态平衡训练

①自动态平衡训练:患者面对镜子站立,治疗师站于患者旁边。自动态平衡的训练方法较多,具体如下:a. 向各个方向活动:站立时足保持不动,身体交替向侧方、前方或后方倾斜并保持平衡;身体交替向左右转动并保持平衡;b. 左右侧下肢交替负重:左右侧下肢交替支撑体重,每次保持5~10s,治疗师需特别注意监护患者,以免发生跌倒,也需注意矫正不正确的姿势;c. 太极拳云手式训练:云手式是身体重心一个连续的前后左右的转移过程,同时又伴随上肢的运动,因而是一个训练平衡的实用方法;d. 触碰治疗师手中的物体;e. 抛接球训练;f. 伸手拿物:拿一物体放于地面上距离患者不同的地方,鼓励患者弯腰伸手去拿物体;g. 平衡测试仪训练:患者双足放在测试仪的测力平台上,在仪器的显示屏上通过不同的图标来显示双足所承担的体重。正常人每侧足承受体重的50%,通过有意识的将体重转移到一侧下肢,可以提高对自动态平衡能力的训练。

②他动态平衡训练:患者面对镜子保持独立站立位。a. 硬而大的支撑面上训练:患者站

在平地上,双足分开较大的距离,治疗师站于患者旁边,向不同方向推动患者,可以逐渐增加推动的力度和幅度,增加训练的难度。b. 软而小的支撑面上训练:随着平衡功能的改善,可以由硬的支撑面改为小软的支撑面,例如站在气垫上或软的床垫上等,也可以缩小支撑面,并足站立或单足站立。然后治疗师向各个方向推动患者,使其失衡后再恢复平衡。c. 活动的支撑面上训练:可以提供活动的支撑面给患者站立,如平衡板进一步增加训练的难度。然后治疗师向各个方向推动患者。

在进行站立位平衡训练时,要注意随时纠正患者的站立姿势,防止患膝过伸等异常姿势。

(7) 特殊的平衡训练

1) Frenkel 平衡体操训练:Frenkel 平衡体操训练是中枢神经系统再学习的训练技术。其训练的主要原则为先简单后复杂、先粗后细、先快后慢、从残疾较轻的一侧开始的系统有序的训练。患者通过视、听、触的代偿强化反馈机制,反复学习和训练基本动作,能熟练掌握后逐渐再学习复杂动作,以不同的协调运动模式控制重心变化,建立新的平衡,达到能够步行、完成日常生活动作的目的,提高生活自理能力。其训练方法如下:

①卧位 Frenkel 训练:患者取平卧位,头略高能看到下肢的运动,双下肢轮流伸展、屈曲、上抬及保持平衡悬空位。

②坐位 Frenkel 训练:患者坐在椅子上,两手握住前面的肋木,两足后移,上身前屈,重心移到足上,起立、坐下、轮流用脚尖点击地面上所画的点等。

③立位 Frenkel 训练:患者两足分开再靠拢;身体左右、前后晃动;交替单足站立并保持平衡;平衡杠内双手抓握或不抓握扶杆,左右晃动身体保持平衡。

④步行 Frenkel 训练:患者立位,练习重心移动横走、前进、后退、原地转及双足轮流跨越障碍,走横 8 字训练等。

⑤手的 Frenkel 体操训练:指导患者依次从大到小、有节律的用手来指桌上用粉笔画的球、拔木钉、抓球等训练。

2) 前庭功能训练:前庭的主要功能是感受人体运动时的加速度或减速度。对于前庭功能障碍的患者,有特殊的平衡功能训练方法。双侧前庭功能完全丧失的患者或前庭功能障碍合并视觉或本体感觉障碍时,疗效较差。但对部分功能损伤的患者则可以通过训练得到改善。1992 年 Susan 等设计了一套提高前庭适应性和在平衡中诱发视觉和本体感觉参与的提高平衡功能的训练,具体方法为:

①患者双足尽可能靠拢,必要时双手或单手扶墙保持平衡,然后左右转头,再单手或双手不扶墙站立,时间逐渐延长并仍保持平衡,双足再靠拢些。

②患者步行,必要时他人给予帮助。

③患者练习在行走中转头。

④患者双足与肩同宽站立,直视前方目标,逐渐使支撑面变窄,即双足间距离缩短至 1/2 足长,在进行训练时,双眼先断续闭拢,然后闭眼时间逐渐延长,同时,前臂先伸展,然后放置体侧,再交叉于胸前。在进行下一个难度训练之前,每一体位至少保持 15s,训练时间总共为 5~15min。

⑤患者站立于软垫上,可从站立于硬地板开始,逐渐过渡到在薄地毯、薄枕头或沙发垫上站立。

⑥患者在行走中转圈练习,从转大圈开始,逐渐变得越来越小,两个方向均应练习。

此外,还可以让患者坐在可以转动的椅子上如电动轮椅,进行前庭旋转训练。

3）本体感觉训练：本体感觉主要感受关节的位置，具体训练方法如下。

①下肢开链运动：不能站立的患者，可在卧位进行双下肢交替屈曲、伸展练习，内收、外展练习等。

②下肢闭链运动：背部靠墙而立，双足与肩同宽，保持不动，进行下蹲、站起训练，速度可由慢逐渐加快。

③平衡板训练：患者站立于平衡板上，进行重心转移训练，速度快慢交替。

④棉垫上训练：在棉垫上进行重心转移、外力干扰训练、抛接球训练和行走等。棉垫是软的支撑面，因而在棉垫上进行训练平衡，有助于改善本体感觉。

⑤复杂行走训练：进行前进、后退、侧向走、8字走及S形走，绕过障碍物行走，上下楼梯等训练。速度需快慢交替。

⑥复杂地面上行走训练：在行走的路线上放置高矮不同的台阶，或硬度不同的小棉垫，或台阶和棉垫交替放置，让患者在上面行走。

（二）协调训练

1. **目的**　改善动作的质量，即改善完成动作的方向和节奏、力量和速度，以达到准确的目标。

2. **原则**

（1）由易到难，循序渐进：先进行简单动作的练习，掌握后，再完成复杂的动作，逐步增加训练的难度和复杂性。

（2）重复性训练：每个动作都需重复练习，才能起到强化的效果，这种动作才能被大脑记忆，从而促进大脑的功能重组，进一步改善协调功能。

（3）针对性训练：针对具体的协调障碍进行针对性的训练，这样更具有目的性。

（4）综合性训练：协调训练不是孤立进行的，即在进行针对性训练的同时，也需要进行相关的训练，如改善肌力的训练、改善平衡的训练等。

3. **方法**

（1）与平衡训练的区别：协调功能训练的方法与平衡功能训练方法基本相同，二者的区别在于侧重点不同。平衡功能的训练侧重于身体重心的控制，以粗大动作、整体动作训练为主；协调功能训练侧重于动作的灵活性、稳定性和准确性，以肢体远端关节的精细动作、多关节共同运动的控制为主，同时强调动作完成过程的质量，例如动作的完成是否正确、准确，在完成过程中有没有出现肢体的震颤等。协调功能评定的方法如指鼻试验、轮替试验等，这些动作既可以用来进行评定，也可以用来进行协调训练。

（2）上肢协调训练：包括轮替动作练习、定位方向性动作练习、节律性动作练习和手眼协调练习。

1）轮替动作练习主要根据关节的活动方向而进行：①双上肢交替上举：左、右侧上肢交替举过头顶高度，手臂尽量保持伸直，并逐渐加快练习的速度；②双上肢交替摸肩上举：左、右侧上肢交替屈肘、摸同侧肩，然后上举；③双上肢交替前伸：上肢要前伸至水平位，并逐渐加快速度；④交替屈肘：双上肢起始位为解剖位，然后左、右侧交替屈肘，手拍同侧肩部，逐渐加快速度；⑤前臂旋前旋后：肩关节前屈90°，肘伸直，左右侧同时进行前臂旋前旋后的练习；⑥腕屈伸：双侧同时进行腕屈伸练习，或一侧练习一定时间，再换另一侧练习；⑦双手交替掌心拍掌背：双手放于胸前，左手掌心拍右手掌背，然后右手掌心拍左手掌背，如此交替进行，逐渐加快速度。

2）方向性动作练习包括以下方面：①指鼻练习。左、右侧交替以示指指鼻，或一侧以示指指鼻，反复练习一定时间，再换另一侧练习。②对指练习。双手相应的手指互相触碰，由拇指到小指交替进行；或左手的拇指分别与其余四个手指进行对指，练习一定时间，再换右手，或双手同时练习。以上练习同样要逐渐加快速度。③指敲桌面：双手同时以五个手指交替敲击桌面，或一侧练习一定时间，再换另一侧练习。④其他还包括画画、下跳棋等。

3）节律性动作练习：以上的轮替动作和方向性动作练习过程中，每一个动作练习都需注意节律性，先慢后快，反复多次练习，逐步改善协调能力。

4）手眼协调练习：①插木棒、拔木棒。从大到小、依次将木棒插入孔中，然后再将木棒拔出，反复多次练习。②抓物训练。如将小球放在桌子上，让患者抓起，然后放在指定的位置；或者将花生、黄豆等排放在桌子上，让患者抓起放入小碗中。③画画或写字。无论画画还是写字，开始可以让患者在已有的画上或字上描写，然后在白纸上画或写。④下跳棋、拼图或堆积木等。这些作业训练均有助于提高手眼协调能力。

（3）下肢协调训练：包括轮替动作练习、整体动作练习和节律性动作练习。

1）轮替动作练习：①交替屈髋。仰卧于床上，膝关节伸直，左右侧交替屈髋至90°，逐渐加快速度。②交替伸膝。坐于床边，小腿自然下垂，左右侧交替伸膝。③坐位交替踏步。坐位时左右侧交替踏步，并逐渐加快速度。④拍地练习。足跟触地，脚尖抬起作拍地动作，可以双脚同时或分别做。

2）整体动作练习：①原地踏步走。踏步的同时双上肢交替摆臂，逐渐加快速度。②原地高抬腿跑。高抬腿跑的同时双上肢交替摆臂，逐渐加快速度。③其他如跳绳、踢毽子等。

3）节律性动作练习：同上肢协调训练一样，下肢的轮替动作和整体动作练习过程中，也需注意节律性，先慢后快反复多次练习，逐步改善协调能力。

协调训练开始时均在睁眼的状态下进行，当功能改善后，可根据具体情况，将有些训练项目改为闭眼状态下进行，以增加训练的难度，如指鼻练习、对指练习等。

五、步行训练

步行是大多数患者康复的主要目标，有效的步行使得我们能够前后、左右、上下自由的活动，每个人完全独立生活的能力都离不开步行这一基本的技能。

（一）概念

步行训练是以提高患者生活质量为目的，在步态评定的基础上，矫正异常步态，恢复独立或者辅助步行能力的锻炼方法。

（二）训练原则

步行训练一般分为早期以治疗为目的的步行训练和后期以日常生活步行为目的的步行训练。训练原则一般根据患者的具体情况，先进行步行基础练习，然后进行家庭内的步行练习，最后进行社区和城市道路上的步行训练。

1. 功能性步行训练

（1）治疗性步行：以预防压疮、血液循环障碍、骨质疏松等为主要目的进行的步行训练，具有耗能大、速度慢、距离短的特点。

（2）实用性步行：借助膝踝足矫形器（knee-ankle-foot orthosis，KAFO）或肘拐等辅助器具，以达到自由移动目的进行的步行训练，具有安全、快速、自由的特点。

2. 家庭性步行训练　结合康复工程学进行家庭改造后,在家庭范围内进行的步行训练,患者必须具备一定的室内安全步行能力,能够达到回归家庭的程度。

3. 社区性步行训练　当患者一次独立稳定的步行距离达到100m以上,在康复治疗师的指导和专人保护下,在小区内和城市道路上进行的步行训练。

（三）常用训练方法

步行是个复杂的过程,与肌力、关节活动度、平衡协调能力等因素密切相关。步行训练的最终目的是能够尽可能的恢复正常步态,因此如何按照正常步态周期以及支撑相与摆动相的交替规律进行训练是非常关键的。

1. 功能性步行训练

（1）步行分解训练

1）单腿负重:下肢负重是能够步行的前提条件,而能够单腿负重则是完整步态的必要条件。负重分为零负重、部分负重和完全负重。单腿负重主要是为了训练下肢肌力,提高机体移动的稳定性。具体方法:令患者站立在肋木前,一条腿置于肋木上,另一条腿站于平地负重,从持续1min开始逐渐增加站立时间,可交替训练双下肢,尽量不要用手去扶持肋木固定身体。

2）伸髋抬腿:早期的抬腿训练往往伴随着支撑腿侧的伸髋,可以利用这一点促进髋部及躯干的控制,建立正常的步行模式。具体方法:令患者站立于墙边,脚跟距离墙20cm以上,前面放置一高度5cm的平板(后期可逐渐增加高度),让患者后仰靠于墙面,然后做挺腰挺髋的动作,使背部及臀部离开墙,依靠头肩部撑住身体,抬起一侧肢体跨在平板之上,保持10s,交替训练双下肢。

3）上下台阶:上下台阶训练可以强化下肢肌力,促进下肢主动肌和拮抗肌的协调收缩,利于摆动相顺利完成屈髋、屈膝、抬腿迈步。具体方法:将肌力较差的腿放于第一个台阶之上,保持屈髋屈膝的状态;另一条腿开始时保持伸直的状态站在平地保持身体平衡,然后这条腿在第二个台阶和平地之间做连续上下的动作,当腿从平地抬至第二个台阶时,另一条腿应配合着从屈髋屈膝变为伸髋伸膝的伸直状态以保持平衡;当腿从第二个台阶返回平地时,应恢复至刚开始时的状态。

4）侧方踏步训练:目的是使患者学会正确的左右重心转移,为建立正常的独立步行模式做好基础。具体方法:一般选择在墙边进行训练,首先让患者保持站立的状态,在患者面前放置一个矫正镜,让患者能够通过自己的镜像观察自己身体移动的程度,方便患者矫正自己的重心和姿势。先将重心移至右腿,左脚提起向左侧方迈一步再将重心移至左侧,右脚跟上放置于左脚内侧,如此往复,左右侧向交替进行移动,进行重心和迈步训练。

5）前后踏步:在左右移动能够保持稳定的基础上要开始练习前后的踏步练习。具体方法:一般选择在平衡杠内或者助行器内进行,在患者面前放置一个矫正镜,让患者能够通过自己的镜像观察自己动作完成的程度,方便患者矫正自己的姿势和步态。先将重心移至右腿,左脚提起向左前方迈一步再将重心移至左侧,右脚跟上放置于左脚内侧,如此往复,左右侧向交替进行移动,进行重心和迈步训练。

6）杠内步行:当患者能够很好地完成以上基础动作以后,就可以进行平衡杠内的步行分段训练,根据支撑相与摆动相相互交替的规律,结合患者自身的条件进行。具体方法:患者站立于平衡杠内,抬起一侧下肢然后做迈步动作,脚落地时使得足跟着地,全足底着地,重心转移到同侧,迈步腿的屈髋屈膝逐渐变为伸髋伸膝,准备承重保持身体平衡;然后另一侧足跟离地,膝关节屈曲增大,足尖离地做迈步动作,足上提,膝关节最大屈曲,髋关节最大屈曲,足跟着地,全足底着地,重心转移到同侧,如此循环往复,不断加强迈步的节奏感让患者体会正常步行的规律性。

(2)应用辅助器具的步行训练

1)助行器步行训练:助行器可以帮助患者在步行中保持身体平衡,降低下肢承重,缓解疼痛,改善步态,提高功能。双臂操作的助行器支撑面积大、稳定性好,但比较笨重。具体训练方法:用双手分别握住助行器两侧的扶手,提起助行器使之向前移动 20~30cm 后,迈出患侧下肢,再移动健侧下肢跟进,如此反复前进。

2)腋拐步行训练:包括拖地步行(又称蹭步)、摆至步、摆过步、四点步态、两点步态、三点步态。具体方法分别如下:

①拖地步行:将左拐向前方伸出,再伸右拐,或双拐同时向前方伸出,身体前倾,重量由腋拐支撑,双足同时向前拖移至拐脚附近(图 5-1-1、图 5-1-2)。

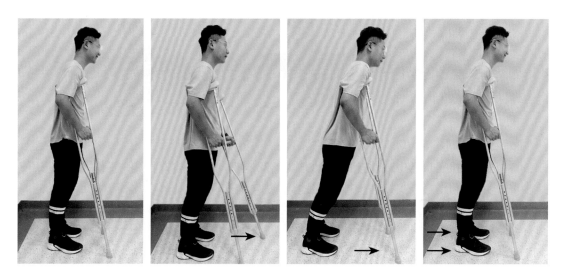

图 5-1-1　交替拖地步行

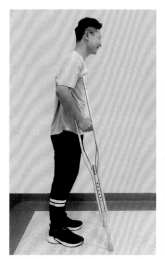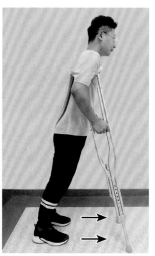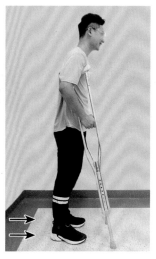

图 5-1-2　同时拖地步行

②摆至步:移动速度较快,采用此种步行方式可减少腰部及髋部肌群的用力。双侧拐杖同时向前方伸出,患者身体重心前移,利用上肢支撑力使双足离地,下肢同时摆动,双足在拐脚附近着地。此种步行方式适用于双下肢完全瘫痪而使下肢无法交替移动的患者(图 5-1-3)。

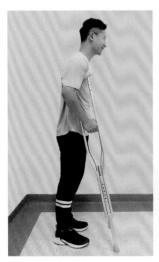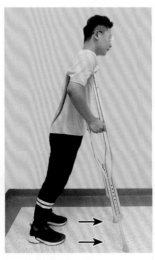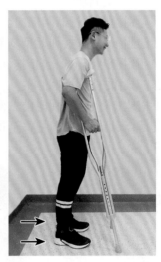

图 5-1-3　摆至步

③摆过步:拄拐步行中最快速的移动方式。双侧拐同时向前方伸出,患者用手支撑,使身体重心前移,利用上肢支撑力使双足离地,下肢向前摆动,双足落在拐杖着地点连线的前方位置。开始训练时容易出现膝关节屈曲,躯干前屈而跌倒,应加强保护。适用于路面宽阔,行人较少的场合,也适用于双下肢完全瘫痪,上肢肌力强壮的患者(图 5-1-4)。

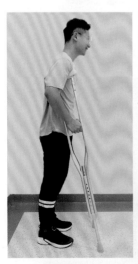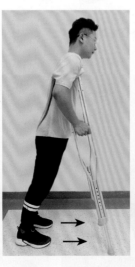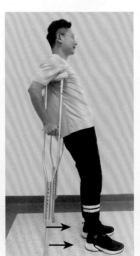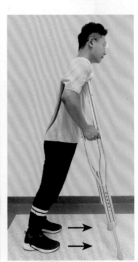

图 5-1-4　摆过步

④四点步行:稳定性好、安全而缓慢的步行方式。每次仅移动一个点,始终保持四个点在地面,即左拐→右足→右拐→左足,如此反复进行。步行环境与摆至步相同,步行方式适用于骨盆上提肌肌力较好的双下肢运动障碍者、老人或下肢无力者(图 5-1-5)。

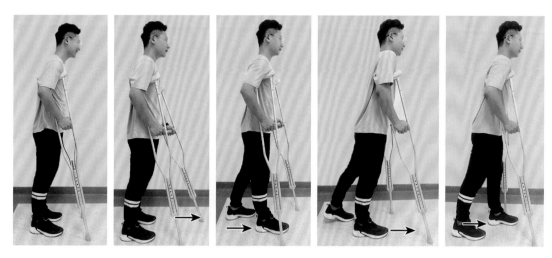

图 5-1-5　四点步行

⑤两点步行:与正常步态基本接近、步行速度较快。一侧拐杖与对侧足同时伸出为第一着地点,然后另一侧拐杖与相对的另一侧足再向前伸出作为第二着地点。步行环境与摆过步相同。步行方式适用于一侧下肢疼痛,需要借助于拐杖减轻其负重以减少疼痛的刺激时;或是在掌握四点步行后练习(图 5-1-6)。

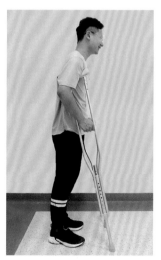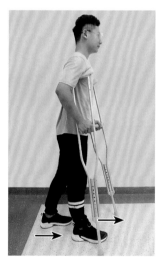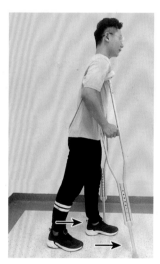

图 5-1-6　两点步行

⑥三点步行:快速移动、稳定性良好的步态。患侧下肢和双拐同时伸出,双拐先落地,健侧待三个点支撑后再向前迈出;适用于一侧下肢功能正常,能够负重,另一侧不能负重的患者,如一侧下肢骨折,小儿麻痹后一侧下肢麻痹等患者(图 5-1-7)。

3) 手杖步行训练:包括三点步行、两点步行。

①三点步行:患者使用手杖时先伸出手杖,再迈患侧足,最后迈健侧足的步行方式(图 5-1-8)。此种步行方式因迈健侧足时有手杖和患足两点起支撑作用,因此稳定性较好,除一些下肢运动障碍的患者常采用外,大部分偏瘫患者习惯采用此种步态。根据患者的基本情况,练习时按健侧足迈步的大小,又可分为后型、并列型和前型三种。

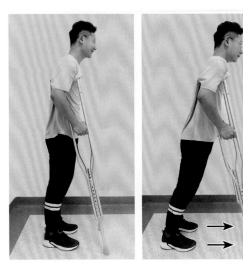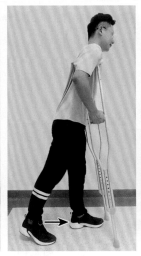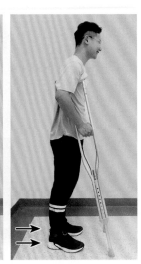

图 5-1-7　三点步行

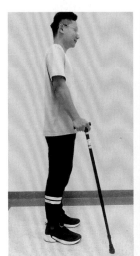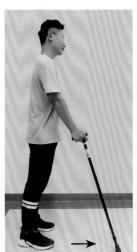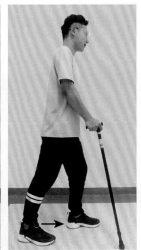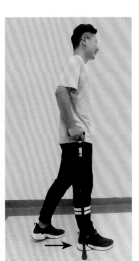

图 5-1-8　手杖三点步行

②两点步行：手杖和患足同时伸出并支撑体重，再迈出健足。手杖与患足作为一点，健侧足作为一点，交替支撑体重，称为两点步行。此种步行速度快，有较好的实用价值，当患者具有一定的平衡功能或是较好地掌握三点步行后，可进行两点步行练习（图 5-1-9）。

（3）减重步行训练

1）定义：减重步行训练是通过器械以悬吊的方式，托起患者的身体，帮助患者减轻自身体重对下肢的压力，在部分负重的条件下进行的步行训练。

2）适应证：适用于上运动神经元损伤导致的下肢神经瘫痪，包括脊髓损伤、脑血管意外和脑外伤后偏瘫、帕金森病、外周性下肢瘫痪、多发性硬化症、脑瘫等；也可用于骨折术后、下肢骨关节炎、矫形器穿戴和假肢佩戴后的步行训练。由于患者有减重吊带的保护，能够放心地进行早期的步行训练，易于在治疗师的辅助下进行步态周期全套动作的练习，提高步行能力。

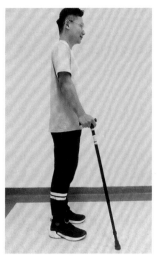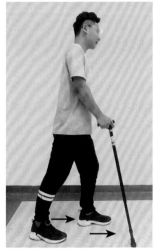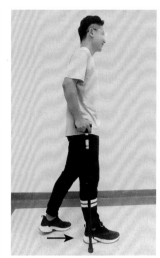

图 5-1-9 手杖两点步行

3）禁忌证：脊柱不稳定；下肢骨折未充分愈合或关节损伤处于不稳定阶段；患者不能主动配合；运动时诱发过分肌肉痉挛；体位性低血压；严重骨质疏松；慎用于下肢主动收缩肌力小于 2 级，没有配置矫形器者，以免发生关节损伤。

4）训练方法：减重训练系统由运动平板和悬吊减重系统组成。训练时，向患者说明悬吊减重训练的目的、过程和患者配合事项；检查悬吊减重机电动或手动升降装置，确认处于正常状态；确定悬吊带无损伤，各个连接部件无松动或损伤；然后给患者佩戴悬吊带，注意所有连接部位牢靠；将患者送到减重悬臂下，连接悬吊带。采用电动或手动方式，通过减重悬臂将患者的悬吊带上拉托起患者身体，确定减重程度。开始训练时，一名康复治疗师位于患者的一侧，在摆动相脚触地时，帮助患者足跟先着地，在摆动相中期稳定患者的膝关节，防止膝过伸等情况发生，保证支撑相的稳定以及为下一次迈步做好准备。另一名康复治疗师位于患者的背后，在步行的过程中引导患者将重心转移到支撑腿、髋过伸、骨盆旋转以及躯干直立，帮助患者建立正常的步态模式。训练过程中尽量使患者充分伸髋，避免速度过快，可以结合速度、时间和坡度的变化以及减重的程度设定不同的运动强度，满足患者的训练要求。训练结束后，缓慢降低运动平板的速度直至停止，然后准备好坐椅或轮椅，逐步降低悬吊带，让患者坐下，解除悬吊带，让患者休息 3～5min，完成整个治疗过程。

5）训练注意事项：悬吊装置必须可靠，保证患者整个步行训练的安全；悬吊带捆绑的位置和力度要适当，避免压力过大影响血液循环，损伤软组织以及神经；减重的程度也要适当，一般控制在不超过体重的 30%～40%，过分减重将导致身体摆动幅度过大，下肢本体感觉反馈传入减少，而减重不足将导致患者步行困难。患者步行训练时可以佩戴矫形器，康复治疗师应给予保护和指导，避免速度过快或者廓清障碍造成危险。

（4）康复机器人步行训练：利用机器人的原理，辅助或者替代患者的功能运动，是康复工程与康复医疗结合最紧密的部分之一。机器人在临床应用方面的设计需要低噪声、小巧轻便、外观友好、给人以安全感，让治疗师和患者都能接受，而且康复机器人应在使用时不会给患者带来痛苦、不便或限制他们的活动。机器人应该能适应复杂的环境，如设计时要考虑是否和患者轮椅、支具以及周围环境相容等。机器人的目标是发现患者的运动目的并服从他们，而不是强加给患者一个预先设定的运动轨迹。

2. 家庭性步行训练 当患者具有室内安全步行能力后,为提高耐力和步行的实际应用能力,做好患者出院前的准备,使患者能早日回归家庭,提高患者的生活质量,应当先对家庭条件进行康复改造后,在康复治疗师的指导下在家中进行一定的安全独立步行训练,熟悉家具、电器等物品的摆放位置以及客厅、卧室、书房、厨房、卫生间等房间的空间结构。

(1)家庭环境适应性训练:患者在刚从医院回归家庭进行步行训练时,往往较紧张,越紧张越抬不了步,而且没有了住院期间一些康复设备的辅助,使得患者往往没有自信,要在康复治疗师和家属的安全防护下进行循序渐进的步行训练,一旦患者排除了害怕的心理,往往能够不断进步,逐渐恢复自己的自信心。具体方法:①在治疗师的指导和专人保护下,先从入户大门开始步行训练,逐渐延长步行距离;②在患者能够进行一定的安全步行距离后,进行各个房间内部的步行训练,然后逐渐过渡到各个房间的交叉步行训练,特别是卫生间、厨房等相对狭小的空间;③步行停顿练习:当患者能够较好完成独立稳定的步行,治疗师应指导患者学习听口令随时停止步行,再听口令开始迈步走。还可以学习边走路,边说话,逐渐过渡到把步行作为一种随意的运动。

(2)家庭负重步行训练:在家庭生活中,端一杯水或者拎一个袋子走来走去,都需要在负重的情况下进行有效的步行。日常生活中,家庭成员之间相互传递物品是经常发生的行为,所以能够在负重的情况下完成安全独立的步行是非常必要的。具体方法:①治疗师在餐厅的桌子上放上空的塑料杯,然后嘱患者将其拿起,放到客厅的茶几上,循环往复,待患者能够很好地完成后,逐渐增加杯中的水量,反复训练;②以玩具球为例,治疗师与患者进行物品传递,逐渐增加与治疗师之间的距离,扩大到房间与房间之间的距离,反复练习使得患者能够较好地完成物品传递。

3. 社区性步行训练 为了提高患者的生活质量,应鼓励患者进行社区步行训练。社区性步行是指患者借助 AFO、手杖等辅助工具,独立地完成在社区内步行,包括过马路、超市购物(上下自动扶梯)、乘交通工具等。具体方法:

(1)小区内步行训练:教会患者边走路边说话,指导患者学习边走边与别人打招呼等动作,从而消除患者步行时的紧张状态,增加患者跟邻居互动交流的自信心,提高患者实际步行的应用能力。

(2)小区外步行训练:训练时要求患者严格在人行道上行走,而不应在慢车道上步行,决不允许在快车道上步行,以防意外发生。步行时应有一人在患者的外侧伴行,以控制和减少危险因素的影响。

(3)过马路:开始时在治疗师和专人的保护下进行训练,两人分别位于患者两侧,保护患者完成过街,必要时要持特制的交通指示牌,以提醒过往车辆和行人避让。过马路训练必须选在人行横道线处进行,而且应选择绿灯时间较长的路口进行训练,避免因绿灯时间过于短暂造成患者紧张情绪导致危险情况发生,而且一定要严格执行交通规则,确保安全。

(4)超市购物:购买物品是人们日常生活中最为频繁的行为之一,大型超市商品齐全,生活用品选择范围广,是购买物品的绝佳之地。大型超市一般都配备了很长的自动扶手电梯,因此,指导患者学会使用自动扶梯非常重要。带患者上扶梯时,应有两人保护,一人先退上扶梯,一手拉住患者的腰带;患者一手扶住自动扶梯的扶手,健腿先上楼梯,患腿再跟上;另一人双手稳住患者的骨盆,帮助患者顺利地上楼梯。如此多次训练,使患者逐渐适应并掌握上下自动扶梯的方法并最终脱离依赖。如果患者带有手杖等辅助具,应先将辅助具固定好,比如可以在其手杖上加上一条吊带方便患者固定住辅助具。

（5）乘坐交通工具：若患者乘坐公交车，应在治疗师指导下完成，要有家属陪同。上车时家属先上车，一手拉住患者的腰带，帮助将患者往车上拉；患者一手拉住车门把手，健腿先上车，患腿再跟上；治疗师双手固定患者的骨盆，同时用力将患者往上推，帮助患者完成上车。下车时家属先下，一手拉住腰带以保护患者；治疗师同样固定骨盆，帮助控制患者的重心，以防失控摔倒；患者应患腿先下，落地踏实站稳，然后健腿再下车，注意站稳，最后是治疗师下车。若患者乘坐的是出租车，应以健手拉开车门，然后背对车门，臀部先入坐车座上，调整坐稳后，再将双腿移入车内；下车时，先将脚移出车外，落地踏实，然后头部再移出车外，最后手扶车身站起，关门站稳安全离开快车道，走上人行道。

（四）临床应用

在临床实践中，我们会碰到各种各样的步态情况，针对不同的步态问题，康复治疗师应在步态评定的基础上对患者进行针对性的步态矫正和指导。主要分为以下几个类别：

1. 偏瘫步态矫治方法　①手法牵张股四头肌、腘绳肌、小腿三头肌等；②桥式运动等躯干肌肌力训练；③强化步行分解训练。

2. 足下垂步态矫治方法　①胫前肌肌力训练；坐位或站位的勾脚尖练习，根据患者情况，脚尖勾起时治疗师可徒手增加部分阻力，阻力由小到大、渐进练习；②对足下垂严重的患者要配备 AFO；③站斜板牵伸小腿三头肌，抑制小腿三头肌张力，提高胫前肌的控制能力；④对小腿三头肌局部张力过高的患者，有条件的可行局部肌肉神经阻滞，缓解痉挛。

3. 剪刀步态矫治方法　①手法牵伸股内收肌；②对顽固性痉挛，手法牵伸效果不理想，可考虑神经肌肉阻滞治疗；如为全身性肌张力增高，可给予口服中枢性解痉药；③强化拮抗肌即臀中肌的肌力训练；④温热敷或冷敷；⑤采用 PNF 等治疗技术的抑制手法抑制股内收肌痉挛，易化臀中肌，促进两者协同运动；⑥步行训练时要有足够的步宽。如在地上画两条平行直线，训练患者两脚踏线步行。

4. 膝塌陷步态矫治方法　①对腘绳肌痉挛导致的伸膝障碍，首先可行站斜板和手法牵伸训练，以抑制腘绳肌肌张力，同时强化小腿三头肌肌力训练如踮脚步行、前脚掌踏楼梯上下训练等；②对痉挛严重的患者，有条件的可行局部肌肉神经阻滞，必要时有条件的可予以伸膝矫形器以辅助治疗；③加强股四头肌肌力训练如靠墙马步蹲、功率自行车训练、登山器踏踩训练、直腿抬高训练、上下楼梯训练等。

5. 膝过伸步态矫治方法　膝过伸往往是由于膝关节周围的肌肉不协调，部分肌肉肌力不足而引起的代偿性改变，常见原因为股四头肌肌力不足、小腿三头肌张力过高、膝塌陷步态或伸髋肌肌力不足时采用膝过伸代偿；患者步行时为保持身体平衡，躯干前屈，重力线落在膝关节中心前方，膝关节处于过伸位。矫治方法：①股四头肌肌力训练；②膝关节控制训练；③臀大肌肌力训练；④小腿三头肌牵伸及控制训练。

6. 臀大肌步态矫治方法　臀大肌肌力训练如伸膝后踢腿、抗阻后踢腿；俯卧背飞；靠墙伸髋踏步；倒退步行。随患者能力的提高，可在活动平板上训练退步走等方法。

7. 臀中肌步态矫治方法　加强臀中肌肌力训练如侧踢腿、抗阻侧踢腿、侧方上下楼梯训练（如为一侧肌无力，训练时采用患侧腿先上楼梯，健侧腿先下楼梯的方法）、提降骨盆训练等；站立位姿势调整训练，应在矫正镜前训练调整姿势，包括单腿站立时，躯干保持稳定不许动；侧方迈步（横行）步行训练，开始横行训练时，可让患者背靠墙走，以增加安全性，随患者能力的提高，可在活动平板上进行训练。

（五）假肢和矫形器的使用

假肢、矫形器是可根据患者的运动功能障碍而选择使用的体外装置，一般要求构造简单、轻便耐用、安全可靠、无压痛或其他不良反应、不影响固定范围以外的关节活动、透气好、易清洁、穿戴后不引起注意等。下肢的主要功能是负重和行走，因此下肢假肢或矫形器的主要作用是能支撑体重，辅助或替代肢体功能，限制下肢关节不必要的活动，保持下肢的稳定性，改善站立和步行时的姿态，预防和矫正畸形。某些下肢矫形器还有减轻或免除身体重量对下肢骨骼的负荷，促进骨折部位的骨痂形成，加快骨折愈合等作用。

六、呼吸功能训练

呼吸功能训练是通过各种呼吸运动和改善呼吸功能的治疗技术来重建正常的呼吸模式，增加呼吸肌功能，改善肺通气，减轻呼吸困难，提高肺功能的训练方式。呼吸是通过肺泡将氧气从空气中吸入体内，而后又将二氧化碳呼出体外的过程。通气能使肺泡的气体和静脉血之间保持一定的压力梯度，从而通过弥散维持气体交换。正常呼吸的实施必须具备：完整而扩张良好的胸廓；健全的呼吸肌；富有弹性的肺组织及与之相匹配的肺血循环；畅通的气道；调节灵敏的呼吸中枢与神经传导系统。任何一个环节的异常都可以导致通气或换气功能的障碍。

（一）呼吸动力学

1. **正常呼吸动力学** 吸气时，胸廓扩张，降低胸腔内空气压力形成负压，支气管、肺泡等受到牵伸而扩张，外部空气流入肺内；呼气时，胸廓缩小，增加胸腔内空气压力形成正压，肺泡受压而缩小，使肺内空气排出。而正常支气管壁具有一定的抗压能力而不被压瘪，因此能保证气体从肺泡顺利呼出。

2. **长期卧床制动对肺通气量和换气的影响** 卧床数周后，患者全身肌力减退，呼吸肌肌力也下降，加之卧位时胸廓外部阻力加大，弹性阻力增加，不利于胸部扩张，肺的顺应性变小，肺活量明显下降。另外，卧位膈肌的运动部分受阻，使呼吸运动减小。侧卧位时下侧肺通气不良而血流灌注过度，造成动静脉短路，导致通气/血流比值的失调，影响气体交换。

3. **长期卧床制动对气管功能的影响** 卧床使气管纤毛的功能下降，分泌物黏附于支气管壁，排出困难。侧卧位时下部支气管壁附着的分泌物较上部为多，而由于咳嗽无力和卧位不便咳嗽，分泌物沉积于下部支气管中，容易诱发呼吸道感染。

（二）常用训练方法

1. **腹式呼吸训练** 以训练腹式呼吸、强调膈肌运动为主的训练方法。以改善异常呼吸模式，有效减少辅助呼吸肌的使用，达到改善呼吸效率，降低呼吸能耗的目的。

（1）一般方法：患者仰卧位或坐位（前倾倚靠位）。腹部放松，经鼻缓慢深吸气，隆起腹部；呼气时缩唇将气缓慢吹出，同时收缩腹肌，促进横膈上抬。吸气与呼气的时间比约为1∶2，刚开始练习时，一次练习1~2min，逐渐增加至10~15min/次，每日锻炼两次。

（2）抬臀呼气法：仰卧位，两足置于床架上，呼气时抬高臀部，利用腹内脏器的重量将膈肌向胸腔推压，迫使横膈上抬；吸气时还原，以增加潮气量。

（3）吹蜡烛法：坐位，蜡烛的火苗与口同高，然后缩唇用腹式呼吸的方法吹火苗，以火焰倾斜而不熄灭为宜。

（4）深呼吸训练：胸式深呼吸训练目的是增加肺容量，使胸腔充分扩张。患者处于放松体位,然后经鼻深吸一口气,在吸气末,憋住气保持几秒钟,以便有足够的时间进行气体交换,并使部分塌陷的肺泡有机会重新扩张;然后经口腔将气体缓慢呼出,可以配合缩唇呼吸技术,使气体充分排出。训练时要注意避免过度耸肩。

（5）局部呼吸训练:针对肺的某些区域可能出现的换气不足,对肺部特定区域进行的扩张训练。治疗师或患者把手放于需加强呼吸训练的部位,嘱患者深呼吸,吸气时治疗师在胸部局部施加压力。

2. 抗阻呼气训练　在呼气时施加阻力的呼吸训练方法。以适当增加气道阻力,减轻或防止病变部位小气道在呼气时过早闭合,从而达到改善通气和换气,降低肺内残气量的目的。

可以采用缩唇呼气、吹瓶呼吸和发音呼吸等。这里以缩唇呼气为例,介绍操作方法与步骤:训练时,让患者处于舒适放松体位,闭嘴经鼻深吸气,呼气时将口收拢为吹口哨状,使气体缓慢地通过缩窄的口形,吸气与呼气的比为1∶2;呼气时缩唇大小由患者自行选择调整,不要过大或过小;通常有很多呼吸困难的患者用此方法可改善气促,在大多数情况下,患者掌握腹式呼吸后,可不再使用缩唇呼气方式。

3. 呼吸肌训练　为改善呼吸肌力量和耐力,缓解呼吸困难而进行的呼吸训练方法。

（1）增强吸气肌:用抗阻呼气器(具有不同直径的内管来调节阻力)使在吸气时产生阻力,呼气时没有阻力。开始练习3~5min,一天3~5次,以后增加至20~30min。

（2）增强腹肌:患者取仰卧位,腹部放置沙袋作挺腹练习,开始时1.5~2.5kg,以后可逐步增至5~10kg,每次练习5min;也可仰卧位反复进行两下肢向胸部的屈髋屈膝动作,以增强腹肌力量。

4. 主动循环呼吸技术(active cycle of breathing techniques,ACBT)　是一种灵活的方案,任何患者,只要存在支气管分泌物过量的问题,都可以单独应用ACBT或辅以其他技术。分为三个部分:呼吸控制(breathing control,BC)、胸廓扩张运动(thoracic expansion exercise,TEE)和用力吸气技术(force expiration techniques,FET)。

（1）呼吸控制:患者按自身的速度和深度进行潮式呼吸(tidal breathing),并鼓励其放松上胸部和肩部,尽可能多地利用下胸部,即膈肌呼吸模式来完成呼吸。它使肺部和胸壁回复至其静息位置。

（2）胸廓扩张运动:是指着重于吸气的深呼吸运动。吸气是主动运动,在吸气末通常需屏气3s,然后完成被动呼气动作。

（3）用力呼气技术:由1~2次用力呼气(呵气,HUFF)组成,随后进行呼吸控制一段时间再重新开始。呼气可以使低肺容积位的更多的外周分泌物移出,当分泌物到达更大的、更近端的上气道时,在高肺容积位的呼气或咳嗽可以将这些分泌物清除。

主动循环呼吸顺序:BC→TEE→BC→FET(HUFF+BC)→BC 或 BC→TEE→BC→TEE→BC→FET(HUFF+BC)→FET(HUFF+BC)→BC。

（三）注意事项

1. 训练环境安静,避免患者受到过多的干扰。
2. 让患者穿宽松的衣物,采取舒适放松的体位。
3. 避免憋气和过分减慢呼吸频率,以免诱发呼吸性酸中毒。
4. 肺部疾病的康复治疗原则是持之以恒、循序渐进、因人而异。
5. 逐步增加运动量,量力而行,以不引起明显疲劳感为度,否则可能诱发或加重肺部疾病的发作。

6. 除呼吸运动外,患者还可以进行适量的体力训练,如散步、登阶、太极拳等,以增强体质,减少疾病发作次数及减轻发作程度。另外,患者还要注意在营养、心理状态和生活习惯(如戒烟)等方面做出相应的调整。

（四）临床应用

呼吸训练适应证:脊髓损伤,慢性阻塞性肺疾病(慢性支气管炎、肺气肿、哮喘和囊性纤维症),严重的脊柱侧凸或后凸导致的呼吸功能障碍等患者。

呼吸训练禁忌证:临床病情不稳定,感染控制,呼吸衰竭,训练时可导致病情恶化的其他临床情况,严重的认知缺陷及影响记忆和依从性的精神疾病等。

七、其他运动疗法

（一）Bobath 技术

Bobath 概念由英国的物理治疗师 Berta Bobath 和她丈夫神经学家 Karel Bobath 于 20 世纪 50 年代共同创立,是治疗中枢神经损伤后引起的运动功能障碍的治疗方法。其核心是以日常生活活动任务为导向的姿势控制和运动控制。在中枢神经系统损伤如脑瘫、脑外伤、脑卒中等引起的运动障碍等中应用。禁忌证是意识和认知障碍、严重情感障碍、生命体征不稳定等。其基本原理是根据神经发育规律,抑制异常的运动模式,控制痉挛,诱发正常的运动模式。

Bobath 技术主要包括:控制关键点、反射性抑制模式、促进姿势反射、感觉刺激、姿势控制和以任务为导向的运动控制训练等。

（二）本体感觉神经肌肉促进技术

本体感觉神经肌肉促进(proprioceptive neuromuscular facilitation,PNF)技术是通过对本体感受器刺激,达到促进相关神经肌肉的反应,改善运动控制、肌力、协调和耐力,最终改善功能的治疗技术。PNF 技术于 20 世纪 40 年代,由美国神经生理学家 Herman Kabat 创立。随后物理治疗师 Margaret Knott 和 Dorothy Voss 发展和完善了 PNF 技术。因此,PNF 技术又称为 Kabat-Knott-VOSS 技术。该技术适用于中枢神经损伤、周围神经损伤、骨科损伤性疾病、运动创伤和关节炎所致的功能障碍等。禁忌证是各种原因所致的关节不稳定,关节内未完全愈合的骨折,关节急性炎症或外伤所致的肿胀,骨关节结核和肿瘤等,婴幼儿以及意识障碍者。

PNF 技术主要包括的内容:基本技术、特殊技术、常用技术及治疗目的、常用基本运动模式。

（三）Brunnstrom 技术

瑞典物理治疗师 Signe Brunnstrom 对脑卒中偏瘫患者的运动功能进行了长时间的临床观察和分析,结合大量文献资料,同时注意避免复杂的评价,提出了脑损伤后恢复的 6 个阶段,并利用这个规律创立了一套治疗脑损伤后运动功能障碍的方法(表 5-1-1)。是依据脑损伤后患者运动功能恢复的各个不同阶段,利用各种运动模式诱发运动反应,再从异常运动模式中引导、分离出正常运动的成分,达到恢复患者运动功能的治疗技术。运用于中枢神经系统损伤后运动功能障碍,如脑外伤、脑卒中、儿童脑瘫等及运动控制障碍疾病。而意识和认知障碍、严重情感障碍、生命体征不稳定等是禁忌证。

表 5-1-1　Brunnstrom 肢体功能恢复阶段

Ⅰ阶段	迟缓阶段:急性期发病后,由于锥体束传导障碍,患侧上下肢呈弛缓性瘫痪
Ⅱ阶段	痉挛阶段:约在发病两周后出现痉挛、联合反应和共同运动
Ⅲ阶段	共同运动阶段:痉挛进一步加重,共同运动达到高峰
Ⅳ阶段	部分分离运动阶段:痉挛开始减弱,开始脱离共同运动,出现部分分离运动的组合
Ⅴ阶段	分离运动阶段:痉挛明显减弱,出现难度较大的分离运动的组合
Ⅵ阶段	正常阶段:痉挛逐渐消失,各关节可完成随意运动,协调性和速度接近正常

该技术理论特点是脑损伤后中枢神经系统失去了对正常运动的控制能力,重新出现了在发育初期才具有的运动模式。例如:肢体的共同运动、姿势反射以及联合反应,并出现一些原始反射和病理反射,如紧张性颈反射、紧张性迷路反射,而深反射等正常反射则被强化。偏瘫运动障碍不是单纯的运动功能障碍,而是由知觉障碍所致的运动障碍,即知觉运动障碍。

Brunnstrom 技术最基本的治疗方法是早期充分利用一切方法引出肢体的运动反应,并利用各种运动模式(不论这种运动是正常的,还是异常的),如共同运动、联合反应,再从异常模式中引导、分离出正常的运动成分。最终脱离异常的运动模式,逐渐向正常、功能性模式过渡。故其治疗方针为:①经常重视运动感觉;②早期患者在床上肢体摆放位置;③利用共同运动模式;④促进分离运动;⑤最后达到随意地完成各种运动。

Brunnstrom 技术主要包括:体位摆放及床上训练,坐位训练,引导联合反应和共同运动,引导分离运动,行走训练,日常生活练习。

（四）运动再学习技术

运动再学习技术(motor relearning programme,MRP)是 20 世纪 80 年代初由澳大利亚物理治疗师 J. H. Carr 和 R. B. Shepherd 教授提出并系统应用于神经康复领域的康复治疗技术,该方法把中枢神经系统损伤后运动功能的恢复训练视为一种再学习或再训练的过程。它主要以生物力学、运动科学、神经科学和行为科学等为理论基础,以作业或功能为向导,在强调患者主观参与和认知重要性的前提下,按照科学的运动学习方法对患者进行教育以恢复其运动功能。

此新模式关于运动控制的主要设想为:①重新获得运动的能力是一个学习的过程;残疾人和非残疾人具有同样的学习需要。②以预期的和变化的两种形式进行运动控制训练,把姿势调整和患肢运动结合起来。③特殊的运动控制最好通过练习该运动来获得;同时,这样的运动需要在各种环境中练习。④与运动有关的感觉输入有助于动作的调节。

Carr 等制订了运动评定量表,以配合 MRP 的应用。MRP 目前已在许多国家推广应用。MRP 的指导思想是强调早期活动和主动活动。治疗、训练及创造环境要在患者发展和学习代偿方法以前开始。

MRP 的具体操作分为 4 个步骤:

（1）描述正常的活动成分并通过对作业的观察来分析缺失的基本成分和异常表现。

（2）练习丧失的运动成分,包括解释、指示、练习加语言和视觉反馈及手法指导。

（3）作业练习,包括解释、指示、练习加语言和视觉反馈及手法指导,及时进行再评定。

（4）训练的转移,即将训练转移到日常生活中去,包括安排和坚持练习,练习中要自我监督,并要求亲属和工作人员参与,创造良好的学习环境。

（公维军　李莉　张志强）

第二节　物理因子疗法

一、定义

在现代医学中,把研究和应用天然或人工物理因子作用于人体,并通过人体神经、体液、内分泌和免疫等生理调节机制,达到保健、预防、治疗和康复目的的方法或学问,称为物理疗法,简称理疗。物理因子疗法是应用人工或天然的物理因子如电、光、声、磁、冷热等物理因素和躯体运动、按摩、牵引机械设备训练等力学因素预防和治疗疾病的一种治疗方法。

对理疗学的研究,包括研究物理因子的物理性质、生物学作用和治疗方法以及临床应用理论和技术等内容。从宏观方面研究物理因子对机体整体水平的影响,以了解物理因子的作用动态变化和效果;从微观方面研究物理因子对超微结构功能形态变化的影响,以揭示物理因子作用本质。理疗属于外界条件刺激,具有动力性和信息性的双重作用,在调节人体生理机制、促进功能康复和增强适应能力方面,具有不可估量的意义。

二、物理治疗的作用

1. 消炎作用　大量临床经验证明,多种理疗法具有抗炎作用。皮肤、黏膜、肌肉、关节乃至内脏器官,由各种病因引起的急慢性炎症,都是理疗适应证,可采用不同的理疗方法进行治疗。

对于急性化脓性炎症,表浅者可应用紫外线照射或抗生素离子导入治疗;对于慢性炎症,则可采用温热疗法,磁场疗法或低、中频电疗法。只要方法得当,均可取得预期疗效。

关于理疗的抗炎作用机制尚未完全阐明。但临床研究认为,某些物理因子除了具有直接杀灭病原微生物作用之外(如紫外线),还与改善微循环、加速致炎物质排除和增强免疫机制等因素有关。

2. 镇痛作用　疼痛是一个极为复杂的问题,既是一种物质现象,又是一种精神现象。引起疼痛的原因很多,损伤、炎症、缺血、痉挛、肌力不平衡、反射性乃至精神因素,均可引起疼痛。应用物理因子镇痛,需要弄清病因,有针对性地进行治疗。炎症性疼痛以抗炎治疗为主;缺血性和痉挛性疼痛宜用温热疗法,改善缺血,消除痉挛;神经痛、神经炎应用直流电导入麻醉类药,以阻断痛觉冲动传入,或应用低、中频电疗法以关闭疼痛闸门,激发镇痛物质释放。当然,应用物理因子镇痛,与因子的选择、采用的方法、剂量、治疗部位等有密切关系,要结合患者的具体情况认真研究,有的放矢,方能取得理想效果。

3. 抗菌作用　紫外线以杀菌作用著称。杀菌效力最强的光谱为 $254\sim257nm$,对金黄色葡萄球菌、枯草杆菌、铜绿假单胞菌、炭疽杆菌、溶血性链球菌等均有杀灭作用。紫外线杀菌机制,主要是引起 DNA 两个胸腺嘧啶单体,聚合成胸腺嘧啶二聚体,使细菌失去正常代谢、生长、繁殖能力，乃至死亡。

4. **镇静与催眠** 具有镇静、催眠作用的理疗方法有电睡眠疗法、镇静性电离子导入疗法、颈交感神经节超短波疗法、静电疗法、磁场疗法、温水浴、按摩疗法等，这些理疗法均能增强大脑皮质扩散性抑制，解除全身紧张状态，因而产生明显的镇静和催眠效果。

5. **兴奋神经-肌肉** 应用各种技术参数的低、中频电流，如间动电流、干扰电流、调制中频电流，能引起运动神经及肌肉兴奋，用于治疗周围性神经麻痹及肌肉萎缩，或用于增强肌力训练，这些理疗方法均具有明显兴奋神经肌肉的效果。理疗兴奋作用机制是细胞膜受电刺激后，产生离子通透性和膜电位变化，形成动作电位发生兴奋，引起肌肉收缩反应。对于感觉障碍者，可选用感应电疗法或达松伐尔电疗法等。

6. **缓解痉挛** 具有缓解痉挛作用的理疗方法有作用于深部组织的短波、超短波和微波疗法，也有作用于浅部组织的石蜡疗法、湿热敷疗法、太阳灯和红外疗法，还有作用于全身的热水浴、光浴疗法等。理疗解痉挛作用机制主要在于热能降低肌梭中 γ 传出神经纤维兴奋性，使牵张反射减弱和肌张力下降。

7. **软化瘢痕、松解粘连** 石蜡疗法、超声波疗法、碘离子导入疗法，可以改变结缔组织弹性，增加延展性，常用于治疗术后瘢痕和组织粘连，有明显的软化瘢痕和松解粘连的作用。

8. **加速伤口愈合** 应用小剂量紫外线照射，在防止和控制伤口感染的同时，还能刺激肉芽组织生长，加速上皮搭桥和创口愈合。锌离子导入和达松伐尔治疗下肢静脉曲张形成的溃疡，比单纯外科换药处理伤口愈合时间显著缩短。

9. **加速骨痂形成** 实验证明，弱直流电阴极、经皮神经电刺激、干扰电和脉冲磁场，均能促进骨质生长，加速骨折愈合。

10. **调节免疫功能** 实验证明，紫外线、红外线、磁场等物理因子，均有增强和调节机体免疫的作用。有人用 1/4MED 紫外线照射，发现白细胞吞噬能力增强 26%~55%，凝集素滴定度增加 8~16 倍，且停止照射 1/2~1 个月内，上述两项指标仍高于原来水平。红外线照射除可改善血液循环之外，可使小动脉及毛细血管周围出现细胞移行、浸润，吞噬细胞功能加强，抗体形成增多。磁场对机体细胞免疫及体液免疫均产生有益影响。

11. **脱敏** 实验证明，紫外线照射可使过敏性休克动物免于死亡。其脱敏作用机制就是紫外线能将蛋白质分解生成组胺，小剂量组胺不断进入血液，可刺激组胺酶产生。当组胺酶达到足够量时，便能分解过量的组胺，从而起到脱敏作用。紫外线照射还能促进肾上腺功能，增加 Ca^{2+} 吸收，这些也有利于减轻过敏反应。

12. **抗癌作用** 近几十年应用加温、低温冷冻、激光光敏效应、激光气化炭化、聚焦超声，以及强磁场等理疗方法治疗癌症取得进展，并引起有关方面重视。

三、电疗法

（一）直流电药物离子导入

利用直流电场作用和电荷同性相斥、异性相吸的特性，使无机化合物或有机化合物药物离子、带电胶体微粒进入人体，从而达到治疗疾病目的方法称为直流电药物离子导入疗法（图 5-2-1）。

直流电药物离子导入常用药物主要作用和适应证见表 5-2-1。

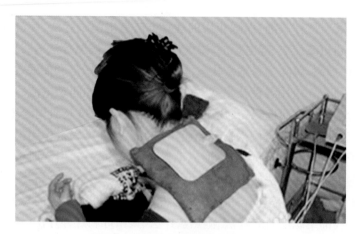

图 5-2-1 直流电药物离子导入疗法

表 5-2-1 直流电药物离子导入常用药物主要作用和适应证

导入离子	极性	药物名称	浓度/%	主要作用	主要适应证
钙	+	氯化钙	2~5	保持神经、肌肉的正常兴奋性,降低细胞膜通透性,消炎收敛	神经炎,神经根炎,局限性神经性水肿,神经官能症,功能性子宫出血,过敏性结肠炎
镁	+	硫酸镁	2~5	降低平滑肌痉挛,血管舒张,降血压,利胆	高血压病,冠心病,肝炎,胆囊炎
锌	+	硫酸锌	0.25~0.2	降低交感神经兴奋,收敛,杀菌,促进肉芽生长	溃疡病,慢性胃炎,过敏性鼻炎,伤口愈合迟缓
铜	+	硫酸铜	0.5~0.2	抑制真菌、病毒生长	疱疹性角膜炎,浅层角膜炎,手足癣
银	+	硝酸银	1~3	杀菌,收敛,腐蚀组织	溃疡创面,宫颈糜烂
硫	—	亚硫酸钠	2~5	软化角质层,抑制炎症,利胆	慢性关节炎,盆腔炎,肝炎,胆囊炎
磷	—	磷酸钠	2~5	促进神经再生,调节磷代谢	神经炎,周围神经损伤,骨折,脑炎后遗症
水杨酸	—	水杨酸钠	2~10	抗风湿,抗炎,抑制真菌,止痒	风湿性关节炎,神经痛,手足癣,多汗症
咖啡因		安息香酸	0.5~1	增强大脑皮质的兴奋过程	神经衰弱
氨茶碱	-/+	氨茶碱	1~2	松弛支气管平滑肌,扩张冠脉	支气管哮喘,冠心病
罂粟碱	+	盐酸罂粟碱	0.1~0.5	接触平滑肌痉挛	冠心病,脑动脉供血不足
毒扁豆碱	+	毒扁豆碱	0.02~0.1	缩瞳,使平滑肌收缩,横纹肌兴奋	青光眼,术后尿潴留,肠麻痹,重症肌无力

续表

导入离子	极性	药物名称	浓度/%	主要作用	主要适应证
麻黄碱	+	盐酸麻黄碱	1~2	使皮肤、黏膜和腹腔器官血管收缩,支气管平滑肌松弛	支气管哮喘,过敏性鼻炎
新斯的明	+	甲基硫酸新斯的明	0.02~0.1	缩瞳,增强平滑肌张力和蠕动,兴奋横纹肌	青光眼,尿潴留,肠麻痹,重症肌无力,面神经麻痹
阿托品	+	硫酸阿托品	0.02~0.1	散瞳,缓解平滑肌痉挛,抑制汗腺,唾液腺分泌	虹膜炎,虹膜睫状体炎,胃肠痉挛,多汗症
六甲双胺	+	溴化六甲双胺	0.5~1	阻断交感神经冲动,使小动脉扩张,血压降低	高血压
乙基吗啡	+	盐酸狄奥宁	0.1~0.5	镇痛,促进渗出物吸收	角膜白斑,玻璃体混浊,肌痛,冠心病
组织胺	+	磷酸组织胺	0.01~0.02	使毛细血管扩张,通透性增加	静脉炎,血栓闭塞性脉管炎,扭伤
苯海拉明	+	盐酸苯海拉明	1~2	抗组织胺,抗过敏	过敏性鼻炎,局限性、血管神经性水肿,皮肤瘙痒症
氯丙嗪	+	盐酸氯丙嗪	1~2	抑制大脑皮质及皮质下中枢功能活动,降低血压	神经官能症,高血压,皮肤瘙痒症
枸橼酸	−	枸橼酸钠	1~5	抗凝剂	类风湿关节炎的关节肿胀
阿司匹林	−	阿司匹林	2~10	解热,镇痛,抗风湿	风湿性关节炎,神经炎,神经痛,肌炎
安乃近	−	安乃近	0.5	镇痛,解热,抗风湿	风湿性关节炎,肌炎,神经痛
普鲁卡因	+	盐酸普鲁卡因	1~5	局部麻醉,止痛	各种疼痛(加入适量肾上腺素),溃疡病,高血压,脑血管硬化
利多卡因	+	盐酸利多卡因	1~2	局部麻醉,止痛	各种疼痛
肾上腺素	+	盐酸肾上腺素	0.01~0.02	使皮肤、腹腔内血管收缩,骨骼肌、心肌血管扩张,支气管平滑肌松弛,抗过敏	支气管哮喘,过敏性鼻炎
磺胺嘧啶	−	磺胺嘧啶钠	2~5	抑制大多数革兰氏阳性球菌,某些革兰氏阴性球菌,杆菌	皮肤、黏膜及浅表组织感染
青霉素	−	青霉素钠	1万~2万 U/ml	对革兰氏阳性和革兰氏阴性球菌有抑制作用	浅部组织感染
链霉素	+	盐酸链霉素	0.02~0.05	对革兰氏阴性菌,结核分枝杆菌有抑制作用	结核性疾病,慢性丹毒

续表

导入离子	极性	药物名称	浓度/%	主要作用	主要适应证
氯霉素	+	氯霉素	0.5~1	抑制革兰氏阳性和阴性菌,对革兰氏阴性菌作用较强	眼、耳、浅部组织感染
庆大霉素	+	盐酸庆大霉素	2 000~4 000U/ml	对铜绿假单胞菌、大肠埃希菌、金黄色葡萄球菌有抑制作用	对青霉素、四环素耐药的浅部组织感染
对氨基水杨酸	−	对氨基水杨酸钠	3~5	对结核分枝杆菌有抑制作用	结核性疾病
维生素 C	−	抗坏血酸	2~5	促进伤口愈合,增加抵抗力	角膜炎,慢性肺炎,冠心病,溃疡创面
维生素 B_1	+	盐酸硫胺	1~2	维持神经、消化系统正常功能	多发性神经炎,结核性虹膜睫状体炎
维生素 B_{12}	+	维生素 B_{12}	50~100 μg/ml	抗贫血	神经炎,神经痛
烟酸	−	盐酸	0.5~1	促进细胞代谢,扩张血管	神经炎,脑血管痉挛,冠心病,血栓闭塞性脉管炎,视神经炎
谷氨酸	−	谷氨酸钠	3~5	参与脑内蛋白和糖代谢,改善细胞营养	神经衰弱
肝素	−	肝素	500U/ml	抗凝剂,并抗炎症,抗变态反应	冠心病,血栓性静脉炎,牙周炎
胰蛋白酶	−	胰蛋白酶(等电点 pH5.8)	0.05~0.1	抗炎,加速伤口净化,促进肉芽生长	浅部组织炎症,感染创面,血栓性静脉炎,慢性溃疡
糜蛋白酶	+	糜蛋白酶(等电点 pH8.3)	0.05~0.1	提高组织通透性,改善循环,抗炎,促进肉芽组织生长	浅部炎症浸润,血栓性静脉炎,营养性溃疡,牙周病
透明质酸酶	+	透明质酸梅(以 pH5.2 醋酸缓冲溶液作溶剂)	5~10U/ml	提高组织通透性,促进渗出物吸收	瘢痕,硬皮症,局部外伤性肿胀,注射后硬结
蜂毒	+	蜂毒注射液	15U/ml	扩张血管,消炎止痛	神经炎,神经痛,关节炎
氢化可的松	−	氢化可的松	10~20 mg/次	抗炎,脱敏	类风湿关节炎,变态反应性疾病
促皮质素	−	水溶性促皮质素	10~15 U/次	促进肾上腺皮质激素制造和释放皮质激素	类风湿关节炎,变态反应性疾病
黄连素	+	盐酸黄连素	0.5~1	对革兰氏阳性菌及某些革兰氏阴性菌有抑制作用	浅部组织感染,慢性溃疡

续表

导入离子	极性	药物名称	浓度/%	主要作用	主要适应证
草乌	+	草乌总生物碱	0.1~0.3	消炎镇痛	关节痛,神经痛
大蒜	+	大蒜原液	1~5	对革兰氏阳性菌及革兰氏阴性菌有抑制作用	痢疾,前列腺炎
黄芪	+	黄芪煎剂	10	对革兰氏阳性菌及某些革兰氏阴性菌有抑制作用	浅部组织感染,慢性溃疡
萝芙木	+	萝芙木煎剂	10	降血压,镇静	高血压
延胡索	+	延胡索乙素硫酸盐	30~40 mg/次	镇静,镇痛	胃肠道及肝胆系统疾病的疼痛,脑外伤后遗症
钩藤	+	钩藤总生物碱	0.1~0.2	镇静,降压	高血压,神经衰弱
杜仲	+	杜仲煎剂	50	降血压	高血压
川芎	−	川芎煎剂	30	扩张血管	高血压,冠心病,脑动脉供血不足
毛冬青	−	毛冬青煎剂	50~100	扩张血管,消炎	冠心病,血管痉挛
五味子	−	五味子煎剂	50	兴奋中枢神经系统,调节心血管功能	神经衰弱,盗汗
洋金花	+	洋金花总生物碱	0.5	支气管平滑肌松弛	支气管炎,支气管扩张
酸枣仁	−	酸枣仁液	10	安心安神,敛汗生津	神经衰弱,盗汗
黄柏	+	黄柏液	10	对革兰氏阳性菌及某些革兰氏阴性菌有抑制作用	浅部组织感染,慢性溃疡
陈醋	−	陈醋液	原醋	消炎,止痛,软坚	颈椎病,跟骨刺,腰椎骨质增生

（二）低频电疗法

1. 神经肌肉电刺激疗法　神经肌肉电刺激疗法（neuromuscular electrical stimulation, NMES）是应用低频脉冲电流刺激神经或肌肉使其收缩,以恢复其运动功能的方法。这种方法主要用以刺激失神经肌、痉挛肌和平滑肌,亦可用于治疗废用性肌萎缩。

（1）NMES 的生物效应及治疗作用

1）对失神经肌肉的治疗作用:①延迟病变肌肉的萎缩;②防止肌肉大量失水和发生电解质、酶系统和收缩物质的破坏;③保留肌肉中结缔组织的正常功能,防止其挛缩和束间凝集;④抑制肌肉的纤维化失神经支配后,肌肉有纤维化及硬化的倾向。

2）对痉挛肌的治疗作用:电刺激可起到松弛肌肉和改善肢体功能的效果。主要原理是抑制痉挛肌,并兴奋长期不活动的拮抗肌。刺激痉挛肌的拮抗肌,其目的是通过交互抑制使痉挛肌松弛。对痉挛肌电刺激主要是利用刺激痉挛肌肌腱中的高尔基体引起的反射抑制和刺激其拮抗肌的肌腹引起的交互抑制来达到使痉挛松弛的目的。

（2）神经肌肉电刺激的治疗方法

1）电极技术：一般主张用双极法，因双极法能使电流集中于病肌而不致因邻近肌受刺激而影响治疗。但当肌肉过小（如手部小肌）或需要刺激整个肌群时，宜采用单极法，用一小的主电极放于小肌运动点上，用另一较大的电极放在腰骶（下肢）或肩胛间（上肢）。

2）电刺激治疗时机的选择：①失神经支配后头1个月，肌肉萎缩最快，因此宜及早进行电刺激。当不能肯定但疑及肌肉有失神经支配的情况时，也应尽早进行这种治疗。②失神经数月后，仍有必要施用电刺激治疗，但效果已不肯定。此时虽不一定能延迟萎缩的进程，但对防止纤维化仍有效。

电刺激只是在肌肉仍有恢复神经支配的可能时才真正有用。当一时无法判断是否有恢复神经支配的可能时，宜先进行电刺激，然后定期做电诊断以观察其变化，直到能肯定无恢复神经支配的可能时，才可放弃治疗。

3）电流波形的选择：理想电流的条件是能选择性地只刺激病肌而不波及其邻近的正常肌肉；能只刺激病肌而不引起或少引起感觉性反应。

4）电流极性的选择：单极法时一般选用阴极，如阳极通电收缩大于阴极通电收缩时，可改用阳极作为刺激电极。如用双极法，阴极多放于远端。

5）每日治疗的次数：有实验证明，每日治疗4~6次比1~3次好。但在门诊条件下，很难达到多次的治疗。因此，如无条件，应每日至少治疗1次。病情好转，也宜每周治疗3次。

6）准备治疗：准备电刺激治疗前最好用温肥皂水清洗电极下的皮肤，用红外线灯或白炽灯加温局部，这样可以降低皮肤电阻和减轻治疗的不适感。由于肌肉收缩消耗能量，故在刺激前可以应用短波、微波等改善局部血液循环，加强电刺激的效果。

（3）NMES在临床和康复中的应用

1）适应证：脑血管意外后遗轻度偏瘫，儿童脑性瘫痪，产伤引起的痉挛性瘫痪，多发性硬化瘫痪，脑脊髓外伤引起的痉挛性瘫痪（完全性截瘫除外），帕金森病。

2）禁忌证：肌萎缩侧索硬化症，多发性硬化的病情进展恶化期。

2. 经皮神经电刺激疗法　经皮神经电刺激疗法（transcutaneous electrical nerve stimulation，TENS）是以一定技术参数的低频脉冲电流，经过皮肤输入人体，用于治疗急、慢性疼痛的方法。

（1）生物效应及治疗作用

1）镇痛机制：TENS是根据闸门控制学说而发展起来的，产生镇痛作用的TENS的强度往往只兴奋脊髓后角中的胶质细胞。肌电图显示TENS使外周神经复合动作电位波产生去同步，对传导伤害性信息的波没有影响，但明显减弱甚至完全抑制因传入引起的背角神经元的反应，TENS治疗过程中和治疗后背角神经元的自发性动作电位活动明显减少。

2）治疗急性疼痛：TENS对急性疼痛具有很高的止痛效果，常用于软组织损伤、神经痛、手术后的止痛。主要包括手术后切口痛、骨科疼痛、妇产科疼痛、颌面部疼痛、内脏疼痛等。

3）治疗慢性疼痛：包括腰背痛、关节炎、神经源性疼痛、头痛等。

TENS除直接的镇痛作用外，还可以改善局部血液循环、减轻水肿、促进炎症吸收，从而起到间接的镇痛作用。

（2）治疗方法

1）电极的放置：①电极置于痛区、运动点、扳机点、穴位上；②电极置于病灶同节段的脊柱旁，沿着周围神经走向；③电极放在术后切口两旁。

2）参数的选择：目前分为常规型、类针刺型、短暂强刺激型三种治疗方式（表5-2-2）。

表 5-2-2 三种 TENS 的参数和适应证比较

TENS 方式	强度	脉冲频率/Hz	脉冲宽度/ms	适应证
常规型	舒适的麻颤感	75~100	<0.2	急慢性疼痛,短期疼痛
类针刺型	运动阈上,一般为感觉阈的 2~4 倍	1~4	0.2~0.3	急慢性疼痛,周围循环障碍,长期疼痛
短暂强刺激型	肌肉强直或痉挛样收缩	150	>0.3	用于小手术,致痛性操作过程中加强镇痛效果

3）治疗时间:每次治疗 30~60min,每日 1~2 次,每周 3~6 次。

（3）TENS 在临床和康复中的应用

1）适应证:急慢性疼痛、短期疼痛、长期疼痛、周围循环障碍、小手术或致痛性操作过程中加强镇痛效果。

2）禁忌证:①带有心脏起搏器者严禁使用;②严禁刺激颈动脉窦。

3）以下情况需慎用:①孕妇的腹部和腰部不要使用;②眼睛部位的治疗;③脑血管意外患者的头部;④电极置于人体体腔内的治疗等。

（三）中频电疗法

在医学上把应用电流脉冲频率 1 000~100 000Hz 治疗疾病的方法称为中频电疗法。

1. 音频电疗法 应用 1 000~20 000Hz 等幅正弦电流治疗疾病的方法称为音频电疗法。

（1）音频电流的治疗作用

1）解痉镇痛:音频电疗法镇痛作用尚无定论。缪鸿石等报告 2 000Hz 音频电流单次治疗后即刻痛阈明显上升,与治疗前相比,差异显著($p<0.005$),呈现明显的镇痛作用。

2）促进局部血液循环:有作者发现音频电流作用于肢体或其近端躯干部位时,可见甲皱微循环改善,视野比治疗前清晰,血管管径增大、长度加长,血流明显增快。另有作者也发现,音频电流作用于两下腹后即刻和治疗后 30min,髂外动脉血流量明显增加。

3）软化瘢痕、松解粘连:音频电流的临床应用,起源于对皮肤瘢痕及粘连的治疗,可使瘢痕颜色变淡、质地变软、缩小与变平,并使粘连松动解离。

4）消散慢性炎症及硬结:音频电流对慢性炎症、炎症残留浸润、外伤后瘀血、血肿、消散硬结、软化瘢痕,均具有促进吸收、消散、软化的作用。

5）调节神经系统功能:音频电流作用于神经节段或反射区,可以促进汗腺、乳腺分泌,增进食欲,降低血压,对自主神经及高级神经活动,均具有调节作用。

6）增强细胞膜通透性和药物透入:有人通过生物膜实验证明,等幅中频正弦电流可提高活性生物膜的通透性,使药物分子因浓度梯度而扩散透过生物膜。有人观察,中频电流能将药物分子透入体内。

7）音频-直流电药物离子导入:一般认为这种方法可以提高人体对直流电的耐受,加大直流电量,有利于药物离子导入人体内,提高药物离子迁移速度。药物离子不但通过毛孔、汗腺管口,而且通过皮肤细胞间隙进入人体,导入深度较深。

（2）音频电流的治疗技术和方法

1）仪器设备:①仪器应用输出电流频率 2 000Hz,或为 2 000Hz、4 000Hz 两种频率音频电疗仪。②电极由电极板(金属片或导电橡胶)及吸水衬垫两部分构成。电极板多采用厚度为 0.8mm 条形铜片,面积分大、中、小三种。大号 5cm×20cm,中号 5cm×15cm,小号 4cm×9cm。吸水衬垫由吸水性好、四层白色绒布制成套状,周边超出电极板 1cm。

2）操作方法:①单纯音频电疗法。根据病变部位选择电极板及衬垫;衬垫用生理盐水或热水浸湿,保持适宜温度,然后将电极板装入衬垫套内。患者治疗时采取舒适体位,暴露治疗部位,检查皮肤是否破损,将电极置于治疗部位,用沙袋或绷带固定。检查仪器各旋钮是否在"零位",接通电源,调节输出量,以患者能耐受为准。治疗中应询问患者感觉,适当增加电流量;告诉患者治疗时正常感觉为麻感,如局部有烧灼感,应立即告诉工作人员检查处理。患者治疗时不能移动身体、触摸仪器和接地金属物(如水管、暖气等);治疗完毕,将输出钮缓慢转到"零位",关闭电源,取下电极,检查皮肤反应,然后将衬垫用清水洗净,煮沸消毒,晾干备用。②音频-直流电药物离子导入疗法:用一个联合器,将音频电疗仪与直流电疗仪连接起来,音频交流电经整流后可进行音频电与直流电药物离子导入的联合治疗。开始治疗时,先接通直流电,然后接通音频电,以免引起患者不适。治疗结束时,逆上述顺序,先关音频电,再关直流电。

以上几种治疗均每次治疗 15~30min,每日 1 次,15~30 次为 1 个疗程。治疗瘢痕及粘连时可连续治疗数个疗程。

3)注意事项:①导线与电极板必须连接可靠,暴露的金属部分,不可直接接触皮肤,否则易引起灼伤;②注意不能以心脏、脑部、眼睛为中心放置电极,孕妇禁忌在腹部、腰部及其他邻近部位进行治疗;③电极板切勿折叠或扭曲,以免损坏,影响治疗;④治疗部位有金属物,如骨折的固定钉等,不宜治疗;⑤衬布垫湿度要适中,太干、太湿均影响电流强度。

(3)音频电疗法的适应证与禁忌证:主要适应于术后粘连、瘢痕疙瘩、肠粘连、肩关节周围炎、慢性关节炎、慢性盆腔炎、慢性咽喉炎、声带结节、腰肌劳损、注射后吸收不良或硬结等。对于急性化脓性炎症、发热、活动性肺结核、恶性肿瘤等视为禁忌证。

2. 干扰电疗法　干扰电疗法(interference current therapy,ICT)又称交叉电流疗法。它分为静态干扰电疗法、动态干扰电疗法和立体干扰电疗法三种。

静态干扰电疗法:将两路频率为 4 000Hz 与 4 000Hz±100Hz 的正弦交流电流,通过 A、B 两组电极(4 个)交叉输入人体,于体内电流交叉处形成电流干扰场(图 5-2-2)。在电流干扰场中,按差拍原理(图 5-2-3)产生由 0~100Hz 低频调制"内生"中频电流。应用这种干扰电流治病的方法,称为静态干扰电疗法。

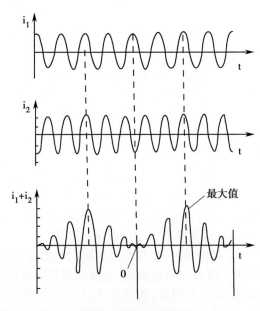

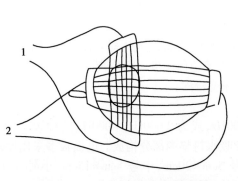

图 5-2-2　在体内形成电流干扰场　　　　　图 5-2-3　差拍原理

动态干扰电疗法:将两组电流输出以周期6s节律交替变化:A组电流增强时,B组电流减弱;相反,B组电流增强时,A组电流减弱。由此形成xy轴方向上节律性变化,如是往复循环。此种电流,称为动态干扰电流。

立体干扰电疗法:将在三维空间流动的、三路5 000Hz交流电相互叠加,交叉输入人体(图5-2-4、图5-2-5)。

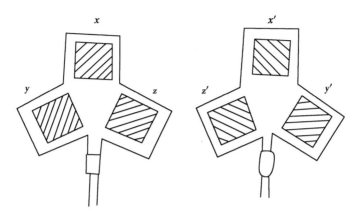

图5-2-4 立体动态干扰电疗法用星状电极

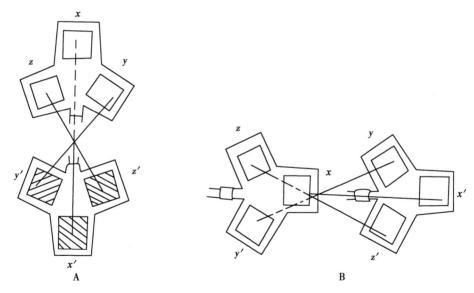

图5-2-5 立体动态干扰电疗法电极放置方法
A.对置法;B.并置法

(1)干扰电流的治疗作用

1)镇痛作用:干扰电流可以抑制感觉神经,镇痛作用比较明显。痛阈即刻明显升高,作用后研究证明,单次干扰电流作用后,皮肤15~30min仍有显著镇痛作用。

2)促进血液循环:干扰电流具有促进局部血液循环的作用,在动物实验与人体实验中,均可看到干扰电流作用后,开放的毛细血管数增多,动脉扩张。局部血液循环改善,有利于炎症渗出、水肿吸收。

3）对运动神经和骨骼肌的作用：有人曾对比人体对干扰电流和三角波电流耐受度以及肌肉收缩反应，发现人体对干扰电流耐受度比对三角波电流的耐受度显著较好。也有人将干扰电流与直流电、感应电、调制方波、三角波电流对多种周围神经麻痹疗效作对比，发现干扰电流使患者恢复所需治疗日数最少，疗效最高。

4）对内脏平滑肌的作用：干扰电流作用较深，在体内形成干扰电场，能刺激自主神经，改善内脏血液循环，提高胃肠平滑肌张力，调整内脏功能。

5）对自主神经的作用：干扰电流有调节自主神经功能作用。将干扰电流作用于高血压患者星状神经节部位，可使患者收缩压、舒张压下降；作用于闭塞性动脉内膜炎患者腰交感神经节，下肢皮肤温度上升，肢体血液循环改善，跛行症状减轻。

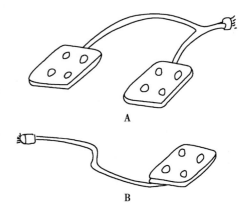

图 5-2-6　干扰电疗法的四联电极
A. 双四联电极与八脚插头；B. 单四联电极与四脚插头

6）促进骨折愈合：有作者在动物实验中观察到干扰电流能促进骨痂形成，加速骨折愈合。

（2）干扰电流的治疗技术和方法

1）仪器与电极：目前国内外干扰电疗仪均有 4 个电极，分 A、B 两组输出电流，多为频率相差 100Hz 的正弦交流电，一组为 4 000Hz，另一组为 4 000Hz±100Hz。

有一种四联电极，将 4 个电极镶嵌在一块绝缘海绵上，此适于小部位治疗（图 5-2-6）。立体干扰电疗用 2 个星状三联电极进行治疗。还有一种治疗仪，带有产生负压装置和专用的吸附电极。操作方便，易于固定电极（图 5-2-7）。

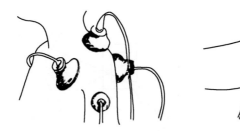

图 5-2-7　干扰电疗法的吸附电极

2）固定电极：选用 4 块大小合适的电极，与电极相连接的 4 根导线，分为 A、B 两组，每组两根导线。A 组导线连接至治疗仪的 A 路输出孔，B 组导线则连接至 B 路输出孔。这两组电极，交错放置，使病灶处于 4 个电极中心，即电流交叉处。

3）选择差频：根据治疗需要选用不同差频，每次治疗选用 1~3 种差频，每种差频治疗 5~15min，总治疗时间不宜超过 20~30min。

4）治疗剂量：治疗电流强度一般在 50mA 之内，可参照患者感觉或肌肉收缩强度，将治疗剂量分为三级。

参照患者感觉分为：①感觉阈下。刚有电刺激感时，再稍调小至感觉消失，但电流表应有指示。②感觉阈。刚有电刺激感或麻颤感。③感觉阈上。有明显电刺激感或麻颤感。

参照患者运动分为：①运动阈下。电流表有指示，但无肌肉收缩反应。②运动阈。刚引起肌肉收缩反应。③运动阈上。有明显肌肉收缩反应。也可参照患者耐受程度来调节电流强度。耐受限是指患者所能耐受的最大限度。

5）操作步骤：①根据治疗部位选择适当电极，衬垫用普通热水浸湿，湿度、温度需适宜。②检查两组输出钮是否处在"零"位，差频数值显示开关是否在显示位置处。③接通电源，指示灯亮。先开电源开关，后放电极，此与一般电疗仪操作步骤不同，如差频数值显示屏不亮，应重新开一次差频数值显示开关。④患者采取舒适体位，暴露治疗部位，根据病情或按医嘱选择固定电极，勿使两路电流电力线交叉于病灶处。操作时，同路电极不要互相接触，4 个电极之间距离根据部位大小决定，一般不能小于 4~5cm。⑤根据病情或按医嘱选用差频，差频可在±5Hz 即可，然后缓缓调节电流输出钮，将电流量调到医嘱要求规定略低处，数分钟后再调准。⑥治疗完毕，将电流输出钮调至"零"位，取下电极，分开放置，不使接触，无需关闭电源开关。⑦最后一人治疗结束，取下电极，再关闭电源开关。⑧衬垫用清水洗净，煮沸消毒，晾干备用。

6）疗次与疗程：每日或隔日治疗 1 次，治疗时间一般 20~30min，15~20 次为 1 个疗程。

（3）干扰电疗法的适应证与禁忌证

1）适应证：习惯性便秘、肠麻痹、胃下垂、尿潴留、二便失禁、雷诺病、早期闭塞性动脉内膜炎、废用性肌萎缩、肩周炎、颈椎病、骨关节病、腰椎间盘突出症、腰部劳损、关节扭伤、各种神经痛、神经炎等。

2）禁忌证：出血、急性化脓性感染、孕妇下腹部、心脏部位等，应视为禁忌范畴。

3. 调制中频电疗法　调制中频电疗法采用 10~150Hz 的低频调制波，2 000~5 000Hz 的中频载波。波形组合分为 4 个基本类型：连续调制波（连调波）、断续调制波（断调波）、间歇调制波（间调波）和变频调制波（变调波）（图 5-2-8~图 5-2-11）。

（1）调制中频电流治疗作用

1）镇痛作用：一般认为，调制幅度为 50%、100Hz 的连调波，镇痛效果比较好。但对镇痛作用、持续时间，以及调制波的类型，各家报告不一。

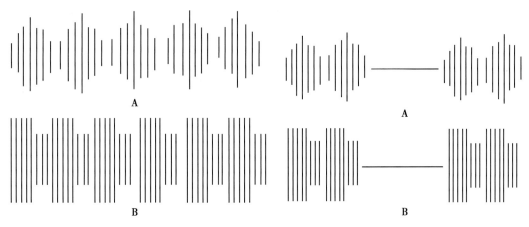

A

B

图 5-2-8　连续调制波
A. 正弦调制中频电流连调波；B. 脉冲方波调制中频电流连调波

A

B

图 5-2-9　断续调制波
A. 正弦调制中频电流断调波；B. 脉冲方波调制中频电流断调波

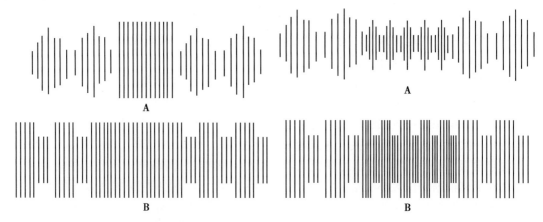

图 5-2-10   间歇调制波   图 5-2-11   变频调制波
A. 正弦调制中频电流间调波;B. 脉冲方波调制   A. 正弦调制中频电流变调波;B. 脉冲方波调制
中频电流间调波   中频电流变调波

2）促进血液循环:用断调波及连调波作用后,可以观察到局部及指尖皮肤温度升高,甲皱及球结膜微循环的毛细血管袢数增多,血流速度加快。调制中频电流作用后,血液循环改善,是由于电流刺激引起肌肉紧张或收缩,反射性地引起血管扩张、血流加快。

3）促进淋巴回流:国外有人将调制中频电流 50Hz 间调波、50Hz 及 150Hz 变调波作用于动物下肢,发现在 X 线检查中,骨盆及下肢的淋巴管管径比作用前显著增粗,说明这种电流有较好的促进淋巴回流的作用。

4）锻炼骨骼肌:调制中频电流断调波作用于肌肉,可引起正常肌肉及失神经肌肉收缩,肌肉收缩幅度比锯齿波电流刺激大,肌力增强,肌电指标好转,血液循环得到加强,组织营养改善,有助于预防和减轻肌萎缩和骨质疏松。

5）提高平滑肌张力:调制中频电流连调波、断调波有提高胃肠、胆囊、膀胱等内脏平滑肌张力的作用,并可增强其蠕动收缩,使其运动功能正常化。

6）调节自主神经功能:调制中频电流作用于脊柱的下颈、上胸段,对心脏呈现迷走神经作用,改善心肌供血,心电指标好转,血压下降,对血流动力学有良好影响。调制中频电流作用于脊髓的颈及上胸段,可以改善呼吸功能。作用于腰交感神经节,可改善下肢血液循环。

7）消散慢性炎症:调制中频电流对非化脓性、非特异性炎症有消散作用,在动物实验和临床实践中均得到证实。分析认为,这是由于调制中频电流具有促进局部血液循环,加速渗出或水肿的吸收作用。

（2）调制中频电流治疗技术和方法

1）仪器设备:近几年研制的电脑调制中频电疗仪,可以按不同病种需要,编制多步程序处方,储存在机内,处方内包含多种治疗参数,往复循环、多次变换。或者医生可以根据需要和经验,加以变更或重新编制程序处方。治疗电极用硅胶电极。

2）操作方法:①将仪器接通电源,检查是否处于良好工作状态。②选择适宜大小电极板和吸水垫,或涂抹导电胶,再接上输出导线与仪器连接。然后将电极放在患者裸露的治疗部位上,用沙袋或固定带固定电极。③开启电源,根据疾病诊断,按动程序处方键,选择治疗所需的程序处方。④检查输出旋钮,使之处于"0"位。输出使之达到治疗所需的适宜强度。然后调节治疗时间,进入倒计时状态。最后调节电流输出使之达到治疗所需的适宜强度。

⑤治疗时电极下有电刺激、麻、颤、肌肉收缩感,可按患者的感觉与耐受度调节电流量0.1～0.3mA/cm²。⑥治疗完毕时,将"剂量"旋钮转至"零"位,关闭电源,取下电极。

（3）调制中频电疗法的适应证与禁忌证

1）适应证:神经痛、神经炎、胃下垂、肌萎缩、弛缓性便秘、神经源性膀胱功能障碍、张力性尿失禁、慢性前列腺炎、早期血栓性闭塞性脉管炎、软组织扭挫伤、骨关节退行性病变、腰椎间盘突出症、风湿或类风湿关节炎等。

2）禁忌证:急性化脓性感染、出血疾病、恶性肿瘤、带有心脏起搏器者应视为禁忌证。

（四）高频电疗法

1. 概述

（1）定义:高频电疗法即利用频率100kHz以上的高频正弦交流电流治疗疾病的电疗法。目前用于临床治疗的高频电疗法有共鸣火花、短波、超短波、微波、毫米波等。高频电疗法所具有的热效应、热外效应被广泛的应用于各科疾病的治疗中,成为临床治疗中的重要手段之一。

（2）高频电的生物效应和治疗作用:高频电作用于人体时产生热效应和非热效应。

1）热效应的生理和治疗作用:①止痛。高频电疗法的热效应可使多种原因引起的疼痛减轻或消失。对于神经痛,热效应可以降低感觉神经的兴奋性,干扰疼痛冲动的传导而止痛。②改善局部血液循环。热效应可使局部血管扩张,血液循环明显增强。通过轴突反射扩张血管。热作用使血液温度升高时,兴奋血管周围的自主神经间质神经网,直接或通过轴突反射扩张血管。

2）非热效应:即为高频电场作用于人体时,无温热感觉的前提下,引发的生物物理效应。非热效应时,体内同样存在离子的移动、偶极子和胶体粒子的转动、膜位的改变、膜通透性变化等理化过程,只是能量的转换尚未产生明显的热效应。

2. 短波疗法　应用波长100～10m的高频正弦交流电所产生的高频电磁场作用于人体治疗疾病的电疗法,称为短波疗法。短波疗法以温热效应为主,故又称短波透热疗法。

（1）短波的治疗作用

1）短波治疗的热效应:①改善组织血液淋巴循环。由于热作用使毛细血管和小动脉继短暂收缩后扩张,血流加快,组织营养改善,促进水肿吸收,炎症消散。②镇静、止痛、缓解肌肉痉挛。通过短波的热作用降低神经的兴奋性,缓解平滑肌及骨骼肌痉挛。③改善器官的功能。促进肺内慢性炎症吸收,改善换气功能;增强肝内代谢,加强肝脏解毒功能;作用于肾区,增加肾血流量,改善肾功能,促进排尿;促进肾上腺皮质的分泌,改善机体的适应能力;作用于胃肠区,缓解胃、肠痉挛,改善营养、分泌、吸收功能,促进骨折愈合和神经再生;增强单核吞噬细胞功能,有利于炎症的控制。

2）脉冲短波的非热效应:脉冲短波即以脉冲形式出现的短波,其断电间歇时间大于通电持续时间,故有足够的时间散热,产生非热效应,用于治疗急性炎症。

3）短波的治癌作用:大功率短波透热可以杀灭、阻抑肿瘤细胞的增殖,用于癌瘤的治疗,常与放疗结合。

（2）短波的治疗技术和方法

1）电极法

电容场法:①电极种类。胶板电极:分大、中、小号电极,可对置或并置,适于较平坦的治疗部位,胶板电极接触皮肤面必须衬毡垫或棉垫。玻璃电容电极:分大、中、小号电极,可对置或并置,适于急性炎症、伤口、溃疡等的治疗。②电极放置方法。并置法:将两电极置于治疗部位的同一侧,且两电极间距应大于两电极距体表间隙之和;对置法:将两电极置于治疗部位的两侧,且两电极的间距应大于一个极的横径或直径;单极法:将电极一极置于治疗部位上,另一极接地或置于远离治疗区之处。

电缆电极法:①盘缆法。根据需要将长 2~3m 的电缆盘绕成饼形、袢形、栅形、螺旋形等置于治疗部位。②缠缆法。将电缆缠绕于肢体上,盘缆或缠缆时,以 2~3 圈为宜,缆圈间距为 2~3cm,盘、缠后留下的两端电缆以分缆夹固定。电缆与皮肤间距 1~3cm,以衬垫间隔。③圆盘电极法。将有绝缘胶木盒盘状电极置于局部的治疗方法。

涡流电极法:将有绝缘胶木盒的涡流电极置于局部的治疗法。

2)剂量、时间和疗程:依患者感觉分四级,可用空气间隙的大小或衬垫的厚度获得不同的剂量。

Ⅰ级无热量,无温热感。

Ⅱ级微热量,有微弱的温热感。

Ⅲ级温热量,有明显的温热感。

Ⅳ级热量,有强烈的热感。

急性病变宜用脉冲式、无热量;慢性病变宜用微热、温热,肿瘤宜用热量。

治疗时间根据剂量分级要求,每次 5~20min 不等。急性病变宜用脉冲式无热量,短时间。

疗程通常每日或隔日 1 次,10~20 次为一疗程,急性病变可每日 1~2 次。

(3)短波疗法的适应证与禁忌证

1)适应证:①主要适于亚急性、慢性炎症及疼痛。包括支气管炎,支气管哮喘,肺炎,胃炎,胃、十二指肠溃疡,胃肠痉挛,胆囊炎,肾盂肾炎,膀胱炎,盆腔炎,前列腺炎;脊髓炎,神经根炎,肌炎,周围神经损伤,坐骨神经痛,肩周炎,滑囊炎,关节炎,风湿性关节炎,退行性骨关节炎,扭挫伤,腰椎间盘突出症;血栓性脉管炎,急性肾衰竭。②无热量短波可用于急性炎症(同超短波)。③短波高热疗法可配合化疗、放疗治疗肿瘤。

2)禁忌证:恶性肿瘤(大功率热疗除外),出血倾向,结核病,妊娠,身体局部有金属物,心脏起搏器植入者。

3. 超短波疗法　应用波长 10~1m 的高频正弦交流电所产生的高频电场作用于人体治疗疾病的电疗法。因超短波疗法应用电容电极产生超高频电场,故又称为超高频或超短波电场疗法。

(1)超短波的治疗作用:超短波电场作用于机体产生热效应和非热效应,因频率比短波高,故非热效应比短波显著,而热效应比短波更深,更均匀。

(2)超短波的治疗技术和方法:超短波电疗法一律采用电容电极的电容场法。

超短波的操作程序基本同短波电疗法,治疗剂量的大小可以通过电极的空气间隙距离或衬垫的厚度或仪器输出挡做调节,但无论哪种剂量,仪器的调出必须处于谐振状态。

1)电极的放置法:①对置法将两个电极相对放置,使电力线贯穿治疗部位。两电极之间的距离应大于一个电极的横径;电极应与体表平行,而且两电极的近端间距应大于两电极的皮肤间隙之和,以使电力线均匀;两电极与皮肤的间隙应相同,否则电力线将集中于间隙小的一侧;对凹凸不平的体表,宜加大间隙以免电力线密集于凸起处;当电力线需穿过小的接触面时,如双膝、双照的治疗,其间应置衬垫,以免电力线密集于突起处。②并置法将两电极置于体表的同一侧,作用较浅,电极应与体表平行;对不平的表面宜加大电极与皮肤间隙;两电极的近端距离不能太近,应大于电极间隙之和,以免电力线短路。③交叉法即垂直方向上的两次对置法,使病变部位得到更均匀更充分的治疗。用于副鼻窦、肺部、盆腔等处。④单极法将一个电极置于治疗部位,另一极相背置于远离治疗部位之处,大功率仪尽量避免单极法,以减少电磁波污染。⑤体腔法将消毒的体腔电极置于阴道或直肠内,另一极置于相应的腹部或腰骶部。

2)治疗剂量、时间和疗程:基本同短波电疗法。急性病变宜无热量,短时间;慢性期宜微热量,15~20min。用于肾衰竭尿闭时可用温热量 20~30min,每日 1~2 次。恶性肿瘤的高热治疗用热量,每次 40~60min,每周 1 次。

(3)超短波疗法的适应证与禁忌证同短波疗法。

4. 微波疗法 应用波长 1m~1mm,频率 300~300 000MHz 的高频正弦交流电作用于人体治疗疾病的电疗法。

(1)分米波疗法:应用波长 100~10cm,频率 300~3 000MHz 的微波治疗疾病的方法。分米波的频率高,除热效应外,还有非热效应。

1)治疗作用:①对血液循环。局部血管扩张,血液循环加强,尤其肌肉组织,营养代谢提高,促进水肿吸收及炎症产物、致痛物质等的排除。②对神经肌肉。小剂量增强神经系统的兴奋性,中大剂量则加强抑制过程;降低周围神经的兴奋性,具有镇痛作用;降低肌张力,缓解肌肉痉挛。③对脏器。心脏:小剂量可减慢心率,改善心肌血供,减轻心绞痛;肺脏:中小剂量可减慢呼吸,缓解支气管痉挛,增加肺道气量,利于炎症吸收;胃肠:中小剂量可缓解胃肠痉挛,抑制胃酸分泌。④对内分泌系统。肾上腺:中小剂量兴奋肾上腺交感神经系统,增强肾上腺皮质激素的合成,使血中 11-脱氢皮质酮和去甲肾上腺素含量增高,大剂量则抑制。中小剂量提高胸腺、甲状腺功能,表现为淋巴细胞增生活跃免疫球蛋白含量升高,肾上腺的糖皮质醇活性降低,免疫功能增强。小剂量作用于头部,刺激下丘脑-垂体-肾上腺皮质系统糖皮质醇浓度、活性提高,抑制免疫功能。⑤对血液系统:中小剂量,周围血液的白细胞、中性粒细胞增多,淋巴细胞减少;大剂量,白细胞、中性粒细胞减少,凝血时间延长。⑥对皮肤、皮下组织。小剂量促进上皮生长,大剂量可引起皮下水肿、坏死等。⑦对眼睛。较大剂量可引起晶体混浊,导致白内障。⑧对生殖系统。较大剂量可引起睾丸退行性变、萎缩、坏死、精子减少、活力降低变性,引起卵巢功能受损、早产、流产。⑨对恶性肿瘤。大剂量可杀灭或抑制恶性肿瘤细胞。

2)治疗技术和方法:分米波治疗采用非接触辐射法,即将辐射器对准治疗部位,按要求调整与皮肤的间距。非接触式辐射器一般为 5~10cm。

剂量通常以患者的温热感程度分为四级(同短波)。治疗时间通常 5~20min. 每日或隔日 1 次,6~20 次一疗程。

3)操作程序:①②③同短波疗法;④有距离辐射时,将辐射器对准治疗部位,将支架固定距体表 5~10cm;⑤接触辐射时,将辐射器紧贴皮肤,将体腔电极套上耐热乳胶或专用套,涂少量消毒滑润剂后轻轻伸入阴道或直肠内,以沙袋等物将辐射器尾端及电缆固定稳妥;⑥隔沙辐射将沙袋置于凹凸不平的治疗局部,沙袋上置辐射器,固定支架;⑦"介质水袋"法将介质水袋置于治疗局部,其上紧贴辐射器,若有循环冷却系统则需接通循环水或泵;⑧旋转时间控制钮至所需治疗时间,接通高压后,调节输出至所需功率,开始治疗;⑨治疗结束按上述的反顺序关闭输出、高压及电源,移开辐射器;⑩接触辐射器治疗的前后应消毒处理。

4）适应证与禁忌证：①主要适于亚急性、慢性炎症及疼痛。支气管炎，支气管哮喘，肺炎，胃炎，胃十二指肠溃疡，胃肠痉挛，胆囊炎，肾盂肾炎，膀胱炎，盆腔炎，前列腺炎；脊髓炎，神经根炎，肌炎，周围神经损伤，坐骨神经痛。骨关节炎，扭挫伤，腰椎间盘突出症；肩周炎，滑囊炎，关节炎，风湿性关节炎，退行性骨关节炎，扭挫伤，腰椎间盘突出症；血栓性静脉炎，急性肾衰竭。②禁忌证同短波电疗法。

（2）厘米波疗法：应用波长 10~1cm、频率 3 000~30 000MHz 的微波治疗的方法。

1）治疗作用基本同分米波，但作用较浅、较弱。

2）治疗方法和技术基本同分米波疗法。

3）适应证与禁忌证基本同分米波疗法，但限于较表浅病变。

（3）毫米波疗法：应用波长 10~1mm、频率 30 000~300 000MHz 的微波治疗疾病的方法。

1）治疗作用：①对血液循环。使毛细血管扩张、延伸，血流加快，血供增加，白细胞活跃，促进水肿的吸收、炎症的消散、疼痛的减轻、组织的生长修复。毫米波作用于穴位，可以减轻放、化疗所引起的骨髓抑制，促进造血功能恢复。②对免疫功能。增强受抑的免疫反应。③对皮肤。小剂量促进伤口愈合，较大剂量有损害作用。④对眼睛。较大剂量可引起角膜上皮和基质的损害，造成虹膜炎、晶体混浊等。⑤对细胞和微生物。能抑制核酸、DNA、RNA 的合成，损伤细胞和细胞膜，使膜电位发生改变。对病毒、大肠埃希菌有抑制作用，连续波可促进白色念珠菌生长，调制波则有抑制白色念珠菌生长的作用。⑥对生殖器官。大剂量使睾丸的精原、精母细胞减少。⑦对神经系统。小剂量促进神经再生、镇痛。⑧对肿瘤大剂量。可抑制至破坏肿瘤细胞生长，可与放疗联合应用。

2）治疗方法和技术：①暴露治疗部位，将辐射器贴近治疗局部，可有 0.5~1cm 空气间隙；②接通电源，选定治疗用处方号，再调节输出，治疗时患者无任何感觉；③治疗结束时关闭输出及电源，移开辐射器；④治疗时间为 15~30min，每日或隔日 1 次，5~15 次为一疗程。

3）注意事项：①辐射器必须对准治疗部位后再调节输出，勿在调节输出后改变辐射器方向；②头颈部治疗时必须将辐射器紧贴皮肤，以免毫米波散射损伤眼睛；③鉴于毫米波治疗时无任何感觉，故应经常以毫米波辐射强度侧试仪检测辐射器的输出，以确保有效治疗；④眼和睾丸部位不宜毫米波治疗；⑤其他同分米波疗法。

4）适应证与禁忌证：①适应证除与短波疗法相同的适应证外，还可用于放、化疗后的骨髓抑制及配合放疗治疗浅表肿瘤；②禁忌证除眼和睾丸部不宜用毫米波疗法外，妊娠、身体局部有金属异物、心脏起搏器植入者禁用。

四、光疗

（一）红外线疗法

红外线是人的眼睛看不见的光线，用红外线治疗疾病的疗法为红外线疗法。其波长较红光长，为 760nm~50μm。目前医疗用红外线分为两段，即短波红外线（760nm~1.5μm）、长波红外线（1.5~15μm）。

1. 红外线的治疗作用

（1）改善局部血液循环：红外线照射时皮肤及表皮下组织将吸收的红外线能量转变成热，热可以引起血管扩张、血流加速、局部血循环改善、组织的营养代谢加强。

（2）促进肿胀消退：由于循环的改善，可加快局部渗出物吸收，从而促进肿胀的消退。

（3）降低肌张力,缓解肌痉挛:热作用使骨骼肌张力降低及胃肠平滑肌松弛,蠕动减弱。

（4）镇痛:热可降低感觉神经兴奋性,干扰痛阈。同时血循环的改善、缺血缺氧的好转、渗出物的吸收、肿胀的消退、痉挛的缓解等,都有利于疼痛的缓解。

（5）表面干燥作用:热作用使局部温度升高,水分蒸发,对于渗出性病变使其表层组织干燥、结痂,制止进一步渗出。

2. 红外线治疗技术和方法

（1）红外线辐射器:包括红外线灯、石英红外线灯（白炽灯）、光浴箱等。

（2）照射距离、时间和疗程:照射时暴露局部皮肤,辐射器垂直于照射野上方,距患者高度30~60cm,以患者有舒适的温热感为准,每次20~30min,每日1次。也可根据需要增加照次。一般亚急性疾病7~10次一疗程,慢性疾病15~20次一疗程,红外线照射可与局部外用药相结合,亦可与针刺同时进行。

3. 注意事项

（1）首次照射前必须询问并检查局部知觉有无异常,如果有感觉障碍,一般不予治疗,必须照射时需观察,以免烫伤。

（2）新鲜的植皮、瘢痕区血液循环、散热功能不佳,红外线照射时宜拉开距离,以免烫伤,对于水肿增殖的瘢痕,不宜用红外线照射,以免促其增殖。

（3）急性外伤后,一般不用红外线照射,24~48h后局部出血、渗出停止后可用小剂量开始照射,以免肿痛、渗出加剧。

（4）红外线照射时需注意保护眼睛。因红外线照射眼睛易引起白内障及视网膜灼伤。照射头部时,应戴绿色防护镜或用浸水棉花敷于眼睛上。

（5）动脉阻塞性病变,不宜用红外线照射。

（6）皮炎时忌用红外线照射,以免炎症加剧。

4. 红外线疗法的适应证与禁忌证

1）适应证:红外线疗法的适应证广泛,主要用于缓解肌痉挛、改善血运、止痛。常用于亚急性及慢性损伤和炎症。例如:肌肉劳损,扭伤,挫伤,滑囊炎,肌纤维组织炎,浅静脉炎,慢性淋巴结炎,静脉炎,神经炎,胃肠炎,皮肤溃疡,挛缩的瘢痕等。

2）禁忌证:出血倾向者,高热患者,活动性结核,严重动脉硬化,代偿不全的心脏病等。

（二）紫外线疗法

紫外线是光谱中位于紫光之外、波长小于紫光的不可见光线,其波长为400~180nm,光量子能量高,有明显的光化学效应。用紫外线治疗疾病的疗法为紫外线疗法。

1. 紫外线的生物学效应及治疗作用

（1）红斑反应:一定剂量的紫外线照射皮肤后,经过一定时间,照射野皮肤上呈现的边界清楚、均匀的充血反应,称为红斑反应。

1）红斑反应的潜伏期:紫外线照射后必须经过一定时间才能出现红斑反应,这段时间即称为潜伏期。潜伏期的长短与紫外线的波长有关。

2）红斑反应与波长的关系:紫外线的波长不同,皮肤的红斑反应亦不同,近年的研究认为,254nm的红斑反应最强,280nm的反应略差,随波长的增加,红斑效应逐渐减弱,至330nm降至最低水平。

3）红斑反应与剂量的关系:不同波长的紫外线引起红斑反应所需的剂量不同。对于254nm波长的紫外线,较小剂量即可引起红斑反应,剂量增加红斑增强,但并非显著增强,当剂量增加 3~4 倍时,红斑反应仅增加 1~2 倍。对于 297nm、302nm、313nm 的紫外线,需用较大剂量才可引起红斑反应,但剂量增加,红斑反应即明显增强。

4）红斑的组织学改变：紫外线红斑的本质是一种光化性皮炎,属于非特异性炎症。局部组织学改变为血管扩张、充血、渗出、白细胞增多。通常于照射 30min 后发生变化,8~24h 达高峰,24~48h 表皮细胞和组织间水肿,72h 丝状分裂、增生,表皮变厚,1 周内棘细胞层厚度达最大,7~10d 后细胞增生减弱,30~60d 逐渐恢复正常。

5）影响红斑反应的因素：①波长和剂量。如前述。②局部皮肤的敏感性。身体的各部位对紫外线的敏感性不同,以腹、胸、背、腰的敏感性最高,其他部位依次为颈、面、臀、肢体、手足,肢体的屈侧较伸侧敏感,手足的敏感性最低。③人的生理状态。月经前期红斑反应增强,月经后期减弱。妊娠期红斑反应增强,产后反应减弱。④疾病因素。一般状况恶劣、营养不良时红斑反应减弱。合并高血压、甲状腺功能亢进、活动性肺结核、糖尿病、卟啉症时红斑反应增强。甲状腺功能低下、伤寒、气性坏疽、丹毒等症时,红斑反应减弱。⑤药物。有些药物能增强红斑反应,如补骨脂、磺胺类、四环素、奎宁、氯丙嗪、异丙嗪、B 族维生素、血卟啉。有些药物能减弱紫外线红斑,如：肾上腺皮质类固醇、吲哚美辛。⑥季节。春季红斑反应高于秋季。⑦其他。长期从事室内工作的人红斑反应强于其他人。

（2）色素沉着作用：紫外线照射后皮肤可以出现色素沉着,色素沉着类型不同,与波长、剂量关系密切。

1）色素沉着的类型：①直接色素沉着。即紫外线照射后立即出现,1~2h 达高峰,之后逐渐消退,6~8h 恢复正常。②间接色素沉着。即延迟色素沉着,于照射数日后出现,是皮肤中色素小体和黑色素增多的结果。以 254nm 和 297nm 的紫外线作用显著。

2）色素沉着与紫外线波长的关系：①色素沉着最有效的波段为 254nm 的短波、>297nm 的中波、>340nm 的长波。②波长与色素沉着出现、消退的关系：254nm、297nm 的紫外线色素沉着,于照后 1d 开始出现,3~4d 达高峰。254nm 引起的色素消退快,多在 2~3 周消失,而 297nm 引起的色素沉着持续 1 个月或数个月消失;320nm 以上引起的皮肤色素沉着出现得快,但消退慢,甚至持续 1 年。③波长、照射剂量与色素沉着的关系：254nm、297nm 的紫外线必须达到阈红斑量方可引起色素沉着,而 340nm 的紫外线,小于阈红斑量亦可引起色素沉着。但小于阈红斑量的反复多次照射,多种波形都可引起色素沉着。

（3）对 DNA 的影响：DNA 主要存在于细胞核的染色体内,是细胞繁殖、发育、生长的核心。DNA 对中、短波紫外线有强烈的吸收作用,其最大的吸收光谱为 253.7nm。大剂量紫外线可以使 DNA 严重受损,结构改变,引起细胞生命活动的异常或导致细胞的死亡,这正是紫外线杀菌作用的机制。波长 300nm 以下的紫外线皆有杀菌作用,但最佳杀菌紫外线为波长 253.7nm 的短波紫外线（表 5-2-3）。

表 5-2-3　各种波长杀菌力比较

波长/nm	杀菌力	波长/nm	杀菌力
220	0.25	290	0.500 00
240	0.62	300	0.060 00
254	1.00	340	0.000 90
257	1.00	400	0.000 10
270	0.87	700	0.000 01

目前认为正常人体有切除性修复功能,不致于因紫外线对 DNA 的影响使细胞畸变,因此,一般紫外线的照射不致引起癌变。但患着色性干皮症者,缺乏切除修复功能,照射紫外线有可能引起癌变。

(4) 对 RNA 和蛋白质合成的影响:RNA 存在于细胞的胞质中,它与 DNA 一道参与细胞内蛋白的合成,亦与细胞的生命活动相关。大剂量紫外线可以引起 RNA 破坏、蛋白质的分解和蛋白变性,与对 DNA 的破坏一致,是紫外线杀菌、消毒、清洁创面的机制之一。利用光敏剂加强紫外线对 DNA、RNA 的抑制作用,可以治疗牛皮癣等增殖性皮肤病。蛋白质分解形成的组胺,会刺激组胺酶的产生,足够的组胺酶能够分解血液内过多的组胺,从而起脱敏作用。因此紫外线多次反复照射可以治疗支气管哮喘等过敏性疾病。

(5) 对酶的影响:紫外线达到一定强度时,可以破坏组氨酸、蛋氨酸、酪氨酸、色氨酸等,这些氨基酸是酶的活性中心,一旦被破坏必导致酶功能的丧失,从而严重影响细胞的功能,这也是紫外线杀菌的机制之一。

(6) 对钙磷代谢的影响:紫外线可以使人体皮肤中的 7-脱氢胆固醇转变成维生素 D_3,维生素 D_3 具有促进肠道对钙、磷的吸收及骨组织钙化作用。波长 275~297nm 的紫外线促进维生素 D 合成作用较显著,以 283nm 和 295nm 为最大吸收光谱。在酵母或植物油中含有麦角固醇,经紫外线照射可转化成维生素 D_2,后者可被人体吸收,促进钙磷代谢。利用紫外线调节体内钙磷代谢的作用,可以治疗小儿佝偻病、成人的软骨病。另外,钙离子对降低血管的通透性和神经兴奋性的作用,可以减轻过敏反应,是紫外线脱敏的机制之一。

(7) 对免疫功能的影响

1) 刺激网状内皮系统,激活皮肤结缔组织中的巨噬细胞、淋巴组织中的网状内皮细胞、血液中的单核细胞,使其吞噬功能增强。

2) 加强白细胞的吞噬能力:研究表明,紫外线剂量合适时,经 3~5 次照射,吞噬指数即明显增加,照射一段时间后,指数恢复原来水平。

3) 增加补体和凝集素:紫外线照射可使血清补体数量先减少而后增加,补体能够协助抗体杀灭病毒和溶解细菌,促进细胞吞噬及消化病原体。紫外线照射可使体内凝聚素增加,凝聚素是一种能够和细菌表面抗原发生反应而使之凝聚的抗体。其增多意味着防御免疫能力的增强。

4) 增加调理素:紫外线照射可使调理素增加,表现为调理指数增加。调理素是血浆中非抗体性的对热不稳定的非特异性免疫物质,它能促进吞噬作用。

5) 活化 T 和 B 细胞:紫外线照射使皮肤角质细胞释放的白细胞介素-1 明显增多,进入血液、淋巴循环,活化 T 和 B 细胞,提高吞噬细胞功能和分泌抗体的功能。利用紫外线对免疫功能的影响,可以提高机体的防御免疫功能,用于抗感染、消炎。

综上所述,紫外线的治疗作用为消炎,止痛,促进伤口愈合,杀菌,抗佝偻病,促进皮肤色素沉着,脱敏,增强机体防御免疫功能。

2. 紫外线治疗技术和方法

(1) 光源:即紫外线灯。紫外线灯即氩气水银石英灯,又称汞灯。其基本结构是用石英玻璃制成的真空灯管,管内充入少量氩气及水银,两端埋入金属电极,分为高压汞灯(落地式、台式、水冷式)、低压汞灯(立地式、手提式、体随式、荧光灯、黑光灯)、太阳灯。常用类型紫外线灯的特点及应用如表 5-2-4 所示。

表 5-2-4　常用紫外线光源特征比较

灯管类型	高压汞灯	水冷式高压汞灯	冷光低压汞灯	黑光灯	荧光灯	太阳灯
功率/W	300,500	420	10	20,40	20,40	100,275
光谱/nm	230~400	230~440	253.7~440	300~400	280~370	289~400
最强谱线/nm	365,313,302,265,284	365,313,302,265,284	253.7,253.5,364,311	356,360,364	313,302,334	365,313,334
工作灯温/℃	>40	<40	<40	<40	<40	>40
照射范围	中等	小	小	大	大	小
应用方式	有距离全身、局部照射	接触式	接近照射	全身照射	全身照射	局部照射
主要用途	一般紫外线治疗	加压照射,体腔,瘘管	杀菌、消炎	配合光敏剂治疗牛皮癣、白癜风	用于全身或光敏疗法治疗白癜风	日光浴、家用

（2）紫外线剂量的测定

1）生物剂量概念:根据人体的一定部位对紫外线照射后的反应程度而确定的剂量称为生物剂量。它以出现最弱红斑反应所需的时间为标准,即某一部位距光源一定距离时,于紫外线照射后局部出现的肉眼能见的最弱红斑的时间。其剂量单位为 s,称为最小红斑量（minimal enythemal dose,MED）。

2）紫外线剂量的分级及照射面积:

局部照射时,临床上通常分为五级:

0 级　红斑量（亚红斑量）:照射剂量小于 1 MED,照射后无肉眼可见的红斑反应发生。可用于全身照射。

Ⅰ级　红斑量（弱红斑量）:照射剂量相当于 1~2MED,照射后 6~8h 出现可见的轻微红斑反应,24h 内消退,皮肤无脱屑。照射面积以不超过 800cm^2 为宜。

Ⅱ级　红斑量（中红斑量）:照射剂量为 3~5MED,照射后 4~6h 出现明显红斑反应,伴皮肤水肿,2~3d 消退,皮肤有斑片状脱屑和色素沉着。照射面积同Ⅰ级红斑量。

Ⅲ级　红斑量（强红斑量）:照射剂量为 6~10MED,照射后 2h 出现强红斑,2~3 周消退,皮肤大片状蜕皮,色素沉着明显。照射面积以不超过 250cm^2 为宜。

Ⅳ级　红斑量（超强红斑量）:照射剂量为 20MED 以上,红斑反应剧烈,主要用于炎症及感染的创面。

（3）紫外线照射方法

1）局部照射:①以紫外线直接照射患区;②中心重叠照射法（图 5-2-12）;③偏心重叠照射法:适于肢体的急性软组织感染（图 5-2-13）;④节段照射法:即照射皮肤—内脏的一定的神经反射节段,调节该节段脊神经支配的某些组织及内脏器官功能的照射法（图 5-2-14~图 5-2-17）;⑤穴位照射:即利用备有直径 1cm 的孔巾照射穴位的方法（图 5-2-18）;⑥分区照射法:即将大面积治疗区分成多个照射区依次进行照射的方法（图 5-2-19）。

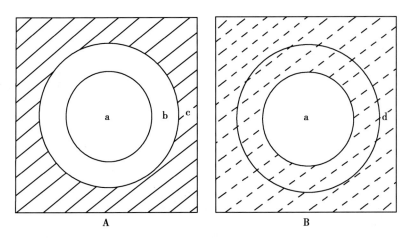

图 5-2-12 中心重叠照射法示意图

A.以 c 遮盖非照射区,暴露 a 和 b;B.以 d 遮盖非照射区,暴露 a,给予中心区
剂量照射后,揭除 d,按图 A 所示,给予 a 和 b 周围区剂量照射
a:病灶中心照射野;b:病灶周围照射野;c:大洞巾;d:小洞巾

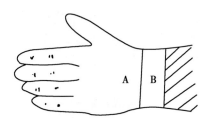

图 5-2-13 偏心重叠照射法

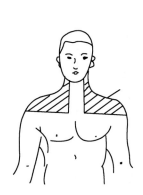
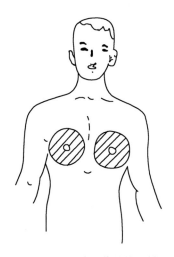

图 5-2-14 领区紫外线照射法   图 5-2-15 乳腺区紫外线照射法

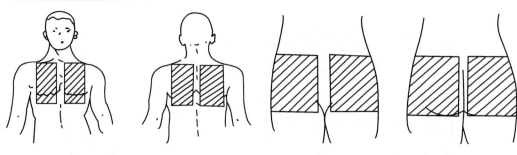

图 5-2-16　胸廓区紫外线照射法　　　　图 5-2-17　盆腔区紫外线照射法

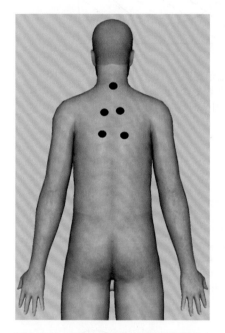

图 5-2-18　治疗支气管哮喘(背部数穴)

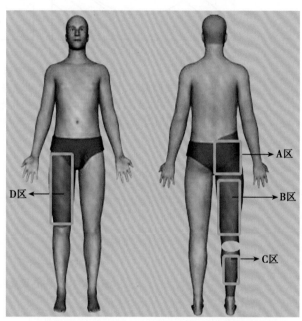

图 5-2-19　坐骨神经痛紫外线治疗分野照射法
A 区:腰骶区;B 区:大腿后区;C 区:小腿后区;D 区:大腿前区

2）照射剂量:①首次剂量。首次剂量的确定是非常重要的,通常要求是足够的大剂量,照射后局部皮肤呈现出轻微红斑反应。首次剂量的大小,与治疗目的、全身及局部对紫外线的敏感性等诸多因素有关。②维持剂量。为维持照射野对紫外线的反应,于首次照射后的各次治疗中,需适当增加照射剂量。一般主张按如下规律增加:亚红斑量增加原剂量的10%～100%;弱红斑量增加原剂量的25%;中红斑量增加原剂量的50%;强红斑量增加原剂量的75%;超强红斑量增加原剂量的100%。

（4）照射频度及疗程:通常每日或隔日照射一次,若局部红斑反应显著,间隔时间可相对延长。一般 6～12 次为一疗程,对于严重的感染,疗程可适当延长。

（5）操作技术及注意事项:①治疗室要通风良好,室温保持 18～22℃;②工作人员穿长衣裤、戴护目镜;③患者需戴护目镜或用罩单遮盖眼睛,只裸露照射野,其他部位必须用治疗巾遮盖好。对光敏者应先测紫外线生物剂量;④伤口、创面的紫外线照射前,应先清洁换药,拭去脓血、渗液,勿施任何外用药。

3. **紫外线疗法的适应证与禁忌证**

（1）适应证

1）外科感染：毛囊炎，甲沟炎，指头炎，疖肿，痈，蜂窝织炎，丹毒，淋巴管炎，静脉炎，伤口，窦道，褥疮，烧伤创面等。

2）内科疾病：气管炎，支气管炎，支气管哮喘，肺炎，风湿性关节炎，类风湿关节炎，痛风性关节炎等。

3）妇科疾病：附件炎，宫颈炎，阴道炎等。

4）儿科疾病：支气管炎，肺炎，佝偻病等。

5）五官科疾病：咽炎，扁桃腺炎，外耳道炎，牙龈炎等。

6）神经科疾病：周围神经炎，多发性神经炎，神经痛等。

7）皮肤科疾病：斑秃，牛皮癣，玫瑰糠疹，白癜风等。

（2）禁忌证

1）重症心、肾疾病者：心力衰竭，心肌炎，肾炎，尿毒症。

2）活动性结核病。

3）光敏性疾病：红斑狼疮，日光性皮炎，卟啉代谢障碍；内服，外用光敏药者（光敏治疗除外），食用光敏性蔬菜、植物者。

4）着色性干皮症。

5）中毒伴发热、发疹的传染病者。

6）急性肿瘤的局部。

（三）激光疗法

激光（laser）也是一种光，其本质和普通光一样，既是电磁波，又是粒子流，是受激辐射光放大产生的光。激光具有亮度高、方向性好、单色性好、相干性好等物理特性，应用激光来治疗疾病的方法称为激光疗法。

1. **激光的生物学效应**

（1）热作用：主要是可见光区和红外光区的激光所引起。

（2）压强作用：激光的能量密度极高，产生的压力很大，激光本身辐射所形成的压强称为一次压强，当生物组织吸收强激光而出现瞬间高热和急剧升温时，因组织沸腾气化而体积剧增，产生很大的瞬间压力，此压强称为二次压强。

（3）光化作用：激光的光化作用是重要生物学效应之一。生物大分子吸收激光光子的能量而被激活，产生受激原子、分子和自由基，引起机体内一系列的化学改变，称为光化反应，光化反应可产生相应的生物学效应，如杀菌、红斑效应、色素沉着、维生素的合成等。

（4）电磁作用：激光是电磁波，当聚焦的功率密度为 $10^5 \sim 10^9 \mathrm{W/cm}^2$，其电场强度可高达 $10^6 \sim 10^9 \mathrm{V/cm}$，它可以在生物组织中产生高温、高压和高电场强度，在高电场作用下可以产生活性很大的自由基，也可以产生二次谐波、三次谐波，使细胞损伤、破坏，用以治疗肿瘤。

（5）生物刺激作用：激光照射到生物组织时，可以引起生物组织生理、生化的改变，称为激光的生物刺激效应。低强度激光照射可以影响机体免疫功能，起双向调节作用，可以增强白细胞吞噬作用。适当剂量可以抑制细菌生长，促进红细胞合成，加强肠绒毛运动，促进毛发生长，加速伤口和溃疡的愈合，促进骨折的骨痂生长，加速愈合，对神经组织损伤能加速修复作用，增强蛋白质的活性等。

2. 激光在治疗中的应用

（1）高强度激光是指激光作用于生物组织后造成不可逆的损伤,这种激光称为高强度激光,其输出功率在瓦级以上。

1）外科疾病:①食管疾病如食管癌;②胃肠吻合术;③肝脏手术;④肛门疾病如痔、肛门裂、瘘管;⑤普外科疾病如甲状腺、乳房手术及胃结石碎石术;⑥神经外科疾病:颅内肿瘤手术,如脑膜瘤、脑血管瘤等;⑦泌尿外科疾病如尿道狭窄、包皮环切术、睾丸鞘膜积液,前列腺肥大和前列腺癌的切除;⑧烧伤;⑨骨科疾病如椎间盘突出手术和关节腔镜进行关节腔内手术。应用激光熔化骨水泥。

2）皮肤科疾病:①疣及疣状痣;②血管病变和色素性皮肤病;③血管瘤:草莓状血管瘤、鲜红斑痣;黑色素性皮肤病:包括色素痣、老年斑、脂溢性角化、咖啡斑、文身、文眉、文唇线、外伤性色素及异物沉着等的清除,及对深层色素病变(太田痣、蒙古斑)的治疗;皮脂腺囊肿;皮肤恶性肿瘤。

3）妇科疾病:尿道肉阜、阴道纵隔、慢性宫颈炎、子宫颈癌、尖锐湿疣等。

4）内科疾病:①循环系统疾病;②冠状动脉粥样硬化;③腔内激光冠状动脉成形术;④消化系统疾病:急性上消化道出血、消化性溃疡、消化道息肉、消化道癌;⑤呼吸系统疾病:呼吸道阻塞、支气管瘘管。

（2）低强度激光是指激光作用于生物体后,不引起生物组织的不可逆损伤,只引起一系列的生理生化改变,调节机体功能达到治病效果。低强度激光又称低功率、低能量、低水平或弱激光。

1）皮肤科疾病:①皮肤溃疡如外伤性、营养性、手术后、烫伤性、放射性溃疡;②带状疱疹;③酒渣鼻;④多型红斑;⑤荨麻疹;⑥斑秃;⑦细菌感染性皮肤病如痈、蜂窝织炎、毛囊炎和丹毒等;⑧湿疹;⑨神经性皮炎;⑩白癜风。

2）外科疾病:①颈椎病;②腰椎间盘突出症;③肩关节周围炎;④肌纤维织炎;⑤急、慢性软组织损伤;⑥急性乳腺炎;⑦乳腺囊性增生症;⑧肛门皲裂、血栓外痔、肋软骨炎、跟骨刺、骨折;⑨慢性前列腺炎。

3）内科及小儿科疾病:如支气管哮喘、高血压病、关节炎、小儿遗尿症。

4）妇产科疾病:女阴白色病变、外阴瘙痒症、白塞病、宫颈糜烂、慢性盆腔炎、痛经等。

5）神经科疾病:脑外伤后综合征、臂丛及其周围神经损伤、神经衰弱、血管性头痛、面神经麻痹、神经痛等。

6）口腔科疾病:牙周膜炎(根尖周围炎)、牙龈炎、冠周炎、复发性口腔溃疡、扁平苔藓、腺性唇炎、颞下颌关节炎、腮腺炎、干槽症等。

7）耳鼻喉科疾病:炎症、外耳道湿疹、耳软骨膜炎、中耳炎、梅尼埃病、过敏性鼻炎、扁桃体炎、咽炎、慢性喉炎等。

8）眼科疾病:眼睑炎症、假性近视等。

3. 激光防护 输出功率在 500mW 以上的高功率激光器对人体损伤程度较大,其可见光和近红外区的漫反射光也是危险的。激光除对人眼、皮肤等造成损伤外,也能引起火灾,必须引起警惕。

1）眼的防护:眼的防护主要使用防护镜。

2）皮肤的防护:皮肤防护较简单,对超过阈值的激光,穿上白色工作服,戴手套,不让激光直射皮肤,防止反射、散射光照射皮肤。

3）其他:激光工作者和放射工作者一样应定期做健康检查。非紫外线激光有无致癌作用,尚有待研究。

五、磁疗法

（一）磁场的生物学效应和治疗作用

1. 磁场的生物效应

（1）磁场对心血管功能的影响:磁场可使血管扩张,血流加快,改善血液循环,也可使淤滞性扩张的血管收缩,因此磁场对血管的作用是双向调节作用。

（2）磁场对血液的影响:磁场对白细胞无显著性影响,对红细胞、血红蛋白的影响不肯定,对血小板有一过性的增加作用。磁场可以降低血脂,降低血液黏稠度。

（3）磁场对胃肠功能的影响:对正常的胃肠,磁场可以增强胃肠的生物电活动,提高胃肠蠕动,促进胃肠吸收。对病理性胃肠起到双向调节作用,对于胃肠蠕动缓慢者,促进胃肠蠕动,对于胃肠蠕动过快者,抑制胃肠蠕动,对于痉挛的平滑肌起到松弛作用。

（4）磁场对免疫功能的影响:多数实验表明磁场能提高 E 花环形成率,提高白细胞吞噬率,提高补体水平,提高免疫球蛋白,提示磁场具有提高正常机体细胞免疫与体液免疫功能的生物学效应。

（5）磁场对肿瘤的影响:磁场使癌细胞生长缓慢或停顿,可能是由于在磁场作用下,细胞内带电粒子或基因发生变化,干扰了 DNA 合成等细胞功能。

（6）磁场对细菌的影响:磁场对大肠埃希菌、金黄色葡萄球菌、溶血性链球菌等细菌有杀灭作用,对铜绿假单胞菌无抑制和杀灭作用。

2. 磁场的治疗作用

（1）止痛作用:磁疗法的止痛作用明显而迅速,对创伤性疼痛、神经性疼痛、炎性疼痛、肿瘤所致的疼痛都有较好的镇痛效果。

（2）镇静作用:磁疗法的镇静作用表现在改善睡眠、延长睡眠时间、减低肌张力、缓解肌肉痉挛,其机制与中枢神经的抑制有关。

（3）消炎作用:磁场作用于机体产生血管扩张,血液循环加速,组织通透性改善,有利于炎性渗出物的吸收和消散,有利于炎症局部改善营养,增加供氧,提高局部组织的抗炎能力和修复能力。磁疗法对于急性炎症、亚急性炎症和慢性炎症均有很好的治疗作用。

（4）消肿作用:磁场有明显的消除肿胀的作用。其机制是磁场作用下使血液循环加快,促进渗出液的吸收,磁场可改变渗透压和通透性,加速蛋白质的转移,降低组织间的胶体渗透压。因此,磁疗法对于炎性肿胀、非炎性肿胀和血性肿胀均有很好的消肿作用。

（5）降压作用:磁场可加强大脑皮层的抑制功能,调整中枢神经系统和自主神经系统,调节血管舒缩机制,使高血压患者血压降低;磁疗法可扩张外周血管,降低外周循环阻力,从而降低血压。

（6）止泻作用:磁场的止泻作用明显,其机制可能与酶的作用有关。磁场的抗炎作用对于炎性腹泻有很好的治疗作用。

（7）促进创面愈合作用:磁场能促进创面愈合,其机制是在磁场作用下,血管扩张,血流加快,血液循环改善,为创面提供了更多的血液,提供了更多的营养物质和氧,有利于加速创面的愈合。

（8）软化瘢痕作用:磁场具有防止瘢痕形成和软化瘢痕的作用,其机制为在磁场作用下血液循环改善,渗出物吸收和消散加速,为减少瘢痕形成创造了条件;磁场作用下成纤维细胞内水分和盐类物质增加,分泌功能障碍,破纤维细胞内溶酶体增加,促进细胞吞噬作用,阻止了瘢痕的形成。

（9）促进骨折愈合作用:磁场促进骨折愈合的机制是改善骨折部位的血液循环,改善局部营养和氧供,有利于骨组织细胞的新生,有利于骨折愈合;磁场产生的微电流对软骨细胞和骨细胞有直接促进生长的作用,加速骨折愈合。

（10）对良性肿瘤的作用:磁场对良性肿瘤有治疗作用,可使良性肿瘤缩小或消失。

（二）磁场治疗技术和方法

1. 静磁场疗法　静磁场疗法是利用恒定磁场治疗疾病的方法。

（1）磁片法

1）用品:磁片是最常用的磁疗法用品,制造磁片的材料主要有衫钴合金、铈钴合金、铁氧体、钕铁硼等永磁体。磁片的形状有圆形、长方形、圆柱形等,多为圆形,一般磁片的直径在 5~20mm 之间,常用磁片的直径为 10mm。

2）方法:①直接敷磁法。用胶布或其他固定用品将磁片直接固定在治疗部位和穴位上,根据病情决定应用磁片的数目和磁极放置的方法。一般采用持续贴敷法。可为单磁片法、双磁片法和多磁片法。单磁片法只用一个磁片,适用于病变范围小且表浅的部位。单磁片法磁力线分布主要集中于磁片下的组织,图 5-2-20 为单磁片法磁力线分布示意图。接触皮肤的磁片极性没有一定的规律,可以任意放置。双磁片法适用于病变范围较大且部位较深的情况。双磁片法有两种形式,即并置贴敷和对置贴敷。并置贴敷又分为同名极并置贴敷和异名极并置贴敷。同名极并置贴敷时,两个磁片相同的磁极接触患者皮肤,其磁力线分布如图 5-2-21。异名极并置贴敷是两个磁片不同的磁极接触患者皮肤,其磁力线分布如图 5-2-22。根据二者磁力线分布的特点,异名极并置贴敷用于病变较大而表浅的患区,同名极并置贴敷用于较深的患区。如果双磁片法两个磁片之间的距离很远,相互之间的磁场影响不大,每个磁片的

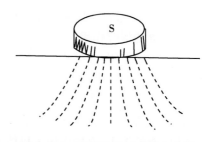

图 5-2-20　单磁片法磁力线分布图

作用同单磁片法。对置贴敷是在患区两侧贴敷磁片,一般采用异名极贴敷,使两片磁片的磁力线相互联系形成一个贯通的磁场,图 5-2-23 为双磁片异名极对置法磁力线分布示意图。如果贴敷部位较厚,如腰腹之间,则不会形成贯通磁场。因此对置贴敷多用于组织较薄的部位,如腕关节、踝关节、肘关节等;多磁片法是应用两个以上的磁片直接贴敷于患者皮肤治疗疾病的方法,一般用于病变范围较大的情况,如末梢神经病变、血管疾病等。多磁片法磁极的放置多用同名极法。用直接贴敷法需要注意患者皮肤情况,为了减少刺激,可在磁片与皮肤之间垫薄纸或纱布,应经常擦拭,以防汗液浸渍磁片生锈。根据病情直接贴敷法连续贴敷 3~5 天,也可连续贴敷 3~4 周,或 2~3 个月。②间接贴敷法:间接贴敷法是将磁片缝在衣服或布带或表带上,穿戴时将有磁片的部位对准穴位或需要治疗的患区。间接贴敷法适用于对胶布过敏,不能采用直接贴敷法的患者,或病变部位较大,用胶布不易固定的情况,或需要较长时间治疗的慢性疾病。间接贴敷法常用磁疗法表带、磁疗法项链、磁疗法背心、磁疗法膜带、磁帽、磁裤、磁袜等。间接贴敷法每天贴敷时间应大于 12h,2~3 个月为一疗程。

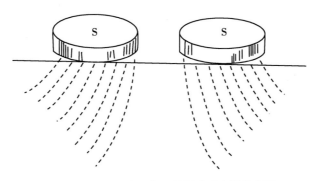

图 5-2-21　双磁片同名极并置法磁力线分布图

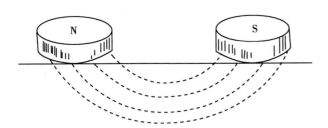

图 5-2-22　双磁片异名极并置法磁力线分布图

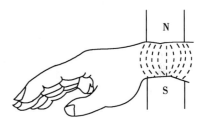

图 5-2-23　双磁片异名极对置磁力线分布图

（2）磁针法：将皮针或耳针刺入人体穴位或痛点上，针的尾部在皮肤表面，其上放一磁铁片，然后用胶布固定。这样可以使磁场通过针尖集中作用于深层组织。磁针法适用于活动少的部位，每次选取 2~3 个穴位或痛点，每个治疗部位 2~5min，每天 2~3 次。

（3）耳磁法：耳磁法是用胶布将小磁片或磁珠固定在耳穴上治疗疾病的方法。磁珠是直径很小的圆形磁粒，直径为 3~8mm，多用稀土合金制成。根据不同的疾病选取不同的耳穴。每次选取 2~4 个穴位，每 5~7 天更换穴位。

2. 动磁场疗法　动磁场疗法是利用动磁场治疗疾病的方法。

（1）仪器

1）电磁治疗机：利用电流通过线圈使铁芯产生磁场的治疗仪器。根据产生的磁场的特性分为低频交变磁场治疗机、脉冲电磁治疗机和脉动电磁治疗机。①低频交变磁场治疗机：由电源部分与磁头部分组成，电源主要是变压器，将外界交流电经变压后输送给磁头。磁头由线圈、铁芯和外壳组成。磁头在交变的电场中产生交变的磁场，图 5-2-24 为交变磁场示意图。磁头一面与电源连接，交变的电场产生交变的磁场，磁头另一面开放，使产生的交变磁场进入人体。在磁头表面安装弹簧，在磁场方向

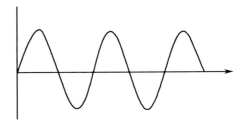

图 5-2-24　交变磁场

的不断变换下弹簧随之振动，对人体产生按摩作用。交变磁场治疗机可以有多路输出和多个磁头，磁头可根据人体不同部位的形态设计各种形状。常用的低频交变磁场治疗机的磁

场强度为 0.02~0.3T;②脉冲电磁场治疗机:仪器由电源和磁头两部分组成,产生的磁场为脉冲磁场,图 5-2-25 为脉冲磁场示意图。磁头可为圆形和环形。脉冲磁场治疗机的磁场强度可为 0~1T,低磁场强度脉冲磁场治疗机的磁场强度为 5~7MT;③脉动电磁治疗机:由电源和磁头两部分组成,电流经过处理将交流电变为脉动直流,通过线圈产生脉动磁场,图 5-2-26 为脉动磁场示意图。磁场通过磁头作用于人体。磁场强度与电流强度相关。

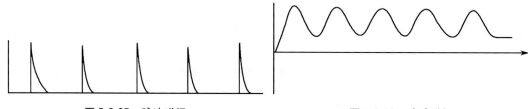

图 5-2-25　脉冲磁场　　　　　　　　　　　图 5-2-26　脉动磁场

2)旋磁机:由整流装置、电动机、永磁体、外壳组成。整流装置将交流电整流后变为直流电,再输送给电动机。电动机为微型,转速 1 500~3 000rpm。永磁体一般用磁片,多为 2~4 片。电动机转动时带动永磁体转动,使恒定磁场变为旋转磁场。外壳由硬质塑料制成,圆筒形,直接接触患者皮肤。磁片表面的磁场强度为 0.1~0.3T,转动磁场强度为 0.06~0.2T。

（2）方法

1)低频交变磁场疗法:根据治疗部位的形状选择磁头,患者舒适体位,暴露治疗部位,治疗者将磁头放置在需治疗部位,按照机器说明进行操作,根据患者具体情况选择磁场强度,每次治疗 20~30min,每天 1 次,15~20 次为一疗程。治疗过程中患者有振动感和温热感,注意询问患者的温热感觉,避免过热灼伤。

2)脉冲磁场疗法:患者舒适体位,暴露治疗部位,治疗者将磁头放置治疗部位,根据机器说明进行操作,根据患者病情选择治疗参数,每次治疗 30min,每天治疗 1 次,10~15 次为一疗程。

3)旋磁疗法:患者舒适体位,暴露治疗部位,将旋磁治疗仪的机头置于治疗部位,每次治疗 15~20min,每天 1~2 次,15~20 次为一疗程。根据治疗部位,可选用两个机头对置法。穴位治疗时每穴 5~10min。

3. 磁场疗法的剂量、疗程及注意事项

（1）磁疗法的剂量

1)剂量分级:小剂量或弱磁场的磁场强度为 0.02~0.1T;中剂量或中磁场的磁场强度为 0.1~0.2T;大剂量或强磁场的磁场强度为 0.2T 以上。

2)剂量选择:一般情况,磁场强度越高,治疗效果越明显,但磁疗法的副作用也越明显。在选择剂量时应考虑以下几点:急性疼痛或癌性疼痛宜用大剂量;神经衰弱、血压高等宜用小剂量;年老、年幼、体弱者宜用小剂量,年轻力壮者宜用大剂量;头、颈、胸宜用小剂量,背、腰、腹和四肢宜用中剂量,臀、股可用大剂量。

（2）磁疗法的注意事项

1)直接贴敷法注意检查皮肤。

2)对白细胞较低的患者定期做白细胞检查。

3)磁片不要接触机械表、移动电话、磁卡等物品。

4)磁片、磁头不可相互撞击。

5）磁片、磁头表面可用75%酒精消毒,禁用水煮、火烤等方法。

（三）磁场疗法的适应证与禁忌证

1. 磁场疗法的适应证

（1）内科疾病:包括高血压病,风湿性关节炎,类风湿关节炎,骨关节炎,冠心病,肠炎,胃炎,慢性气管炎等。

（2）神经科疾病:包括坐骨神经痛,三叉神经痛,神经性头痛,神经衰弱等。

（3）外科疾病:包括扭挫伤,腱鞘囊肿,肩周炎,静脉炎、血栓性脉管炎、静脉曲张,肋软骨炎,颈椎病等。

（4）其他疾病:包括慢性皮肤溃疡,带状疱疹,痛经,臀部注射硬结,瘢痕等。

2. 磁场疗法的禁忌证

（1）白细胞总数 $4\,000\times10^9/L$ 以下。

（2）重危患者,如急性心梗、急腹症、大出血等。

（3）体质极度衰弱、高热。

（4）磁疗法副作用明显,不能耐受治疗者。

（5）孕妇下腹部。

（6）体内置心脏起搏器者。

六、传导热疗法——石蜡疗法

利用加热熔解的石蜡作为导热体将热能传至机体达到治疗作用的方法称石蜡疗法。

1. 石蜡疗法的原理

（1）石蜡的理化性质:石蜡是高分子碳氧化合物,不溶于水,微溶于酒精,易溶于汽油、乙醚、氯仿等有机溶剂。医用石蜡在常温下为白色半透明固体,无臭无味,熔点 $50\sim60℃$,精炼石蜡熔点 $52\sim54℃$,沸点 $110\sim120℃$ 。石蜡具有热容量大[比热为 $0.50\sim0.78$ cal/(kg·℃)],导热系数小(为 $0.000\,6$)的物理特性,因此,石蜡在熔解过程中吸收大量热能,而释放的过程却又非常缓慢。同时,石蜡具有良好的延展性、可塑性和黏滞性,这些理化特性奠定了石蜡在医学中应用的基础。

（2）石蜡的治疗作用:石蜡的治疗作用主要为温热作用、机械作用和化学作用。

1）温热作用:由于石蜡具有热容量大,导热性小的特点,在治疗时对机体产生良好的温热作用。温热作用主要包括促进血液循环、消除炎症、镇痛等。

2）机械作用:石蜡的可塑性和黏滞性使之能与皮肤紧密接触,石蜡在逐渐冷却过程中体积可缩小 $10\%\sim20\%$,由此对治疗部位产生机械压迫作用。机械作用主要包括:消除肿胀、加深温热作用、松解粘连,软化瘢痕等。

3）化学作用:石蜡中的化学成分能刺激上皮组织生长,有利于皮肤表浅溃疡和创面的愈合。

2. 石蜡疗法的治疗技术和方法

（1）仪器设备:医用石蜡,熔蜡锅,温度计,蜡盘,刷蜡笔,保温棉垫,塑料布等。

（2）治疗方法

1）蜡饼法:将熔化的石蜡倒入特制的搪瓷蜡盘中,蜡液厚度为2cm左右,待其自然冷却至表面温度 $40\sim45℃$,此时石蜡外层凝固,内部呈半液态。治疗师将蜡块取出,直接敷于治疗部位,包裹保温,进行治疗。治疗时间 $30\sim40$ min。此法适用于躯干、四肢、面部等,可根据治疗部位大小将石蜡切成大小不同的饼块。治疗开始时注意不要用力挤压蜡饼,以免内部蜡液溢出,烫伤患者。

2)浸蜡法:又称蜡浴疗法。该法适用于手、足部位。石蜡熔解后,待温度降至50~60℃时,将手、足浸入蜡液,然后迅速提出,待蜡液在治疗部位冷却凝固形成一层蜡膜后,再浸入蜡液中,如此反复多次,直至蜡膜厚0.5~1cm,成为蜡套,此时再浸入蜡液中,不再提起。治疗时间30~40min。可每日1次。治疗时应注意:①每次浸蜡的高度都应低于首次水平,以防烫伤皮肤。②进行手部治疗时应将手指分开。

3)浸蜡法加运动:进行手部治疗时,浸蜡的同时还可做手部的运动。浸结一定时间后,一般15min左右,将手取出,捏一块柔软可塑的石蜡,做抓、握、捏和手指的屈伸活动,或将石蜡捏成各种形状,以改善手功能。

4)刷蜡法:将石蜡熔化,待温度达55~60℃,用排笔样毛刷蘸少量蜡液,迅速刷于患部,蜡液冷却成薄膜后,再继续刷蜡,直至结膜厚度达0.5~1cm,再置一块蜡饼于蜡膜上,固定并保温。方法同蜡饼法。治疗时间每次30~40min。每日或隔日1次。此法适用于病灶在躯干、四肢。患部亦可同时受到温热和机械作用。

5)蜡袋法:将石蜡熔化后装入特制塑料袋中,凝固后密封备用。治疗时,将蜡袋放入热水中使石蜡熔化,在治疗部位垫放毛巾,再将蜡袋置于其上固定。此法只是利用了蜡疗的温热作用。

6)石蜡绷带疗法:在消毒后的石蜡中加入适量的维生素或20%~30%的鱼肝油配制成混合物,敷于患处,用绷带包扎。可治疗伤口、溃疡,具有促进愈合、防止瘢痕增生的作用。

7)栓塞法:将消毒后的液态石蜡直接灌入阴道内,或用浸透石蜡的纱条,填塞到瘘管和窦道中,可以治疗阴道炎、宫颈炎,促进瘘管和窦道的愈合。

(3)石蜡的清洁:石蜡使用一段时间后,会混入杂质,如脱落的上皮细胞、灰尘等,颜色变黄,重要的是会影响石蜡的性能,影响治疗效果,甚至会造成不良反应,比如对皮肤产生不良刺激。因此,石蜡在使用1~3个月后,应进行清洁,并加入15%~25%的新蜡。石蜡清洁方法有:水洗法、沉淀法、白陶土清洁法等。石蜡经多次清洁后,蜡质已失去其黏稠性,颜色变黄,此时不应再使用,应更换新蜡。

(4)石蜡治疗的注意事项

1)应对患者皮肤状况做全面检查和评价。对存在感觉功能障碍者应适当降低治疗时的温度。对皮肤存在破损者应预先用消毒纱布覆盖,然后进行治疗。

2)治疗开始前,应向患者解释蜡疗中将出现和可能出现的反应,如何应对。

3)治疗开始,首先测量石蜡温度,要求准确。

4)治疗中应随时注意观察患者反应,若出现不适或皮肤过敏现象,应停止治疗,及时处理。

5)治疗室内应保持空气流通,要有通风设备,防止石蜡加热过程中释放出的有毒气体对人体造成损害。地面最好采用石材制作,以便于保清。

6)蜡饼法治疗时,备好的石蜡饼可置于保温箱中保温备用,以免蜡饼变硬变凉。

3. 石蜡疗法的适应证与禁忌证

(1)适应证:手足肌腱韧带炎,风湿性和类风湿关节炎,骨性关节炎,外伤性关节炎,软组织扭挫伤,关节功能障碍,局部瘢痕挛缩,经久不愈的创面,慢性溃疡,冻伤,各种神经痛和周围神经麻痹等。

（2）禁忌证:皮肤对蜡疗过敏者,感染和开放伤口,严重皮肤病,传染性皮肤病,周围循环严重障碍,高热,恶性肿瘤,活动性结核,出血性疾病,心、肾衰竭,局部严重水肿,深部放射性治疗患者,1岁以下婴儿。

七、水疗法

（一）治疗作用

水疗法对人体作用的实质,是以水这个媒介物,作为一种外因刺激来改变外界环境,并通过神经-体液调节机制,引起体内器官功能变化。水疗法作用机制有3个决定性因素:即温度、机械及化学的刺激作用,其中尤以温度刺激作用最为显著。

1. 温度作用　在生物进化过程中,哺乳动物和人类自身形成了一个完善的体温调节系统,当外界环境温度发生剧烈变化时,它仍然能在自己体内保持恒定的温度。这种生物学特点,是生命活动的重要条件。

2. 机械作用

（1）静水压力作用:在普通盆浴时,静水压力为$40\sim60g/cm^2$。患者洗盆浴时出现胸部、腹部受压迫感,呼吸有某种程度上的困难,患者需用力呼吸来代偿,这就调节了气体的代谢。静水压力影响血液循环,压迫体表的血管和淋巴管,可促使体液回流增加,引起体内的体液再分配。

（2）水流的冲击作用:淋浴、直喷浴、针状淋浴均产生很大的机械刺激。临床采用$2\sim3$个大气压的全向水流冲击人体,此时机械刺激作用占优势,而水温可能较低,但引起明显的血管扩张,并兴奋神经系统。

（3）浮力作用:基于浮力作用,在水中活动较为省力。人体在水中失去的重量约等于体重的9/10。对褥疮、烧伤、多发性神经炎患者采用浸浴,可免去身体的压力,同时借助水的浮力可进行水中运动。关节强直患者在水中活动较容易。肌肉痉挛和萎缩者可进行水中体操和按摩等治疗。

3. 化学刺激　淡水浴所用水中包含微量矿物质。若往水中加入少量矿物盐类、药物和气体,这些化学性物质的刺激可加强水疗法的作用并使得机体获得特殊的治疗作用。

（二）治疗方法

1. 传统水疗法

（1）擦浴:用一定温度的水浸湿毛巾或被单,进行摩擦皮肤。是以机械刺激为主的一种简便而温和的治疗方法,它具有使人精神爽快、身体强健的作用。

（2）冲洗:冲洗比擦浴温度刺激作用强,用水多,也是一种简便的水疗法。

（3）湿布包裹:湿布包裹疗法是用一定温度的水浸湿被单,按照一定方式包裹全身,再用毛毯包裹保温。所用水的温度和治疗时间,依据治疗目的、患者体质强弱和病情来决定,它有退热、发汗、镇静等作用。分为全身和局部包裹两种。

（4）局部浸浴:局部浸浴疗法是将身体某一部分,浸浴在不同温度水中。由于冷、热水直接刺激,引起局部或全身产生一系列生理性改变,从而达到治疗目的。在某些浸浴中,还可以加入各种不同药物,这样便加强了对某些疾病治疗效果。加入药物的浸浴称为药物浴。

（5）半身浸浴:半身浸浴是令患者坐于浴盆中,并伴以冲洗和摩擦,于治疗中逐渐降低水温,具有温度和机械刺激,是一种柔和的兴奋性治疗方法。

（6）全身浸浴

1）淡水浴：此种治疗是用不加任何物质的普通水，有局部浸浴、全身浸浴、冷水浸浴、不感温浸浴、热水浸浴等。

2）药物浴：药物浴是在淡水中溶解无机矿物盐类、芳香和有刺激性药物，或中草药以进行水浴的方法。其目的是用人工方法来代替天然矿泉水浴，或补充天然矿泉水成分含量之不足，以增强化学刺激作用。这一类方法多采用温水浴。

3）汽水浴：凡含有饱和气体的水浴，均称为汽水浴。气体在水中的溶解度与压力大小成正比，与水的温度成反比。其作用除了温度、机械刺激之外，还具有明显的化学刺激作用。常用的汽水浴有二氧化碳、氧气浴、硫化氢浴、氡气浴等。

（7）淋浴：是以各种形式的水流或水射流，在一定压力下喷射于人体的治疗方法。淋浴操纵台：在进行淋浴时，需有专门设备来调节水温及水压，这种设备就叫淋浴操纵台。其组成包括①冷热水混合器：下方连冷热水管道，上方装有调节水温之把手，可以随意左右转动增减冷热水；②水压力表：指示水的压力大小；③水温度表：指示治疗水之温度；④各种淋浴开关；⑤下水开关：除用于排水以外，还用于调节水的压力。喷射浴、扇形淋浴等。

2. 现代水疗法

（1）哈巴氏槽浴操作方法

1）检查升降装置，清洁浴槽，注入 2/3 容量的浴水，水温 38～39℃。

2）把患者置于升降的担架上，脱去衣服，轻轻按动水控制键，升降担架，徐徐上升，转动方向，使患者进入水中。

3）操作人员在槽外指导和帮助训练。

4）治疗时间 10～30min，可开动肩、腰、大小腿部喷嘴，形成涡流，增强水柱冲击。

5）治疗结束后，按动出水控制键，升降机将患者徐徐升起出水。把患者身体擦干，穿好衣服，排空槽水。

6）治疗中出现不适应，立即停止治疗。

（2）步行浴是步行训练的理想方法，具体操作方法：

1）检查升降机设备状况，准备好后，先在步行浴槽内放入 2/3 容量的水，水温 38～39℃。

2）可进行仰卧位训练、坐位训练、起立训练、站立平衡训练及步行训练。

3）治疗中水可注入空气，使步行浴有气泡浴作用。治疗时间 15～20min。

（3）涡流浴是利用马达产生涡流，作用于人体的治疗方法。具体操作技术如下：

1）根据患者治疗部位，选择合适的涡流浴装置，并进行检查。

2）注入 2/3 容量浴水，水温 37～43℃，打开涡流开关、充气开关。

3）上肢治疗的患者脱去上衣，下肢治疗脱去裤子。

4）患者采取舒适体位，将肢体浸入水中进行治疗。

5）治疗过程中保持恒温，水流强度要适中。

6）治疗始终应使患者全身感觉舒适，精神爽快，无疲劳，时间为 5～20min。

（4）气泡浴是将浴水中的气泡作用于人体，对人体产生细微按摩作用及冷热温度差的作用方法。操作方法如下：

1）检查气泡装置是否完好。

2）将气泡发生器放在浴盆底部，放入 2/3 容量的浴水，水温为 36～38℃，开动气泡发生器，使浴水中充满足够量气泡。

3）让患者脱去衣服,进入水中,水面不超过剑突部,治疗时间 10~20min。

4）治疗后让患者出水,擦干皮肤,穿衣,休息 20min 后离去。

（5）水中运动法:运用水中的温度、浮力及静水压作用来进行各种功能锻炼,以达到治疗目的的方法。水中运动是现代医学中重要的治疗方法,包括水中辅助运动、水中支托运动及水中抗阻运动三种。

（三）适应证和禁忌证

1. 浸浴法

（1）全身浸浴法:热水浴法常用于各种慢性肌肉损伤、关节损伤、周围神经卡压综合征。长腿关节病、儿童脊柱关节病、未分化脊柱关节病、椎管狭窄症、硬皮病、嗜酸性筋膜炎、皮肤病,禁用于高血压、动脉硬化、心功能不全、出血倾向;不感温浴对肌痛、神经痛、皮肤瘙痒症、关节痛适用。

（2）局部浸浴法:冷水浴适于急性炎症、血肿、肌肉扭伤;热水浴适用于扭挫伤痉挛时;冷热交替浴适用于血管运动神经功能紊乱者、多汗症、急性肺炎、支气管哮喘、急性支气管炎。禁忌证有严重的心脏病,恶性肿瘤,出血倾向,发热及局部皮肤损伤,渗出及化脓性病变。

（3）超声波水疗:适用于四肢慢性关节炎、脊柱关节炎、腰椎间盘突出、肩周炎、腱鞘炎、肌痛及软组织创伤与炎症;神经系统疾病;呼吸系统、心血管、消化系统,泌尿生殖系统、妇科、耳科及皮肤病。禁用于严重心脏病,高热,急性炎症,活动性结核,出血倾向,消化道大面积溃疡,严重支气管扩张,恶性肿瘤;孕妇腹部及静脉血栓区禁用。

2. 擦浴法 禁用于动脉硬化、血压过高者。

3. 冲洗法 无禁忌证。

4. 湿布包裹法 适用于痛风性及慢性关节炎、神经衰弱、失眠症、肾炎、早期高血压、尿毒症、肥胖症。禁用于肺结核、多汗症、皮肤病、心肾功能代偿失调者。

5. 淋浴法 适用于肥胖症,神经抑制过程占优势的神经官能症,功能不全性麻痹及低张力表现,慢性多发性神经根炎。禁用于心功能不全,动脉硬化,动脉瘤,高血压。

6. 哈巴氏槽浴 适用于不适应或不方便在水中运动池内进行治疗,但又符合水中运动适应证的患者;大面积烧伤感染,褥疮、硬皮病、嗜酸性筋膜炎。

7. 步行浴 适用于低位痉挛截瘫,骨性关节炎,下肢骨折,关节挛缩及强直,脊髓前角灰质炎后遗症,腰骶神经根炎,坐骨神经痛,腰椎间盘突出症等。

8. 涡流浴 适用于创伤后手足肿胀,骨关节病,周围神经卡压综合征,肌肉风湿疾病,截肢残端痛,关节扭挫伤,雷诺氏病,周围性神经根炎,神经痛等。

9. 气泡浴 适用于骨科疾病治疗,包括骨折后遗症,骨关节炎,强直性脊柱炎,类风湿关节炎,压缩性骨折,肌营养不良,偏瘫,颅脑外伤。

10. 水中运动法 适用于骨科疾病治疗,包括骨折后遗症,骨关节炎,强直性脊柱炎,类风湿关节炎,压缩性骨折,肌营养不良,偏瘫,颅脑外伤。

八、超声波疗法

（一）治疗原理

超声波作用于人体组织产生机械作用、热作用和空化作用,导致人体局部组织血流加速,血液循环改善,细胞膜通透性加强,离子重新分布,新陈代谢旺盛,组织中氢离子浓度减低,pH 值增加,酶活性增强,组织再生修复能力加强,肌肉放松,肌张力下降,疼痛减轻或缓解。

（二）治疗作用

1. **神经系统**   神经系统是对超声波非常敏感的器官。适当剂量的超声波对周围神经的作用是使神经兴奋性增高,传导速度加快,减轻神经的炎症反应,促进神经的损伤愈合,提高痛阈,减轻疼痛。还可以作用于大脑,可刺激细胞能量代谢,脑血管扩张,血流加快,加速侧支循环的建立,加速脑细胞功能的恢复。

2. **皮肤**   超声波作用于皮肤可提高皮肤血管的通透性,使皮肤轻微充血,但无红斑。超声波可增强皮肤汗腺分泌,促进皮肤排泄功能,增强真皮再生能力。

3. **骨骼**   骨骼声阻很大,对超声波吸收好。小剂量超声波治疗可以促进骨痂生成,大剂量超声波可延缓骨愈合。超声波在骨与周围组织界面上反射明显,易产生局部较强的热作用,引起骨膜疼痛。

4. **消化系统**   小剂量超声波可以促进胃肠蠕动,增加胃酸分泌;大剂量超声波可造成胃肠淤血、水肿、出血,甚至坏死、穿孔。小剂量超声波可促进肝细胞再生,改善肝脏功能,促进胆汁排出;大剂量超声波对肝脏有损害作用。

5. **心脏血管**   心脏是重要器官,对超声波比较敏感,合适剂量的超声波可以增强心肌收缩力,使痉挛的冠状动脉扩张,建立侧支循环,促进心肌细胞修复,使心肌梗死和冠心病的患者症状缓解。

6. **血液**   超声波的作用可使血沉加快,血红蛋白增加,血液 pH 值增加。当超声波的传播方向与血流方向平行时,可引起血细胞流动停止。

7. **生殖系统**   适量的超声波可使精子数目增加,精子活动性增强,受孕率提高。大剂量超声波可使精子萎缩。适量的超声波可促进卵巢滤泡形成,大剂量超声波使卵泡变性。超声波可使胚胎畸形、流产。

（三）适应证与禁忌证

1. **超声波疗法的适应证**   超声波疗法临床应用范围广泛,可用于内科、神经科、外科、皮肤科、耳鼻喉科、眼科、妇科等多学科疾病的治疗。

（1）内科疾病:冠心病,闭塞性脉管炎,血栓性静脉炎,心肌梗死,高血压病,支气管炎,支气管哮喘,肺气肿,消化性溃疡,慢性胃炎,便秘,胆囊炎。

（2）神经科疾病:脑梗死,脑出血,脑外伤,痴呆,癫痫,急性脊髓炎,脊髓蛛网膜粘连,脊髓损伤,脊髓灰质炎,坐骨神经痛,三叉神经痛,术后神经痛,截肢后幻痛,雷诺病,面神经麻痹,肋间神经痛,带状疱疹后遗神经痛。

（3）外科疾病:软组织扭挫伤,疖,乳腺炎,汗腺炎,瘢痕,注射硬结,前列腺炎,肾结石,输尿管结石,阴茎硬结,退行性骨关节病,风湿性关节炎,类风湿关节炎。

（4）皮肤科疾病:荨麻疹,瘙痒症,硬皮病,神经性皮炎,牛皮癣,扁平疣,斑秃,雀斑,寻常疣。

（5）耳鼻喉科疾病:鼻窦炎,乳突炎,耳鸣,耳聋,耳硬化症,梅尼埃综合征,颞颌关节紊乱综合征。

（6）眼科疾病:青光眼,视网膜炎,视网膜色素变性,视网膜静脉周围炎,玻璃体混浊,视神经萎缩,黄斑出血。

（7）妇科疾病:盆腔炎、痛经、外阴瘙痒。

2. 超声波疗法的禁忌证

（1）特殊疾病：恶性肿瘤，急性全身性感染，高热，活动性肺结核，出血倾向，严重支气管扩张。

（2）特殊部位：孕妇腹部、儿童骨骺部、男子的睾丸区、感觉神经异常的局部、静脉血栓区、交感神经节部位、皮肤破溃区。

（四）治疗方法

1. 直接接触法　将超声波头直接和治疗部位的皮肤接触进行治疗。此时在皮肤和声头之间应加接触剂，如石蜡油、凡士林等。

（1）移动法：该法最常用。治疗时声头轻压皮肤，在治疗部位作缓慢移动，移动速度以每秒 $1\sim2cm$ 为宜。常用强度 $0.5\sim1.5W/cm^2$。

（2）固定法：将超声波声头以适当压力固定在治疗部位。此法易产生过热而发生"骨膜疼痛反应"。故治疗剂量宜小，常用强度为 $0.2\sim0.5W/cm^2$，时间 $3\sim5min$。

2. 间接接触法

（1）水下辐射法：治疗时将超声波声头和治疗肢体一起浸入 $36\sim38℃$ 温开水中，声头与皮肤距离 $1\sim5cm$，剂量要比直接接触法稍大。

（2）辅助器治疗法：常用有水漏斗法，水枕或水袋法。后者是用薄橡皮膜制成袋，灌满煮沸过的温水，然后再涂接触剂进行治疗，用于面部、颈部、关节、前列腺、牙齿、眼等不平之处。

（3）聚集照射法：利用凹面镜和声透镜将超声波高度集中在某一部位而获得大能量超声波的作用，以做特殊治疗。如治疗肿瘤时用。

3. 治疗频率　根据超声波穿透与吸收的物理特性，超声波的频率越高，介质对超声的吸收能力就越强，超声波在介质中的穿透能力就越差，穿透的距离则越小。因此，在临床应用时，如果所需治疗部位表浅则选择 3MHz 的超声波治疗，如果所需治疗部位较深则选择 $800kHz\sim1MHz$ 的超声波进行治疗。

4. 部位选择　人体通过血液循环、神经调节和体液调节形成一个整体，机体局部与整体之间有相互作用。因此，在应用超声波治疗时，治疗部位既可以是病变部位也可以是非病变部位。

5. 治疗剂量　超声波治疗中适宜的治疗剂量是治疗的关键。决定超声波治疗剂量的参数有超声波的波形、治疗方式、声强、治疗部位表面面积、治疗时间、治疗频率和治疗次数。

（1）声强：超声波的声强是超声剂量的直接表示单位，但它需要与波形和治疗方式综合考虑。表 5-2-5 列出了各种波形和治疗方法时参考的声强强度。

表 5-2-5　超声波各种波形和治疗方法时参考的声强强度

单位：W/cm^2

剂量选择	连续超声波		脉冲超声波	
	固定法	移动法	固定法	移动法
小剂量	0.1~0.2	0.5~0.8	0.3~0.5	1.0~1.4
中剂量	0.3~0.4	0.9~1.2	0.6~0.8	1.5~2.0
大剂量	0.5~0.8	1.3~2.0	0.9~1.0	2.1~2.5

为避免热作用对组织的影响,疾病的急性期多采用脉冲超声波进行治疗,多采用小剂量。

（2）治疗时间:超声波治疗的总时间一般不超过 15min,多选用 5~10min。

（3）治疗面积:同样的声强与同样的治疗时间,如果作用于大小不同的治疗部位,单位面积接收的超声波能量不同,因此在决定超声波计量时需要考虑治疗部位的面积。常用的超声声头有两种,声头的面积分别为 $1cm^2$ 和 $5cm^2$,一般超声波最短治疗时间为 1min,最长总治疗时间为 15min,因此选用 $1cm^2$ 的声头最大治疗面积为 $15cm^2$,选用 $5cm^2$ 的声头最大治疗面积为 $75cm^2$。

（4）治疗频度:超声波的治疗频度多为每日 1 次,也可隔日 1 次。

（5）疗程:一般急性病的 1 个疗程 5~10 次,慢性病一个疗程 15~20 次。

九、冲击波疗法

（一）原理

1. 生物效应　冲击波是一种通过振动、高速运动等导致介质快速或极速压缩而聚集产生能量的具有力学特性的声波,这些声波由反射器反射后集中成高能量的冲击波。

2. 治疗作用机制　利用设备产生的冲击波,通过水囊或其他方式耦合进入人体,聚焦于病灶实现治疗。

（1）应力作用:冲击波在传播过程中具备一定的声学特性,在不同的声阻抗界面会产生拉力与压力,对材料产生机械破坏作用,有助于松解组织粘连,粉碎骨刺。

（2）空化效应:冲击波在介质中传播时会产生一系列的空化泡,这些空化泡在过程中生长,震荡,溃破,释放出大量能量。

（3）镇痛效应:激活产生 p 物质,持续作用一段时间后,疼痛阈值提高,且 p 物质产生减少。

（4）代谢激活:冲击波改变细胞膜的通透性,加速膜内外离子交换过程,并加快代谢分解产物清除与吸收。

（5）其他作用:成骨效应,促进血管生长因子的产生等。

（二）治疗技术和方法

1. 设备　冲击波治疗机根据冲击波产生方式不同,可分为如下四类:

（1）液电式:水或其他液体中电极放电,通过反射体将能量汇聚到第二焦点处,现此类设备已较少生产。

（2）气压弹道式:利用振子在空腔内高速运动产生振动,通过枪式探头耦合进入人体(原理同射钉枪,水泥枪),此类设备产生的机械波不具备聚焦特性,又称为散射式冲击波治疗设备。

（3）电磁式:高压脉冲强电流通过线圈产生磁场,推动震膜运动产生冲击波,实现聚焦,平射,或散射进入人体,进行相应的治疗。

（4）压电陶瓷式:使用压电晶体材料作为换能器,此类设备尚未上市。

2. 操作方法

（1）开启体外冲击波疼痛治疗系统,使系统处于待机状态。

（2）选择好冲击弹道治疗头,并安装好。

（3）定位:常用的定位方式有痛点反馈定位,X 线定位,B 超定位,MRI 定位。

（4）在患者治疗处涂抹耦合剂,开始治疗。

（5）治疗参数

治疗压力:1.5~6bar。

一次疗程的脉冲数:500~3 000,取决于所需治疗的部位。

频率:1~22Hz,取决于患者的耐受程度。

疗程:2~6次,取决于所需治疗的部位和不同的病症,建议每个疗程之间的间隔为7天以帮助愈合。

3. 注意事项

（1）需治疗最疼痛部位的周围组织以达到治疗各个激痛点的目的。

（2）冲击波不能用于治疗内有空气组织(肺)的区域,不能治疗靠近大神经、大血管、脊柱或头部周围的区域。

（三）适应证和禁忌证

1. 适应证

（1）骨组织疾病:骨折延迟愈合、骨不连、股骨头缺血性坏死、跟骨骨刺、跟痛症和跖腱膜炎、足部脂肪垫萎缩、足跟滑膜炎。

（2）软组织慢性损伤疾病:冈上肌腱炎、肱骨外上髁炎、跟腱炎、跟骨滑膜炎;相对适应证:肩峰下滑膜炎、肱二头肌长头肌腱炎、肱骨内上髁炎、弹响髋、胫骨结节骨骺炎。

2. 禁忌证

（1）全身性因素:严重的胀痛者,装有心脏起搏器患者,出血性疾病使用抗免疫药剂者,各类肿瘤患者,血栓形成患者,骨未成熟痛者,孕妇、妊娠者。

（2）局部因素:各种感染及皮肤破溃症、关节内渗液者,冲击波焦点位于颈及脊髓组织者,冲击波焦点位于大血管感染者,骨感染、大段骨缺损(>1cm)者。

十、冷疗法

（一）生物效应

冷刺激作用于人体皮肤或黏膜后,通过直接刺激作用和神经体液反射作用,引起人体局部组织或全身功能的变化,从而达到治疗作用。

1. 对局部组织温度的影响 冷刺激可使组织温度明显下降。冷刺激对局部组织温度的影响要显著高于热刺激。

2. 对血液循环的影响 冷刺激作用于局部组织后,通过轴突反射可立即引起表层血管的收缩反应,血管通透性降低,渗出、漏出减少,可引起减轻或预防局部水肿的作用。

3. 对神经系统的影响 瞬时的冷刺激对神经系统具有兴奋作用。持续冷刺激则可减缓神经传导速度、降低神经兴奋性,起到局部神经阻滞的作用。

4. 对组织代谢的影响 冷疗法可以使局部组织温度降低,使局部耗氧量减少,组织代谢率下降。使炎症介质活性降低,减轻代谢性酸中毒,从而减轻急性炎症反应。

（二）治疗作用

1. 镇痛 冷刺激可使神经末梢的敏感性降低从而减轻疼痛,冷刺激还可以使血管收缩从而减轻局部压迫、缓解因神经末梢受压而引起的疼痛,可用于治疗偏头痛、牙痛等。

2. 消肿止血 冷刺激可使毛细血管和小血管收缩,从而减少局部出血量、渗出量,临床上可用于急性扭挫伤、运动性损伤、表浅外伤等,还可用于辅助治疗消化道溃疡出血。

3. **消炎**   由于冷刺激具有收缩血管、缓解疼痛、减轻肿胀的作用,可用于类风湿关节炎的治疗。冷刺激还使局部温度降低,抑制病原微生物的生长代谢,临床上可用于急性炎症的早期辅助治疗。

4. **降低体温**   对于高热、中暑、颅脑损伤后脑水肿的患者,可以使用冷疗法降低体温,减轻高温对机体造成的损伤。

5. **镇静止痒**   冷疗法还具有镇静和止痒的作用,可用于治疗瘙痒性皮肤病。

6. **解痉**   冷疗法还能缓解痛性肌痉挛,可用于治疗落枕、急性腰痛等。

7. **刺激骨骼肌**   冷刺激可有效刺激骨骼肌收缩,临床上常用来治疗假性延髓麻痹时的吞咽和构音障碍。

（三）治疗方法

1. **冷敷法**   冷敷法是最常用的冷疗法,一般通过以下几种方式进行:

（1）冰敷袋法:将碎冰块放置在冰袋中,总量不超过冰袋总容量的 2/3,排除空气并将冰袋口封闭,即制成冰敷袋。将冰敷袋置于治疗部位,如果感觉过冷,可在冰袋与治疗部位之间放置一层毛巾。每次治疗时间为 15~20min,每隔 2h 可重复一次,直至局部肿痛减轻消失。如果没有冰袋,也可将碎冰块包裹于湿毛巾中,置于治疗部位进行治疗。

（2）冰贴法:将冰块隔着毛巾间接敷贴于治疗部位,治疗时间为 15~20min。也可将冰块直接固定贴敷于治疗部位,或于治疗部位移动按摩,每次治疗时间为 5~10min。

（3）冷湿敷布法:将织物或毛巾浸入冰水或冷水中,包裹或敷贴于治疗部位进行治疗。因冷湿敷布的温度要高于冰块,所以每次治疗时间可适度延长。

2. **浸泡法**   浸泡法就是将肢体浸入冷水中进行治疗。根据浸入部位的多少,可以分为局部浸泡法和全身浸泡法。

（1）局部浸泡法:将身体的一部分浸入冷水中以达到治疗目的。局部浸泡时,冷水的温度可以根据病情需要,根据皮肤感觉调节为:寒冷(0~12℃),冷(13~18℃),凉(19~27℃)。

（2）全身浸泡法:将身体全部浸入冷水中以达到治疗目的。全身浸泡时,水温不宜太低,浸泡的时间也不宜过长,以免造成寒冷性休克。

3. **喷雾法**   喷雾法是利用喷雾器具将某些易挥发的物质喷于患处以治疗疾病的方法。常用于冷疗喷雾疗法的物质为氯乙烷或氟甲烷,这两种物质极易挥发,在挥发时可吸收很多热量,使患部温度迅速降低,使局部毛细血管收缩,可迅速起到减轻肿胀、缓解疼痛的作用。

4. **注意事项**

（1）治疗前应向患者说明治疗时的正常感觉以及可能出现的不良反应,说明治疗的作用,缓解患者的紧张情绪。

（2）治疗时,应注意防止出现局部冻伤。

（3）在进行冷疗法时,应注意对非治疗部位的保暖。

（4）喷雾法禁用于头面部,以防止造成眼、耳、呼吸道等器官的损伤。

（5）如果在冷疗法的过程中,患者出现头晕、恶心、面色苍白、血压下降等反应,应立即停止治疗,使患者平卧,并采取提升体温的措施,如对身体其他部位保暖升温、饮用温热饮料等。

（四）适应证和禁忌证

1. **适应证**   冷疗法适用于局部疼痛、痉挛、软组织损伤、类风湿关节炎急性期、烧伤烫伤的急救、急性扭挫伤等。

2. 禁忌证 对于血栓闭塞性脉管炎、雷诺氏病、严重高血压、心肺肾功能不全、动脉硬化、冷变态反应者,冷过敏者,血红蛋白尿者,局部血液循环障碍、皮肤感觉障碍、言语认知功能障碍者慎用。

(毕鸿雁)

第三节 作业疗法

作业疗法(occupational therapy,OT)是以有目的的、经过选择的作业活动为主要治疗手段,用来维持、改善和辅助患者功能的专门学科。作业疗法能够帮助因躯体、精神疾病或发育障碍造成的暂时性或永久性残疾者,最大限度地改善与提高自理、工作及休闲娱乐等日常生活能力,提高生活质量,回归家庭与社会。从事作业疗法专业的技术人员简称为 OT 师。

作业疗法的历史根源可以追溯到 19 世纪初美国的道德疗法时代。道德疗法(moral treatment)主要是对精神病患者有计划地安排一些病房工作、工艺、园艺等人性化的活动,帮助患者维持精神平衡。第一次世界大战期间,肢体伤残患者的数量剧增,作业疗法的工作范围因此而逐渐扩展到对躯体功能障碍者的治疗中,作业疗法在康复医学中的作用逐渐受到重视。

20 世纪 40 年代以后,作业疗法迅速发展。作业疗法与康复医学密切配合,大力发展生物力学治疗技术、神经肌肉易化技术、日常生活活动训练、假肢训练以及矫形器的制作等技术。随着作业疗法的发展,人们不断地探索和研究构成本专业的理论和技术内涵,使其日趋成熟。1954 年"世界作业治疗师联合会"正式成立。此后,作业疗法在欧、美、澳大利亚及日本等国迅速广泛开展,成为康复医学领域中不可缺少的治疗手段。

作业疗法包含的范围非常广泛,就其工作内容而言,不同版本的教材分类方法也有所不同。可大致分为:

1. 功能性作业疗法 功能性作业疗法是为了改善和预防身体的功能障碍而进行的治疗活动,根据障碍的不同,包括关节活动度训练、精细动作训练、肌力增强训练、耐力训练等。这些训练与 PT 训练的目的相同,但所采取的方法却截然不同。针对患者的障碍、残存功能、心理状态和兴趣爱好,设计和选择相应的作业活动,如工艺、木工、雕刻、游戏等,患者通过完成 OT 师精心设计的某项感兴趣的活动,达到治疗的目的。

2. 心理性作业疗法 患者在出现身体功能障碍时,往往伴随着继发的心理障碍,OT 师可以根据其心理异常的不同阶段,设计相应的作业活动,帮助患者摆脱否认、愤怒、抑郁、失望等不安的状态,向心理适应期过渡。近年来,心理性作业疗法有向神经心理学、高级脑功能障碍(如失用、失认)的评价与训练发展的倾向。

3. 日常生活活动能力训练 康复医疗中的患者大部分日常生活活动动作都需要别人帮助。因此,要对患者这方面的能力进行全面的评价,确定患者不能独立完成哪些动作,需要多少帮助,这种量化性的评价是确定训练目标和训练计划的重要环节。日常生活能力的评价与训练不仅仅在 OT 专业进行,PT 师、护士等也非常关注。但是,进食、更衣、梳洗和修饰、如厕、家务劳动等项目难度较大,不仅要对患者进行专门训练,而且在功能难以改善时还要进行环境控制、改造,自助具的设计与制作等,这些都是 OT 师的重要工作内容。

4. 自助具、矫形器的制作与应用 根据患者障碍的程度和日常生活能力训练的结果,为了减少患者的疼痛等症状、代偿丧失的功能,提高日常生活能力水平,OT 师应能设计并亲手制作适合患者使用的矫形器,如用热塑材料制作手夹板,对指矫形器、踝关节跖屈内翻矫形器等。

5. 职业前的作业疗法 当患者结束医学康复训练后,应回归社会或到职业康复中心学习,掌握适合身体条件的工作技能。在此阶段前,OT 师应对患者的躯体功能、精神状态、障碍的种类及程度、日常生活能力水平、学习能力以及可能从事的专业进行全面的评价和训练,将评价结果认真记录,最后将材料介绍给职业康复中心或职业介绍所。

作业疗法是帮助障碍者回归社会的重要手段,具有很强的国情性。随着改革开放的进程,人们的思想观念、生活水平都发生了巨大变化。但是,我国仍然属于发展中国家,经济水平还不高,社会保险、医疗报销制度、残疾人保障法尚在不断完善之中,旧的思想观念还在影响着残疾人回归社会的落实,作业疗法的发展受到一定的制约。目前在国家级和部分省市级康复中心成立了作业疗法科,在国情允许的范围内开展了部分业务工作,但在医学院校的康复教育中很少有开设独立的作业疗法专业。大多数医院中也没有成立专门的科室,仅是在运动疗法科内或康复科内由 PT 治疗师兼做一些作业疗法的工作。

近几年来,随着康复医学的普及、发展以及作业疗法水平的提高,人们已经明显地表现出对本专业的认可。有理由相信,作业疗法将有很好的发展。

一、治疗性作业活动

治疗性作业活动(therapeutic activities)是指经过精心选择的、具有针对性的作业活动,其目的是维持和提高患者的功能、预防功能障碍或残疾的加重、提高患者的生活质量。

治疗性作业活动的治疗作用包括躯体方面、心理方面、职业方面和社会方面。根据作业功能可以将治疗性作业活动分为日常生活活动、生产性作业活动、娱乐休闲性活动三类。治疗性作业活动需要由治疗师精心选择,具有明确的目的性和针对性,因此治疗性作业活动的选择和训练需要遵循以下原则:

(1) 在全面评估的基础上,有目的地进行选择。

(2) 对活动进行分析,选择具有针对性又安全可行的活动。

(3) 对活动进行必要的修改和调整,适合患者的需要。

(4) 尽量以集体活动的方式进行,提高患者治疗的积极性和治疗效果。

(5) 充分发挥治疗师的指导、协调作用,保证活动的顺利进行。

如果截肢患者可以连续佩戴假肢超过 6h,而且残端可以承受较大的重量时,可以考虑让患者进行职业训练。这个阶段的训练有四个特点:

(1) 个性化:需要考虑患者的兴趣爱好、能力和目标。

(2) 使用工具:患者必须接触职业相关的工具,或厨房用具、家用电器或乐器等。

(3) 任务的复杂性:训练项目必须分多个阶段且具有挑战性,因此在户外训练比治疗室更好。

(4) 有形产品:治疗的目标最好是完成一个可以拿回家的成品或修理一件物品,让患者有成就感。

如果截肢患者想重返以前的工作岗位,治疗师需要对患者的工作环境进行实地考察,如果患者的情况不适合,可以重新评估患者的功能,并根据患者的兴趣爱好,帮助他们重新规划一份职业,并在康复训练中进行新职业的技能培训。这种技能培训多为生产性活动,比如木工、金属加工、制陶、缝纫、机械装配和纺织等。

此外对于截肢患者而言,进行一些休闲娱乐活动,在丰富业余生活的同时,可以缓解心理压力。游戏因极具趣味性成为作业治疗最常用的活动之一,适合不同年龄阶段和不同文化层次的患者,尤其是儿童。治疗性的游戏包括棋牌类游戏、拼图、迷宫、套圈、电脑游戏等。

二、日常生活活动训练

日常生活活动(activities of daily living,ADL)是指人们为了维持生存及适应生存环境而每天必须反复进行的、最基本的、具有共同性的身体活动,即进行衣食住行及个人卫生等的基本动作和技巧。

日常生活活动训练的目的在于:

(1) 建立患者的自我康复意识,充分发挥其主观能动性,重新建立独立生活的自信。

(2) 重新学习或维持患者的基本日常生活活动,调动并挖掘其自身潜力,降低对他人的生活依赖程度。

(3) 进一步改善患者的躯体功能,以适应日后回归家庭、重返社会的需要。

(4) 对日常生活活动特定动作进行分析,发现患者的主要问题,找到实用的操作方法。

(5) 训练患者使用辅助具或自助具,使其在辅助性装置帮助下,达到最大限度生活自理。

日常生活活动包括基本的日常生活活动(如在家中的移动、饮食、穿衣、洗澡和个人卫生等)和工具性日常生活活动(如饮食计划、洗衣服、购物和花园打理等)。其中日常生活活动的训练内容主要包括自我照顾训练和转移活动训练。

（一）自我照顾训练

对于有功能障碍的患者来说,日常生活独立是其恢复以前生活方式的首要步骤,也使他在日常生活中不再需要别人的帮助,学会自我照顾,重新正常生活。

1. **穿衣**　包括穿脱不同样式的上衣、裤子和鞋袜等。

2. **修饰**　包括刷牙、洗脸、梳头、化妆、剃须等。

3. **进食**　包括使用餐具或改进后的餐具进食各种性状的食物。

4. **二便管理**　包括如厕转移、如厕、如厕后清洁等内容。

5. **洗澡**　包括准备衣服、转移至浴室、清洗身体等。

（二）转移活动训练

转移活动是指人体从一种姿势转换到另一种姿势以及身体移动到不同地方的位置变化,是一个人做到生活独立的基本前提。

1. **床上翻身**　是患者最基本的日常活动,是完成其他日常生活活动的前提条件,如向健侧或患侧翻身。

2. **卧坐转移**　是患者独立进食、洗漱、排便的前提条件,为日后下床活动做好准备,如从健侧或患侧坐起。

3. **床椅转移**　床椅转移包括床与扶手椅,床与轮椅之间,轮椅到地面、浴室、浴缸、交通工具的转移等。

4. **坐站转移**　包括坐位站起和站位坐下的训练。

（三）日常生活活动的设计原则和注意事项

1. 分析患者的文化背景和需求,使作业活动与患者的价值观、承担的角色和生活习惯相适应,提高进行作业活动的欲望。

2. 根据患者的功能情况,选择和设计最合理的活动方式和操作顺序。

3. 分析完成动作应具备的基本条件,患者已具备的条件,为其创造条件实现 ADL 自立。

4. 分析身体运动时发生的力学变化,处理好 ADL 中的平衡问题。

5. 注意搬运物体中的力学问题,指导患者选择适当的搬运方式。

6. 分析患者的认知水平,确定其在活动中所需要或能获得的认知能力。

7. 训练内容要尽量丰富。

8. 分析活动的安全性,确定活动的难易度和训练强度。

9. 分析患者与治疗师或其他患者之间能否共同协作与交流,患者能否考虑他人的需要和安全,能否扮演角色,确定活动应采取的训练方式。

假肢安装前的训练包括残端功能训练,目的是预防操作假肢所导致的废用性萎缩、预防并去除挛缩、改善循环、去除疼痛和感觉异常、改善关节活动度等。操作假肢时,增强肩胛带、肩关节、肘关节等上肢残存部分的肌力以及保持关节活动度是很重要的。

超过半数的单侧上肢截肢患者会影响利手侧,因此这些患者会自动进行利手转换来完成必要的日常生活活动。目前的假肢很难完成精细的运动功能,因此只能用健侧肢体进行扣纽扣、书写、化妆、剃须、刷牙和捡硬币等任务。书写任务需要特殊的运动协调能力,必须经过不断的练习,重建书写的感觉,患者才能独立完成表格的填写和签名。

患者在安装假肢之前,就应该开始进行 ADL 训练以达到功能独立的水平。患者越快获得基本 ADL 的独立,无助和丧失勇气的感觉就越少。吃饭、洗澡和穿衣服是最先学习的日常生活活动,因为这些活动可以为患者提供即时的成就感,帮助建立自我形象。患者可以使用一种名为"ERGO"的刀进行单手切菜;用牙齿开瓶盖或截肢侧的肘窝/腋窝固定饮料瓶,用健侧肢体拧开瓶盖;用吸管喝水;在桌子或托盘表面放置防滑垫,使盘子和碗不会到处移动。肱骨水平的截肢患者在伤口愈合并拆线后可以开始洗澡,建议患者使用洗澡椅和扶手杆,因为缺乏平衡反应可能会造成跌倒。推荐使用按压型洗发水,因为这样便于单手操作。当患者可以下床的时候就开始学穿衣服,需要教会患者进行单手系纽扣、拉拉链、系鞋带,从宽松的衣服开始练习,逐渐过渡到日常穿的衣服。但还是建议患者穿宽松的运动服,使用穿衣钩,穿带尼龙搭扣的鞋。男患者要教如何系领带,女患者要教如何穿脱胸罩和针织品。

当患者掌握假肢的基本控制技术以后,就可以进行日常生活活动的双手配合训练,比如刷牙、切菜、把信装进信封、给婴儿换尿布或铺床等。在刷牙的时候,可以用假肢拿牙刷,健侧肢体挤牙膏。上肢截肢患者还需要特别的代偿性辅助设备包括单手毛巾手套、单手指甲钳、带吊索的背包、电动开瓶器、电动牙刷、单手菜板、带拉链的领带、万能袖套等。

当患者可以熟练地运用假肢完成日常生活活动以后,可以开始复杂任务的训练,训练的重点是让患者发展新的运动模式,最后将这种模式变成一种习惯。训练分成三个阶段①技巧获得:通过言语和动手操作的反馈,培养正确的运动模式;②技巧记忆:不断地重复练习各种运动,将注意力放在表现的质量上;③技巧转移:只接受优质的运动模式直到变成自动化的过程。

对于双侧上肢截肢的患者而言,吃饭、穿衣服和上厕所是首要考虑的功能。早期需要使用较高的桌子,便于患者用嘴直接够取食物;用吸管喝汤或者浓缩果汁,当患者佩戴假肢后可以使用餐具。早期患者需要穿带尼龙搭扣的宽松衣服,安装假肢以后可以穿自己喜欢的衣服;推荐不系带的防滑鞋;为了处理空荡荡的袖子,很多患者喜欢穿吊带背心,或将袖子塞进裤子里,也可以将衣服反穿,把袖子放在衬衫里面。上厕所的训练对患者来说非常敏感,他们会感觉丧失尊严,因此推荐患者使用上完厕所后只需碰触按钮即可提供冲洗的设备,简单的办法就是教患者用脚撕手纸,然后把纸放在马桶边缘,通过摇晃骨盆清洁会阴部。截肢的患者不像先天残疾的人,他们很难适应用脚或嘴做以前用手做的事情,简单的任务是用脚趾拾起边缘光滑的木块和居家物品,可以在患者面前放一面镜子,增加运动的视觉反馈直到本体感觉反馈改善。接下来要学会用脚进行个人卫生和家庭环境的清理。

三、手功能康复

(一)手的正常功能

我们日常生活中的双手具有非常复杂的功能,包括具有支持和固定作用的悬垂、托举、触摸和推压动作;具有重复性操作的击打动作;具有力量性抓握的球形掌握、柱状抓握、勾拉等动作;具有精细抓握的指腹捏、指尖捏、三指捏和侧捏等动作。因此手康复的总体目标是最大程度地恢复手的功能,包括运动功能和感觉功能,尤其是手在进行日常生活活动和休闲娱乐活动中的实际应用能力。

(二)手部常见畸形分类(其他畸形见相关章节)

手部常见畸形分类有猿手、爪形手和垂腕畸形,其他畸形见相关章节。

1. **猿手** 常见于正中神经损伤,拇指处于手掌桡侧不能外展,因此对掌和对指功能受限。

2. **爪形手** 常见于尺神经损伤,掌指关节过伸,指间关节屈曲,状似鹰爪,一般仅限于小指与无名指。

3. **垂腕畸形** 常见于桡神经损伤,腕关节不能背伸,掌指关节不能伸直,拇指不能背伸和桡侧外展。

(三)常用治疗方法

1. **体位摆放** 卧位时用枕头抬高患侧上肢,使其高于心脏水平,利于降低血管压力、淋巴液和渗出液的吸收回流、减轻水肿和疼痛。坐位或行走时用三角巾将患侧上肢吊起,确保手高于肘平面,避免手下垂或随步行而甩动。

2. **被动运动** 有利于减轻上肢水肿,预防软组织粘连和关节僵硬。

(1)被动活动:常在上肢周围神经损伤或术后肌肉无力时应用,早期要在肌肉充分放松的情况下对患侧未制动的关节进行无痛范围内最大关节活动范围的被动活动,以免造成不必要的损伤。

(2)向心性按摩:将患侧肢体抬高,从肢体远端向近端用力反复按压局部肢体(压力范围是 $10\sim20mmHg$),目的是促进淋巴和血液循环,利于水肿吸收。

(3)软组织牵伸:①牵伸手内肌维持近端和远端指间关节于屈曲位,轻柔缓慢地牵伸掌指关节至伸直位;②牵伸指屈肌维持掌指关节、近端指间关节和远端指间关节于伸直位,轻柔缓慢地牵伸腕关节至患者感觉前臂掌侧有牵伸感;③牵伸指伸肌维持掌指关节、近端指间关节和远端指间关节于屈曲位,轻柔缓慢地屈曲腕关节至患者感觉前臂背侧有牵伸感;④牵伸拇指指蹼双手拇指交叉插入虎口,健手用力按压患侧虎口。

3. **主动运动** 尽早开始主动运动可以有效地控制水肿、改善关节活动度、增强肌力以及预防肌腱和肌肉的萎缩。但是如果患者存在关节的急性炎症、不稳定骨折或严重软组织损伤,不宜早期开展主动运动。

（1）肌腱滑动训练：①单指指浅屈肌腱滑动，维持掌指关节和远端指间关节于伸直位，固定近端指间关节的近端，主动屈曲近端指间关节；②单指指深屈肌腱滑动，维持掌指关节和近端指间关节于伸直位，固定远端指间关节的近端，主动屈曲远端指间关节；③勾拳，维持掌指关节于伸直位，主动屈曲近端和远端指间关节；④直角握拳，维持远端指间关节于伸直位，主动屈曲掌指关节和近端指间关节；⑤复合握拳，主动屈曲掌指关节、近端和远端指间关节。

（2）改善关节活动度训练：除外常规训练方法之外，需要结合患者的年龄和兴趣爱好选择一些具有娱乐性质的训练方式，如利用滚筒和五谷杂粮训练屈腕和伸腕动作，利用儿童绕珠游戏训练腕关节的屈伸和旋转活动度。

（3）增强肌力训练：肌力训练必须按照接近全范围关节活动度和无痛的原则进行，逐渐增加阻力，注意保护关节，避免损伤。除常规的肌力训练形式外还可以借助橡皮泥、变形球或弹力带等进行训练。

（四）上肢支具的制作

支具的应用是手功能障碍患者进行保守治疗最有效的途径之一。支具的四种功能是支撑、固定、纠正或预防畸形，促进肌腱、神经或软组织损伤后的愈合。为了达到关节的全范围主动运动，以及重塑粘连的关节和肌腱，需要支具提供温和而持久的被动牵拉。

1. 功能位和安全位　当整只手需要固定的时候，通常将其置于功能位，即腕关节背伸20°~30°、掌指关节屈曲45°、近端指间关节屈曲30°、远端指间关节屈曲20°、拇指外展，这是最容易发起运动的姿势。当需要通过维持手部侧副韧带长度来降低掌指关节过伸的时候，通常将其置于安全位，即腕关节中立位或轻度背伸、掌指关节屈曲70°~90°、指间关节完全伸展、拇指的掌指关节完全外展、保持侧副韧带维持在最大长度。

2. 力学原则　支具可以增加被动运动的范围，为侧副韧带的重塑和软组织生长提供温和而持久的牵伸，过强或过快的牵伸都会造成组织的微小撕裂和瘢痕的循环再生。因此预防挛缩的牵伸力应该使手的各个关节处于恰当的位置，如桡神经损伤的患者被动运动正常而主动运动受限，支具应维持腕关节或掌指关节处于中立位。

临床常用的支具多为三点力支具，中间点受到的压力最大，可以通过增加支具和肢体的接触面积或在支具边缘做凸出处理来解决。环形力支具的压力分散在两个或更多的相对面，因此更适合水肿的患者。

制作支具时如果想增加僵硬关节的活动度，需要在相邻关节施加有效的牵伸力。当三个关节都僵硬时，牵伸力需要同时作用于三个关节；当僵硬关节的远端关节活动度正常时，牵伸力只作用于僵硬关节；当僵硬关节的近端关节活动度正常时，固定正常关节可以提高支具对僵硬关节的牵伸力。

纠正畸形的牵伸力必须垂直于被作用肢体的长轴，否则产生的旋转力会使关节面受到挤压或分离，造成继发性损伤。随着被作用关节的活动度逐渐改善，需要通过调整弹簧的位置改变牵伸力的方向，以确保其始终垂直于肢体长轴。此外牵伸力还必须垂直于关节的活动轴，否则关节会受到一个侧方的应力，长时间会损伤侧副韧带。

传统的支具可以通过增加橡皮筋、弹力丝或弹簧提供矫正关节畸形的力，对于病程较短的患者而言，这种支具不用经常修改，非常方便。对于病程较长的关节僵硬患者而言，需要使用每2~3天进行微调修改的渐进型支具，以逐渐提高关节活动度。

3. 设计原则　支具作为康复过程的一部分需要在制作的时候进行严谨的设计和思考，因此在制作支具前需要对患者进行评估，内容包括肌肉体积、关节活动度、感觉、肌力、灵巧性和日常生活技能等。此外还需要了解患者的年龄、支具佩戴时间、进行何种康复训练等相关信息。支具制作完成后还需要对患者进行跟进式的评估,以便随时解决出现的问题,否则容易产生继发性的损伤。

4. 临床应用

(1) 肩关节半脱位:偏瘫患者常因肩周肌肉不稳定或暴力拉扯引起肩关节半脱位,最常用的解决方法就是佩戴肩吊带,活动时穿戴,卧床时可摘除。穿戴时要注意肩关节的对位对线,不要绑得太紧,以免影响上肢静脉回流,因此上肢肿胀明显者应慎用。

(2) 骨折:对于稳定性骨折,支具可以代替石膏进行固定;对于不稳定性骨折,支具可以作为术后的辅助固定装置。如肱骨中段骨折使用肱骨筒状支具可以使肩关节和肘关节尽早活动。

(3) 神经损伤:周围神经损伤后会出现肌肉瘫痪,可以制作动力型支具来代替部分瘫痪肌肉的功能,但由于此类患者通常伴随感觉障碍,佩戴支具时应避免局部压力过大,以免引起压疮。

(4) 肌腱损伤:通常屈肌腱损伤修复术后三周内需使用支具维持腕关节屈曲 30°,掌指关节屈曲 70°,使屈肌腱保持低张力状态,以防止肌腱粘连。

(5) 疼痛:拇长屈肌腱腱鞘炎患者在指间关节屈曲 35°~40° 以上时出现疼痛,可以佩戴指间关节支具,限制指间关节在屈曲 0°~30° 范围内活动,而掌指关节可以自由活动,使患者可以在无痛情况下有效地参与日常生活和工作。

四、常用辅助器具

2004 年颁布的国家标准《残疾人辅助器具　分类和术语》(GB/T 16432—2004)中残疾人辅助器具(assistive technology device,ATD or technical aid,TA)定义为"残疾人使用的,特别生产的或一般有效的,防止、补偿、减轻、抵消残损、残疾或残障的任何产品、器械、设备或技术系统。"

2001 年世界卫生大会通过的国际功能、残疾和健康分类(international classification of functioning,disability and health,ICF),以活动和参与为主线对功能、残疾和健康进行分类,已不再使用"残损、残疾和残障"的分类方法。同时也将辅助产品技术定义为"改善残疾人功能状况而采用适配的或专门设计的任何产品、器具、设备或技术"。

常用辅助器具包括:假肢、矫形器、轮椅、助行器具、自助具等。

(一) 自助具

自助具是一类利用患者残存功能,无需外界能源,单凭患者自身力量即可帮助患者独立完成日常生活活动而制造的辅助器具,多与上肢功能和日常生活活动有关。自助具的使用不仅是一种积极的康复治疗手段,而且还有助于帮助患者树立重返社会的信心。

1. 自助具的种类　自助具种类繁多,一般可分为:①穿着类;②进食类;③梳洗修饰类;④沐浴类;⑤转移类;⑥通信交流类;⑦阅读书写类;⑧炊事类;⑨如厕类;⑩文娱及其他类。

2. 自助具的适应证　生活自理和 ADL 有一定困难,但修改用品用具后尚能克服的患者。自助具的使用不能代替患者全面康复,无论是暂时还是长期使用,均应与其他康复治疗配合,以达到最佳的康复效果。

3. 自助具的选用和制作原则　选用以实用、可靠和经济为原则,有成品尽量利用成品或在成品基础上稍加修改。无成品可用则需自制。

制作自助具应遵循以下原则:

（1）能达到其使用的目的并能改善患者自理生活的能力。

（2）简便、易制作、易学。

（3）美观、坚固、耐用。

（4）使用的材料应易清洁。

（5）自助具应为可调性的,以满足患者不同时期的需要。

（6）轻便、舒适。

（7）材料价格低廉,购买方便。

4. 常用的自助具

（1）穿着类

1）穿衣棒:用于手粗大功能尚可而关节活动度受限者,坐位平衡较差而不能弯腰的患者,肢体协调障碍者(图 5-3-1)。

2）扣纽扣自助具:适于手功能欠佳的患者(图 5-3-2)。

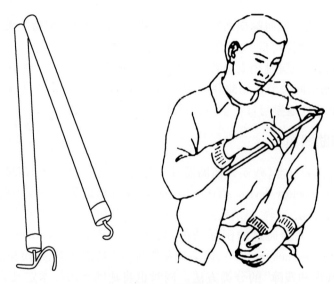

图 5-3-1　穿衣棒

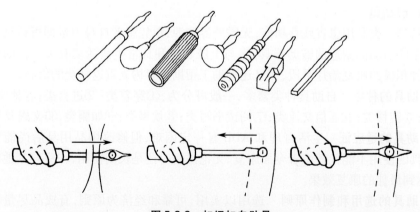

图 5-3-2　扣纽扣自助具

3）拉锁环:适于手功能欠佳的患者(图 5-3-3)。

4）穿裤自助具:适于手精细功能不佳者(图 5-3-4)。

5）穿袜自助具:适于不能弯腰者,手精细功能不佳者,肢体协调障碍者(图 5-3-5)。

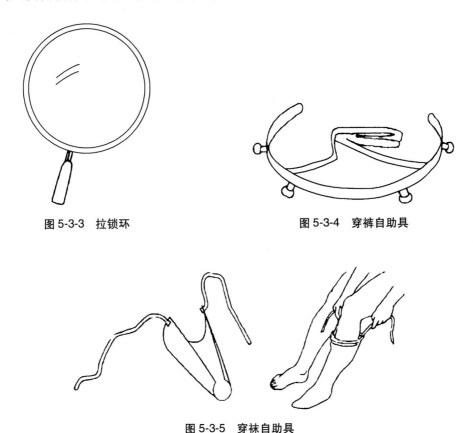

图 5-3-3　拉锁环　　　　　　　　　　图 5-3-4　穿裤自助具

图 5-3-5　穿袜自助具

6）鞋拔:适于穿鞋困难,尤其是穿戴踝足矫形器或足部矫形器者(图 5-3-6)。

（2）进食类

1）改装手柄的餐具:①筷子上端加装弹簧。松手后由弹簧的张力而自动分离,适用于手指伸肌无效或力弱不能自行释放筷子的患者(图 5-3-7)。②加长的叉、匙把手。适用于上肢活动受限,前伸到最大限度仍达不到碟或碗的患者。③加粗的叉、匙、刀把手。适用于指

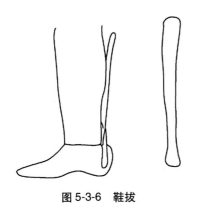

图 5-3-6　鞋拔

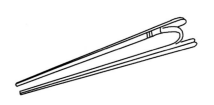

图 5-3-7　加装弹簧的筷子

屈曲受限或握力不足的患者,把手加粗后即易于握持。④匙把向下弯曲的匙。适用于患者伸肘受限,不能将匙勺放在碟上时。⑤匙、叉把向一方弯曲的成角叉匙。适用于患者手功能受限,叉或匙与碗和碟的角度无法操作,故改变叉、匙的角度以满足需要(图5-3-8)。⑥叉、匙合用匙。尖端可当叉,后部可当匙,省去患者频繁更换叉、匙的麻烦。⑦尖端为叉的刀。可达到刀、叉合用的目的(图5-3-9)。

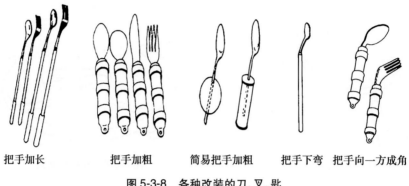

把手加长   把手加粗   简易把手加粗   把手下弯 把手向一方成角

图5-3-8 各种改装的刀、叉、匙

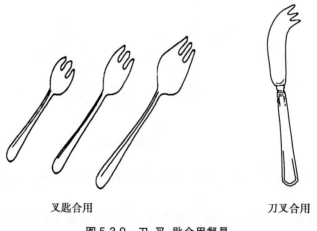

叉匙合用   刀叉合用

图5-3-9 刀、叉、匙合用餐具

2)特殊类型的刀类:手指力弱,不能以示指掌面下压刀背切物时,可借助整个手和臂的力量进行割切。①倒"T"形锯刀:可利用垂直面加大的压力和呈锯状的刃等优势来克服切割的困难。②"工"字形摇切刀:不仅可利用握力,而且可以利用向两边摇动的力进行切割。③"L"形刀:可用手握向下或摇动进行割切。④锯刀:可利用手和臂的力量及锯状刀刃的优势,来克服割切的困难。(图5-3-10)

3)自助式碟、杯:①分隔凹陷碟。可将盘中的菜分开,其边缘深陷接近垂直,这样用匙取食物时,食物不易弄出碟外,适用于偏瘫等只能一手操匙进食的患者。②配有碟挡的碟子。其作用为防止食物被患者推出碟外(图5-3-11)。③"C"形把杯。适用于握力不足的患者,用时四指一起穿入"C"形的中空部分。④"T"形把杯。适用于握力不足的患者,用时将中指、环指间穿过"T"形把的根部,夹住其水平部分即可持起杯子(图5-3-12)。

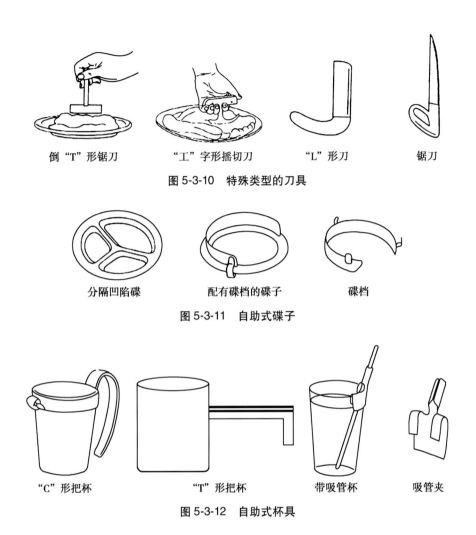

倒"T"形锯刀　　　"工"字形摇切刀　　　"L"形刀　　　锯刀

图 5-3-10　特殊类型的刀具

分隔凹陷碟　　　配有碟档的碟子　　　碟档

图 5-3-11　自助式碟子

"C"形把杯　　　"T"形把杯　　　带吸管杯　　　吸管夹

图 5-3-12　自助式杯具

（3）梳洗修饰类：①长把弯曲成角梳子。适用于患者活动范围受限,手达不到头时用。②长柄镜子。③"C"形夹+蛇形管柄镜子,便于握持,角度可随患者需要而变换。④利用两面镜子前后反射,可看清头后部,用于头部转动不便的患者(图 5-3-13)。⑤"T"形把刷子。手功能不佳的患者将食、中指间穿过"T"形把的根部刷梳头。⑥插在"C"形夹 ADL 套内的牙刷。适用于手指无力抓握的患者。⑦带有两个橡皮吸盘的刷子。利用吸盘将刷子固定在洗脸或洗手池旁,手指可在刷上来回刷洗,只有一只手有功能的患者可把手刷干净(图 5-3-14)。⑧有吸盘固定的指甲刀。偏瘫患者很难用患手持指甲剪给健手剪指甲,此自助具可利用病手掌的尺侧、前臂尺侧或肘按压指夹剪给健手剪指甲。⑨用下颏操作的指甲钳。当患手完全无功能可用此法。⑩固定在手上的普通剃须刀。适用于手指功能不佳,不能可靠持刀的患者。⑪带有"C"把的电动剃须刀。适用于手指功能不佳,不能可靠使用电动剃须刀的患者(图 5-3-15)。

（4）沐浴类：①洗澡椅。适用于体力低下者、下肢无力、关节活动受限者以及平衡功能不佳者。②长弯柄刷。适用于单手使用者(如偏瘫或上肢截肢者)、双手协调障碍者、体力低下者。③带套环毛巾。适用于上肢关节活动受限者、手灵活性欠佳者。④洗澡手套。用于手功能不良不能抓握毛巾或打肥皂者(图 5-3-16)。

（5）转移类

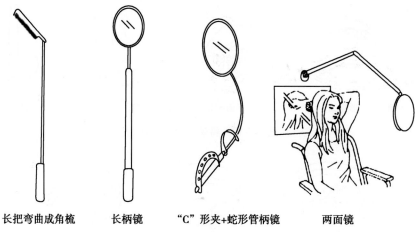

长把弯曲成角梳　　　　长柄镜　　　　"C"形夹+蛇形管柄镜　　　　两面镜

图 5-3-13　镜梳类自助具

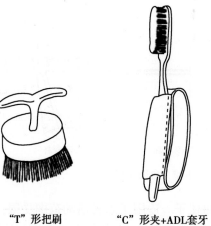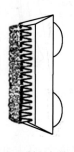

"T"形把刷　　　　　　"C"形夹+ADL套牙　　　　　橡皮吸盘刷

图 5-3-14　自助式刷

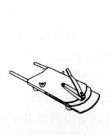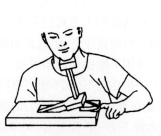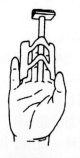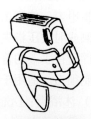

吸盘固定指甲刀　　　下颏操作指甲刀　　　手固定剃刀　　　"C"把电动剃刀

图 5-3-15　自助式指甲剪、剃须刀

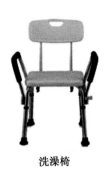
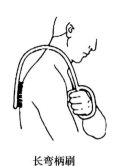
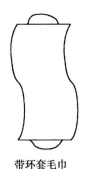
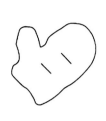

洗澡椅　　　　　　　长弯柄刷　　　　　带环套毛巾　　　　　洗澡手套

图 5-3-16　沐浴类自助具

1）转移车：①水平转移车。适用于转移困难者的搬运，尤其是体重较重者。②垂直转移车。适用于将患者转移至浴缸或水疗池。

2）转移板：适用于存在部分上肢功能而支撑力不足者进行转移（图 5-3-17）。

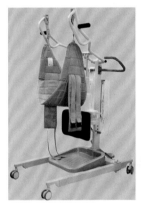
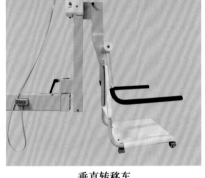
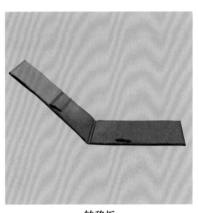

水平转移车　　　　　　　　　　垂直转移车　　　　　　　　　　转移板

图 5-3-17　转移类自助具

（6）通信交流类：①"C"形片+话筒。电话通话中手功能差握不住电话筒时，可加上"C"形片。②蛇形管支架话筒。适用于手功能差不能握持话筒者。③笔杆代拨电话。手指不灵活拨号盘有困难时，可改用手握一粗笔杆代拨。④打字自助器。手指无力时可用"C"形夹插入橡皮头棒，改用腕力扣键打字（图 5-3-18）。

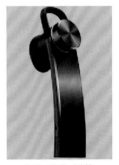
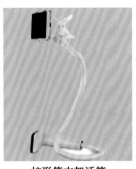
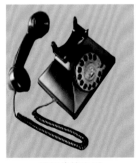
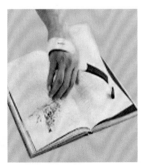

"C"形片+话筒　　　　蛇形管支架话筒　　　　笔杆代拨电话　　　　打字辅助器

图 5-3-18　通信交流类自助具

（7）阅读书写类：书写常需良好的持笔功能，拇、示、中三指功能不佳或不协调时就有困难，有的患者手指功能很差，甚至握不住笔，就须应用持笔自助具。①短木棒加粗持笔器：适用于握笔力弱患者，将笔横插在一粗短的木棒中。②球型加粗持笔器：适用于握笔力弱患者，将笔穿插在一球形物中。③热塑条持笔器：热塑型塑料条绕好后可脱下，用时再将手指和笔插进即可，可用类似于"C"形夹的持笔器（图5-3-19）。④棱片眼镜：适用于长期卧床不起患者阅读用。这些患者双目仰视天花板，难于看书和电视等，戴上此镜后，利用棱镜折射原理可以看到放于床脚侧的电视或胸前书架上的书籍。⑤翻页器：适用于手指功能不佳的患者。手指不灵活，翻书页常有困难，可给示指套一小半截橡皮指套，会有帮助。如手指无功能，翻书页可以由腕操纵的插入一橡皮头棒的"C"形夹来完成。除此之外还可用口含棒翻书页。⑥阅读架：适用于握书能力弱患者（图5-3-20）。

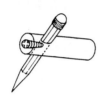 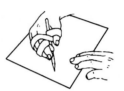

木棒加粗持笔器　　　球型加粗持笔器　　　热塑条持笔器

图 5-3-19　书写类自助具

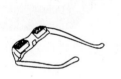 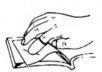  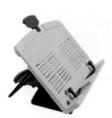

棱片眼镜　　　橡皮指套翻页器　　　"C"形夹橡皮头棒翻页器　　　阅读架

图 5-3-20　阅读类自助具

（8）炊事类：①特制切板。背面有吸盘固定在台面上，左上方有形成直角的挡板，如被切物在板面滑动，可以将它挤到该处再切；土豆、洋葱等可把它们插在竖钉上再切。这种切板对于仅一只手有功能的患者也能用。②各类加工板。其基本原则为基底固定，可供患者用一只手将菜加工为丝、泥、片或将土豆等削皮。③开瓶器。吸盘固定，将瓶盖挤入"V"的狭部即可应用。④洗碗、杯的刷子。下方有吸盘固定，单手持杯、碗即可在刷上清洗（图5-3-21）。

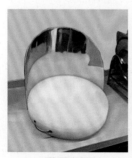 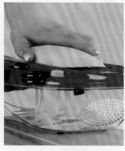 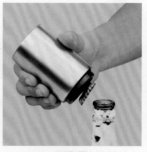 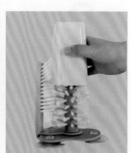

特质切板　　　各类加工板　　　开瓶器　　　刷碗杯子器

图 5-3-21　炊事类自助具

（9）如厕类：①坐便器。适用于体力低下者、下肢无力或关节活动受限者、平衡功能不佳者。②加高坐垫。用于加高坐便器，适用于坐轮椅者转移或下肢关节活动受限者。③助起式便器。适用于下肢无力或年老体弱久坐难以站起者。用此便器起立时可用两上肢按压竖在便器两侧的横杠，坐圈即抬起，有助患者起立及离开便器（图5-3-22）。④各类扶手。适用于平衡功能不佳和下肢无力者（图5-3-23）。⑤厕纸夹。用于上肢 ROM 受限者或下肢无力而不能使臀部抬离坐便器座者。可夹持便纸擦拭肛门。⑥肛门刺激器。排便功能障碍者可手持此器刺激肛门引起排便，其顶部插有肛门栓。⑦易开式尿管钳。利用杠杆原理用很小的力就可以开放尿管（图5-3-24）。

（10）文娱及其他类：①取物自助具。适用于不能下床或离不开轮椅的患者。当书本或其他物品掉在地面上时，难以自行拾起，此时应在床头或椅背上挂一取物器。一端为扳机式控制把，扣动时另一端的叉状开口即闭合，可夹住物品，长度可依需要选制（图5-3-25）。②打扑克自助具。适用于手指功能差者打扑克。把持扑克牌需手指有良好的功能，为让手指功能差者能玩耍扑克，此自助具可把牌插于其中，需时再取出（图5-3-26）。

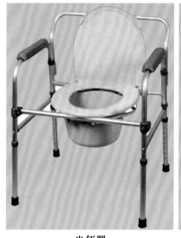 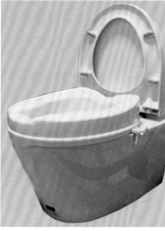 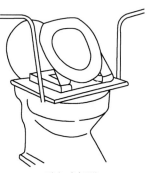

坐便器　　　　　　　　加高坐垫　　　　　　　助起式便器

图 5-3-22　各类坐便器

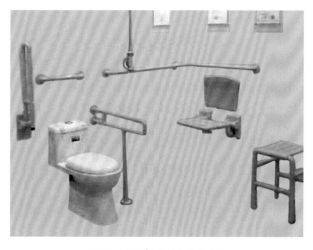

图 5-3-23　浴室各类扶手

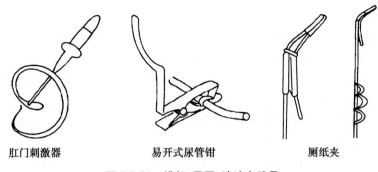

肛门刺激器　　　　　易开式尿管钳　　　　　厕纸夹

图 5-3-24　排便、导尿、清洁自助具

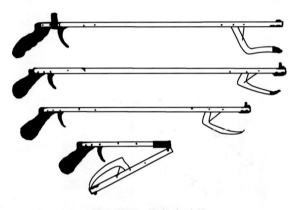

图 5-3-25　取物自助具

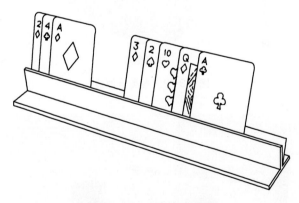

图 5-3-26　打扑克自助具

（二）助行器具

站立和独立行走困难是常见的下肢功能障碍。多数患者在步行训练时常需要助行器具辅助站立和步行,少数患者甚至终身需要使用步行辅助器具。

1. **助行器的概念**　辅助人体支撑体重、保持平衡和行走的器具称为助行器,也可称为步行器、步行架或步行辅助器等。

2. **助行器的分类**　根据结构和功能,可将其分为两大类:杖类助行器和助行架。

（1）杖类助行器：有手杖、肘杖、前臂支撑拐、腋杖、多脚拐杖、带座拐杖。其特点是小巧、轻便，但支撑面积小、稳定性差。

（2）助行架：有标准型助行架、轮式助行架、助行椅、助行台。其特点是较笨重，但支撑面积大、稳定性好。

3. 助行器的作用

（1）支持体重、缓解疼痛：骨关节损伤或神经系统疾病，因疼痛或下肢肌力减弱，不能负重时，助行器有支持体重、缓解疼痛的作用。

（2）保持平衡、增加步行稳定性：平衡功能受损的患者可用助行器加宽步行的基底，扩大行走时的支撑面，保持身体平衡、增加步行时的稳定性。

（3）增加上肢肌力：使用助行器减轻下肢负重，上肢需用力下压，故可使上肢肌力增强。

（4）其他脊柱侧弯或肢体变短时用来代偿畸形；偏盲或全盲时用作探路器；社会层面，可用来提醒别人注意自己是走路慢和不稳者，以免受到伤害。

4. 助行器的选用原则

（1）了解患者的基本情况，包括身高、体重、年龄，全身情况、疾病诊断、病程及进展情况。

（2）全面评估患者的功能状况，尤其是认知能力、平衡能力、下肢承重能力、下肢肌力、步态和步行功能，上肢肌力、手的抓握能力等。

（3）明确应用助行器的目的，功能性的应用考虑室内、室外、载物、提供座位等情况。

（4）充分考虑患者的家居面积、斜坡、楼梯、地面情况，符合患者应用的环境要求。

（5）患者需具有一定的认知能力，具有学习、正确使用助行器的能力。能认识到应用助行器可能存在危险，遇到危险时能做出相应的调整和应付，能注意和发现助行器的缺陷。

（6）考虑患者生活方式以及个人爱好选用款式、重量、颜色等。

5. 杖类助行器

（1）手杖：为一只手扶持以助行走的助行器，是症状较轻的下肢功能障碍者辅助行走的用具，可分担小于25%的体重。使用时，上肢及肩的肌力必须正常。

1）手杖的种类：手杖可分为单足手杖与多足手杖两大类，每一类中又包括若干种类。

①单足手杖：材质有木材、钢材或铝合金等。按长度是否可调分为长度不可调杖和长度可调杖（图 5-3-27），按其把手形状可分为钩形杖、丁字形杖、斜形杖、鹅颈形杖、球头杖、铲形杖等（图 5-3-28）。标准型长度不可调的手杖的把手呈半圆形，使用方便、价格便宜，适用上、下楼梯或空间有限的地方。缺点是不能调节，且其支撑点位于手前方，较费力。标准可调杖可快速调节长度，容易获得所需近似高度，重量轻，上下楼梯方便。缺点价格贵，亦较费力。

②多足手杖：分为三足手杖和四足手杖（图 5-3-29）。三足手杖又称三脚拐，三足呈"品"字形。四足手杖有四个着地支撑点。多足手杖支撑面积较大，稳定，可以直立。高度易调节，调节范围为 71～91cm。缺点是基底宽、不适合上下楼梯，只允许较慢行走，如快行手杖将从前下肢滚至后下肢，导致行走不稳。

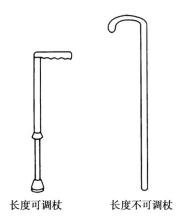

长度可调杖　　　长度不可调杖

图 5-3-27　单足长度不可调杖和长度可调杖

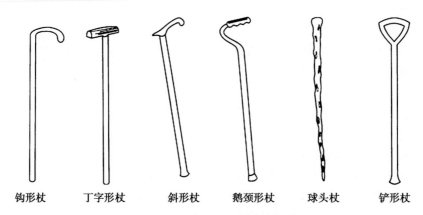

| 钩形杖 | 丁字形杖 | 斜形杖 | 鹅颈形杖 | 球头杖 | 铲形杖 |

图 5-3-28　单足手杖按把手形状分类

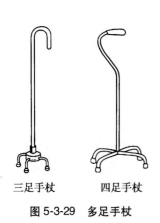

三足手杖　　四足手杖

图 5-3-29　多足手杖

2）手杖的适应证:适用于偏瘫、下肢肌力减退、平衡障碍、下肢骨与关节病变、老年人、单侧下肢截肢或佩戴假肢、偏盲或全盲等。①单足手杖适用于握力好、上肢支撑力强的患者,如偏瘫患者、老年人。②三足手杖适用于平衡能力稍欠佳、使用单足手杖不安全的患者。③四足手杖适用于平衡能力欠佳、臂力较弱或上肢患有帕金森病、用三足手杖不够安全的患者。

3）手杖长度的测量:为合理用力和起到良好支撑作用,手杖应有合适的长度。单足手杖长度测量方法有两种:①无直立困难患者。站立时大转子的高度即为手杖的长度及把手的位置(图 5-3-30)。②直立困难患者。仰卧位测量。患者仰卧,双手放在身旁,测量自尺骨茎突到足跟的距离,然后增加2.5cm,即为手杖高度,加 2.5cm 是留出穿鞋时鞋后部的高度。如测量正确,患者持杖站立时肘应屈曲 30°左右,腕关节背伸,小趾前外侧 15cm 至腕背伸时手掌面的距离即为手杖长度。多足手杖长度测量与单足可调式手杖测量方法相同。

（2）腋杖:是一种人们熟悉、价格低廉、最常用的助行器,木制或轻金属制作,具有较好减轻下肢承重和保持身体平衡的作用。可为负重受限者提供功能性行走,上下楼梯时能够使用。由于三点式站立,基底大,所需面积较大,在拥挤的地方使用,存在安全问题。如使用不当,易致腋窝血管神经受损。

1）腋杖的分类:一般分标准式和长度可调式两种。标准式不能调节长度,可调式可调范围为 122~153cm(图 5-3-31)。

2）腋杖的适应证:适用于任何原因导致步行不稳定,且手杖或肘杖无法提供足够稳定功能的情况。①单侧下肢无力且不能部分或完全负重的情况,如脊髓灰质炎后遗症、胫腓骨骨折等。②双下肢功能不全、不能用左右腿交替迈步的情况。如截瘫、双髋石膏固定或其他方法制动时。

3）腋杖长度的测量:确定腋杖的高度非常重要,腋杖过高有压迫臂丛神经的危险,过低不能抵住侧胸壁而失去稳定肩部作用,而且会导致走路姿势不良。确定腋杖高度的方法很多,简单的方法是用身高减去 41cm 即为腋杖的长度。站立时大转子的高度为把手的位置,腋垫顶部与腋窝的距离应有 5cm 或三横指(图 5-3-32)。

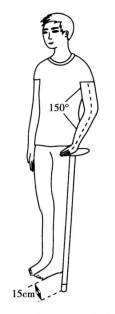

图 5-3-30 直立位手杖长度测量

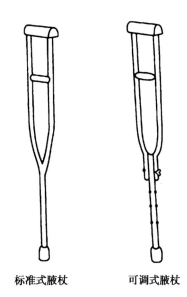

标准式腋杖　可调式腋杖

图 5-3-31 腋杖

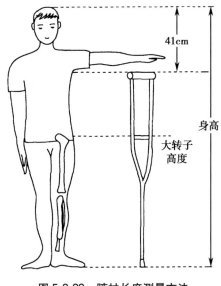

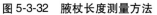

图 5-3-32 腋杖长度测量方法

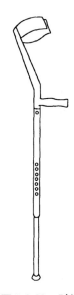

图 5-3-33 肘杖

（3）肘杖：肘杖是一种带有一个立柱、一个手柄、一个向后倾斜的前臂支架的助行器。因支撑架上部的肘托托在肘部的后下方，故命名为肘杖，也有称其为前臂杖、洛氏拐。肘杖可以单用，也可成对使用（图 5-3-33）。肘杖具有前臂套，需要使用时不必把肘杖去掉。用手扶住楼梯扶手时，可把肘杖挂在前臂上，允许功能性上下楼梯。不会对腋窝产生压迫，使用较为灵活。但由于缺乏腋托，侧向支撑少，稳定性较腋杖差。前臂套去掉时不方便，站立时手不能像使用腋杖那样活动。

1）肘杖的分类：肘杖夹住前臂的臂套为折叶式，有前开口、侧开口两种类型。

2）肘杖的适应证：肘杖可支持和加强腕部力量，向下肢提供较大支持，故当患者下肢力量和平衡严重受累时可选择应用。①双侧下肢无力或不协调者；②单侧下肢无力且不允许该侧肢体负重时；③身体双侧严重无力或不协调或双上肢无使用手杖的足够力量者。

3）肘杖长度的测量与可调节手杖的测量方法相同。

（4）前臂支撑拐：前臂支撑拐是一种带有一个特殊设计手柄和前臂支撑架的拐杖（图5-3-34）。常用于单侧或双侧下肢无力且腕手又不能负重的患者。

前臂支撑拐的测量方法有两种：①立位测量。患者直立，肩与上肢放松，目视正前方，体重均匀分布于双足，测量地面到尺骨鹰嘴的距离。②卧位测量。足底到尺骨鹰嘴的距离再加2.5cm。

6. **助行架** 助行架是单个使用且由双臂操作的框架式步行辅助器具，有各种标准型助行架、轮式助行架、助行椅及助行台等。助行架支撑面积大，稳定性好，但较笨重。

（1）标准型助行架：又称讲坛架或 Zimmer 架，是一种三边形（前面+左右两侧或后面+左右两侧）的金属框架，是双臂操作助行器中最简单的形式（图5-3-35）。适用于①单侧下肢无力或截肢，需要比杖类助行器更大支持者；②全身或双下肢肌力降低或协调性差，需要独立、稳定站立者；③体能差需要广泛支持以帮助活动和建立自信心者。标准型助行架的测量与测量手杖高度的方法相同。

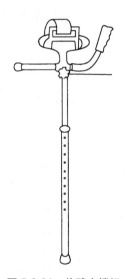

图 5-3-34 前臂支撑拐

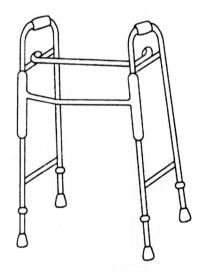

图 5-3-35 标准型助行架

（2）轮式助行架：轮式助行架是一种有轮子、手柄和支脚提供支撑的双臂操作助行器。轮式助行架可分为两轮式、三轮式及四轮式，可具有带手闸制动及其他辅助支撑功能等多种形式。适用于下肢功能障碍且不能抬起助行架步行的患者。轮式助行架的测量与测量手杖高度的方法相同。

（3）助行椅：助行椅是一种带有一个座和吊带的轮式助行架，包括助行自行车。它既是拐杖，又是轮椅，还是购物车，"轻、灵、稳"，安全、舒适（图5-3-36）。

助行椅适用于老年人和行走不便的人，其高度的测量与测量手杖高度的方法相同。

（4）助行台：亦称为前臂托助行器或四轮式助行架，是一种高度到胸部、有轮子和前臂支撑架、由上肢驱动的助行器（图 5-3-37）。患者依靠前臂托或台面支撑部分体重和保持身体平衡。

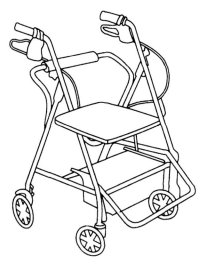

图 5-3-36　助行椅

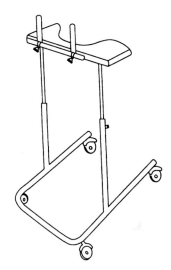

图 5-3-37　助行台

适用于①上、下肢功能障碍或不协调的患者；②上下肢均受累不能通过腕手承重的患者；③前臂畸形，前臂支撑拐不适用时可选用助行台。助行台高度的测量与前臂支撑拐的测量方法相同。

（三）轮椅

轮椅（wheelchair，W/C）是康复常用的辅助移动工具之一。根据我国国家标准（GB/T 16432-2004/ISO 9999：2002），除非特别说明，轮椅是指由使用者操作的轮椅，包括站立轮椅（使人站在有轮子的平台上的框架里的移动辅助器具）和站起轮椅（将人从坐姿移动到站姿的辅助装置）。轮椅常为步行功能减退或丧失和/或为了减少活动时的能量消耗而选用的代步工具，对于下肢截肢者来说轮椅还发挥着与假肢相同的作用。

1. 轮椅的分类

（1）按驱动方式：分为手动轮椅、电动轮椅。

（2）按使用对象：分为成人轮椅、儿童轮椅、幼儿轮椅。

（3）按使用用途：分为普通轮椅、偏瘫用轮椅、下肢截肢用轮椅、竞技轮椅等。

（4）按轮椅构造：分为折叠式轮椅、固定式轮椅。

（5）根据我国国家标准（GB/T 16432-2004/ISO 9999：2002）分：护理者手动轮椅、双手后轮驱动轮椅、双手前轮驱动轮椅、双手摆杆驱动轮椅、单侧驱动无动力轮椅、脚驱动轮椅、外部动力由护理者操纵的轮椅、手动转向的电动轮椅、动力转向的电动轮椅、机动轮椅、轮椅车系统等。

2. 轮椅的适应证　凡借助轮椅能离开病床，最大限度地恢复或代偿功能，提高活动独立性，扩大生活范围，参加各种社会生活及娱乐活动者都是使用轮椅的对象。

（1）各种原因引起的步行功能减退或丧失者：如截肢、下肢骨折未愈合、偏瘫、截瘫、严重的关节炎症、各种原因致下肢负重疼痛者等，如不能使用手杖或其他助行器步行时应考虑使用轮椅。

（2）禁止步行者：步行对全身状态不利者常需暂时性使用轮椅代步，如严重的心脏疾病需要限制活动量者。

（3）中枢神经系统疾病使独立步行有危险者：如严重的帕金森病难以步行者。

（4）高龄老人：随着人口的老龄化，长期卧床的老年人增多。通过使用轮椅不仅可以保持坐位，改善呼吸、循环系统的功能，还可用小量的上下肢活动来驱动轮椅，达到调节生活、改善生活质量的效果。

3. 轮椅的结构

（1）普通轮椅：一般由轮椅架、座椅、靠背、车轮、扶手、车闸等部分组成（图5-3-38）。

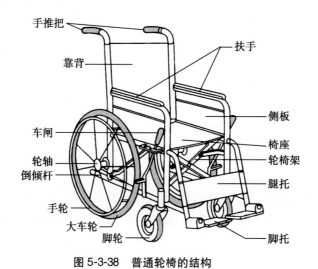

图 5-3-38　普通轮椅的结构

1）轮椅架：是轮椅的核心结构，有折叠式和固定式两种。固定式轮椅架有较好的强度和钢度，比折叠式更容易维持轮椅的线性关系，结构简单，价格便宜，适于自制。折叠式轮椅架体积小，便于携带和运送。目前临床上使用的轮椅多为折叠式。制作轮椅架的材料多采用金属材质，如薄壁钢管、铝合金或轻金属等。

2）椅座与靠背：椅可为乘坐者提供坐位的支持。椅座的高度、深度和宽度要适合使用者的体型。轮椅的靠背有低靠背、高靠背、可倾斜靠背和不可倾斜靠背之分。低靠背的上缘一般在使用者肩胛骨下2~3cm处，普通轮椅一般为低靠背轮椅，乘坐时躯干的活动范围大，但需要有一定的躯干平衡和控制能力。高靠背的上缘一般超过肩部，有时可附加头托，一般为可倾斜式，通过调节后仰角度可使臀部受压部位发生变化来预防压疮。当出现体位性低血压时还可把靠背放平。

3）车轮：轮椅通过大车轮和脚轮与地面接触。大车轮是轮椅的承重部分，因此轮轴的强度必须可靠。大车轮直径有51cm、56cm、61cm、66cm数种。大车轮的位置前移轮椅容易推动，大车轮越靠后，轮椅后方的稳定性越好。多数轮椅为大车轮在后，脚轮在前。但在某些特殊情况下需要大车轮在前，脚轮在后，如为避免双下肢截肢者向后方倾倒以及在窄小的空间内使用的室内用轮椅等。脚轮的直径也有12cm、15cm、18cm、20cm数种。脚轮直径较大时容易越过障碍物，但直径太大使轮椅所占的空间变大而不便于移动。

每个大车轮的外侧各有一手轮，通过推动手轮来带动大车轮驱动轮椅。手轮的直径一

般比大车轮小 5cm。为便于双手力弱者
驱动轮椅,有时在手轮表面加橡皮等以增
加摩擦力,或增加带有突起的推动把手以
便于操作(图 5-3-39)。

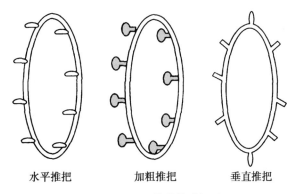

水平推把　　加粗推把　　垂直推把

图 5-3-39　轮椅推动把手

4)轮胎:有实心轮胎和充气轮胎。
实心轮胎易于在地毯及平地上推动,保养
简单,适用于医院等坚硬光滑的地面,但
减震性差,在不平路面上推动时震动大,
易使轮椅架受损。充气轮胎有减震作用,
在室外不平地面行驶时较平稳,乘坐舒
适,但需定期充气,轮胎易破损,推动时比
实心轮胎摩擦力大。临床上多采用充气式轮胎,以方便在室外不平的路面上行走。

5)扶手:一般高出椅面 22.5~25cm,分为长扶手和短扶手。短扶手呈台阶状,前方比后
方矮 15cm,便于轮椅接近桌面。扶手还可分为固定式和可拆卸式,可拆卸式扶手便于乘坐
者进出轮椅。

6)腿托及脚托:腿托是防止下肢瘫痪者的小腿向后滑落,有横跨两侧式和两侧分开
式两种。脚托支架的长度一般可以调节,以适应不同使用者小腿的长度。脚托有固定式、
开合可卸式、膝部角度可调式等。开合可卸式可以向两侧分开或卸下,便于轮椅座席接近
床缘。膝部角度可调式脚托与高靠背轮椅配套使用便于乘坐者取半卧位。有些轮椅在脚
托的前后分别有前挡和后挡,以防止足向前后滑落。脚踝带可将踝部固定在脚托上防止
踝部脱离脚托。脚跟环凹面朝前垂直固定在脚托后方,可防止脚跟向后滑脱。脚缓冲器
为一沿脚托向前伸出的杆,比脚的长度大,一般为 30cm,其目的是防止脚尖受到外界物品
的冲撞。

7)车闸:用于刹住大车轮以减慢或停止或把轮椅保持在固定位置。普通轮椅的车闸有
两种,即凹口式车闸和肘节式车闸。凹口式车闸安全可靠,但使用时较为费力。肘节式车闸
比凹口式车闸刹车力量强,但容易失效。为增加手肌力差者的刹车力度,常给车闸安装延长
杆以使操作省力(图 5-3-40)。

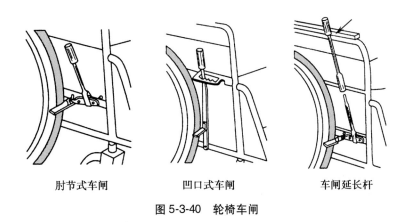

肘节式车闸　　凹口式车闸　　车闸延长杆

图 5-3-40　轮椅车闸

8)倾倒杆:有两个方面的作用,一是当需要抬起脚轮时可踏下倾倒杆;二是当轮椅过度
后倾时此杆先着地,防止轮椅向后方倾倒。

（2）电动轮椅:是外动力轮椅,即利用外部的电能驱动,如蓄电池、直流电动机等。其操作灵活,适用于重度残疾者,如高位截瘫者、双上肢肌力弱和手部畸形者。电动轮椅对多数患者来说是功能最好的,但使用者必须有足够视力、判断力和运动控制能力以保证操作安全。

电动轮椅除具备普通轮椅的基本构造外,还有驱动结构与各种类型的控制部分。呼吸困难患者还可在电动轮椅的后下方可安装呼吸机,也可根据需要制成自动的可倾斜靠背。

电动轮椅的驱动机构一般由12V或24V蓄电池提供能源。驱动方式有前轮驱动和后轮驱动两种。一般为后轮驱动,但前轮驱动者易于越过障碍物。变速结构分为有级变速与无级变速。

电动轮椅的控制方式有多种,如手部控制、臂部控制、肩部控制、头部控制、颏部控制、气动控制、声音控制、人体生物电控制等。

4. 轮椅的附件 包括座位、座位系统、外展阻块、座垫、靠背垫、扶手垫、衬垫、轮椅桌以及爬楼梯器具等。

（1）座位、座位系统和外展阻块:为校正和/或保持固定坐姿的座席和附件,包括因人而异的座位。

（2）座垫、靠背垫、扶手垫及各种衬垫:轮椅座垫、靠背垫、扶手垫可以增加受压部位的承重面积以降低局部压强,使压力分配均匀,从而减少患者皮肤擦伤和压疮。给使用者提供足够的承托,使乘坐舒适,有利于保持稳定的坐姿。各种衬垫要软硬适中,具有良好的均压性、透气性、散热性和吸湿性,便于清洁。根据使用的材料和内部填充物不同分为泡沫塑料垫、凝胶垫、纤维垫、充气垫、充水垫和羊皮垫等。

（3）轮椅桌:可嵌插在轮椅上,便于进行各种ADL活动,如看书、进餐等。

（4）其他:如爬楼梯器具、持物钳、拐杖架、打气筒,维修工具包等。

5. 轮椅处方的程序和内容 轮椅处方(wheel chair prescription)是康复医师、治疗师等根据残疾者的年龄、疾病及损伤程度、健康状况、转移能力、生活方式等开具的订购轮椅的处方。轮椅制造和供应部门根据轮椅处方提供轮椅。

（1）轮椅处方的程序:进行轮椅处方时,首先对使用者进行功能评估,了解其运动功能、感觉功能、认知功能的状态以及对使用轮椅的态度和能力;然后对使用者进行身体测量以确定轮椅的各种参数指标;再确定轮椅的种类、规格以及所需

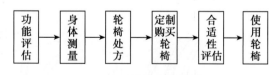

图5-3-41 轮椅处方流程图

特殊附件等,开具轮椅处方;根据处方购买或定制轮椅;使用轮椅前还应对轮椅的适合性进行评定,发现问题及时调整(图5-3-41)。

（2）轮椅处方的内容及格式:轮椅处方的内容一般包括所需轮椅的种类(类型)、规格、附件特殊要求等。有简有繁,目前国内尚无统一格式。常用轮椅处方格式见表5-3-1。

6. 轮椅参数的测量 轮椅各主要部件的尺寸适当与否,直接关系到使用者局部受压、坐姿的正确与稳定以及转移的安全性。测量时被测量者应穿着普通衣服,有支具者要佩戴支具,测量用椅不可太软。主要部位的测量方法如下:

（1）座席高度、宽度及深度

表 5-3-1　轮椅处方

姓名		性别		年龄		职业	

姓名　　　　　性别　　　　　年龄　　　　　职业

住址　　　　　　　　　　　　　联系电话

残疾类型

使用者的类型　□成年人　　□儿童　　□幼儿　　□下肢截肢者

轮类型　□普通型　□前轮驱动型(室内用)　□单手驱动型(左、右)　□下肢截肢用轮椅
　　　　□竞技用轮椅

驱动方式　□手动(双轮、单轮:左、右)　　□电动(手控、颊控、颏控、气控)　　□其他

座席　　　宽度　cm　　　高度　cm　　　深度　cm

大车轮　　规格　cm　　　轮胎　(□充气　　　□实心)

脚轮　　　规格　cm　　　轮胎　(□充气　　　□实心)　　脚轮锁(□要　　　□不要)

靠背　　　□普通型　□可拆卸式　□后倾靠背(半倾、全倾)　□可开式靠背(要,不要)
　　　　　□头托(要,不要)

手轮　　　规格　cm　　　□普通型　　□推把(□水平　　□垂直　　□加粗)

扶手　　　□长扶手　　□短扶手　　□可卸式(□是　□否)　　□扶手垫(□要　□不要)

脚托　　　□固定式　□抬起式　□分开式　□可卸式　□左右(分别、共用)　□脚跟环(要,
　　　　　不要)　□脚踝带(要,不要)　□脚缓冲器(要,不要)

腿托　　　□横跨两侧式　　　□两侧分开式

车闸　　　□凹口式　　□肘节式　　□延长杆(右　cm,左　cm)　　□运动用可卸式

颜色　　　轮椅架(　　)色　　　　座位(　　)色

附属品　　□座垫　　　□靠背垫　　　□扶手垫　　　□轮椅桌　　　□安全带

特记事项

处方者　　日期　　年　　　月　　　日

1) 座席高度:被测量者坐在测量用椅上,膝关节屈曲90°,足底着地,测量腘窝至地面的高度为座席高度,一般为45~50cm。座席太高轮椅不能进入桌面下,座席太低坐骨结节承受的压力过大(图5-3-42a)。

2) 座席宽度:被测量者坐在测量用椅上,测量坐位时两侧臀部最宽处的距离,再加5cm为座席宽度。即臀部两侧各有2.5cm的空隙,一般为40~46cm(图5-3-42b)。座席太宽不宜坐稳,操纵轮椅不便,肢体易疲劳;座席太窄上下轮椅不便,臀部及大腿组织易受压。

3) 座席深度:被测量者坐在测量用椅上,测量臀部向后最突出处至小腿腓肠肌间的水平距离,再减5cm为座席深度。即乘坐轮椅时小腿后方上段与座席前缘间应有5cm的间隙,座席深度一般为41~43cm(图5-3-42c)。若座席过短,体重主要压在坐骨结节上;座席太长腘窝受座席前缘的压迫而影响血液循环,且皮肤易受磨损。

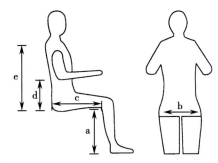

图 5-3-42　轮椅参数测试

（2）扶手高度:被测量者坐在测量用椅上,上臂自然下垂屈肘 90°,测量肘下缘至椅面的距离,再加 2.5cm 为扶手的高度,一般为 22.5~25cm(图 5-3-42d)。使用坐垫时还应加上坐垫的高度。扶手太高时上臂被迫上抬而易疲劳;若扶手太低,上身需前倾才能维持平衡,不仅易疲劳,有时还会影响呼吸。

（3）靠背高度:低靠背的高度通常测量从座椅面到腋窝的实际距离,再减去 10cm。高靠背的高度是测量从座席面到肩部或后枕部的实际高度(图 5-3-42e)。

（4）脚托高度:为保证安全,脚托与地面应至少保持 5cm 的距离。

（5）轮椅全高:轮椅全高为从手推把上缘至地面的高度,一般为 93cm(图 5-3-43)。

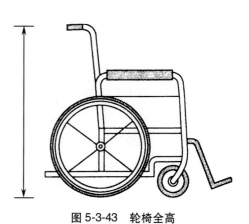

图 5-3-43   轮椅全高

7. **轮椅的选用**   轮椅选择须以使用者为中心,作业治疗师、康复医师、物理治疗师、护士、患者及家属共同商议,根据使用者功能障碍的程度与类型选择轮椅。

（1）一般选用要求:轮椅选择应符合使用者的病情需要,规格尺寸应与使用者的身材相适应,乘坐舒适、稳定;轮椅需结实、可靠、耐用,转移时与地面稳固,避免晃动;易于折叠和搬运;驱动省力,能量消耗少;价格能为一般使用者接受,允许使用者在选择功能、外观(如颜色、款式等)上有一定的自主性;购买零件及修理方便。

（2）根据使用者功能障碍的程度与类型选择:不同的功能障碍对轮椅有不同的要求,要根据使用者的功能状况如上肢的肌力、关节活动度、协调能力、坐位稳定性等选择轮椅。

1）根据使用者驱动轮椅的能力:①完全不能操纵轮椅者选用他人推动的轮椅。②双上肢虽无驱动轮椅的力量,但有残余能力可搬动小手把或按动电开关者可选用电动轮椅。③肩、肘部肌肉有驱动力量,但手的握力不够者可在手轮上包塑料海绵,或选用带有推动把手的手轮。肩手关节活动受限者可选用垂直推把;手指屈曲运动受限不易握拳者选用加粗推把。④一只手能驱动轮椅者,可选用单侧驱动轮椅或选用电动轮椅。⑤偏瘫患者可以选用低座席的普通轮椅,用健手驱动手轮,健足着地控制方向。⑥双上肢肌力差者应安装延长杆以便于操作车闸。

2）根据使用者进出轮椅的能力:双上肢肌力弱、不能独立进出轮椅的使用者,应选用能向两侧分开脚托的轮椅,以便于轮椅靠近床缘。

3）根据使用者的姿势和体位:①髋关节屈曲受限者应选用可倾斜式靠背轮椅。②膝关节屈曲受限者应选用可抬起脚托支架的轮椅。③双下肢完全瘫痪者应选择带腿托和脚跟环的轮椅。④有发生压疮高风险者应加用轮椅座垫。⑤下肢截肢尤其是双侧大腿截肢者,需把轮椅车轴后移、安装倾倒杆。⑥不能维持坐位稳定者应加用安全带固定。⑦躯干肌麻痹伴有严重麻痹性脊柱侧弯者宜选用手动式担架车。

4）根据轮椅的使用环境:①在室内、城市街道使用的轮椅宜选用实心轮胎和直径较小的脚轮。②在农村及路面差的环境中使用者宜选用充气轮胎,脚轮应稍大。

5）根据需求需在轮椅上工作、就餐者应选用台阶式短扶手,以便轮椅接近写字台和餐桌。或选择稳定性好的轮椅附加轮椅桌。

（3）根据疾病及损伤程度选择

1）偏瘫：如无认知障碍、有较好的理解能力和协调性者可选单侧驱动轮椅；病情严重者选用他人推动轮椅；平衡功能好者可选座席较低的标准轮椅，安装可拆卸式脚托和腿托，以使脚充分着地，用健侧的上下肢完成操作；需帮助转移者最好选用可拆卸式扶手。

2）截瘫：除高位胸髓损伤者需考虑躯干的平衡控制问题外，截瘫患者对轮椅的要求基本相同。座席的规格通过身体测量决定，一般选用台阶式的短扶手，并安装脚轮锁。若需要从后方完成转移，可在靠背安放上拉链或选择可倾倒式靠背的轮椅；如需从侧方转移，应选用可拆卸式扶手。有痉挛或踝阵挛者需增加脚踝带、脚跟环。生活环境的路面状况较好时可选用实心轮胎以提高速度，并配合较厚的坐垫防震。

3）四肢瘫：C_4 及以上损伤者可选择气控或颏控电动轮椅或由护理者操作的轮椅。C_5 以下损伤者可通过上肢的屈曲力量操作水平把手，可选择前臂控制的高靠背电动轮椅，功能较好者可选用轻便的手动轮椅；有体位性低血压者应选用可倾斜式高靠背轮椅，安装头托并配合选用膝部角度可调的开合可卸式脚托。车轴要尽可能靠后，安装倾倒杆并选择较厚的座垫。

4）截肢：双下肢截肢者由于身体重心发生很大的变化，一般要把车轴后移防止向后方倾倒；早期可使用大车轮在前的轮椅；假肢时要安装腿托和脚托。

5）下肢伤残：一般选用标准轮椅；年老、体弱、病情严重者一般选用他人推动轮椅；其他障碍要根据残疾或损伤的程度、关节活动度、肌力、体重、躯干平衡、生活环境等因素综合考虑。

8. 轮椅使用的训练

（1）坐姿的维持：使用者在轮椅中应维持安全舒适、功能最好的姿势，对于姿势异常者需采用特制的轮椅座位及座位系统来校正和保持坐姿。良好坐姿的维持应考虑以下因素：

1）骨盆：支撑骨盆是支撑整个身体的关键，良好的骨盆支撑要求座席的高度、宽度、深度适宜。严重的畸形、肌张力异常者往往不能平均分布压力，不能提供良好的支撑，需定制特殊的座椅和各种座垫来维持坐姿。带有坐骨横挡的轮椅泡沫靠垫对稳定坐势具有很好作用，并可随生长、体重、体型的变化对座位进行调整（图 5-3-44）。

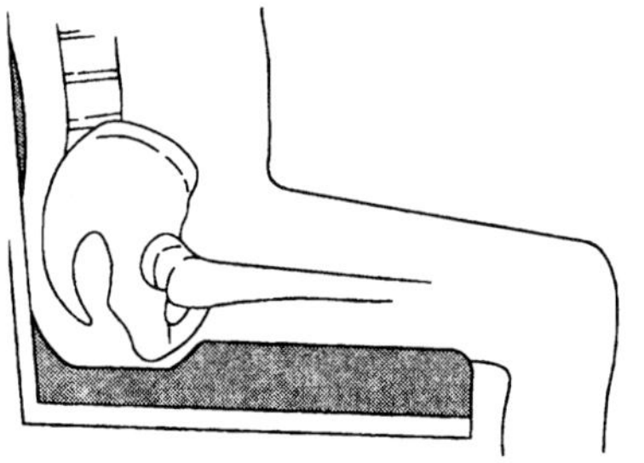

图 5-3-44　带坐骨横挡的轮椅座垫

2）上肢支撑：采用适宜的扶手和扶手垫使上肢置于舒适位置，既能保持正确的姿势、维持平衡，也能通过上肢负重减少对坐骨的压力。通过使用一些特殊的扶手还可使上肢固定于特定的功能位置。

3）下肢支撑：良好的下肢支撑可保护下肢，维持良好的体位和平衡。适宜的脚托高度为足跟离开托面，再上抬 $1.3\sim1.5cm$。下肢水肿、外伤、膝关节僵硬时采用可抬起下肢的脚托支架，内收肌张力过大时还需使用外展支架。

4）头部、胸部及背部支撑：低靠背对脊柱和头部无支撑作用，只适用于无脊柱畸形、躯干控制正常和上肢肌力强的使用者。而对于躯干平衡和控制不良（如脑瘫、高位截瘫等）不能久坐的使用者、身体虚弱的老年人需使用高靠背轮椅来提供背部支撑，同时还可配备头托支撑头部。必要时还需使用胸垫和胸带等支撑胸部。

（2）减压训练：乘坐轮椅易受压的部位是坐骨结节、臀部两侧、膝后方、肘部下方、脚跟后方、肩胛骨等。使用各种减压垫，防止局部过度受压；减压动作训练，指导患者进行有效的减压。减压方法有很多，治疗师要根据使用者的功能状况，指导患者进行减压训练。减压动作应两侧交替进行，一般每 30min 进行一次（图 5-3-45）。

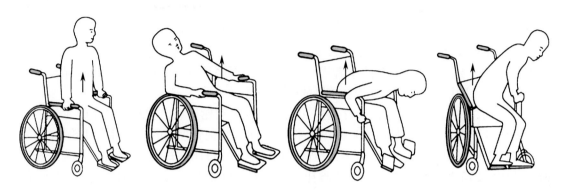

图 5-3-45 常用的减压动作

（3）转移技术：转移活动指整个身体从一个地方到另一个地方的位置变化，轮椅的转移有轮椅与床、椅子、坐便器、浴盆等之间的转移。完成这些转移有多种方法，适合患者即可，不一定越复杂越好。治疗师应尽可能多的掌握转移方法，以便在各种情况下都能处理。转移动作可以先站立再转向，也可以直接滑动完成。根据动作的独立程度可分为独立转移、部分帮助转移和全部帮助转移。三者之间没有绝对的选择标准，帮助量的多少要根据患者和帮助者的能力、体力、转移的距离和频率、认知能力以及两者之间的配合程度来决定。随患者能力和完成情况的改善帮助量应逐渐减少。

1）轮椅与床的转移：①独立转移。大多数偏瘫、截瘫、平衡功能差的使用者经过训练都能独立完成轮椅与床之间的转移。有一侧健全肢体者（偏瘫、一侧下肢截肢等）等常采用先站立再转动方向的转移方法。如斜角法（轮椅与床成 30°~60° 角）、直角法（轮椅与床成 90°角）。双下肢截瘫或肌力差者常采用滑动的转移方式，从轮椅的正面、侧面或后面完成转移。从侧面转移时需取下靠近床一侧的扶手，从后面转移只适用于轮椅靠背可以打开或卸下者。从床转移到轮椅时动作相同，但次序相反。②部分帮助转移。利用斜角法和直角法转移的同时，治疗师用自己的膝和足固定患者的膝和足，双手握住患者的腰带或托住双髋或一只手置于髋下，另一只手置于肩胛部向上提；患者健手支撑在扶手上或治疗师的肩部用力站起，以健腿为轴转身坐在床上。根据具体情况，在帮助患者站起时，帮助者也可以扶持其肩胛部或托住双肘。③全部帮助。转移动作全部由帮助者完成。

2）轮椅与椅子的转移与轮椅和床的转移方法基本上相同。由于椅子重量轻，不如床的稳定性好，当把身体从轮椅移动椅子时要伸手按住椅面中央，防止椅子偏斜滑动。

3）轮椅与厕坐的转移与轮椅和床的转移方法基本上相似。为方便轮椅进出，厕所的门要足够宽，空间也应较大。在坐便器旁应安装扶手，以利于保持躯干的平衡。最常采用斜角法进行转移。但由于空间的限制，轮椅与坐便器的角度常大于 60°，故也采用直角法。有时为减少身体转动也可直接面对水箱坐下。

4）轮椅与浴盆的转移与轮椅和床的转移方法基本上相似。侧面转移时需放一跨越浴盆两侧和轮椅的转移板；也可以从正面进入浴盆（图5-3-46）。

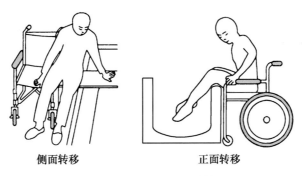

側面转移　　　　　　　　　正面转移

图 5-3-46　轮椅到浴盆的转移

5）其他轮椅转移技术：使用轮椅者具备一定的身体和技能条件后，通过训练还可以掌握更多的轮椅转移技术，如完成轮椅与地面间、轮椅上下楼等转移动作，既能丰富生活，还可以掌握一些自救措施。

（4）轮椅的操作技术

1）平地驱动轮椅：驱动轮椅的过程分为驱动期和放松期。驱动轮椅时先将车闸松开，身体向后坐直，眼看前方。驱动期：双上肢后伸，稍屈肘，双手握紧手轮的后半部分，上身前倾的同时双上肢向前推动手轮并伸直肘关节；放松期：当肘关节完全伸展后松开手轮，上肢自然放松下垂于大轮的轴心位置。上述动作重复进行，完成向前驱动轮椅的过程。为了提高轮椅的行驶速度，应注意在轮椅上的姿势，强化躯干、上肢、手指运动协调，掌握好驱动期和放松期。无论在轮椅前进还是后退的行驶中，通过控制手轮即可完成方向转换，如用一只手固定一侧手轮，另一只手驱动对侧手轮，便可以固定的车轮为轴使轮椅转向；两侧手轮分别向相反方向驱动（即一侧向前，另一侧向后），便可使轮椅在固定位置快速转向180°。一侧功能障碍者（如偏瘫等）也可使用普通轮椅，利用健侧上下肢来驱动轮椅。先将健侧脚托抬起使健足着地，健手握住手轮向前推动轮椅，健足向前踏出，健侧的手足配合控制前进的速度和方向。使用电动轮椅，特别是颏部控制、气动控制、声音控制等特殊控制方式者还应进行专门的驱动轮椅训练。

2）平衡点与大轮平衡技术：推轮椅者用脚向下踏倾倒杆同时双手下压手推把使轮椅后倾，在后倾的过程中双手承受的重量逐渐减少，当轮椅后倾倒约30°时双手负重最小，这个位置称为平衡点。大轮平衡技术是指由大车轮支持，脚轮抬起悬空并保持平衡的一种技巧。大轮平衡技术是完成轮椅上下坡路、上下台阶、越过障碍物、在不平整的路面行驶等操作的基础。大轮平衡技术分为准备、启动、保持平衡3个步骤：①准备动作。头稍后仰，上身挺直两臂后伸，肘微屈，手抓紧手轮，拇指放在轮胎上。②启动。先将手轮轻轻向后拉，随后快速向前推，脚轮离地。③保持平衡。调整身体和手轮以维持平衡，即当轮椅前倾时上身后仰，同时向前推手轮；当轮椅后仰时上身前倾，同时向后拉手轮。进行大车轮平衡训练时先把患者置于平衡位置，练习向前驱动时轮椅向后倾；向后驱动时轮椅向直立位运动，直到在监护下能维持大车轮平衡最终掌握这一技巧。训练时后面要有人保护，以免向后翻倒造成危险。

3）独自驱动轮椅上下台阶：使用者掌握大轮平衡技术后即可开始此项练习。方法：使轮椅面对台阶并离开数厘米远；利用大轮平衡技术抬起脚轮并置于台阶上；前轮倒退到台阶边缘,将双手置于手轮的适当位置;用力向前推动轮椅到台阶上。下台阶时先将轮椅退到台阶边缘;在控制下转动大车轮下降,最后使脚轮落下。在刚开始训练时必须有治疗人员监护。使用该技术可以在社区完成上下马路镶边石、越过障碍物等(图5-3-47)。

4)独自驱动轮椅上下坡道:训练时需掌握两手同步用力推或拉,并学会灵活地使用车闸,以便失控时尽快把轮椅刹住(图5-3-48)。

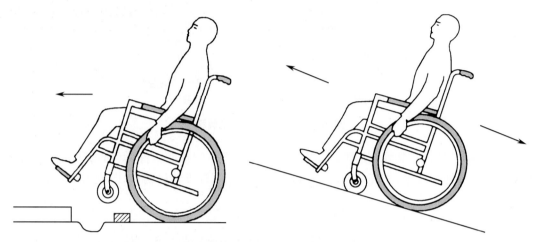

图 5-3-47 越过窄的障碍物、浅沟、台阶   图 5-3-48 独自上下坡道

5)推轮椅上下台阶:推轮椅上台阶或马路镶边石有两种方法:一种方法是面向台阶,用脚踩下倾倒杆使轮椅向后倾斜,把脚轮放在台阶上,继续向前方推动使大车轮靠近台阶,再上抬大车轮即可(图5-3-49);另一种方法是把轮椅背向台阶,推轮椅者抬起脚轮,将轮椅退到台阶下,双手同时用力上提即可。推轮椅下台阶或马路镶边石也有两种方法:一种方法是面朝前方,先使轮椅后倾,然后边向后拉动轮椅边使大车轮缓慢落到地面,再缓慢放下脚轮。另一种方法是面朝后,推轮椅者自己先下台阶,把轮椅退到台阶边缘,使大车轮缓慢倾斜从台阶上落下,再抬起脚轮向后方移动,使脚轮落到地面,然后转过方向前进。

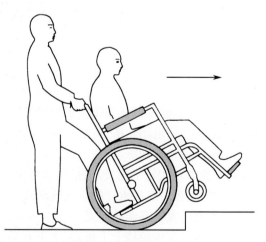

图 5-3-49 推轮椅上台阶

6)推轮椅上下坡道:推轮椅上坡一定要朝前方直行;下坡时最好让乘坐者面朝后,并控制好大车轮的速度,特别是在较陡的坡道。若坡道的斜度较小,也可让患者面朝前,此时推轮椅者要握紧手推把,控制大车轮的速度(图5-3-50)。

7)推轮椅上下楼梯:推轮椅上下楼梯最好两人完成。上楼梯时,先把轮椅推至楼梯口,背向楼梯,后倾轮椅使大车轮接触到第1级楼梯,上方的帮助者握紧手推把,另一人面对患者,双手分别握住两侧扶手前部的下方(注意:不能抓脚轮和脚托,因二者可脱落),两人同时用力使轮椅在楼梯上逐级滚动。下楼梯时,将轮椅正对楼梯,后倾轮椅至平衡点并向前推到楼梯边缘,与上楼梯时同样控制轮椅,同时用力使轮椅逐级滑落。

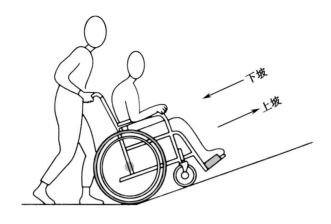

图 5-3-50　推轮椅上下坡

9. 轮椅使用的注意事项

（1）使用折叠式轮椅时应正确的打开与收起。

（2）推轮椅者应眼看前方,看好路面情况再推动轮椅。

（3）推动折叠轮椅或在不平的地面推轮椅时应抬起脚轮,仅大车轮着地。

（4）把轮椅装到汽车行李箱时要水平放置,轮椅上不可放置其他物品。

（5）不要快速推动轮椅进行嬉耍。

（6）不使用轮椅时,应把车闸打开,否则对车闸本身和轮胎都不利。

（7）为方便轮椅出入,应在台阶处修建坡道,坡道应防滑,并在侧面安装扶手。操作轮椅最理想的坡道角度为 5°。上肢功能正常者一般可独立驾驶轮椅上下 15° 的坡道,由他人推动轮椅,安全坡道的角度为 35°。

（四）常见疾病辅助器具的应用

1. 脑卒中患者常用的辅助器具见表 5-3-2。

表 5-3-2　脑卒中患者常用的辅助器具

功能活动	辅 助 器 具
进食	带弹簧筷子、加粗手柄器具、防滑垫、防洒碟、防洒碗、万能袖套
修饰	特制指甲钳、电动剃须刀、长粗柄梳、带吸盘的刷子
穿衣	穿衣器、扣纽扣器、穿袜器、特制外衣纽扣
大小便	便椅、加高坐厕、坐厕及扶手、便后清洁器、厕纸夹
洗澡	长柄刷、带扣环毛巾、防滑沐浴垫、洗澡板、洗澡椅、洗澡凳、扶手装置
转移	单脚手杖、四脚手杖、助行架、轮椅、单手操作轮椅、转移带、滑板、转移车
交流	沟通板、带大按键电话、书写器、扬声器、电脑输入辅助器具
做饭	特制砧板、切割器、特制开瓶器、钳式削皮器、开罐器(供单手使用)
其他	特制手柄钥匙、开瓶器、矫形器

2. 脊髓损伤患者常用的辅助器具见表 5-3-3。

3. 脑瘫患儿常用的辅助器具见表 5-3-4。

表 5-3-3　脊髓损伤患者常用的辅助器具

功能活动	辅 助 器 具
进食	万能袖套、带 C 型夹勺子、带腕固定带勺子、防滑垫、防洒碟、防洒碗、自动喂食器等
修饰	电动剃须刀、带 C 型夹的梳子和剃须刀、带固定带牙刷
穿衣	穿衣器、扣纽器、穿袜器、鞋拔、带指环的拉链等
大小便	坐便椅、坐厕、加高坐厕、扶手、床边便椅、厕纸夹
洗澡	带扣环毛巾、长柄擦(海绵)、防滑垫、洗澡板、洗澡椅、洗澡凳、扶手
转移	电动轮椅、手动轮椅、转移板、助行架、腋杖、肘杖、手杖、转移车
交流	电话托、书写器、翻书器、电脑输入辅助器具(头棍、口棍等)
其他	特制手柄钥匙、拾物器、开瓶器、环境控制系统、矫形器

表 5-3-4　脑瘫患儿常用的辅助器具

功能活动	辅 助 器 具
进食	特制筷子、加粗手柄器具、万能袖套、带 C 型夹的勺子、带腕固定带的勺子、防滑垫、防洒碟、特制碟、特制碗、万能袖套
修饰	特制指甲钳、长柄梳子、加粗手柄梳子、万能袖套
穿衣	穿衣器、扣纽器、穿袜器、特制外衣纽扣、鞋拔
大小便	便椅、坐厕、扶手、便后清洁器、厕纸夹
洗澡	长柄刷、带扣环毛巾、防滑沐浴垫、洗澡板、洗澡椅、洗澡凳、扶手装置
转移	手杖、肘杖、助行架、步行推车、轮椅、转移带、滑板
交流	沟通板、带大按键电话、书写器、扬声器、翻书器、电脑输入辅助器具(头棍、口棍等)、折射眼镜等
其他	加大码钥匙、钥匙旋转器、马型钥匙柄、易松钳、环境控制系统、矫形器

五、环境设计与环境改造

环境是具体情景中的物理和社会特征,人类的所有作业活动都发生在他所处的周围环境之中。某种程度上说,环境也影响和限制人的行为活动。作业治疗学专家 Gary Keil-hofner(1995)提出,环境对作业活动的影响可分为供给和限制两类。供给指的是周围环境为作业活动的进行提供了一定程度的选择和机会。限制是指环境对个体在进行某些具体的作业活动时有一定的期望和要求。不同程度的环境限制和要求会引起人们不同的情绪体验和反应。环境要求太低,人们会觉得乏味和对作业活动失去兴趣;环境要求太高,大大地超过了个人能力时,人们就会对要从事的作业活动焦虑不安、挫败感甚至绝望。这两种情形都不利于适应环境的行为表现。当环境的挑战恰到好处时,人们会倾向于更投入和专注,力求表现得更好以达到力所能及的最佳状态,会给人们带来成功感,增强自信和自我效能。

坐在轮椅上的残疾人,遇到有阶梯的入口不能独自进入,无电梯或坡道也不能从一楼到更高的楼层,这些环境限制严重地影响了残疾人的社会生活。为方便残疾人参与社会活动,社会采取了一些措施消除这些障碍,国际上将这些措施称为无障碍设施,我国称为方便残疾人使用的城市道路和建筑物的设计,亦简称为无障碍设施。

（一）无障碍设计

分为建筑物外部无障碍设计和建筑物内部无障碍设计。

1. 建筑物外部无障碍设计

（1）坡道:坡道一般设于有阶梯或马路缘石之处,宽度一般≥1.5m,角度在5°左右。

（2）触感块材:触感块材是一种特制的砖块,可使盲人用导盲杖触碰后知道应如何前进或前方有无障碍物或需注意的事物等。

1）触感块材的分类:

①导向块:指示行进方向的导向块材,深黄色,带凸条形。

②停步块:是指示前方有障碍物需引起注意的块材,亦为深黄色,带凸圆点(图5-3-51)。

2）触感块材的铺放:

①从人行道向建筑物:在人行道中央沿人行道铺砌导向块材,路口缘石前铺停步块材。

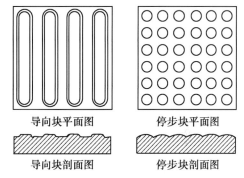

导向块平面图　　停步块平面图

导向块剖面图　　停步块剖面图

图 5-3-51　导向块和停步块

②人行横道:距缘石0.3m或隔一块人行道砖沿马路边铺砌停步块材,导向块材与停步块材成垂直地铺向对侧马路。

③公共汽车站:在人行道上距缘石0.3m或隔一块人行道砖沿马路边铺导向块材,临时站牌下铺停步块材,停步块与导向块垂直铺装。

④梯道扶手:楼梯应有扶手,于楼梯进口和出口处包括中间的平台段进出处均横向铺停步块材以引起注意。

（3）音响、交通、信号:在有红绿灯的路口应同时设音响交通信号,以便盲人能知道何时可以通过。绿灯的音响持续时间应等于路面宽度/残疾人步速(0.5m/s)。

2. 建筑物内部无障碍设计

（1）出入口:出入口应为斜坡形,角度为5°左右(斜坡的高度与水平长度的比例不应大于1:12),宽度应为1~1.14m,两侧应有5cm高的围栏以防轮椅滑出。斜坡表面应用防滑材料。门内外应有1.5m×1.5m的平台部分,然后接斜坡。如与斜坡并行有部分台阶,则台阶高度应≤15cm。

（2）电梯、楼梯:电梯的深度和宽度均应≥1.5m,门宽应≥80cm。电梯迎面应设有镜子,便于残疾人观察自己的进出是否已完成。轮椅乘坐者的电梯控制部离地应在1m左右。如设有楼梯,楼梯宽度应≥1.2m,台阶每阶的深度为30cm、高度应≤15cm,楼梯两侧均应设高0.65~0.85m的扶手,梯面要采用防滑材料。

（3）通道:同时通过两个轮椅的通道至少宽1.8m(图5-3-52),同时通过一个轮椅和一个行人的通道至少宽1.4m。离地面35cm以下的墙面应贴轮椅挡板以保护墙面。轮椅旋转90°处所需的空间应为1.35m×1.35m,轮椅旋转360°处所需的空间应为1.6m×1.6m(图5-3-53)。偏瘫患者用的轮椅和电动轮椅旋转90°需1.5m×1.8m的空间,旋转360°时需有2.1m×2.1m的空间。轮椅出入门的有效宽度应≥85cm、通道宽度应≥1.2m。单拐步行时通道所需宽度为70~90cm,双拐步行时需90~120cm,门的有效宽度≥85cm,通道宽度以1.2m为宜。

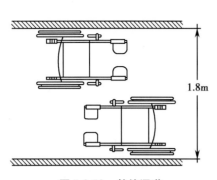

图 5-3-52 轮椅通道

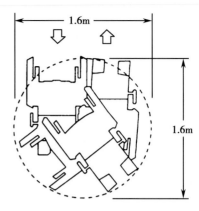

图 5-3-53 轮椅旋转 360°空间

（4）厕所:单设坐式马桶的厕所需 2m^2 的总面积,设一个两侧可移动扶手的坐式马桶和一个落地式小便池的厕所需 2.8m^2 的总面积。一般采用坐式马桶,高 40~45cm,两侧安置扶手,相距 80cm 左右。对于偏瘫患者可采用移动式扶手,移开一侧以便轮椅靠近。对于扶拐的男患者最好采用落地式小便池,两侧离地 90cm 处有扶手,正面 120cm 处有横支栏,利于患者依靠并释出双手协助解开裤扣小便(图 5-3-54)。厕所的门最好采用推拉门,门宽82cm,最好没有门槛或者门槛的高度小于 2.5cm。

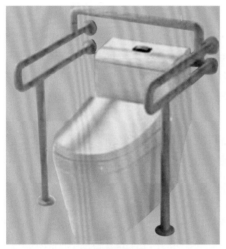
坐式马桶扶手

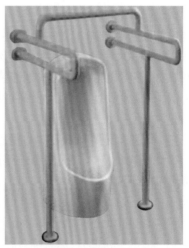
落地式小便池扶手

图 5-3-54 坐式马桶、落地式小便池扶手

（5）洗手池:洗手池池底最低处应≥55cm(图 5-3-55),以便乘轮椅患者进入池底接近水池洗漱。应采用长手柄式水龙头,以便操作。水池深度≤16cm,排水口应位于患者能操作处。镜子的中心应在离地 105~115cm 处,以便乘轮椅患者应用。

（6）浴室:同时配备浴盆、淋浴的浴室面积在 2m×2m 左右。浴盆盆沿离地面的高度应与轮椅座高 40~45cm 相近,盆周与盆沿处应有部分平台以便患者转移和摆放浴用物品。盆周应有直径 4cm 的不锈钢扶手。应采用手柄式水龙头,手持淋浴喷头最大高度应该位于坐在淋浴专用轮椅上的患者能够得着处。浴室地面和盆底均应有防滑措施。

（7）室内设置:室内地毯应尽量除去,地板不应打蜡。门把手应采用横向把手以利开

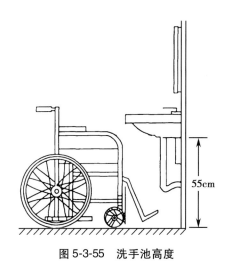

图 5-3-55 洗手池高度

关,如手功能差用钥匙开门有困难时,可应用钥匙开门自助具或采用电子钥匙、卡片式钥匙。

卧室内桌子、柜子和床间应有 1.6m 的活动空间,以便轮椅可作 360°旋转。床头柜侧离床应有 81cm 以便轮椅进入。

坐在轮椅上手能触及的最大高度一般为 1.22m,向侧上方触及的合适距离为 1.37m,侧方下探最低可达高度为 23cm,在进行设计时要充分予以考虑,如衣柜挂衣架横木不应高于 1.22m,深度不应大于 60cm,低层隔板和抽屉均不应低于 23cm,墙电插座离地>30cm 为宜等。

(8)其他

1)各类柜台(接诊、咨询、传达):台面高度以离地 70~75cm、柜台下面离地 62cm 左右、双足可伸入 45cm 为合适。

2)公用电话:放置电话台面离地 70~75cm、电话拨号盘(或按键盘)中心离地 90~100cm 为合适,应兼顾老人及儿童的需求。

3)信箱:信箱下沿离地应为 30cm,投放口高度为 110~120cm。

4)饮水器:饮嘴高度以 100cm 左右为合适。

(二)环境的评估

环境的评估最好是用综合的策略,包括直接观察、与患者面谈、检查患者在实际环境下的表现。在进行环境的评估时,主要可以从以下几方面进行考虑:

1. **环境的安全性** 主要检查环境中可能导致摔倒或身体上伤害的危险因素,包括:①导致绊倒的危险因素,如地毯、杂物、湿滑不平的地面、门槛等。②光线,如太强、太弱、反光等。③电线和插座,如有磨损、太靠近热源、负荷是否过大等。④家具,如是否稳妥摆放、通道是否畅通、物件是否易拿取等。⑤楼梯,每级高度是否适中、两边是否都有扶手等。

2. **物件的可获得性和环境的可进出性** 包括:①患者作业活动所需物件是否容易获得,如梳洗所必需的用具在洗手间是否可以容易拿到。②患者进出环境的通道是否通畅,家具物品的摆设是否有利于患者的通行等。

3. **患者在实际环境中的作业活动表现** 不同类型的患者评估的侧重不同,体能受限的患者,杂乱的环境对其功能可能影响不大,但如无斜坡和电梯,轮椅使用者进出家居环境可能就有困难。而对于有认知功能障碍的患者,杂乱的环境可能使他们变得更混乱,失去定向的能力。对于同时兼有体能和认知功能障碍的患者,上述两方面的因素可能都要考虑。

4. **与患者或家属面谈的情况** 除对患者居住环境进行实地评估外,首次与患者或家属面谈时可让患者或家属提供一些环境方面的资料,以供制订治疗计划和治疗目标时参考。①物理环境方面:居所内外是否有楼梯,楼梯是否有扶手,扶手在左侧或右侧,是否有斜坡,是否有电梯。②发病前的居住状况:居住的区域、住房的式样(楼房、平房还是别墅)、与何人同居等。③发病前是否使用辅助器具及使用的情况:是否需要照顾和帮助,程度如何,使用辅助器具的类型和使用频率。④社会环境方面:宗教背景、发病前从事的工作、经常性的社交和休闲活动、是否接受社区服务等。

环境评估的标准化评估方法,多采用加拿大的康复环境和功能安全检查表(表 5-3-5)。

表 5-3-5 康复环境和功能安全检查表

姓名：   住房的类型：   公寓独立的房子
检查日期：   其他

		没有	轻度	中度	重度	建议
居住状况						
1	保安和荧屏/容许探访					
2	居住条件/占有者					
3	支持的质素/可获得性					
	总计					
行走交通						
4	步行/助行器					
5	轮椅/滑行车/转移					
6	椅/床转移					
7	体位/体位调整					
8	门口的可进出性					
9	室内楼梯/斜坡/扶手					
10	室外楼梯/斜坡/扶手					
11	室外的风险					
12	公共/可获得的交通工具					
13	汽车/驾驶/转移					
	总计					
环境的风险						
14	杂乱					
15	电热毯/发热垫					
16	电线/插座/电拖板					
17	消防出口					
18	炉子/取暖器/壁炉					
19	鼠虫患/不卫生的情况					
20	光线/夜间照明					
21	宠物					
22	小块地毯/室内地面					
23	烟/一氧化碳感应器					
24	吸烟/点蜡烛/火烧的痕迹					
25	危险物品的存放					
26	悬垂的电线/绳					
	总计					

续表

		没有	轻度	中度	重度	建议
厨房						
27	开水壶手动/电动/自动					
28	烤面包炉/小用具					
29	微波炉					
30	煤气炉/电炉					
31	橱柜可及性/安全性					
32	刀具/剪刀的存放/使用					
33	食物供给/储存					
34	垃圾存放/处置					
	总计					
家务						
35	准备热饮					
36	做饭					
37	端茶水/饭菜					
38	整理床铺					
39	清洁					
40	洗衣/熨衣					
41	室内/室外的维护					
42	购物					
43	钱财的管理					
	总计					
饮食						
44	进食/吞咽					
45	营养					
	总计					
自我照顾						
46	穿衣/脱衣					
47	选择适当的衣服					
48	选择适当的鞋袜					
49	头发护理					
50	指甲护理					
51	口腔卫生					
52	剃须					
53	女性卫生					
	总计					

续表

		没有	轻度	中度	重度	建议
浴室和厕所						
54	泡澡/淋浴的方法					
55	泡澡/淋浴的转移					
56	座椅设施					
57	泡澡/淋浴的扶手					
58	防滑的辅助用具					
59	大/小便的控制					
60	如厕的方法					
61	厕所的转移					
62	加高的坐厕					
63	厕所的扶手/安全栏					
64	锁门/开门					
	总计					
服药、成瘾和滥用						
65	处方药/非处方药					
66	成瘾的行为					
67	顾客/自我/他人滥用					
	总计					
休闲						
68	爱好 安全/工具/方法					
	总计					
交流与作息						
69	电话使用/紧急电话号码					
70	能够知道时间					
71	能安排作息时间					
	总计					
游走徘徊						
72	监护					
73	环境					
74	游走记录/回来的计划					
	总计					

家庭环境的安全程度总结表	安全问题的数量			
分类(项目的数量)	没有	轻度	中度	重度
居住状况(3)				
行走交通(10)				
环境的风险(13)				
厨房(8)				
家务(9)				
饮食(2)				
自我照顾(8)				
浴室和厕所(11)				
服药、成瘾和滥用(3)				
休闲(1)				
交流与作息(3)				
游走徘徊(3)				
	总计			
		×1	×2	×3
	加权分数	=	=	=

家庭环境的安全程度得分
总结：
作业治疗师签名和职位日期(年月日)：
没有发现问题：经过观察、面谈和/或实际环境作业活动检查，在检查时没有发现安全问题，包括不适用的项目。
轻度问题：检查时发现的是隐患，将来有发展成中度或重度的趋势(1%~33%的机会有不良后果)。
中度问题：一个要引起注意的安全问题，但不是立即就会对患者和/或所处的环境造成危险(34%~66%的机会有不良后果)。
重度问题：要立刻引起注意的安全问题，或对患者、其他人或他们所处的环境会造成即时的危险(67%~100%的机会有不良后果)。

（三）环境的改造

治疗师应根据患者的能力和治疗的目标对环境进行改造设定。环境的改造可以分为四个方面：辅助器具的使用、环境物理结构的改造、物件的改造、作业活动的调整。

1. **辅助器具的使用**　辅助器具是物理环境中的人工物件的一种，所以辅助器具的使用也是环境改造的一部分。决定使用何种辅助器具及如何最有效地教患者使用辅助器具有六个步骤：①选择一个辅助器具。②选择一个活动去练习使用这个辅助器具。③选择最合适的时机去介绍辅助器具。④选择一个预先安排好的场所。⑤教导患者使用辅助器具。⑥鼓励患者使用辅助器具。

2. **环境物理结构的改造**　包括非房屋结构的改造和房屋结构的改造。①非房屋结构的改造：是指治疗师帮助患者更安全地存放可能引起绊倒危险的物品、家具或重新摆放物件以腾出更多的空间方便日常生活活动。②房屋结构的改造：对房屋结构(墙壁、地面、过道、楼梯)的改造,通常是为了增加活动的安全性。如在楼梯上增加斜坡、修补破损的地面、增加门的宽度便于轮椅通过、浴室和厕所环境设置的改造等。在考虑环境物理结构的改造时,还要顾及患者及其家属的喜好及文化背景等因素。

3. 物件的改造   包括使物件更实用、易于使用或更易于拿取。如在楼梯上加装高度适合的扶手,以弥补患者肌力和关节活动度的不足。在扶手上加一些简单的指引或图片,以便有认知障碍的患者理解扶手的使用等。

4. 作业活动的调整   作业活动的改造可从五个方面考虑:①调整作业活动的复杂程度:治疗师可从活动所需的技巧水平及活动的程序两个方面进行调节,使作业活动适合患者的功能水平。②调整活动的时间界限:调整活动所需的时间和时间安排,使作业活动简单化或复杂化。③调节对活动的要求:根据患者的活动能力对作业活动的数量和质量上的要求进行调整。④调节活动的结果或趣味性:如有些活动强调结果,有些活动则侧重强调过程的有趣程度。⑤调整活动的社会属性:对活动的合作性和竞争程度进行调整,活动可单独也可是合作的形式进行。

(公维军   张志强   何建华)

第四节   认知及心理治疗

一、认知治疗

(一)概念

认知属于大脑的高级功能,是认识和知晓事物过程的总称,包括了感觉、知觉、识别、记忆、理解和思维等过程。当损伤累及大脑皮质时,大脑摄取、储存、重整和处理信息的基本功能受到损害,可引起认知功能障碍,表现为注意力障碍、记忆障碍、失认症、失用症等。

(二)方法

在认知治疗前应对患者的认知功能进行评定,发现问题找出重点,根据患者的具体情况制订相应个体化治疗计划。治疗应该按易到难的原则进行分级训练,逐渐增加训练难度和训练时间,同时鼓励患者和家属共同参与。

1. 注意障碍训练   注意是指人们集中于某种特殊内、外环境刺激而不被其他刺激分散的能力。

(1)注意的选择性训练:训练视觉注意选择时,可将一张有错误的划销作业纸作为干扰放在正在做的划销作业上,使患者划销指定的数字或形状变得困难。在听觉注意选择中,可让患者从有背景声音的音频资料中听及指定的数字或字母。还可让患者在做其他作业的同时听音频资料,增加难度。

(2)注意的稳定性训练:包括视觉注意稳定和听觉注意稳定。在视觉稳定训练中,治疗师和患者目光保持接触,训练患者注视固定及随注视目标移动的能力。也可选择需要保持时间较长注意的作业训练。在听觉稳定训练中,治疗师为患者朗读一些数字,要求患者在听到某一个数字时举手示意。

(3)转移注意训练:为患者准备两种以上不同的作业,在患者进行其中一项作业治疗时,治疗师通过指令让患者停止作业,改做另一项作业。

2. 记忆障碍训练   记忆是人脑对经验过事物的识记、保持、再现或再认。记忆障碍是脑损伤后最常见的主诉,表现为不能回忆或记住伤后所发生的事件。记忆力随时间推移可逐步改善,但大多数人仍有严重问题。记忆与注意关系密切,临床上记忆障碍的患者往往合并注意力障碍,只有先注意和理解一件事,才有可能记住它。记忆障碍的康复方法分为内辅助方法和外辅助方法两大类。内辅助是通过调动自身因素,改善或补偿记忆障碍的一些对策。主要包括复述、语义细加、视意象、首词记忆和 PQRST 练习法。PQRST 是预览(preview,P)、提问(question,Q)、阅读(read,R)、陈述(state,S)、考查(test,T)的缩写,患者通过反复的阅读、理解、提问促进记忆。外辅助记忆训练是借助他人或他物帮助记忆的方法。例如计算机、录音机、提示器、日历、标志性张贴等。

3. 失认症训练　失认症是指大脑损伤后,不能通过相应的感官感受加以识别以往熟悉的事物,但仍可以利用其他感觉途径对其进行识别的一类症状。患者无感觉器官功能缺陷、智力低下、意识障碍、言语困难以及对该事物不熟悉等情况存在。

(1)视觉失认训练:视觉失认是指在没有语言障碍、智力障碍、视觉障碍等的情况下,不能通过视觉认识以前熟悉物品的质、形和名称等。对于颜色失认的患者,可使用各种颜色的图片,训练患者命名和辨别颜色,反复训练;对于面容失认的患者,可让患者对熟悉人的照片与名字进行匹配训练。

(2)手指失认训练:手指失认的患者在感觉存在的情况下不能识别自己和他人的手指,包括不能命名或指出被触及的手指。训练时增加手指皮肤的触觉和压觉输入,让患者根据治疗师的指令辨认手指图,练习伸出自己的手指,例如:"伸出你的右手拇指"。

(3)躯体失认训练:躯体失认的患者不能识别自己和他人身体部位。表现为不能执行需要区别身体部位的指令。训练的目的在于增强患者对身体各部分或部位的认识。包括感觉整合疗法将特殊的感觉输入与特定的运动反应联系起来,用毛刷刺激或手摩擦身体的某一部位同时说出身体部位的名称。为了加强患者对身体各部位的认识,可予以强化训练。

(4)单侧忽略训练:单侧忽略又称单侧空间忽略或单侧空间失认,是指对来自损伤半球对侧的刺激无反应,主要以视觉形式表现,以体轴为中心,离体轴越远越容易忽略。脑损伤患者有单侧忽略时可表现为头、眼偏向健侧,忽略站在其患侧的人。让其抓住横在面前 30~50cm 的绳子中点时抓握点明显偏健侧。

1)强化患者对忽略侧的注意:训练的目的是增加患者对忽略侧的注意,使患者意识到忽略侧的存在,能够自己主动地注意被忽略侧。房间布置应使忽略的一侧朝向床头柜、电视和房门等。训练时治疗师的位置应处于患者的忽略侧,对忽略侧的肢体进行冷、热刺激、拍打、触碰、按摩等。治疗师从忽略侧给患者递物,在忽略侧用移动的物体提醒等。向忽略侧翻身,在仰卧位向两侧进行重心转移。可通过划销作业来完成视扫描训练。在日常生活中增加忽略侧的感觉刺激。

2)作业活动训练:选择有目的的功能性活动,增加患者对忽略侧的注意。阅读时从忽略侧开始读,把鲜艳的格尺放在忽略侧书边,提醒患者从书边开始阅读。用患肢交叉进行跨越中线的作业活动。在地面上贴胶带纸,使患脚踩在胶带纸上进行步行练习等。也可通过划销作业训练患者的视扫描。

4. 失用症训练　失用症是指在肌力、肌张力、运动协调、感觉、视空间、语言理解和注意力等方面无障碍的情况下,不能正确地运用后天习得的运动技能进行目的性运动的运用障碍。

(1)意念性失用的康复训练:是动作意念或概念的形成障碍,是一种较严重的运用障碍。表现为可以正确地完成复杂动作中的每一个分解动作,但不能把各分解动作按照一定顺序排列成为一套连贯、协调的功能活动,也不能描述一项复杂活动的实施步骤。训练的目的是帮助患者理解如何完成连续动作。

1) 基本技能训练:在进行连续动作训练之前,先进行动作分解排序训练,让患者按正确顺序排列。连续动作训练时,常采用连环技术,将要训练的动作进行分解,然后分步练习,待前一步动作掌握后,再练习下一步动作,并逐渐将每个动作串联起来。

2) 提示训练:可根据患者的具体情况采用视觉或口头的方法进行提示。例如:让患者观看治疗师演示一套完整的动作或让患者闭眼想象活动中每一个动作的顺序。也可让患者大声重复活动的步骤,逐渐低声重复,直至默念。

(2) 意念运动性失用的康复训练:患者可以理解指令,但不能按指令完成动作,在适当的时间与地点能下意识地完成那些从前熟练的技能动作。不能模仿使用某种工具的活动,但使用实物时动作的准确性明显提高。在训练前及训练中尽量给患者施以多的本体感觉、触觉和运动觉刺激,强化正常运动模式的输出,使患者的动作在无意识的水平上整体地出现。结合训练前先进行想象或观摩,让患者在头脑中形成流畅、精确和协调的运动模式想象。对于动作笨拙和异常的患者,尽量不用语言纠正,而应通过接触患者的手帮助完成,并随动作的改善逐渐减少辅助量。意念运动性失用的患者大多能够较好地完成粗大的全身性活动,训练时不宜将活动分解,而应尽量使活动在无意识的水平上整体地出现,例如行走训练时只给"行走"的口令。日常生活活动训练尽可能在相应活动的时间、地点和场景进行。例如:穿衣训练尽可能安排在早晨。

(3) 穿衣失用的康复训练:穿衣失用是指丧失了习惯而熟悉的穿衣操作,患者自己不能完成穿衣。其原因并不是由于肢体功能障碍,往往由于体像障碍和空间关系紊乱引起。训练前首先对穿衣失用的原因进行分析,如果是由于结构性失用或单侧忽略等原因所致,应首先针对这些问题进行治疗。根据患者的具体情况教给患者固定的穿衣方法。要求患者按相同的方法每天反复练习直到掌握穿衣要领。治疗师可把穿衣的先后顺序以口头指令的方式录音,患者按指令操作,穿衣过程中复述正在进行的步骤。

(4) 结构性失用的康复训练:结构性失用是指不能将各个不同的部件按正常空间关系组合成为一体化的结构,不能将物体各个部分连贯成一个整体。表现为临摹、绘制和构造二维或三维的图形或模型有困难。在康复训练中,培养患者仔细观察和理解各个部分之间的关系,训练其视觉分析和辨别能力,使患者最终能将各个部分准确地组合成一个整体。

1) 基本技能训练:复制几何图形,从简单的平面图形如正方形、三角形、圆形等开始,逐步向复杂的设计过渡,训练患者在纸上画出各种图形。积木复制设计训练,也要从简单的设计开始,逐渐增加积木数量及设计难度。从二维到三维,从单色积木到彩色积木,从大小和形状相同到不同。逐渐过渡到根据照片或图画再现三维结构。拼图训练,可选择图画拼图或几何拼图进行练习。

2) 功能性活动训练:在基本技能训练的基础上,根据患者的实际需要和能力有目的地进行功能性活动,如摆餐桌、餐具、做饭、裁衣等。

二、心理治疗

心理治疗(psychological therapy)是指运用心理学的原则和方法,治疗患者认知、情绪、行为等方面问题的过程,是医生通过语言影响患者的心理活动,以改变患者存在的对健康不利的观念、态度和行为的一种治疗方法。可分为分析性心理治疗、认知性心理治疗、支持性心理治疗、行为性心理治疗等。依据方法对象和期限不同又可分为个人心理治疗、集体心理治疗、夫妻心理治疗、短期心理治疗和长期心理治疗。心理治疗的形式可分为三种，即个别心理治疗、集体心理治疗及家庭心理治疗。个别心理治疗是治疗师与来访者个别进行谈话形式进行的心理治疗，治疗师帮助来访者掌握自己疾病的情况，对疾病有正确的认识，提出治疗措施。集体心理治疗是治疗师把有同类问题的来访者组织起来进行心理治疗，一般把来访者分成几个小组，每个小组由数个或十几个来访者组成，并选出组长。家庭心理治疗，治疗师根据来访者与家庭成员之间的关系，采取家庭会谈的方式，建立良好的家庭心理气氛与家庭成员之间的心理相容，家庭成员共同努力使得来访者适应家庭生活。在家庭心理治疗时，必要的家庭成员都要参加。

心理治疗方法主要有：

1. 支持性心理治疗　最早由 Throne 于 1950 年提出，是通过治疗师对患者的指导、劝解、鼓励、安慰和疏导的方法来支持、协助患者处理问题，适应所面对的现实环境，度过心理上的危机，称为支持性心理治疗。支持性心理治疗可根据其主要方法分为解释性心理治疗、知识性心理治疗、疏导性心理治疗和安慰性心理治疗等。

治疗通常从了解情况开始。治疗者要倾听患者的诉述，应该有眼神接触、应声和插入必要的提问，让患者感觉到治疗者在倾听，患者感受到治疗者重视并关心他的痛苦，就会产生对治疗者的信赖，通过倾听，治疗者还了解了患者对疾病和康复的看法、态度、期望值。当残疾后患者处于焦虑、郁闷及悲观之中，治疗者给予患者保证对改善患者情绪和康复是十分有益的。但要求治疗者的保证必须有充分的证据，使患者相信。要调动患者的主观能动性，鼓励患者通过自己的努力改善功能。

2. 暗示疗法　用暗示的方法施加影响以达到治疗目的的过程。暗示疗法可分为：①直接暗示：医生以技巧的言语和表情，给患者以诱导和暗示。②间接暗示：通过某种媒介进行暗示。例如通过对患者躯体检查操作，或使用某一些仪器或某些药物，再结合医生的言语态度进行暗示。③自我暗示：以患者把某一些观念暗示给自己。例如，过分紧张、激动而失眠者，选择一些能使人放松、安静的词语进行自我暗示。

3. 催眠疗法　用言语或其他心理手段，使人进入催眠状态的过程称为催眠术。使用催眠术使患者进入催眠状态，通过暗示和疏泄等手段治疗疾病的过程称为催眠疗法。

4. 精神分析法　精神分析法又称为心理分析，是建立在弗洛伊德所创立的心理动力基础上的治疗方法。它认为，很多疾病都与人的潜意识中的矛盾冲突有关，如果把压抑在潜意识中的矛盾冲突、早年的心理创伤和焦虑体验用内省法挖掘出来，使之成为意识的东西加以认识和疏导，从而达到治疗目的。其具体的方法有自由联想、抗拒与阻抗分析、移情、宣泄、释梦、阐释和疏泄。

5. 行为疗法　也称学习疗法或行为矫正疗法。行为学习理论认为，异常行为和正常行为一样都是由学习获得的，因而也可以通过学习来消除，行为疗法还注意发展有效的和适应性的新行为。它所依据的理论主要是经典条件反射理论，操作性条件反射理论和社会学习理论等。行为疗法的主要方法有：

（1）系统脱敏法：亦称交互抑制法或暴露疗法，其基本思想是：当一个原可引起微弱焦虑的刺激再次暴露在全身处于松弛状态下的患者面前时，会失去引起焦虑的作用。系统脱敏疗法在实施时，先评定主观不适单位，让患者按一定的标准评定自己的主观感觉，给予自己不同情景中的心情一个较为恰当的评分。接着让患者细心体会什么是紧张以及什么是放松。领会了紧张与放松的主观感觉之后,才宜进行放松训练。进行系统脱敏时让患者想象、松弛、再想象、再松弛,如此重复多次之后,患者在想象中面对刺激因素时的紧张感觉会逐步减轻。最终,患者示意在想象中已不再紧张,即算完成一级脱敏。然后逐步升级,在系统脱敏期间和之后,应不断在现实生活中演习。

（2）冲击疗法:也称满灌疗法,其治疗理论认为让患者持久地暴露在惊恐因子面前,其惊恐反应终究会自行耗尽。首先向患者认真地介绍冲击疗法的原理和过程,尤其要如实地告诉患者在治疗中必须付出的痛苦代价。患者及其家属同意后应在协议上签字,进行必要的体格检查和详细地精神状况检查,排除心血管疾病、内分泌疾病和癫痫等重大躯体疾病,排除重精神病。冲击疗法主要用于治疗恐惧症,也可用于某些强迫症,优点是方法简单、疗程短、收效快。缺点是它忽视了患者的心理承受能力,患者痛苦大、实施难。

（3）厌恶疗法:亦称厌恶制约法或惩罚法,是一种通过轻微的惩罚来消除适应不良行为的方法。当患者的不适行为即将出现或正在出现时,施加一个可带来一定痛苦的刺激,如催吐药物,使患者产生厌恶的主观体验。经过反复实施,不适行为和厌恶体验就建立了条件联系。以后凡当患者欲实施或实施这一不适行为时,便会产生厌恶体验。厌恶疗法是目前尚有争议的疗法,应该在严格控制下使用。

（4）自我调整法:包括松弛疗法、气功、坐禅、瑜伽、站桩等。

（5）消极练习法:要求患者重复完成的正是他原来嗜好的行为。消极练习法是因多次重复一个动作后引起的积累性抑制。

（6）认知行为疗法:经典的行为疗法只强调行为的变化,而很少关注认知过程。实际上行为的变化,会伴有认知的改变。认知与行为不仅常常结伴而行,也可互为因果。所以矫正行为应与矫正认知相结合。

（7）娱乐疗法:是通过娱乐活动的方式增进身心健康的心理治疗方法。娱乐活动形式多样,如听音乐、看电影、看电视、看喜剧表演、跳舞、游戏、下棋等。娱乐疗法对心理有多方面影响,可以抒发情感、改善心境、消除紧张、提高自信。实施时应本着自愿参加的原则,内容的安排要因人而异,要考虑患者的兴趣、爱好。

6. 咨客中心疗法　咨客中心疗法(client-lentered therapy)又称非指示性治疗。治疗者不是以专家、权威自居,而是一位有专业知识的朋友,与患者建立融洽的医患关系,患者有较强的信任感。治疗者耐心倾听患者的诉说并表示同情与理解,让患者充分表达和暴露自己,体验到自身情感和自我概念的不一致而取得改善。

心理治疗应用广泛,焦虑症、恐惧症、强迫症、神经衰弱、癔症和某些抑郁症,大多由心理因素引起,心理治疗是主要的治疗方法。精神分裂症恢复期患者,经过一段时间的药物治疗后,兴奋躁动等症状虽然得到了控制,但仍可有一些幻觉干扰其正常的工作和生活。对此类患者进行心理治疗,帮助患者提高对疾病的认知,促进自知力和自我克制能力的恢复,增强家庭和社会适应能力。综合医院临床各科有心理问题的患者,在接受临床疾病治疗的同时,有时需要接受一定的心理治疗,如支持疗法、松弛疗法等,以帮助患者认识疾病的性质,降低心理应激水平,调动患者的主观能动性来战胜疾病。慢性病患者、手术患者、老年患者、儿童患者、传染病患者等均存在不同程度的心理问题,会使疾病症状复杂化,影响机体的康复过程。对这些患者的治疗,单用生物学方法效果不佳,必须结合心理治疗。正常人在生活中有时会遇到难以应对的心理社会压力,出现自卑、自责、抑郁、焦虑、失眠、过食和肥胖、酗酒、口吃等心理行为问题。此时可通过心理治疗帮助其改善人际关系,掌握应对技巧,从而达到改善情绪和躯体症状的目的。

（王冰水　赵正全）

第五节 中医传统康复疗法

中医传统康复治疗是指在中医基础理论指导下,以整体观念和辨证论治为主要特点,在损伤和疾病早期介入,通过保存、改善和恢复患者受伤病影响的身体和心理功能,提高其生活质量的一系列传统治疗方法,包括针灸、推拿、中药内外治法以及传统体育疗法、气功、饮食、情绪调节等。

一、针灸疗法

针灸包括针法和灸法。针法是指在中医理论的指导下把针具按照一定的角度刺入患者体内,运用捻转与提插等针刺手法来对人体特定部位进行刺激从而达到治疗疾病的目的。针灸疗法主要有针刺法、灸法、拔罐等,重在调节失常的气血津液及脏腑经络功能,常应用于脑血管后遗症、神经系统疾病、关节病等领域的治疗。

（一）针灸作用机制

1. **疏通经络** 针灸疏通经络主要是根据经络的循行,选择相应的腧穴和针刺手法及三棱针点刺出血、梅花针叩刺、拔罐等,使经络通畅,气血运行正常,达到治疗疾病的目的。

2. **调和阴阳** 针对人体疾病的这一主要病理变化,运用针灸方法调节阴阳的偏盛偏衰,可以使机体恢复“阴平阳秘”的状态,从而达到治愈疾病的目的。针灸调和阴阳的作用,主要是通过经络阴阳属性、经穴配伍和针刺手法完成的。

3. **扶正祛邪** 针灸的扶正祛邪作用就是可扶助机体正气及祛除病邪。疾病的发生、发展及其转归的过程,实质上是正邪相争的过程。正胜邪退则病缓解,正不胜邪则病情加重。

（二）分类及适应证

1. **针刺疗法** 是采用不同的针具刺激体表的穴位,配合各种手法,达到调整人体功能的治疗方法,包括毫针、耳针、头针、火针等疗法。针刺疗法的适应范围很广,举凡内、外、伤、妇、儿、五官、皮肤等各科的许多疾病,大部分都能应用针灸来治疗。

2. **艾灸疗法** 是用艾绒做成艾柱或艾条,在穴位或患处熏灸,借助温热性和药物本身的作用,起到温通经络、调和气血、燥湿祛寒、消肿散结等作用。在康复领域可用于强直性脊柱炎、颈椎病、偏头痛、肩周炎、肘关节炎、坐骨神经痛、各种腰腿痛和关节痛、卒中恢复期的辅助治疗等。

3. **穴位埋线疗法** 是将羊肠线埋入穴位,利用羊肠线在经络穴位内的持久刺激作用而治疗疾病的一种方法。适用于各种慢性、顽固性疾病。

4. **穴位注射疗法** 是选用中、西药注射液注入相应穴位,以发挥穴位和药物的综合作用而达到治疗疾病的目的。用于各种腰腿痛、肩背痛、关节痛及软组织损伤、挫伤。

5. **穴位敷贴疗法** 运用药物对人体穴位进行外部刺激的一种治疗方法,起到活血通窍,通经活络的作用,常用于哮喘、痹证、虚劳等疾病的治疗。

二、推拿疗法

推拿,古称按摩、按跷等,推拿疗法是医者运用各种手法作用于患者体表的特定部位或穴位,以调节机体的生理、病理状态,从而达到防病治病目的的一种物理疗法。

（一）作用原理

1. 舒筋活络,解痉止痛　运动损伤后,肌肉的附着点、筋膜、韧带和关节囊等受伤的软组织,可发出疼痛的信号。推拿能加强局部的血液循环,使局部温度升高,以改善局部的代谢功能。另外通过适当的手法刺激,可使局部组织的疼痛阈得以提高,从而降低对疼痛的敏感度。最后,将紧张或痉挛的肌肉、肌腱被动拉长,从而解除病灶以达到治疗的目的。

2. 理筋正骨,整形复位　医生运用推拿按摩中的牵引、归合复位的手法,可使脱位的关节整复,错开的骨缝合拢。用压、迫、提、圈、晃等手法,使滑脱的肌腱、韧带理正,嵌顿的滑膜退出,以消除局部的疼痛和病理状态,使损伤的组织得以修复。

3. 剥离粘连,疏通狭窄　在运动中造成的肌肉、肌腱、韧带和软组织的急性损伤,局部可有出血、水肿、机化而产生粘连,从而引起慢性疼痛和局部运动受限。运用推拿按摩的弹拨、点拨及对关节的圈晃、拔伸、牵引被动运动手法,起到松解粘连、消肿止痛、滑利关节等作用。

（二）分类及适应证

1. **按法**　利用指尖或指掌,在患者身体适当部位,有节奏地一起一落按下,称为按法。
2. **摩法**　用手指或手掌在患者身体的适当部位,给以柔软的抚摩,称为摩法。
3. **推法**　在前用力推动叫推法。临床常用的有单手或双手两种推法。
4. **拿法**　用手把适当部位的皮肤,稍微用力拿起来,称为拿法。
5. **揉法**　医生用手贴着患者皮肤,做轻微的旋转活动的揉拿,称为揉法。
6. **捏法**　在适当部位,利用手指把皮肤和肌肉从骨面上捏起来,称为捏法。
7. **颤法**　是一种振颤而抖动的按摩手法。动作要迅速而短促、均匀为合适。要求每秒颤动 10 次左右为宜,也就是 1min 达到 600 次左右为宜。
8. **打法**　打法又叫叩击法。临床上多配合在按摩手术后来进行。打法手劲要轻重有准,柔软而灵活。

推拿治疗疾病的范围非常广泛,它涉及内、外、妇、儿、五官等各科的许多疾病,尤其在伤科中应用最广,疗效突出,现将推拿的适应证介绍如下:

1. **闭合性的软组织损伤**　如腰椎间盘突出症、颈椎病、肩周炎、落枕、急性腰扭伤、膝关节侧副韧带损伤、梨状肌综合征等。
2. **肌肉韧带的慢性劳损**　如慢性腰肌劳损、背肌劳损、腰棘上韧带劳损等。
3. **骨质增生性疾病**　如退行性脊柱炎、膝关节骨关节炎、跟痛症等。
4. **周围神经疾病**　如面神经麻痹、三叉神经痛、坐骨神经痛、腓总神经损伤等。

三、中药治疗

将望、闻、问、切四诊所收集的资料,运用中医理论进行辨证分析,使用单一药物或将两种以上的药物合理配伍,用在患者身上,调节气血阴阳,最终达到治愈疾病的目的。

（一）内治法

中药内治法是根据患者的具体情况,辨证处方,合理选用剂型内服,达到平衡阴阳、恢复脏腑经络气血功能目的的一种中药康复方法。

1. **汗法** 主要是通过出汗,使腠理开、营卫和、血脉通,从而能祛邪外出,营卫调和。

2. **吐法** 通过涌吐的方法,使痰涎、宿食或毒物从口中吐出的治疗。适用于病位居上的中风痰壅、痰涎壅盛癫狂等证。

3. **下法** 通过泻下、攻逐等方法,使停留于胃肠的燥屎、瘀血、痰饮等排出体外以祛邪的治法。

4. **和法** 是通过和解或调和的方法,使脏腑、阴阳、表里失和之证得以解除的治法。主要包括和解少阳、调和肠胃、调和肝脾等。

5. **温法** 是通过温里祛寒的方法,以治疗里寒证的治法。根据里寒程度又分为温经散寒和回阳救逆等治法。

6. **清法** 是通过清热、泻火、解毒、凉血等方法,以清除里热之邪的一类治法。具体又分为清气分热、清营凉血、清脏俯热等。

7. **消法** 是运用消食化积、行气活血等方法,使气、血、痰、食、水、虫等有形之邪逐渐消散的一类治法。

8. **补法** 是通过补益人体气血阴阳的方法,治疗各种虚弱证候的一类治法。以补气、补血、补阴、补阳为主。

（二）外治法

中药外治法是指针对患者的具体病情,选择适当的中药,经一定的炮制加工后,对患者全身或局部,进行体外治疗的方法。

1. **膏药疗法** 将药物研磨成粉配合香油、黄酒等基质炼制而成的硬膏,再将药膏涂在布、皮、纸等上面而成。膏药使用方便,药效持久,便于携带,适合多种疾病。

2. **熏蒸疗法** 利用中药煎煮后所产生的温热药物蒸气熏蒸患者身体,可使毛窍疏通,腠理开发,气血调畅,从而起到活血通络、化瘀消肿的治疗作用。临床适合痿证、痹证、瘫证等多种疾病。

3. **烫洗疗法** 指选用某些中草药制成煎剂,调适温度后进行局部或全身浸洗,以促进患者康复的方法,又称药浴疗法,古称浸渍法。

4. **熨敷疗法** 将蒸煮或炒热的药物熨敷于患部或一定的穴位,在热气和药气的作用下,以温通经脉,畅达气血,协调脏腑,达到康复目的的一种方法。

四、传统运动疗法

运用我国传统的体育运动方式如太极、八段锦、五禽戏等传统运动健身术来进行锻炼,以活动筋骨,疏通气血,调节气息,来畅通经络,调和脏腑,增强体质,达到治病强身的方法,称为传统运动疗法。

现代科学研究证明,传统运动疗法对人体器官功能的有利作用:①可促进血液循环,改善大脑的营养状况,促进脑细胞的代谢,使大脑的功能得以充分发挥。②促进血液循环,增强心脏的活力及肺脏呼吸功能,改善末梢循环。③增加膈肌和腹肌的力量,促进胃肠蠕动,有利于消化吸收。④可提高机体的免疫功能及内分泌功能,从而使人体的生命力更加旺盛。⑤增强肌肉关节的活动,使人动作灵活轻巧,反应敏捷、迅速。

（一）太极拳

太极拳是汉民族辩证的理论思维与武术、艺术、引导术、中医等的完美结合，它以中国传统儒、道哲学中的太极、阴阳辩证理念为核心思想，集颐养性情、强身健体、技击对抗等多种功能为一体，是高层次的人体文化。太极拳是一种意识、呼吸、动作密切结合的运动，"以意领气以气运身"，用意念指挥身体的活动，用呼吸协调动作，融武术、气功、导引于一体，是"内外合一"的内家拳。长期坚持可使周身肌肉、筋骨，关节、四肢百骸均得到锻炼。具有活动筋骨，疏通脉络，行气活血的功效。

（二）八段锦

八段锦属于古代导引法的一种，是形体活动与呼吸运动相结合的健身法。活动肢体可以舒展筋骨，疏通经络；与呼吸相结合，则可行气活血、周流营卫、斡旋气机，经常练习八段锦可起到保健、防病治病的作用。

五、药膳

药膳发源于我国传统的饮食和中医食疗文化，药膳是在中医学、烹饪学和营养学理论指导下，严格按药膳配方，将中药与某些具有药用价值的食物相配伍，采用我国独特的饮食烹调技术和现代科学方法制作而成的具有一定色、香、味、形的食品，是中国传统的医学知识烹调相结合的产物。按康复疾病的需要分为以下几类：

1. **炖**　有隔水炖和不隔水炖之分。隔水炖是加好汤和料封口，把容器放入锅中，武火炖 3h 即可；不隔水炖为直接武火煮沸，撇去浮沫，再用文火炖至酥烂。

2. **熬**　先在锅内加底油烧热后，放入主料稍炒，再加汤及调味品，后用文火煮烂。

3. **烩**　将多种原料用汤和调料混合烹制成的一种汤汁菜。

4. **余**　将汤和水用武火煮沸，投下药料及食料，加入调味料即可。

5. **焖**　先在锅内放油，将食物和药物同时放入，炒成半成品，加姜、葱、花椒、汤及调味品，盖锅盖，用文火焖烂。

6. **烧**　将原料放入有少量油的锅中加调料煸炒，进行调味调色，待颜色转深放入调味品及汤（或水），用文火烧酥烂后，武火收汤稍加明油即可。

7. **蒸**　就是将食物与药物拌好调料后，放入碗中，利用水蒸气加热烹熟的方法。

8. **煮**　将原料放入锅内，加适量汤或水，先用武火烧开，改文火烧熟即可。

9. **卤**　先调好白卤或红卤，然后将原料加工，放入卤汁中，用文火煮烂，使渗透卤汁至酥烂。

10. **炸**　将油用武火烧至七八成熟，再将原料下锅，注意翻动，防过热烧焦，通常炸至橘黄色即可。

（杨傲然）

参 考 文 献

[1] 窦祖林. 作业治疗学［M］. 2 版. 北京：人民卫生出版社, 2013.

[2] Judi Edmans. Occupational Therapy and Stroke［M］. 2nd ed. Wiley：Blackwell Publish. 2010.

[3] Cynthia Cooper. Fundamentals of Hand Therapy［M］. 2nd ed. Arizona：Elsevier. 2014.

[4] 刑本香, 李贻能. 临床康复学［M］. 上海：复旦大学出版社, 2016.

［5］肖晓鸿.康复工程技术［M］.北京:人民卫生出版社,2014.

［6］燕铁斌.物理治疗学［M］.2 版.北京:人民卫生出版社,2013.

［7］Sara. J. Cuccurullo. Physical Medicine and Rehabilitation Board Review［M］. 3rd ed. New York:Demos Medical Publishing. 2015.

［8］窦祖林.作业治疗学［M］.北京:人民卫生出版社,2008.

［9］张晓玉,江流恬,申健.伤残辅助器具装配知识指南［M］.北京:中国人事出版社,2006.

第六章

肌肉骨骼系统损伤与康复

第一节 骨折与康复

一、骨折概述

（一）骨折的分类

骨折（fracture）是指骨的完整性和连续性中断。

1. 根据骨折处是否与外界相通分类

（1）闭合性骨折：骨折处皮肤或黏膜完整，不与外界相通。

（2）开放性骨折：骨折处的皮肤或黏膜破裂，与外界相通。

2. 根据骨折的程度和形态分类

（1）不完全性骨折：骨的完整性或连续性仅有部分破坏或中断，包括裂纹骨折、青枝骨折。

（2）完全骨折：骨的完整性或连续性全部破坏或中断，管状骨多见，包括横行骨折、斜形骨折、螺旋形骨折、粉碎性骨折、嵌插骨折、压缩骨折和骨骺分离。

3. 根据骨折的稳定性分类

（1）稳定性骨折：骨折端不易移位或复位后经适当外固定不易发生再移位，如裂纹骨折、青枝骨折、横行骨折、嵌插骨折等。

（2）不稳定性骨折：骨折端易移位或复位后经适当外固定易发生再移位，如斜形骨折、螺旋形骨折、粉碎性骨折等。

4. 国际内固定协会骨折分类 国际内固定协会（Association for the Study of Internal Fixation，AO/ASIF）的骨折分类既考虑解剖部位，又考虑骨折的形态和损伤的程度，该分类方法以阿拉伯数字和英文字母为符号来表达骨的解剖部位、节段、骨折类型和分组。以长管状骨骨折为例，使用五元字母数字编码描述骨折（图 6-1-1）。骨的解剖学部位以数字代表：1 代表肱骨，2 代表尺桡骨，3 代表股骨，4 代表胫腓骨，5 代表脊柱，6 代表骨盆；每一长骨被分为 3 个节段，仍以数字代表：1 代表近段，2 代表中段，3 代表远段；骨折分为 A、B、C 三种类型，A 代表单纯骨折，B 代表楔形骨折，C 代表复杂骨折，每型分为 3 组，每组又细分为 3 个亚组。如 12-C1.1，表示肱骨中段复杂骨折 1 组 1 型。

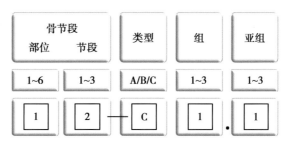

图 6-1-1　AO/ASIF 的骨折分类

（二）骨折的愈合

1. **骨折的愈合过程**　骨具有较强的修复能力,骨折部最终能被新骨完全替代,恢复骨的原有结构和功能。骨折愈合是一个复杂的组织学和生物化学变化过程,受血供、力学等多种因素影响。骨折愈合过程一般分为三个阶段,这三个阶段是相互交织演进的。

（1）血肿炎症机化期:骨折后骨髓腔、骨膜下和周围组织出血,形成血肿。骨折端由于血供中断,形成骨髓和骨皮质坏死。血肿和损伤坏死组织引起局部无菌性炎症,新生毛细血管、吞噬细胞、成纤维细胞侵入形成肉芽组织,肉芽组织内成纤维细胞合成和分泌胶原纤维,进一步转化为成纤维组织,这一过程在骨折 2 周完成。

（2）骨痂形成期:骨内、外膜内层的成骨细胞增殖、分化,形成骨样组织,逐渐钙化形成新的网状骨,即膜内化骨,形成内骨痂和外骨痂。骨折端间及髓腔内纤维组织逐渐转化为软骨组织,并随着软骨细胞的增生、钙化而骨化,即软骨内化骨,形成环状骨痂和髓腔内骨痂。两部分骨痂钙化不断加强,骨折临床愈合,该阶段需 4~8 周。

（3）骨痂塑形期:原始骨痂内骨小梁按生物力学应力作用,重新沿应力方向排列,进行再塑形。原始骨痂逐渐被坚硬的板层骨替代,完成新骨的爬行替代过程,这一过程需 8~12 周。

2. **骨折愈合的必要条件**　根据 Wolf 定律,骨折愈合需要增加骨折端的负荷,机械应力刺激是促进骨折愈合所必须的。骨折后在保证稳定的前提下,骨折部有限度的微动可增加骨折断端的炎症反应,骨膜受到微动和肌肉收缩产生的应力而形成骨痂。同时骨折愈合的快慢与血供成正比,血供好则骨痂形成多而快。

3. **影响骨折愈合的因素**

（1）全身因素:包括年龄和健康状况,年龄越大和一般情况不佳者骨折愈合慢。

（2）局部因素:

1）骨折的类型和数量:螺旋形和斜形骨折,骨折断面接触面大,愈合快。横形骨折断面接触面小,愈合较慢。多发性骨折或一骨多段骨折,愈合较慢。

2）骨折部位的血液供应:是影响骨折愈合的重要因素,骨折段血液供应良好者,骨折愈合快。

3）软组织损伤:骨折断端周围软组织损伤会导致骨折部血液供应减少,从而影响骨折的愈合。

4）软组织嵌入:骨折端有肌肉、肌腱、骨膜等组织嵌入者,骨折难以愈合甚至不愈合。

5）感染:开放性骨折若发生感染,可导致化脓性骨髓炎,出现软组织坏死和死骨形成,影响骨折愈合。

（3）治疗方法的影响:反复多次的手法复位、不适当的切开复位、过度牵引、固定不实、清创不当以及不适当的功能锻炼,均不利于骨折愈合。

二、骨折的临床表现和诊断

（一）骨折的临床表现

1. 骨折的局部表现

（1）骨折的一般表现：①疼痛、压痛与轴性叩击痛；②局部肿胀与瘀斑；③功能障碍。

（2）骨折的专有体征：①畸形：表现为短缩、成角、旋转畸形；②反常活动：在肢体没有关节的部位出现异常活动；③骨擦音或骨擦感。

2. 骨折的全身表现　多发骨折、股骨骨折、骨盆骨折、脊柱骨折和严重的开放性骨折，可因骨折大量出血、重要脏器或广泛软组织损伤等导致休克。

3. 骨折的并发症

（1）骨折早期并发症：①休克；②感染；③重要内脏器官损伤：肋骨骨折可致肺损伤，强大暴力损伤可发生肝、脾破裂，骨盆骨折可导致膀胱、尿道损伤，骶尾骨骨折可导致直肠损伤；④重要血管损伤：如肱骨髁上骨折可伤及肱动脉，股骨髁上骨折可伤及腘动脉；⑤神经损伤：脊柱骨折可导致脊髓损伤，上肢骨折可能伤及桡神经、正中神经、尺神经等，下肢骨折可能伤及腓总神经、胫神经，髋臼骨折可伤及坐骨神经；⑥脂肪栓塞综合征：骨折后骨髓破坏，脂肪滴进入破裂的静脉窦内，引起肺、脑脂肪栓塞；⑦骨筋膜室综合征：由骨、骨间膜、肌肉间隔和深筋膜形成的骨筋膜室内的肌肉和神经因急性缺血而产生的一系列早期症状和体征，最常发生于小腿和前臂掌侧。

（2）骨折中晚期并发症：①坠积性肺炎；②压疮；③下肢深静脉血栓形成；④骨化性肌炎：关节扭伤、脱位及关节附近的骨折，骨膜下出血，血肿机化并在关节附近的软组织内广泛骨化，影响关节功能，多发生在肘关节；⑤创伤性关节炎：外伤后关节面遭到破坏或关节内骨折未解剖复位，因关节面不平整，关节软骨磨损导致创伤性关节炎；⑥关节僵硬；⑦急性骨萎缩：损伤所致关节附近的痛性骨质疏松；⑧缺血性骨坏死；⑨骨发育障碍：小儿骨折时，如果生长软骨的骺板损伤可影响骨骼生长。

（二）骨折的诊断

1. 外伤史　骨折患者大都伴有外伤史。

2. 骨折的一般表现　疼痛、压痛和叩击痛，局部肿胀及功能障碍。

3. 骨折的专有体征　畸形、异常活动和骨擦音，只要出现其中一种即可诊断骨折。

4. X线或CT检查　是确定骨折部位、程度及骨折类型的可靠方法。

三、骨折的康复评定

1. 康复评定内容

（1）骨折对位、对线、骨痂形成情况、是否延迟愈合或不愈合、有无假关节、畸形愈合、有无感染、血管神经损伤、骨化性肌炎等。

（2）关节活动范围：关节活动范围是指关节运动时所通过的运动弧，是肢体运动功能检查最基本的内容之一。测定关节活动范围的目的是判断关节活动受限的程度，方法包括多种测量工具使用，如量角器、电子角度测量计、摄像机拍摄测量等。

（3）肌力：肌力是肌肉收缩时产生的力量，肌力评定是肢体运动功能检查最基本的内容之一。常用的肌力测定方法有徒手肌力测试、等长肌力测试、等张肌力测试、等速肌力测试。

（4）肢体长度及周径：骨折后肢体长度和周径的变化会影响肢体的功能，需进行测量评估。

（5）感觉功能：感觉分为躯体感觉和内脏感觉，躯体感觉包括浅感觉、深感觉和复合感觉。通过感觉功能的检查，可了解感觉缺失的程度，评估感觉恢复的情况，辅助临床确定损伤和功能受限的程度，为制订康复治疗方案提供依据，同时预防压疮、受伤等并发症。

（6）日常生活活动能力：上肢骨折重点评定生活自理能力如穿衣、洗漱、清洁卫生、进餐等，下肢骨折重点评定步行、上下楼梯等功能。

2. **骨折的愈合**

（1）骨折愈合的时间因患者的年龄、骨折部位及严重程度而有所不同，常见骨折的愈合时间见表6-1-1。

表6-1-1　成人常见骨折临床愈合的时间

上肢	临床愈合时间/周	下肢和躯干	临床愈合时间/周
锁骨骨折	4~6	股骨颈骨折	12~24
肱骨外科颈骨折	4~6	股骨转子间骨折	8~12
肱骨干骨折	4~8	股骨干骨折	8~12
肱骨髁上骨折	4~6	胫腓骨骨折	8~10
尺桡骨干骨折	8~12	踝部骨折	4~6
桡骨远端骨折	4~6	距骨骨折	4~6
掌指骨骨折	3~4	脊柱骨折	6~10

（2）骨折临床愈合标准

1）骨折断端局部无压痛，无纵向叩击痛。

2）骨折断端局部无异常活动。

3）X线平片显示骨折线模糊，有连续骨痂通过骨折线。

4）外固定解除后伤肢满足以下要求：上肢向前平举1kg重量达1min，下肢不扶拐平地连续步行3min，不少于30步，连续观察2周骨折处不变形。

四、骨折的康复治疗

（一）骨折的临床治疗

目前国际上常采用AO组织的骨折治疗原则：①通过骨折复位及固定重建解剖关系；②按照骨折的类型及损伤的需要使用固定或夹板重建稳定；③使用细致操作及轻柔复位方法以保护软组织和骨的血供；④全身及患部的早期和安全的活动训练。

传统的骨折治疗原则为复位、固定和康复治疗。

1. **复位**　骨折复位是骨折治疗的基础，包括解剖复位和功能复位。解剖复位指骨折段通过复位，恢复正常的解剖关系，对位（两骨折端的接触面）和对线（两骨折段在纵轴上的关系）完全良好。功能复位指由于各种原因未能达到解剖复位，但骨折愈合后对肢体功能无明显影响。

骨折复位方法包括闭合复位和切开复位。通过非手术方法达到骨折端复位，称为闭合复位，包括手法复位和牵引复位。通过手术、直视下将骨折复位，称为切开复位。

2. **固定**　固定是骨折治疗的关键，方法包括外固定和内固定。常用的骨折外固定方法有石膏绷带固定、小夹板固定、牵引固定、外固定器固定和外展架固定等。骨折内固定是指采用金属或可降解材料,将切开复位的骨折固定在适当位置,常用的内固定器材有接骨钢板、螺丝钉、克氏针、钢丝、髓内针、脊柱内固定钉棒系统、可吸收钉等。

3. 康复治疗　康复治疗是骨折后功能恢复的保证,早期正确的康复治疗可促进骨折愈合、缩短疗程、减少粘连、避免肌肉萎缩、增进关节活动范围、促进运动功能恢复,利于患者重返家庭或社会。

康复治疗的作用是协调骨折长期制动和运动之间的矛盾,预防或减少并发症的发生,控制组织肿胀,减轻肌肉萎缩,防止关节粘连僵硬,促进骨折愈合,利于患者功能恢复,早日重返社会。

康复治疗应遵循以下原则①早期康复:康复治疗在骨折复位、固定后即应开始。在不影响骨折固定的前提下,早期进行软组织活动,防止肌肉萎缩、肌腱挛缩和骨质疏松,同时未固定的关节早期活动,维持其正常功能。关节内骨折,通过早期有保护的关节运动训练,有助于关节面的塑形,减少创伤性关节炎的发生。②整体恢复:除注重局部骨折愈合和功能恢复外,更重要的是促进患者整体功能的恢复。如肘关节、前臂或腕部骨折的患者,由于长时间不做肩关节功能训练,在原骨折部位完全治愈后,肩关节反而遗留功能障碍。因此制订康复治疗方案必须考虑到局部和整体兼顾。③循序渐进:骨折愈合是一个较长的过程,康复治疗应随着骨折愈合、修复的进程,采取重点不同的措施,具有明确的针对性,从而使康复治疗更加安全、有效。

（二）康复治疗的方法

根据骨折愈合的过程,康复治疗分为早期和后期两个阶段。早期康复治疗以预防废用综合征、促进骨折愈合为主,后期康复治疗以恢复功能为主。

1. 骨折早期康复治疗　骨折经复位、固定等处理后,至临床愈合一般需要一个月至几个月的时间,期间患肢制动,该阶段康复治疗的主要任务是预防废用性综合征、促进骨折愈合。同时,疼痛和肿胀是骨折早期主要的症状,早期康复治疗应注重控制水肿,缓解疼痛。

（1）患肢抬高:患肢抬高有助于肿胀消退,抬高时患肢的远端应高于近端。

（2）主动运动:主动运动有助于静脉淋巴回流,是消除水肿的最有效、最可行的方法。

1）未制动关节的训练:患肢未被固定的关节,应做各方向、全关节活动范围的主动运动锻炼,必要时可以给予辅助。上肢应特别注意肩关节外展、外旋,掌指关节屈曲和拇指外展的训练,下肢应注意踝关节背屈训练,防止跟腱挛缩。

2）肌力练习:骨折固定部位应进行有节奏、缓慢地等长收缩练习,既可防止废用性肌萎缩,又可使骨折端挤压产生应力,利于骨折的愈合。

3）骨折累及关节面的处理:为减轻关节功能障碍,可于固定2~3周后在谨慎保护下,每天短时间取下外固定,对受损关节进行不负重的主动运动,并逐渐增加活动范围,以促进关节软骨修复,减少关节内粘连。

4）健肢和躯干:维持健侧肢体和躯干正常活动,尽早使患者离床活动,避免由于长期卧床所引起的并发症。

（3）物理因子治疗:物理因子治疗可改善肢体血液循环,促进血肿及渗出液的吸收,减少粘连、减轻疼痛、促进骨折愈合等。常用的方法有:

1）超短波疗法或磁疗法:可促进肿胀消退、缓解疼痛,同时促进骨再生区代谢,促进骨折愈合。

2）音频电或超声波疗法:减少瘢痕与粘连。

3）低中频电刺激:防止肌肉萎缩。

4）肢体气压治疗:促进肢体静脉、淋巴回流,减轻肿胀,防止深静脉血栓形成。

5）冷疗法:每次关节活动训练后,局部冷敷 10~15min,具有止痛、减轻水肿、防止关节僵硬的作用。

2. 骨折后期康复治疗　当骨折达到临床愈合,去除外固定物之后,康复治疗的主要任务是恢复肢体的运动功能(ROM、肌力、平衡及协调功能等),并进一步恢复日常生活活动能力和工作能力。

（1）恢复 ROM:运动疗法是恢复 ROM 的基本治疗方法,以主动运动为主,辅助运动、被动运动、关节松动技术、关节牵引和物理因子治疗等。

1）主动运动:受累关节进行各方向的主动运动,轻柔牵伸挛缩、粘连的组织,遵循循序渐进的原则,逐渐增大活动范围。

2）辅助运动和被动运动:刚去除外固定的患肢可先采用辅助运动,随 ROM 增大而减少辅助;对粘连严重或组织挛缩者,可采用被动运动牵拉关节,动作应平稳、柔和,不引起明显疼痛。

3）关节松动术:对僵硬的关节,可配合热疗进行手法松动。

4）关节牵引:当关节挛缩粘连时,可采用夹板、石膏或矫形器等牵引患肢。

（2）恢复肌力:针对不同的肌力水平,选择适宜的肌力练习方法恢复肌力。当肌力 3 级以下时,可采用低频电刺激、被动运动、辅助运动及主动运动练习;当肌力 3 级以上时,肌力训练以抗阻练习为主,可采用渐进抗阻训练方法进行等长、等张或等速肌力训练。

（3）物理因子治疗

1）温热疗法:在手法治疗前辅助蜡疗、泥疗等可促进血液循环、软化局部组织、放松肌肉。

2）音频电疗法、超声波疗法、直流电碘离子导入疗法:软化瘢痕,松解粘连。

3）冷疗法:治疗结束后局部冷敷 10~15min,有利于消肿止痛。

（4）平衡和协调功能练习:逐渐增加运动动作的复杂性,加强速度、平衡、协调性训练,防止再次损伤。

（5）ADL 及工作能力训练:通过作业治疗及职业前训练,提高日常生活活动能力,恢复工作能力。

3. 常见骨折的康复治疗

（1）肱骨干骨折:肱骨外科颈以下 1~2cm 至肱骨髁上 2cm 之间发生的骨折为肱骨干骨折。

肱骨干骨折的临床表现为伤后上臂疼痛、肿胀、皮肤瘀斑、畸形、上肢活动障碍,触诊可有异常动或骨擦感,X 线片可明确骨折类型、部位和移位情况。因桡神经走行于肱骨中下 1/3 后外的桡神经沟内,肱骨干骨折可伴有桡神经损伤,出现垂指征和垂腕征,手背桡侧半特别是虎口区感觉异常。根据肱骨干骨折是否稳定,可采取非手术治疗和手术治疗。除明确的外伤史、已进行手法复位外固定或钢板、髓内针内固定的病史,以及伤后及术后的 X 线片外,应进行下列康复评定:①局部皮肤、肿胀、疼痛、手术切口、上臂及前臂周径、皮肤感觉等情况;②ROM 测定:肩关节、肘关节;③肌力测定:三角肌、肱二头肌、肱三头肌、指总伸肌、拇长伸肌;④肌电图检查:明确是否有桡神经损伤。

骨折经钢板或髓内针固定者,术后1周内消肿止痛,进行上臂肌群等长肌肉收缩,腕关节主动活动,肩关节及肘关节被动活动;术后2~3周开始进行肩关节和肘关节主动活动,同时进行肩部肌群及肘部肌群的主动肌力训练;术后3~4周继续上述练习,增加前臂旋转功能训练,患肢关节活动度达基本正常;术后4~8周增加抗阻肌力练习,上肢功能基本恢复,骨折临床愈合。

未经手术内固定的肱骨干骨折,外固定时间较手术者长,上肢功能恢复时间也相对较长,8~12周可进行全范围关节活动练习及抗阻肌力练习。合并桡神经损伤者,应加强伸指、伸腕肌力的练习,辅助腕、手功能位支具,注意护理,防止压疮和烫伤。

（2）股骨干骨折:股骨干骨折指股骨小转子下2~5cm至股骨髁上2~4cm之间发生的骨折。股骨干骨折的临床表现除局部疼痛、肿胀、畸形、异常活动、功能障碍、骨擦音外,还可因出血量大而休克,也可合并神经、血管损伤。

成人的股骨干骨折一般采取髓内钉内固定、加压钢板内固定等手术治疗。

股骨干骨折的康复评定包括:①肢体长度及周径、骨折愈合情况如对位对线、骨痂生长、有无延迟愈合、神经损伤情况等;②ROM测定:髋关节、膝关节、踝关节;③肌力测定:髋周肌群、股四头肌、腘绳肌、胫前肌、小腿三头肌等;④下肢功能评定:步行能力、平衡功能、步态等。

股骨干骨折的康复治疗内容包括①术后3周内:进行患肢踝及足的主动活动,髌骨被动活动;进行患侧肌群主动练习,尤其股四头肌和踝泵运动;尽早进行膝关节活动度练习,如CPM治疗或膝关节主动-辅助活动;维持健侧及躯干的正常活动,早期下地,患肢不负重行走;同时可应用磁疗法、音频电疗法、超声波治疗等物理因子治疗。②术后3~10周:继续运动疗法增强下肢肌力及改善关节活动度训练,进行适当ADL训练;予物理因子治疗促进骨折愈合及防止组织粘连;根据骨折愈合情况,X线片示明显骨痂形成时开始进行站立及肢体部分负重训练。③术后10周以后:继续上述治疗,增加ROM训练及肌力训练强度,进行本体感觉及平衡训练,提高步行能力。

（3）胫腓骨骨干骨折:胫腓骨骨折在全身长骨骨折中发生率最高。胫骨中下1/3处骨形转变,此处骨折时滋养动脉易断裂,且周围无肌肉包绕、骨膜血供不足,易发生骨折延迟愈合。腓骨头下方有腓总神经绕过,该处骨折时易发生腓总神经损伤。胫腓骨之间有坚韧的骨间膜,同时有深筋膜包绕,骨筋膜室缓冲小,易发生骨筋膜室综合征。胫腓骨骨折的临床表现为疼痛、肿胀、畸形、功能障碍,也可有血管、神经损伤及骨筋膜室综合征的临床表现。

胫腓骨骨折临床处理的目的是最大限度地恢复下肢负重功能,保持胫骨的稳定性,恢复对位对线、消除旋转、短缩、成角畸形,根据骨折的稳定性可采用非手术治疗及手术内固定或外固定治疗。对于开放性骨折的治疗则是彻底清除异物及失活组织,早期关闭伤口,选择合适的固定系统,合理应用抗生素。

胫腓骨骨折的康复评定包括:①肢体长度及周径、骨折愈合情况如对位对线、骨痂生长、有无延迟愈合、神经血管损伤情况等;②ROM测定:髋关节、膝关节、踝关节;③肌力测定:股四头肌、腘绳肌、胫前肌、小腿三头肌等;④下肢功能评定:步行能力、负重、平衡功能、步态等。

胫腓骨骨折的康复治疗目标是促进骨折愈合,恢复胫腓骨负重、行走功能。康复治疗原则是在维持骨折固定稳定的前提下,在骨科和康复医师的指导下早期进行功能锻炼。

康复治疗内容包括:①应用紫外线、超短波、磁疗法、低频电等物理因子治疗止痛、促进骨折愈合。②运动治疗维持 ROM 及下肢肌力，伤后早期尽早开始臀肌、股四头肌、腓肠肌等长收缩，膝关节及踝关节被动活动，伤后 2 周至骨折临床愈合阶段，在内、外固定确切保护下，早期下地扶拐不负重行走，根据骨折愈合的情况，适时开始负重训练。③步态训练从患肢不负重开始，逐步过渡到部分负重、完全负重，同时进行平衡训练，提高下肢功能。

（4）肱骨髁上骨折：肱骨干与肱骨髁交界处发生的骨折为肱骨髁上骨折，是肘部最常见的骨折，也是儿童期最常见的骨折类型，可合并肱动脉、正中神经损伤。肱骨髁上骨折的临床表现为肘部疼痛、肿胀、皮肤瘀斑或张力性水疱、畸形、骨擦音等。注意是否有肱动脉、正中神经损伤的表现。

除明确的外伤史、已进行手法复位外固定或手术内固定的病史，以及伤后及术后的 X 线片外，应进行下列康复评定：①局部皮肤、肿胀、疼痛、手术切口、皮肤感觉等情况；②ROM 测定：肩关节、肘关节；③肌力测定：肱二头肌、肱三头肌、指总伸肌、大鱼际肌；④肌电图检查：明确是否有神经损伤。

骨折经手法复位外固定或手术内固定术后 1 周，肘关节固定和制动，进行手指及腕关节屈伸练习，可进行上臂肌群等长收缩；术后 2~4 周进行肩关节主动活动，手、腕、旋前圆肌、旋后肌的抗阻练习，辅以物理因子治疗和作业治疗；术后 4~8 周去除外固定，继续上述练习；术后 8~12 周行患肢的全方位功能训练，辅以吊轮、肋木、拉力器等器械练习。合并神经损伤者，加强肌力练习，辅助腕、手功能位支具，注意护理，防止压疮和烫伤。

（5）胫骨平台骨折：胫骨平台骨折是膝关节创伤中最常见的骨折之一，是典型的关节内骨折且波及负重关节面，常伴有关节软骨、半月板或膝关节韧带损伤，处理不当可造成膝关节功能障碍。

胫骨平台骨折的临床表现为疼痛、肿胀，膝关节保持在屈曲位，任何伸膝动作可导致剧痛，活动受限，不能行走。

胫骨平台骨折的临床处理是恢复胫骨关节面和关节的稳定性，根据具体情况采取手术重建及坚强内固定、闭合牵引下手法复位和石膏固定等，手术方式多采用国际内固定研究学会（Association for the Study of Internal Fixation，AO）钢板螺钉内固定术。

胫骨平台骨折的康复评定包括：①肢体长度及周径、骨折愈合情况如对位对线、骨痂生长、有无延迟愈合等；②ROM 测定：髋关节、膝关节、踝关节；③肌力测定：臀肌、股四头肌、腘绳肌、胫前肌、小腿三头肌等；④下肢功能评定：步行能力、负重、平衡功能、步态等。

胫骨平台骨折的康复治疗包括：①术后早期进行肌力及 ROM 练习。术后第 1 天即可开始行持续被动运动（CPM）练习和股四头肌等长收缩，1 周后进行主动或主动-辅助屈曲膝关节练习，逐步过渡至主动膝关节活动，同时进行股四头肌、髋关节周围肌群主动练习。②负重训练。尽早持双拐患肢不负重行走，为防止负重导致关节面塌陷，必须严格保证 6~8 周患肢不负重，根据 X 线平片骨折愈合情况，术后 6~8 周后开始逐步负重练习，至术后 12~14 周完全负重。

（6）脊柱骨折：脊柱骨折根据损伤的部位分为颈椎骨折和胸腰椎骨折，胸腰段骨折最多见。脊柱骨折可并发脊髓或马尾神经损伤。脊柱骨折的临床表现为明确的外伤史，局部疼痛、压痛及叩击痛，脊柱活动受限，四肢瘫或截瘫、二便功能障碍等。急性脊柱骨折临床处理时以保证患者生命安全为先，先处理颅脑损伤、胸腹复合伤等，然后再根据患者的情况进行脊柱骨折的处理。稳定的脊柱骨折可采取支具固定的非手术治疗，不稳定的脊柱骨折采取手术复位、减压、内固定和植骨融合。

脊柱骨折的康复评定包括：①影像学检查。X 线或 CT 检查明确骨折类型和程度，MRI 及体感诱发电位检查确定脊髓损伤的情况。②脊柱活动度评定。颈椎、胸腰椎的前屈、后伸、侧屈及旋转活动度。③颈背部肌力评定。④脊髓损伤的功能评定，遵循脊髓损伤神经学国际分类标准（ASIA）。

脊柱骨折经非手术或手术治疗后病情稳定者，应尽早进行康复治疗。对于单纯椎体骨折无周围神经和脊髓损伤者，进行非固定部位的主动运动和抗阻练习，保持肢体正常 ROM 及肌力；对于伴有周围神经和脊髓损伤者，按周围损伤和脊髓损伤康复原则和康复治疗程序进行功能锻炼，同时进行物理因子治疗。脊柱骨折的康复治疗中强调核心肌群训练，保持脊柱的稳定性。

（7）骨盆骨折：骨盆骨折的临床表现为明确外伤史，骨盆处疼痛、肿胀，会阴部、腹股沟或腰骶部皮下瘀斑，下肢活动或翻身困难，可伴有骨盆或下肢畸形，骨盆分离挤压试验阳性。骨盆骨折常伴有严重的合并症，包括腹膜后血肿、休克、尿道或膀胱损伤、直肠损伤、腰骶神经损伤等。

对于血流动力学不稳定的骨盆骨折，首先进行急诊抢救，处理危及生命的合并症，再根据骨折的稳定性进行非手术治疗或手术固定治疗。对于稳定的和无移位或微小移位的骨盆骨折，行非手术治疗；对于部分不稳定的骨盆骨折，当耻骨联合分离大于 2.5cm 时，行钢板固定耻骨联合；对于完全不稳定的骨盆骨折，在患者全身情况允许情况下前方固定耻骨联合同时后方固定骶髂关节。

骨盆骨折的康复评定包括：①下肢肢体长度、骨折愈合情况如对位对线、骨痂生长等；②ROM 测定：髋关节的屈、伸、内收、外展、内旋、外旋；③肌力测定：髋关节周围肌群如髂腰肌、臀大/中/小肌、内收肌群、外展肌群、股四头肌、腘绳肌等；④下肢功能评定：步行能力、负重、平衡功能、步态等。

骨盆骨折后应尽早进行康复治疗，术后 2 周进行髋部及股四头肌的等长收缩和踝泵运动，髋关节持续被动运动、患肢膝、踝关节的主动活动，配合物理因子治疗；术后 2 周至骨折临床愈合，进行髋关节活动范围的主动运动、关节牵伸和松动，进行髋关节周围肌群、腹肌及腰背肌肌力练习，根据骨折的稳定性和愈合情况，进行负重、平衡和步态训练。骨盆骨折的康复治疗强调髋关节活动度训练、髋关节周围肌群肌力训练、腹肌和腰背肌训练、平衡功能和步态训练。

（张志强）

第二节 骨关节损伤与康复

一、骨关节炎

骨关节炎（osteoarthritis，OA）指一种以关节软骨退行性变和继发性骨质增生为特征的慢性关节疾病，是由多种因素引起的关节软骨纤维化、皲裂、溃疡、脱失而导致的关节疾病。疾病累及关节软骨或整个关节，包括软骨下骨、关节囊、滑膜和关节周围肌肉。好发于负重较大的膝关节、髋关节、脊柱及远侧指间关节等部位。OA 是一种常见的多因素疾病，其流行趋势是随着年龄的递增而增加，尽管称为骨关节炎，但其发病源于机械因素而非炎症因素，炎症在骨关节炎的发病过程中起次要作用。病因尚不明确,其发生与年龄、肥胖、炎症、创伤及遗传因素等有关。

OA 的病理改变发生在软骨、骨、关节腔和关节囊。关节软骨的变形发生最早,具有特征性病变。软骨基质内糖蛋白丢失时关节表层的软骨软化,在承受压力的部位出现断裂,使软骨表面呈细丝绒状物。研究表明病变的进展来自于酶对软骨的分解作用。以后软骨逐渐片状脱落而使软骨层变薄甚至消失。软骨下的骨质出现微小的骨折、坏死、关节面及周围的骨质增生构成 X 线上的骨硬化和骨赘及骨囊性变。关节滑膜可因软骨和骨质破坏等呈轻度增生性改变。严重 OA 关节囊壁有纤维化,周围肌腱也受损。

（一）临床表现及检查

1. **关节疼痛**　初期为轻度或中度间断性隐痛,休息时好转,活动后加重,疼痛常与天气变化有关。晚期可出现持续性疼痛或夜间痛。关节局部有压痛,伴有关节肿胀时尤为明显。

2. **关节肿胀**　手部关节肿大变形明显,可出现赫伯登(Heberden)结节和布夏尔(Bouchard)结节。部分膝关节因骨赘形成或关节腔积液造成关节肿大。后期可在关节部位触及骨赘。

3. **关节僵硬**　早晨起床时出现关节僵硬及发紧感,也称为晨僵,活动后可缓解。关节僵硬在气压降低或空气湿度增加时加重,持续时间一般较短,常为几分钟至十几分钟,很少超过 30min。

4. **关节摩擦音(感)**　由于关节软骨破坏、关节面不平,关节活动时出现骨摩擦音(感),多见于膝关节。

5. **关节无力、活动障碍**　由于关节肿痛、活动减少、肌肉萎缩、软组织挛缩等引起关节无力,活动受限。发生缓慢,早期表现为关节活动不灵,以后关节活动范围减小。还可因关节内的游离体或软骨碎片出现活动时的"交锁"现象。部分患者可发生膝关节屈曲或内、外翻畸形,尤以膝内翻畸形为多见(图 6-2-1)。

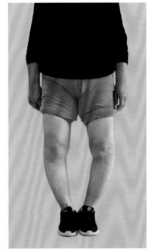

图 6-2-1　骨性关节炎膝内翻畸形

（二）康复评定

1. **疼痛评定**　采用视觉模拟评分指数(visual analogue scale,VAS),关节的压痛采用 Ritchie 关节指数。

2. **肢体围度和关节周径的测量**

3. **肌力评定**　各部位 OA 分别评定其主要的相关代表肌群。

4. **ROM 测量**

5. **手功能评定**

6. **下肢功能评定**　Harris 髋关节功能评定标准;HSS 膝关节评定系统。

7. **ADL 评定**

8. **15m 步行时间**　髋膝受累时适用

9. **ICF 评定**

（三）诊断标准

参照中华医学会骨科学分会《骨关节炎诊治指南(2007 年版)》,主要根据患者的症状、体征、X 线表现及实验室检查进行诊断(表 6-2-1、表 6-2-2,图 6-2-2)。

表 6-2-1　膝关节 OA 诊断标准

序号	条件
1	近 1 个月内反复膝关节疼痛
2	X 线片(站立或负重位)示关节间隙变窄、软骨下骨硬化和/或囊性变、关节缘骨赘形成
3	关节液(至少 2 次)清亮、黏稠,WBC<2 000 个/ml
4	中老年患者(≥40 岁)
5	晨僵≤3min
6	活动时有骨摩擦音(感)

综合临床、实验室及 X 线检查,符合 1+2 条或 1+3+5+6 条或 1+4+5+6 条,可诊断膝关节 OA

表 6-2-2　髋关节 OA 诊断标准

序号	条件
1	近 1 个月反复髋关节疼痛
2	血细胞沉降率≤20mm/h
3	X 线片示骨赘形成,髋臼缘增生
4	X 线片示髋关节间隙变窄

满足诊断标准 1+2+3 条或 1+3+4 条,可诊断髋关节 OA

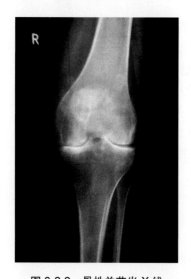

图 6-2-2　骨性关节炎 X 线

（四）临床治疗

OA 的治疗是以非药物与药物治疗相结合、必要时手术治疗及治疗方案个体化为原则,以减轻或消除疼痛,矫正畸形,改善或恢复关节功能、日常生活能力、社会参与能力。

药物治疗主要包括控制症状的药物、改善病情的药物及软骨保护药,可酌情选择。其中,NSAIDs 是最常用的一类控制 OA 症状的药物。NSAIDs 既有止痛作用又有抗炎作用,主要通过抑制环氧化酶的活性,减少前列腺素合成,以减轻关节炎症所致的疼痛及肿胀、改善关节活动。关节腔内药物注射由于具有缓解临床症状、保护关节软骨的作用,在临床也得到了较广泛的应用。

如果保守及康复治疗无效或效果不理想,可以考虑手术治疗。OA 手术治疗的方法主要有游离体摘除术、关节清理术、截骨术、关节融合术及关节成形术(人工关节置换术)等。

（五）康复治疗

康复治疗是 OA 治疗的一部分,是药物治疗及手术治疗的基础。

1. 物理治疗

（1）物理因子治疗:具有改善局部血液循环、消炎止痛、防止关节软骨退变及改善关节功能的作用,包括热疗、冷疗法、超声波疗法、脉冲磁疗法、低能量激光疗法及经皮神经电刺激疗法等。其中,经皮神经电刺激疗法对缓解 OA 患者的关节疼痛具有肯定的效果,超声波疗法、脉冲磁疗法以及低能量激光疗法对于改善 OA 软骨组织结构、减少软骨细胞凋亡及延缓疾病进展具有积极作用。针灸、按摩和牵引也可酌情使用。

（2）运动治疗：能够有效缓解关节疼痛、增强关节稳定性，主要包括有氧运动、肌力训练及 ROM 训练。运动治疗对 OA 患者非常重要，国际骨关节炎研究学会基于循证医学及国际共识所制定的最新的髋与膝骨关节炎治疗指南中对运动治疗的推荐强度为 96%，但是 OA 患者的运动量应根据病变关节的耐受度来确定。

对于 OA 急性发作期的患者，受累关节宜休息，以减轻疼痛，避免病情加重。非急性发作期的患者应进行自我行为疗法（减少不合理的运动，适量活动，避免不良姿势，避免长时间跑、跳、蹲，减少或避免爬楼梯）、减肥、有氧锻炼（如游泳、骑自行车等）、关节功能训练（如膝关节在非负重位进行屈伸活动，以保持关节的最大活动度）、肌力训练（如髋关节 OA 应注意外展肌群的训练）等。

2. **作业治疗**　对 OA 患者的作业治疗主要包括功能性作业、ADL 作业、使用合适的辅助装置及家庭环境改造。在对 OA 患者实施作业治疗时，应重视能量节约技术。因为能量节约技术可以让 OA 患者维持足够的肌力，更有效地完成 ADL 及日常工作，保持良好的姿势。对于病变关节，应当特别重视关节保护技术的应用，要在消除或减轻重力的体位或使用合适的辅助具的前提下进行 ADL 及日常工作。

关节保护技术是防止关节进一步损害的主要方法，主要包括①避免同一姿势长时间负重；②保持正确体位，以减轻某个关节的负重；③保持关节正常的对位对线；④工作或活动的强度不应加重或产生疼痛；⑤更换工作程序，以减轻关节的应激反应。

3. **康复辅具**　OA 患者可使用矫形器（如软式膝矫形器、软式脊柱矫形器、踝足矫形器等）和助行器（如手杖、拐杖、步行器、轮椅、生活自助具），辅助治疗和稳定受累关节，减轻关节负荷，方便行动。

手夹板适用于手、腕、肘等上肢关节 OA 的患者，踝、膝等支具适用于下肢关节 OA 的患者，脊柱支具适用于躯干部位 OA 的患者。根据 OA 患者所伴发的内翻或外翻畸形的情况，采用相应的矫形支具或矫形鞋，可以改变负重力线、平衡各关节面的负荷。采用手杖、拐杖、助行器可以减少受累关节的负重。

二、类风湿关节炎

类风湿关节炎（rheumatoid arthritis，RA）是一种以关节滑膜炎为特征的慢性全身性自身免疫病，病因尚不清楚，某些病毒、支原体、细菌都可能通过自身免疫系统影响本病的进展，具有一定的遗传倾向。本病呈全球性分布，我国的患病率为 0.32%~0.36%，低于欧美国家白人的 1%；任何年龄均可发病，以 25~55 岁最常见，发病率随年龄增长而增加，男女发病之比为 1∶2.5，是我国人群丧失劳动力和致残的主要病因之一。

RA 的主要病理改变为关节滑膜炎症、细胞浸润、血管翳形成。血管翳主要由巨噬细胞和纤维样细胞组成，呈现一薄层的肉芽组织。在滑膜与软骨或骨的交界处，由边缘向中心呈浸润性生长。类风湿结节是一个非特异性坏死性肉芽肿。影响全身其他脏器或组织时也可出现结节样病变，如心内膜炎、心包炎、肺间质纤维化、巩膜炎、血管炎等，其发生的组织改变与类风湿关节炎类似。

（一）临床表现及诊断

1. **临床表现**　RA 受累关节的分布以腕、手、膝、足部为常见，其中以掌指关节和近端指

间关节受累最多见,亦可累及踝、肘、肩关节和颈椎寰枢关节、下颌关节等,多呈对称性发病。主要表现有:

（1）全身症状:乏力、食欲不振、肌肉酸痛、体重下降,部分患者伴有低热。

（2）局部症状与体征:早期表现为关节疼痛、肿胀、僵硬、晨僵明显、活动受限。检查为红、肿、热、痛、功能障碍等炎症表现(症状)。晚期表现为特异性畸形,如关节屈曲、手指形成掌指尺侧偏移、"钮扣花"样畸形、"鹅颈"样畸形等。

（3）关节外表现:关节外表现为皮下结节、类风湿血管炎、心包炎、胸膜炎、巩膜炎、肾脏疾病等。

2. 诊断　约85%的 RA 患者血清可检出类风湿因子阳性,血沉增快,急性期 C 反应蛋白阳性,约47%的 RA 患者发现人类白细胞抗原-DR4(HLA-DR4)阳性。

RA 无特异性方法作为确诊的依据。主要依据其特异性的临床表现,并结合实验室和影像学检查,加以综合分析,作为正确的诊断。目前国内外最为广泛采用的诊断标准是参照美国风湿病学会1987年修订的诊断标准。有下述7项中的4项者,可诊断为 RA。

（1）晨僵至少 1h(≥6 周)。

（2）3 个或 3 个区域以上关节肿胀(≥6 周)。

（3）腕、掌指关节或近端指间关节肿胀(≥6 周)。

（4）对称性关节肿胀(≥6 周)。

（5）手的 X 线改变具有典型的 RA 改变,即必须包括骨质的侵蚀或明确的骨质脱钙。

（6）类风湿皮下结节。

（7）血清类风湿因子阳性(滴度>1∶32)。

（二）康复评定

1. 整体功能评定　美国风湿病学会将 RA 患者分为Ⅳ级。Ⅰ级:功能状态完好,能完成日常的任务而无困难。Ⅱ级:能从事正常活动,但有一个或多个关节活动受限或不适。Ⅲ级:关节明显活动受限,只能胜任小部分或完全不能从事大部分职业或不能自理生活。Ⅳ级:大部分或完全丧失活动能力,患者只能卧床或只能依靠轮椅。

2. ROM 评定　采用关节量角器法测量 ROM。

3. 肌肉萎缩的评定　肌肉萎缩的程度用肢体周径测量表示。

4. 肌力评定　可采用徒手肌力试验法,常用握力计测定。由于手指畸形一般握力计难以准确显示,目前一般采用血压计预先充气测定,方法是将水银血压计袖带卷折充气,使水银汞柱维持在 30mmHg(4kPa)处,让患者用力握充气的袖带,记录水银汞柱数,握测 2~3 次,取平均值。

5. 疼痛评定　可以根据其程度的描述(如轻度、中度、重度)或 VAS 评分来测量。

6. 关节 X 线片或 CT 评定　一般分为四期。Ⅰ期:软组织肿胀,骨质疏松。Ⅱ期:软骨下骨轻度侵蚀,关节间隙稍狭窄。Ⅲ期:软骨下骨明显侵蚀、破坏、囊性变,关节间隙明显狭窄。Ⅳ期:关节半脱位,关节间隙纤维性、骨性融合。

（三）治疗

RA 目前尚无特效疗法。在急性期以休息、夹板固定、药物治疗为主,只进行轻微的关节活动;亚急性期应逐渐增加运动和作业疗法的治疗量,减少固定和休息的时间,以防止疾病加剧并纠正畸形;慢性期除运动和作业疗法外,还可以增加其他理疗方法如局部和全身的热疗、水疗法和电疗法等,以缓解关节肌肉的挛缩、疼痛。

1. **药物治疗**　根据药物性能,治疗 RA 的常用药物分为四大类,即非甾体抗炎药(non-steroidal anti-inflammatory drug, NSAID)、抗风湿药(disease-modifying anti-rheumaticdrugs, DMARD)、糖皮质激素(glucocorticoid)和植物药等。

2. **外科手术治疗**　包括关节置换术和滑膜切除术,前者适用于较晚期有畸形并失去功能的关节。滑膜切除术可以使病情得到一定的缓解,但当滑膜再次增生时病情又趋复发,所以必须同时应用 DMARD 药物。

3. **康复治疗**　帮助控制疼痛,维持或改善肌力、耐力和活动,防止和/或矫正畸形,保持 ADL 的独立性,帮助患者达到最大可能的正常生活。

(1) 运动疗法:主要进行患者肢体的主动运动、被动运动及助力运动,以改善患病关节的 ROM、预防肌肉萎缩、增加肌力、矫正畸形,保持患者 ADL 能力。因为关节不稳定及肌肉力量不能控制会直接导致关节的进一步损伤,增加 ROM 的练习应该与控制该运动的肌肉力量的练习同时进行。在练习前进行热疗,使肌肉、韧带等软组织放松,并增加局部血流量,如采用石蜡浴、热透法等。如果已有关节活动受损或畸形时,应采用系列夹板固定于功能位,效果较好。功能位固定应每 2h 取下夹板,做该关节不负重、无疼痛范围内的主动或被动运动,每一动作做 2~3 次。随着病情改善,无痛范围增大,主动运动的重复次数可增多到 10~15 次。随着疼痛减轻,用力程度也可渐渐增大,每个动作做到最大幅度时保持片刻再放松,以起到肌肉等长练习的作用。同时控制运动量也是非常重要的,如果过度运动时产生疲劳而失去肌肉控制,关节会在活动范围的极限部位发生扭伤。患者应注重全身保健运动,保护未受累关节的主动锻炼,增强体质。

(2) 作业疗法:可提高患者生活自理能力,增强患者战胜病残的信心。作业疗法主要进行各种适当的手工操作练习和日常生活活动训练,如手的抓握、取物、进食、倒水、饮水、梳洗、洗澡、如厕、穿脱衣裤、解扣、开关抽屉、开关电源、开关水龙头、坐、站、移动、步行、上下楼梯等训练。同时也可设计一些自助用具以改善其生活自理能力。

(3) 物理因子疗法

1) 温泉疗法:其作用为镇痛,解除肌痉挛,增加组织伸展性及增加毛细血管通透性。常采用硫化氢泉、碳酸盐泉、氯化物泉、碘泉等,水温 40~41℃,每次静浴 15min,每日 1 次,30 次为 1 个疗程。急性期有发热者不宜使用。

2) 电疗法:具有镇痛解痉抗炎作用。常采用经皮电刺激神经疗法(TENS)、间动电疗法、干扰电疗法、正弦调制中频电疗法、立体干扰电疗法等。

3) 泥疗法:具有解痉止痛作用,多采用矿泥、海泥、淤泥和人工泥进行治疗。治疗时用泥包埋全身,只露头颈、胸、上腹部。

4) 石蜡疗法:具有消肿止痛作用,多采用蜡液、蜡饼、刷蜡、蜡袋、绷带等多种方法。在治疗时要防止烫伤,对一些反应过大的患者应及时终止使用。

5) 光疗法:可选用红外线疗法、He-Ne 激光疗法等,具有消炎镇痛解痉作用。

三、风湿性关节炎

风湿性关节炎是一种常见的急性或慢性结缔组织炎症,属变态反应性疾病。可反复发作并累及心脏。

(一) 病因和病理

风湿性关节炎是风湿热的一种表现。风湿热是由 A 组乙型溶血性链球菌感染所致的全身变态反应性疾病,病初起时常有丹毒等感染病史。风湿热起病急,且多见于青少年。风湿性关节炎可侵犯心脏,引起风湿性心脏病,并有发热、皮下结节和皮疹等表现。

风湿性疾病则指一大类病因各不相同但共同点为累及关节及周围软组织,包括肌肉、韧带、滑囊、筋膜的疾病。关节病变除疼痛外,尚伴有肿胀和活动障碍,呈发作与缓解交替的慢性病程。由于患者的血液循环不通畅,导致肌肉或者组织所需的营养无法通过血液循环来输送,致使患者肌肉缺少营养而老化加速,变得僵硬,严重的会导致患者肌肉和血管萎缩,部分患者可出现关节致残和内脏功能衰竭。

(二)临床表现和诊断

1. 主要临床表现和体征

(1)关节疼痛:关节疼痛是风湿病最常见的症状,全身关节都有可能发生疼痛,但是肢体和躯干部位的疼痛可能引起内脏和神经系统的病变。

(2)肌肉疼痛:肌肉也会出现疼痛症状,而且还可能出现肌无力、肌酶升高、肌源性损害等,如系统性红斑狼疮、混合性结缔组织病、皮肌炎等。

(3)不规律性发热:风湿出现之前会出现不规则的发热现象,不会出现寒战现象,用抗生素治疗无效,同时还会出现血沉快,如系统性红斑狼疮、急性嗜中性发热性皮病、成人斯蒂尔(still)病、脂膜炎等均可以发热为首发症状。

(4)关节肿胀和压痛:往往出现在有疼痛的关节,是滑膜炎或周围软组织炎的体征,其程度因炎症轻重不同而异。可由关节腔积液或滑膜肥厚所致。

(5)关节畸形和功能障碍:指关节丧失其正常的外形,且活动范围受到限制,如膝不能完全伸直,手的掌指关节有尺侧偏斜,关节半脱位等。这些改变都与软骨和骨的破坏有关。

(6)皮肤黏膜症状:皮肌炎、干燥综合征、贝赫切特综合征、脂膜炎等会出现皮疹、口腔溃疡、皮肤溃疡、网状青紫、眼部症状等。

2. 实验室检查　近85%的风湿性关节炎患者都有抗链球菌溶血素"O"增高的情况,通常在1:800以上。当然,风湿性关节炎恢复后,这种抗体可逐渐下降。风湿性关节除了抗链"O"增高外,实验室检查还可发现如下异常:

(1)外周血白细胞计数升高:白细胞计数升高,中性粒细胞比例也明显上升,有的出现核左移现象。

(2)血沉和C反应蛋白升高:血沉和C反应蛋白通常是各种炎症的指标,在风湿性关节炎患者的急性期,血沉可达90mm/h以上;C反应蛋白也在30mg/L以上。急性期过后(1~2个月)渐渐恢复正常。

(3)关节液检查:常为渗出液,轻者白细胞计数可接近正常,重者可明显增高,多数为中性粒细胞。细菌培养阴性。

(4)类风湿因子和抗核抗体:均为阴性。

3. 诊断　风湿性关节炎的诊断主要依据发病前1~4周有溶血性链球菌感染史,急性游走性大关节炎,常伴有风湿热的其他表现如心肌炎、环形红斑、皮下结节等,血清中抗链球菌溶血素"O"凝集效价明显升高,咽拭子培养阳性和血白细胞增多等。

(三)康复评定

1. ROM 评定　采用关节量角器法测量 ROM。

2. 肌肉萎缩的评定　肌肉萎缩的程度用肢体周径测量表示。

3. 肌力评定　可采用徒手肌力试验法,常用握力计测定。由于手指畸形一般握力计难以准确显示,目前一般采用血压计预先充气测定,方法是将水银血压计袖带卷折充气,使水银汞柱维持在30mmHg(4kPa)处,让患者用力握充气的袖带,记录水银汞柱数,握测2~3次,取平均值。

4.**疼痛评定**　可以根据其程度的描述(如轻度、中度、重度)或VAS(visual analysis scale)评分来测量。

（四）临床治疗

1.**药物治疗**　首选非甾体类抗炎药,常用阿司匹林,开始剂量成人3~4g/d,小儿80~100mg/(kg·d),分3~4次口服,也可用其他非甾体抗炎药,如萘普生、吲哚美辛等。

2.**外科治疗**　包括不同的矫形手术、人工关节的置换、滑膜切除等。手术不能治愈疾病只能改善关节功能和生活的能力。

3.**骨髓移植**　通过恢复免疫系统功能促使患者痊愈的自身骨髓移植法,治疗儿童风湿性关节炎取得了较好的疗效。骨髓移植的具体步骤是:先抽出患者身上的骨髓,用药物和放射等手段对骨髓进行处理,除其中的T细胞,再把处理过的骨髓注射回患者体内,并使用特殊药物促使患者骨髓生长,使患者免疫系统功能恢复正常。可以使患者在几年内不再发病,对于处于骨骼和关节生长期的儿童非常重要。

（五）康复治疗

1.**物理因子治疗**

（1）特定电磁波谱:具有消炎、镇痛、提高免疫力,改善微循环,促进骨髓功能抑制的恢复等作用。照射方法:采取患病关节局部照射,灯距皮肤30~40cm,每次照射1h。每天1次,每10天为1个疗程。

（2）风湿治疗仪:根据病情选用中药水煎浓汁作导入剂,用风湿治疗仪常法操作,直流电透入,通过药离子作用于病变部位,达到消炎止痛,化瘀通络之目的。每日治疗1次,每次20~30min,10次为1个疗程。

（3）紫外线疗法:可全身照射加关节照射再配合应用抗风湿药物治疗,全身照射按基本进度进行,有调节免疫功能,能降低过高的体液免疫功能,使免疫球蛋白减少。

（4）直流电离子导入疗法

1）氯化钙阳极导入:具有使毛细血管致密,降低通透性,消炎和脱敏等作用。

2）水杨酸钠阴极导入:抗风湿止痛,与紫外线疗法有协同作用。

3）枸橼酸钠阴极导入:可减少血管活性胺的释放,使炎症减轻。

2.**运动治疗**　适量的运动对风湿性关节炎的康复有积极的作用,常用方法介绍如下:

（1）肩关节:患者直立,两脚分开与肩同宽,上肢由前向后或由后向前做环转运动20次;两上肢向前伸直向两侧外展,然后内收紧抱双肩20次。

（2）肘关节:肘关节尽量伸直,然后屈曲,反复20次;上肢伸直,握拳做前臂旋前旋后运动20次。

（3）腕关节:腕关节做屈伸动作20次;以前臂为轴,握拳做顺时针及逆时针旋转各20次。

（4）膝关节:两脚并拢,半蹲,双手扶膝,双膝向左右各旋转20次;双手扶膝做蹲、起动作20次。

（5）踝关节:两脚分开与肩同宽,以右腿支撑体重,左脚尖着地,踝关节做内外旋转各20次,然后右脚做相同运动20次;双腿并拢做抬脚跟运动20次。

3. 中医传统治疗

（1）按摩：局部按摩主要适用于慢性风湿性关节炎,具有活血化瘀、消肿止痛等作用,这里推荐几种简易的手法。①抚摩：将手掌贴于关节处皮肤表面,缓慢地做纵向来回轻抚;②摩擦：将手掌轻贴于病变关节表面,来回摩擦,频率应达到 100 次/min 左右;③揉压：将手掌根部放在患处,向下按压揉动;④拿捏：将两个手指对称地放于患处两侧,同时向对侧用力做拿捏、提弹。每次按摩持续 10min,1 天数次,每个疗程应持续 1 个月。

（2）中药

1）艾叶熬水泡澡：用新鲜艾叶 100g(干品 50g)和几片生姜一起熬大半桶水,将水倒入温度适中的热水缸中泡澡。

2）生姜捣泥敷贴：取生姜适量,捣成泥状,直接敷贴于关节处或相关穴位处,用保鲜膜盖上,使姜泥不至马上变干,影响敷药效果。但需注意姜泥会灼热皮肤,皮肉细嫩或易过敏者慎用,以免损伤表皮。

3）粗盐袋热敷法：食用粗盐 500g,炒热后加艾叶 50g,装入纱布袋后再用透气性较好的布包住,敷于患处,需注意调节好温度,防止皮肤烫伤。

四、肩关节脱位

肩关节脱位在全身关节脱位中最多见,约占全身关节脱位的 50%。肩关节的解剖特点体现为肱骨头大,关节盂浅而小,只占肱骨头关节面的 1/4~1/3,关节囊松弛,其前下方组织薄弱,主要靠周围肌肉维持其稳定。肩关节脱位多发生在青壮年、以运动损伤为主。

肩关节脱位按肱骨头的位置分为前脱位和后脱位。肩关节前脱位者很多见,常因间接暴力所致,如跌倒时上肢外展外旋,手掌或肘部着地,外力沿肱骨纵轴向上冲击,肱骨头自肩胛下肌和大圆肌之间薄弱部撕脱关节囊,向前下脱出,形成前脱位。肱骨头被推至肩胛骨喙突下,形成喙突下脱位,如暴力较大,肱骨头再向前移至锁骨下,形成锁骨下脱位。后脱位很少见,多由于肩关节受到由前向后的暴力作用或在肩关节内收内旋位跌倒时手部着地引起。后脱位可分为肩胛冈下和肩峰下脱位,肩关节脱位如在初期治疗不当,可发生习惯性脱位。

（一）临床表现和诊断

有上肢外展外旋或后伸着地受伤史,伤肩肿胀、疼痛、主动和被动活动受限。患肢弹性固定于轻度外展位,常以健手托患臂,头和躯干向患侧倾斜。临床检查可发现肩三角肌塌陷,呈方肩畸形,在腋窝、喙突下或锁骨下可触及移位的肱骨头,关节盂空虚。杜加斯征(又称搭肩试验)阳性,患侧手贴近胸壁时,手掌不能搭在对侧肩部,或手掌搭在健侧肩部时,肘部无法贴近胸壁。

X 线正位、侧位片及穿胸位片可确定肩关节脱位的类型、移位方向及有无撕脱骨折(图6-2-3)。对怀疑有肱骨头骨折者临床可行 CT 扫描。

肩关节后脱位时常规肩关节前后位 X 线摄片报告常为阴性。由于肩峰下型后脱位最为常见,而且肩前后位 X 线摄片时肱骨头与关节盂及肩峰的大体位置关系仍存在,故摄片报告常为阴性。但仔细阅片仍可发现以下异常特征:①由于肱骨头处于强迫内旋位,即使前臂处于中立位,仍可发现肱骨颈"变短"或"消失",大、小结节影像重叠;②肱骨头内缘与肩胛盂前缘的间隙增宽,通常认为其间隙大于 6mm,即可诊断为异常;③正常肱骨头与肩胛盂的椭圆形重叠影消失;④肱骨头与肩胛盂的关系不对称,表现为偏高或偏低,且与

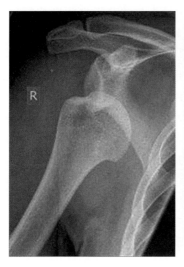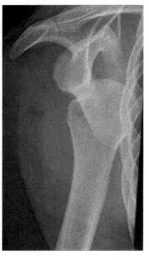

图 6-2-3　肩关节脱位 X 线片

盂前缘不平行。高度怀疑肩关节后脱位时应加摄腋位片或穿胸侧位片,则可发现肱骨头脱出位于肩胛盂后侧。必要时行双肩 CT 扫描,即可清楚显示出肱骨头关节面朝后,且脱出关节盂后缘;有时可发现肱骨头凹陷性骨折并与关节盂后缘形成卡压而影响复位,或关节盂后缘的骨折。

（二）康复评定

1. **一般性检查**　生命体征的检查包括体温、脉搏、呼吸、血压、营养和发育、意识情况及体位姿势等,查看肩部是否肿胀,皮肤是否破溃或瘀斑,肌肉是否萎缩,长度及畸形改变等。

2. **ROM 评定**　采用关节量角器法测量 ROM。

3. **肌肉萎缩的评定**　肌肉萎缩的程度用肢体周径测量表示。

4. **肌力评定**　可采用徒手肌力测试法。

5. **疼痛评定**　可以根据其程度的描述(如轻度、中度、重度)或 VAS 评分来测量。

6. **日常生活能力评定**

（三）临床治疗

1. **手法复位**　脱位后应尽快复位,选择适当麻醉(臂丛麻醉或全麻),使肌肉松弛并使复位在无痛下进行。老年人或肌力弱者也可在止痛剂下进行。习惯性脱位可不用麻醉。复位手法要轻柔,禁用粗暴手法以免发生骨折或损伤神经等附加损伤。常用方法为足蹬法,患者仰卧,术者位于患侧,双手握住患肢腕部,足跟置于患侧腋窝,两手用稳定持续的力量牵引,牵引中足跟向外推挤肱骨头,同时旋转,内收上臂即可复位。复位时可听到响声(图 6-2-4)。

2. **手术复位**　有少数肩关节脱位需要手术复位,其适应证为:①肩关节前脱位并发肱二头肌长头肌腱向后滑脱阻碍手法复

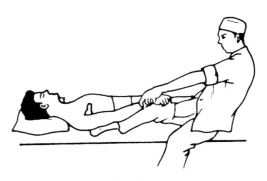

图 6-2-4　肩关节脱位手法复位

位者;②肱骨大结节撕脱骨折,骨折片卡在肱骨头与关节盂之间影响复位者;③合并肱骨外科颈骨折,手法不能整复者;④合并喙突、肩峰或肩关节盂骨折,移位明显者;⑤合并腋部大血管损伤者。

3. 康复治疗 复位后早期应使用肩吊带固定,早期手指、腕、肘功能进行主动锻炼、抗阻;肩关节局部冷疗法。3 天后可开始物理治疗,可进行超短波、超声波等物理治疗,复位后第 3 周,可进行肩的主动屈伸、内收、外展运动,注意动作轻柔、慢速。逐渐提高活动度和肌力。复位后第 4~6 周,可去除固定物,肩关节辅助抗阻力及被动的关节功能训练。可包括应用体操棒、哑铃等器械,肩梯、肋木、墙拉力器或橡皮带等辅助下的训练。如存在关节活动受限,可进行关节松动术。

(张志强)

第三节   手外伤与康复

手是重要的劳动器官,受伤的概率较大,手的解剖比较精细,功能特殊。外伤后可造成皮肤、血管、神经、肌腱、骨和关节的损伤,造成不同程度的功能障碍,严重影响患者的生活和工作。

一、临床表现

(一)开放性损伤
此类损伤常合并出血、疼痛、肿胀、畸形和/或功能障碍。

(二)闭合性损伤
闭合性损伤由于皮肤完整,而皮下组织在损伤后严重肿胀,容易导致皮肤将肿胀的软组织紧紧地勒住,导致局部的血液循环障碍,部分患者甚至会因此导致远端肢体或软组织的坏死。

二、临床治疗

(一)急救措施

1. 开放性损伤

(1)急救原则:必须及时予以处理,一般情况下,开放性损伤应争取在伤后 6~8h 内关闭伤口,这样才能在很大程度上减少术后感染的发生。

(2)急救方式

1)在出现开放性手部外伤时,应及时就近送到医院进行治疗,并常规注射破伤风抗毒素。

2)在送医的过程中,如果出现较严重的出血,可行局部按压,或者在上臂用皮带或皮筋进行环扎止血,但如果采用这一方法止血,一定要注意每环扎 1h 左右,松开皮带或皮筋 10~15min,否则会导致整个肢体的坏死。

3)如果损伤导致肢体的骨折,最好在搬运之前进行简单的固定,可就近取材,用木板、铁棍或较硬的书刊、杂志均可,这样,可以避免在搬运的过程中骨折断端二次损伤周围的神经、血管、肌腱等软组织。

4)如果出现肢体或手指的离断伤,最好将断肢或断指用塑料袋包好,置于低温保温桶中保存,并与患者一起送到医院,切忌冷冻保存残肢或将残肢直接置于冰水中。

2. **闭合性损伤**　在闭合性损伤时,也应及时就医,让医生对伤情给出全面、准确的判断,不致耽误了早期治疗。如果患者感觉肢体肿胀明显,出现了手部苍白或青紫、手指发麻、桡动脉搏动消失等情况,更要赶紧就医,及时处理。

（二）早期伤情评估

由于手部的结构非常精巧而复杂,所以,损伤后如何准确地判断伤情就显得非常重要。在手外伤中,皮肤往往是最先受累的组织,其次是肌肉、肌腱、神经、血管和骨关节。

1. **皮肤伤情的判断**　皮肤的破损是非常直观的,但不同类型的皮肤破损,其预后不同。皮肤的锐器划伤相对而言比较容易处置,而梳棉机伤或大面积的皮肤剥脱或缺损则非常棘手。由于梳棉机伤会将皮肤切割为一缕一缕的,几乎无法很好地缝合修复。而大面积的皮肤剥脱伤又常常难以判断剥脱的皮肤是否还残存血运,回植后是否会出现坏死。即使是皮肤的锐器划伤也不可掉以轻心,如果是被切肉的刀划伤,由于刀上沾染了异源性蛋白质,使得伤口非常容易感染和不愈合,同样的情况也会出现于人或动物咬伤的伤口。

2. **神经损伤的判断**　如果损伤部位远端出现感觉的减退、消失和/或运动的障碍,就要高度怀疑是否合并神经损伤。此时,不能单纯进行普通的清创缝合,一定要到手外科专科就诊,争取早期修复神经损伤,以取得尽可能好的疗效。图 6-3-1 展示了手部感觉神经的分布。

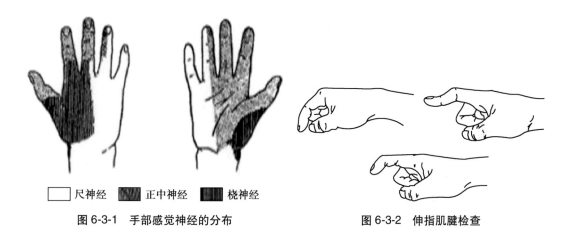

☐ 尺神经　■ 正中神经　■ 桡神经

图 6-3-1　手部感觉神经的分布　　　　图 6-3-2　伸指肌腱检查

3. **血管损伤的判断**　在开放性损伤中,出血是在所难免的,但如果出现伤口喷射性出血,则可能伤及动脉,此时要及时进行按压止血,或在其近心端上止血带止血,否则患者有可能会因为失血而休克,甚至危及生命。另外,如果出现伤口远端苍白、无脉、皮温明显减低,多提示该部位血运极差,如果不吻合血管、重建血液循环则肢体不能得以保全。此时,应将患者直接送至有手外科专科的医院救治,以免因为反复转院而耽误治疗。

4. **肌肉、肌腱损伤的判断**　如果出现某一个或某几个手指的活动障碍,而不合并感觉的减退,则有可能是因为肌腱或肌肉损伤所致,此时应由手外科专科医生予以修复。图 6-3-2 为伸指肌腱检查。

5. **骨、关节损伤的判断**　如果出现骨、关节部位的畸形、异常活动,或者局部的明显肿胀和压痛,都提示有骨、关节损伤的可能性。此时,应做影像学检查明确损伤的严重程度。在行手部 X 线片检查时,注意不要单纯的拍摄全手的正位片和斜位片,而应针对某一个具体的手指或关节拍摄正位、侧位和斜位片。这样,才不会漏诊。

（三）急诊清创

开放性伤口的急诊清创是至关重要的,清创的好坏直接决定了患者术后伤口是否可以一期愈合,是否会出现感染。清创时,应尽量将坏死、失活的组织以及严重污染的组织予以彻底清理,然后,反复用生理盐水、双氧水以及碘伏冲洗创面。冲洗后,如有必要还需二次清创,直至创面清洁、新鲜为止。

既往的手外科教科书非常强调彻底清创,即将所有污染的组织都予以清除。清创彻底后,再对一些重要组织进行重建。但是,对于很多重要组织（如神经、主干动脉等）,一旦去除后其重建的效果都可能不尽如人意,加之现代抗生素技术的进步,使得医生可以在某些情况下进行有限的清创,保留一些被轻度污染的重要组织,或仅剥离其污染的外膜组织,通过对局部污染组织的病原学培养和药敏实验,再辅以局部或全身使用抗生素,来尽量保全患肢的功能。

对于污染严重、伤口开放时间较长的病例,应考虑是否存在产气荚膜杆菌感染的可能性。所以,在手术前要进行伤口渗液的涂片检查,检查是否存在革兰氏阳性粗大杆菌或荚膜的存在,如果疑似产气荚膜杆菌感染,应在单独隔离的手术间进行手术,手术伤口不宜一期关闭（或者在清创后反复涂片确认再无粗大杆菌或芽胞时,方可关闭伤口）,术后如有条件,可辅助进行高压氧治疗。

（四）术中伤情评估

手术过程中,完成清创后,手术医生应该进一步确认术前的伤情评估结果,如果发现新的损伤,应予以详细记录,并尽可能一期修复。

（五）修复与重建

如果伤口污染不是特别严重,手部的外伤都主张进行一期的组织修复与重建,无论是皮肤、肌腱,还是骨骼、神经。如果存在缺损,除了一些特殊情况,都应进行组织移植。因为如果勉强对合,很可能造成组织挛缩或短缩而严重影响功能和外观。

当然,在伤口污染严重的情况下,进行一期的组织修复存在一定的风险,在这种情况下也可以暂时先行清创术,待二期再行组织的修复与重建。

（六）术后处理

手部伤口一般 2d 拔除引流条,如果伤口是置管引流,则要视引流量的多少来决定拔管的时间,一般是在 24h 内引流量少于 15ml 时即可拔管。手部伤口如无感染,不必经常换药,5~7d 进行一次伤口换药即可。如果伤口渗出较多,可 1~2d 换一次药。如患者血糖正常,伤口无感染,可于术后 12~14d 拆线。对糖尿病患者,可延迟拆线。

断指（断肢）再植术后、合并血管损伤或进行游离组织移植术后的患者,术后应尽量减少各种诱发血管收缩的因素,以免因术后血管危象而导致手术失败。首先要尽量减少疼痛的刺激,可以使用止痛药、止痛泵等;其次要尽量避免寒冷和香烟的刺激。当然,如果有条件使用适当的解痉、扩血管药物效果会更好一些,也可以使用烤灯对患肢进行照射。

对于合并血管、肌腱、神经损伤的患者,一般术后都会辅助石膏固定。此类石膏一般需要固定 3~4 周,在石膏固定期间,不要擅自去除石膏,否则容易导致缝合的血管、肌腱或神经再次断裂。石膏拆除后,应在医生指导下进行功能锻炼,对于有特殊要求的患者或对石膏过敏的患者,也可以使用各种支具进行固定。

对于经过功能锻炼后仍存在部分功能障碍的患者,可在第一次手术后 4~6 个月考虑实施二次手术进行组织的松解、修复或功能重建。

三、康复评定

（一）一般评定

1. **望诊** 包括皮肤的营养情况,色泽、纹理、有无瘢痕,有无伤口,皮肤有无红肿、溃疡及窦道,手及手指有无畸形等。

2. **触诊** 皮肤的温度、弹性、软组织质地,皮肤毛细血管反应,手指的血液循环情况。

3. **动诊** 主动及被动活动。

4. **量诊** 包括 ROM、肢体周径、肢体长度和容积的测定。

（二）功能评定

1. **ROM 的测量** 使用量角器分别测量手指的掌指关节(MP)、近侧指间关节(PIP)和远侧指间关节(DIP)的主动和被动活动范围。

（1）手指总主动活动度评价法:测量掌指关节,近、远侧指间关节主动屈曲度,减去上述关节伸直受限角度之和。总主动屈曲度-总主动伸直受限度＝总主动活动度[（MP+PIP+DIP）-（MP+PIP+DIP）＝TAM]。

（2）手指总被动活动度测量:测量掌指关节,远、近侧指间关节被动屈曲度总和,减去单个关节被动伸直受限的总和。

（3）评价标准

1）优:屈伸活动正常 TAM>220°。

2）良:功能为健指的 75% 以上,TAM200°～220°。

3）中:功能为健指的 50%～75%,TAM180°～200°。

4）差:功能为健指的 50% 以下,TAM<180°。

2. **肌力测试** 徒手肌力检查,握力计、捏力计检查:①手的握力;②拇指分别与示、中、环、小指的捏力;③拇指与示、中指同时的捏力;④拇指与示指桡侧的侧捏力。

3. **感觉测试**

（1）手指触觉、痛觉、温度觉和实体觉测定。

（2）两点辨别试验:正常人手指末节掌侧皮肤的两点区分试验距离为 2～3mm,中节 4～5mm,近节为 5～6mm。本试验是神经修复后,常采用的检查方法。

（3）Moberg 拾物试验:患者在睁眼及闭眼下拾物的时间。患者的拇指、示指、中指感觉减退或正中神经分布区皮肤感觉障碍,在闭目下,很难完成。

4. **肢体体积测量**

5. **灵巧性、协调性的测试**

（1）Jebson 手功能测试。

（2）明尼苏达操作等级测试(MRMT)。

（3）Purdue 钉板测试。

四、康复治疗

（一）手部骨折

1. **治疗原则** 准确的复位、有效的固定与合理的功能锻炼。手指屈、伸肌腱和关节囊常会因自身的损伤以及固定而呈现粘连或挛缩,影响关节运动功能的恢复。在不妨碍骨、关节损伤愈合的前提下患手应及早开始功能锻炼。

2. **早期康复** 控制水肿,促进骨折愈合。

3. **后期康复**

(1) 消除残存的肿胀。

(2) 软化松解纤维瘢痕组织。

(3) 增加关节的 ROM。

(4) 恢复正常的肌力和耐力。

(5) 恢复手功能的协调性和灵活性。

(二) 肌腱修复术后

1. **屈肌腱修复术后**   Ⅱ区屈肌腱损伤最难处理,由于指屈浅、深肌腱在同一腱鞘内,特别容易粘连。屈肌腱修复的理论是早期活动,特别强调在Ⅱ区修复后的早期活动的重要性。

(1) 手术后固定:维持腕屈曲 20°~30°,MP 关节屈曲 45°~60°;指间关节伸直位,将橡皮筋一端用胶固定于指甲,其另一端通过掌心的滑车后用别针固定在前臂屈侧的敷料上。

(2) 活动:手术后 1~2d 开始早期活动,利用橡皮筋牵引被动屈曲指间关节。在夹板范围内,主动伸指间关节。此期间禁止主动屈曲指间关节及被动伸指间关节。从手术后开始至 4 周,在夹板内进行单个手指的被动屈曲/伸直练习;术后 4 周,允许伤指主动屈曲;术后 6 周,轻度功能性滑动;术后 7 周,抗阻练习;术后 8 周,强化抗阻练习,增强肌力、耐力;术后 12 周,主动活动。

2. **肌腱松解术后**

(1) 松解术后 24h 开始,去除敷料,患者主动屈伸练习。练习内容:指屈浅、深肌腱单独滑动,钩指、握拳、直角握拳等。

(2) 主动+助动活动 MP、PIP 和 DIP 关节,使其屈伸达最大范围。

(3) 对症处理疼痛和水肿。

(4) 术后 2 周拆线,软化松解瘢痕处理。

(5) 假如松解术后没有肌腱滑动,可在术后 48h 给予功能性电刺激。

(6) 术后 2~3 周,功能性活动练习。

(7) 术后 6 周,开始抗阻练习。

3. **伸肌腱修复术后**

(1) 使用掌侧夹板,固定腕关节 30°~40°伸直位,同时用橡皮筋牵拉伸直所有指间关节。另外用掌侧夹板防止 MP 关节屈曲。嘱咐患者,在夹板范围内主动屈曲手指,依靠弹力牵张被动伸指。

(2) 术后 1~3 周:在夹板控制范围内练习主动屈指,被动伸指。禁止被动屈指和主动伸指。

(3) 术后 3 周:①去除掌侧夹板,嘱咐患者进行主动屈指练习;②进行依靠弹力牵引被动伸指练习。

(4) 术后 6 周:去除夹板,开始主动伸指练习,包括各条肌腱滑动训练。

(5) 术后 7 周:开始抗阻力训练。

(三) 神经损伤

1. **正中神经损伤的康复**

(1) 修复术后,腕关节屈曲位固定 3 周,随后增加伸展关节至正常位。

(2) 活动训练。

（3）用视觉来保护感觉丧失区。

（4）日常生活辅助器具使用,例如佩戴对指夹板,预防第一指蹼挛缩,并提供对指抓握功能。

（5）感觉训练是周围神经损伤患者整体康复程序的一个组成部分。

2. 尺神经损伤的康复

（1）佩戴 MP 感觉阻挡夹板,预防环、小指爪形指畸形。

（2）用视觉代偿,保护手尺侧缘皮肤感觉丧失区。

（3）对神经无恢复者,可考虑重建内在肌功能手术。

3. 桡神经损伤的康复

（1）使用腕感觉固定夹板,维持腕关节伸直,拇指外展位。预防伸肌过牵。协助手的抓握、放松功能。

（2）通过活动对肌肉训练,例如,抓握和松弛动作。

（3）必要时,可施行伸腕、伸拇、伸指功能重建手术。

（张志强）

第四节　截肢与康复

截肢(amputation)是指经过一个或多个骨切除肢体的一部分,这部分肢体因为没有生机和/或功能,或因局部疾病严重威胁生命。截肢包括截骨(肢体截除)和关节离断(从关节分离)两种。

一、截肢的适应证

1. 外伤性截肢　在我国占截肢原因首位。严重创伤致皮肤、肌肉、血管、神经以及骨骼处于无法修补的状态,或存活修补后无实用功能是截肢手术的适应证。例如肢体坏死、严重感染、骨髓炎、由于神经损伤造成不可矫正的严重畸形、烧伤或冻伤后肢体坏死。

2. 肿瘤截肢　肢体恶性肿瘤尚未转移者,可通过截肢保存生命,并通过安装假肢获得良好代偿。

3. 血管病性截肢　在美国占截肢的首位原因。如血栓闭塞性脉管炎导致肢体坏死者;严重动脉硬化引起肢体缺血性病变等。

4. 糖尿病性截肢　糖尿病周围神经病变致足溃疡、感染、坏死。

5. 先天性畸形截肢　先天性畸形的下肢一侧肢体短缩,关节挛缩等导致肢体无功能者。

6. 感染性截肢　急慢性感染经治疗无效恶化后会危及患者生命,如气性坏疽。

7. 神经性疾病　经久不愈的神经损伤,如脊髓栓系综合征造成下肢神经部分麻痹,发生马蹄内翻,皮肤神经营养障碍,促使足负重部位破溃形成溃疡。

二、截肢水平选择

（一）上肢截肢平面的选择

日常生活活动和劳动主要由上肢来完成,特别是双手非常灵巧,可以完成精细动作,此外,手也是与人沟通交流的器官以及感觉器官。但即使是高级智能假手也无法达到上述要求,因此上肢截肢要非常慎重。在必须截肢的情况下,一定要想办法尽可能保留残肢长度。

1. 肩部截肢　尽量保留肱骨头避免肩关节离断，这样即可保留肩关节的外形，也有利于安装假肢及以后的活动。

2. 上臂截肢　应尽量保留残肢长度，因为上臂假肢的功能取决于残肢杠杆力臂长度、肌力和肩关节活动范围。经肱骨髁的截肢与肘关节离断的假肢装配和功能是相同的，因此能在肱骨髁水平截肢时就不要在肱骨髁上部进行截肢。

3. 肘部截肢　肘关节离断是理想的截肢部位。因为肱骨远端比较宽大，有利于假肢的悬吊及控制，并且肱骨的旋转可以直接传递到假肢。肘关节离断假肢在各个方面都要优于上臂假肢。

4. 前臂截肢　保留患者的肘关节非常重要。即使是很短（4~5cm）的残端也要保留，残端越长，杠杆功能就越大，旋转功能保留也越多。前臂远端应呈椭圆形，有利于假手旋转功能的发挥。

5. 腕部截肢　腕关节离断是理想的截肢部位，应保留完整的尺桡骨，而且不应切除尺桡骨的茎突。腕部截肢优于经前臂截肢，它保留了前臂远端的下尺桡关节，可以保留前臂全部的旋转功能。

6. 手掌与手指截肢　以尽可能保留残肢长度为原则，尤其是拇指；当多手指需要截肢时要尽量保留手的捏、握功能。

（二）下肢截肢平面的选择

下肢截肢平面的选择原则是除小腿截肢（下 1/3 处）外，均应尽可能保留残肢长度。

1. 半骨盆切除　对于接受腔的适配及悬吊而言髂嵴非常重要，坐骨结节有利于承重。因此应尽量保留髂嵴和坐骨结节。

2. 髋部截肢　尽量不做髋关节离断，应尽量保留股骨头和股骨颈，在小转子下方截肢，这有助于接受腔的适配及悬吊，增加假肢的侧方稳定性，增加负重面积。

3. 大腿截肢　尽可能保留残肢长度，即使是短残肢也应保留。

4. 膝关节离断　是理想的截肢部位，大腿骨骼保留完整，负重力线与正常相同，也不会造成侧倾步态（股骨髁的膨隆有助于假肢悬吊，长残肢对假肢的控制能力强）。

5. 小腿截肢　膝关节的保留对下肢的功能极其重要，其功能明显优于膝关节离断假肢。只要能保证髌韧带的附着，在胫骨结节以下截肢即可安装小腿假肢。小腿假肢以中下 1/3 为佳，一般保留 15cm 长的残肢就能够安装较为理想的假肢（小腿远端软组织较少，血运不良，不适合截肢。一般来讲，因周围血管病而进行的小腿截肢不应该超过膝关节以下 12.5cm 的水平）。

6. 踝部截肢　是胫腓骨远端髁上截肢，将内外踝的基底部关节面截去并圆滑处理，再将跖侧足跟皮瓣覆盖在残端上。可以做到残肢末端承重，代偿功能较好，行走能力良好，有利于日常生活活动，因此，其功能明显优于小腿截肢，是理想的截肢部位。残端被完整、良好的足跟皮肤所覆盖，具有稳定、耐磨、不易破溃的特点。

7. 足部截肢　由于前足杠杆力臂的长度很大程度上影响快步行走、跑、跳跃等活动，应尽可能保留足的长度，即尽量保留前足杠杆力臂的长度。在步态周期静止时相的末期，使前足具有足够的后推力非常重要。

（三）残肢保健与并发症处理

残肢皮肤需要每天用清水和消毒肥皂清洗，保持残肢皮肤干燥、清洁。截肢者最好选择纯棉织品的残肢袜，因为棉织品透气性好，易吸汗，利于保持残肢皮肤干燥与清洁。如发现有皮肤红肿或擦伤时需积极寻找原因,并使用膏药、按摩、理疗等方法进行治疗。瘢痕和破溃、骨外突、关节挛缩、残肢痛和幻肢痛是残肢常见的并发症。残肢皮肤瘢痕和破溃的处理分为两方面,一是修整接受腔等,二是创面换药、进行紫外线、超短波等物理治疗。严重的残端骨外突需要手术治疗。预防残肢关节挛缩最有效的方法是术后尽早进行功能训练,维持关节的活动。关节挛缩出现后,可进行主动和被动的关节活动、严重者需手术治疗。残肢痛和幻肢痛的治疗包括局部超短波、低中频电疗、使用镇痛药物及三环类抗抑郁药。

三、康复评定

截肢者康复协作组由外科医生、康复医生、护士、物理治疗师、作业治疗师、假肢制作技师、心理医生、社会工作者和截肢者本人组成。理想的康复流程是截肢前心理治疗和假肢咨询→截肢手术或非理想残肢矫治手术→残肢康复训练和并发症处理→假肢处方→安装临时假肢→临时假肢功能训练及初评→安装正式假肢→假肢适配检查→假肢装配后功能训练→终期适配检查和功能评定。在截肢康复中康复评定是基础,对康复效果有很重要的作用。

截肢的康复评定包括全身状况评定、残肢的评定和假肢评定。

(一)全身状况评定

判断截肢者能否装配假肢,能否承受装配假肢后的功能训练,是否患有其他系统疾病,其他肢体的功能状况等。如心脏病患者慎重(因为使用假肢行走能量消耗增大);闭塞性脉管炎截肢患者,若对侧肢体有间歇性跛行,则使用假肢会加剧肢体的供血不足;脑血管病致器质性脑病导致记忆学习能力减退,会影响假肢的使用;视觉障碍患者使用假肢困难。

(二)残肢的评定

1. **皮肤情况** 判断皮肤有无感染、红肿、溃疡、窦道以及与骨残端粘连的瘢痕。

2. **有无残端畸形** 有畸形导致假肢负重力线不良或假肢接受腔不合适,造成患者步态异常。

3. **残端形状** 圆柱形残端会减少因残端的血液循环差而发生的一系列并发症,圆锥形残肢残端不能负重,因此残端以圆柱状为佳。

4. **残肢长度** 骨和软组织的长度测量,膝下截肢从胫骨平台内侧至残端,膝上截肢从坐骨结节至残端;理想的膝下截肢长度为15cm左右;膝上截肢为25cm左右。

5. **ROM评定** 以残端近端关节为重点,检查关节活动范围、关节有无挛缩等。

6. **肌力检查** 全身肌肉力量评估,重点检查患肢肌力,尤其是维持站立和行走的主要肌群,主要肌力小于3级,不宜装配假肢。

7. **平衡功能** 下肢截肢患者平衡功能尤为重要,可进行坐位、站立位的静态、动态平衡检查。

8. **残肢痛和幻肢痛** 用VAS进行评分。

9. **神经瘤情况** 有无神经瘤及其大小、所在部位、疼痛程度等,必要时应手术切除后才可安装假肢。

10. **皮肤过敏试验** 将截肢后需要用的材料直接与皮肤接触,如腹部、大腿内侧等敏感度高的地方,贴48h后如果出现红肿、水疱等症状则为过敏试验阳性,禁止使用此材料。

(三)假肢的评定

1. **临时假肢的评定** 临时假肢的评定需从以下几个方面进行:①检查接受腔适应情况,判断接受腔的松紧、是否接触全面承重、有无压迫疼痛等;②观察假肢是否有上下窜动

（即唧筒现象）等情况；③评估假肢生理力线是否正常，站立时有无身体向前或向后倾倒的感觉等；④观察穿戴假肢后皮肤有无红肿、硬结、破溃、肿胀等。

2. 正式假肢的评定　除对临时假肢的评定内容外，还应重点评估：

（1）上肢正式假肢：包括假肢长度、肘关节屈伸、前臂旋转活动范围、肘关节屈曲90°时假手的动作、假手对旋转力和拉伸力的稳定性；上肢假肢日常生活活动能力的评定。对于一侧的假手，主要应观察其对另一只手的辅助功能。

（2）下肢正式假肢：接受腔的评定（坐位时接受腔是否有脱出现象，坐骨承重部位对大腿后肌群有无压迫）、假肢的情况（小腿假肢，双侧下肢应等长；大腿假肢，较健侧短1cm左右）、步态评定（从截肢者自身及假肢两方面寻找问题）、行走能力评定。

四、康复治疗

截肢虽然使患者失去一部分肢体，造成肢体残疾，但截肢手术能尽可能保留残肢和残肢功能，术后以假肢装配和使用为中心，对患者进行截肢康复。康复的目的是尽量减轻截肢者的心理创伤，尽快地促进残肢定型，防止并发症，早期安装假肢，帮助截肢者早日回归社会。

（一）截肢前后的康复

截肢的康复分为截肢前康复和截肢后康复。截肢前康复包括 ROM 训练、肌力训练和 ADL 训练；截肢后康复包括心理治疗、良肢体位、残肢皮肤护理、避免残肢肿胀、肌力训练、关节活动训练和 ADL 训练。

截肢对患者的心理创伤很大，其心理状态的变化一般经历震惊、回避、承认和适应四个阶段。应根据患者的心理变化情况，采取有针对性的心理治疗。术后残肢极易出现关节挛缩畸形，大腿截肢容易出现髋关节屈曲外展畸形，因此大腿截肢后理想的良肢位是髋关节保持伸展、内收位。小腿截肢容易出现膝关节屈曲畸形，小腿截肢后正确的体位是保持膝关节的伸直位（错误及正确残肢摆放示意图如图6-4-1～图6-4-3）。术后应做好残肢皮肤护理，保持清洁和干燥，防止皮肤擦伤、水疱、汗疹、真菌或细菌的感染。为避免术后残肢肿胀，应尽早采用弹性绷带包扎技术或硬绷带包扎技术。弹性绷带包扎技术是促进残肢定型的最常用、最重要的方法（图6-4-4）。肌力训练和 ROM 训练是残肢康复的重要内容，小腿截肢应加强股四头肌的肌力训练和膝关节 ROM 训练；大腿截肢应加强臀大肌、髋关节内收、外展肌的肌力训练和髋关节的屈伸训练（图6-4-5）。

（二）假肢的康复训练

1. 小腿假肢使用训练

（1）站立平衡训练：平衡功能欠佳时可以扶双杠扶手、拐杖、手杖练习正确站立，要求身体站直，两脚间距保持10cm，体重能较均匀地放在假肢和健肢上（可借助体重计观察体重分布情况），观察对面的镜子进行姿势调整。逐渐过渡至双手不扶任何物体站立，最后让截肢者练习在身体前倾、后仰、侧屈、旋转等运动中仍能维持站立平衡。

（2）身体重心转移训练：双足位置同前，截肢者将大部分体重反复地移到假肢上（不伴上半身向假肢侧倾斜），同时应保持身体平衡。

（3）假肢侧单肢独立：站立应能维持3~5s。

（4）平行杠内步行训练：健肢向前迈一步、重心移至健肢，假肢腿膝关节屈曲→向前摆动→足跟着地。注意双腿的步长要相近，步宽要尽量小些。

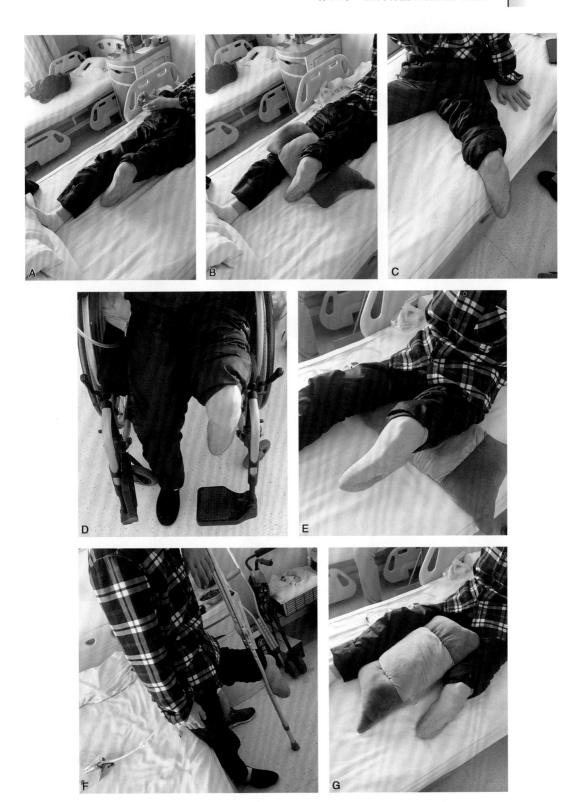

图 6-4-1 错误的残肢摆放

A. 平躺时勿弯曲患肢膝关节;B. 枕头勿放在膝关节之下,使患肢弯曲;C. 患肢勿放在床沿,使膝关节弯曲;D. 坐位时勿弯曲患肢膝关节;E. 坐或卧位时,臀部勿垫枕头或抱着患肢,使患肢弯曲;F. 患肢勿放在助行器或者拐杖上,使患肢弯曲;G. 勿以枕头隔开双腿

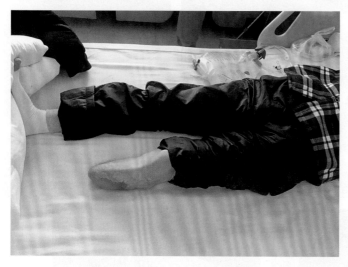

图 6-4-2　仰卧位正确的残肢摆放

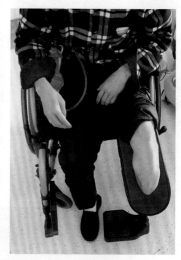

图 6-4-3　坐位正确的残肢摆放

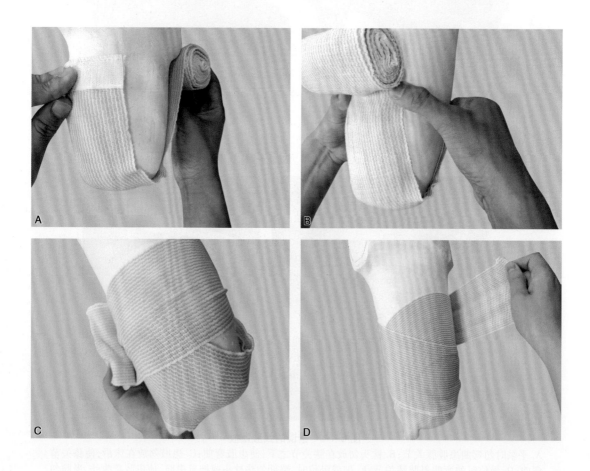

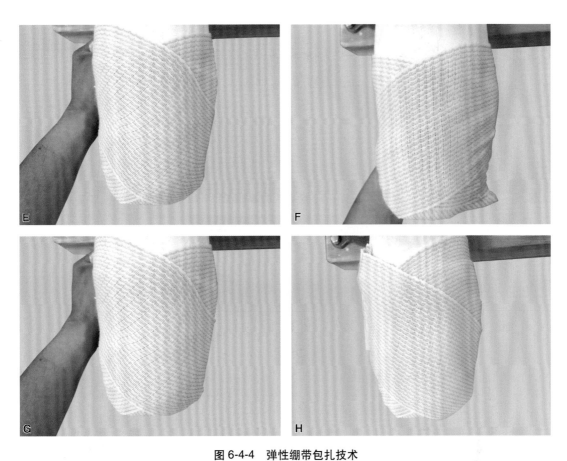

图 6-4-4 弹性绷带包扎技术

A. 第一层由上往下；B. 第二层由下往上；C. 然后圈环形包扎；D. 开始八字形包扎；E. 继续八字形包扎；F. 各层交叠无褶皱；G. 末端压力大于近端；H. 完成上粗下细形状

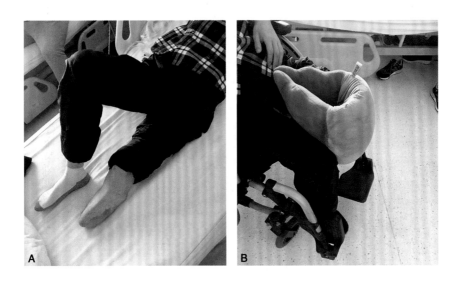

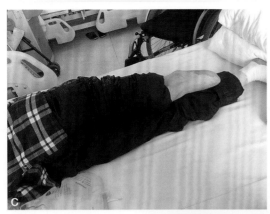
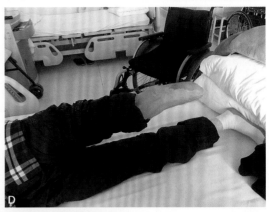
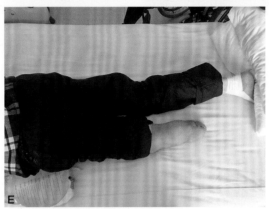

图 6-4-5　肌力训练

A. 健侧抬臀：健肢膝弯曲，脚踩床上将臀部抬高；B. 大腿内收：仰卧位或坐位，两腿加紧枕头5~10s，再放松；C、D. 患侧抬腿：加强臀侧肌力；E. 俯卧位：将下肢伸直

（5）平行杠外步行训练：如果可完成双手不扶杠在杠内行走后，则可杠外训练。截肢者可通过观察对面镜子，双眼平视沿着地上一条直的标志线进行。应注意训练上身没有向假肢侧大的摇摆，双下肢的步长要相近，步宽一般不应该超过5cm，双下肢的支撑时间要相近，双足的外旋角度相近（如果不相近，应请假肢技师及时调整）。

（6）上、下楼梯和室外坡路，不平路面的训练：目的是截肢者能适应各种复杂的步行环境，一般小腿截肢者是能适应的。年轻患者穿着小腿假肢还可以跑步、跳远、跳高，与正常人活动差距很小。

2. 大腿假肢站立、步行训练

（1）站立位平衡功能训练：站立平衡功能是步行的基础。初期假肢者急于练习行走是不对的。应当从培养残肢对假肢的感觉开始，然后经过逐渐训练养成良好的步行习惯，得到好的步行功能。

1）开始可手扶双杠（或双拐）练习正确的站立姿势（图 6-4-6 ~ 图 6-4-9，可借助体重计观察体重分布情况）：身体姿势要求同前，练习逐渐减少双手扶杠的力量至不扶杠也能稳定站立。站立中应注意收缩臀部肌肉、后伸髋关节，防止假肢膝关节突然弯曲。当双手不扶杠能站稳后可练习身体前倾、后仰、侧屈、转身运动中保持平衡。

2）身体重心左右移动中的平衡训练（图 6-4-10 ~ 图 6-4-15）：双脚分开20cm站立。双

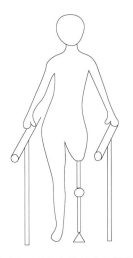

图 6-4-6　双手支撑站在平衡杠内

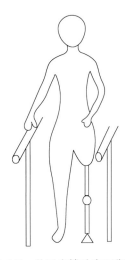

图 6-4-7　单手支撑站在平衡杠内

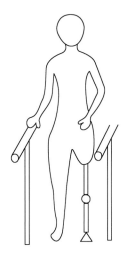

图 6-4-8　单手少量支撑站在平衡杠内

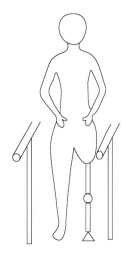

图 6-4-9　双手无支撑站在平衡杠内

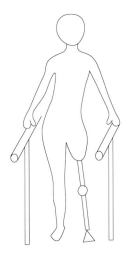

图 6-4-10　双手支撑左右水平移动骨盆 1

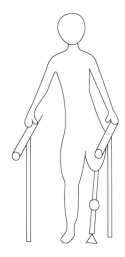

图 6-4-11　双手支撑左右水平移动骨盆 2

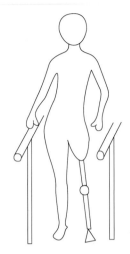

图 6-4-12   单手支撑左右水平移动骨盆 1

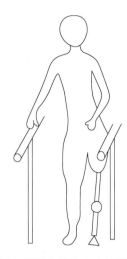

图 6-4-13   单手支撑左右水平移动骨盆 2

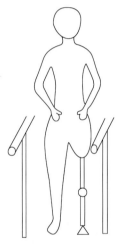

图 6-4-14   双手无支撑左右水平移动骨盆 1

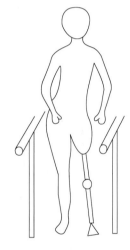

图 6-4-15   双手无支撑左右水平移动骨盆 2

手扶杠,然后向左、右水平移动骨盆,使假肢、健肢交替承担体重,注意运动中双眼平视、双肩要平、上身要直。训练中逐渐减少手扶力量,直到不扶。

3)身体重心前后移动中的平衡训练:让假肢足部位置稍稍后退一些,让人体重心前后移动。运动时腰要挺直,上身保持垂直,体重移向假肢时应注意用力后伸髋关节,防止膝部弯曲。

4)假肢单腿站立平衡训练:双手不扶杠,试着只用假肢单腿站立,每次站立维持时间越长越好,最好能维持站立 5s 以上。站立时应注意上身不要向假肢侧有大的倾斜(图 6-4-16)。

(2)迈步训练

1)交替屈膝练习:双手支撑交替练习健肢和假肢的屈膝、抬足跟。健肢抬起足跟时应用力后伸假肢侧的髋关节,防止膝部弯曲。

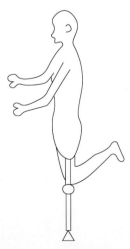

图 6-4-16   假肢单腿站立
屈曲健侧腿尽量保持平衡

2）健肢和假肢交替的前后运动

①健肢的前后运动（图6-4-17、图6-4-18）：站立在双杠间，双手支撑进行自我保护，用假肢侧承重，将健肢反复训练向前迈步和向后伸。健肢向前迈步时应尽量用力后伸假肢侧的髋关节，防止假肢膝关节弯曲。

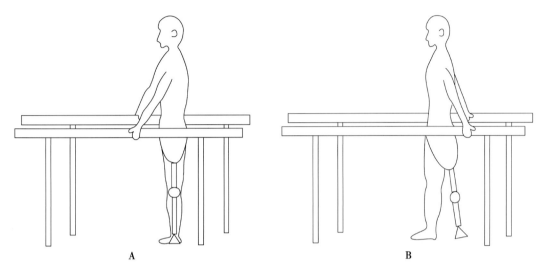

图 6-4-17　健肢向前迈步训练

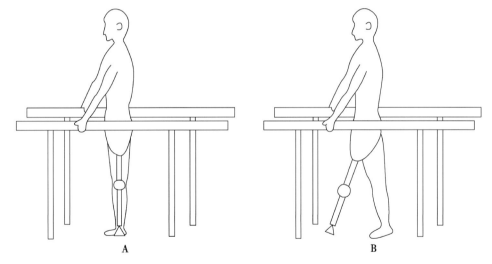

图 6-4-18　健肢向后迈步训练

②假肢的前后运动（图6-4-19、图6-4-20）：站立在双杠间，双手支撑进行自我保护，健肢侧承重，提起假肢时尽量后伸假肢，再将假肢屈膝，向前迈出一步，然后再将假肢转为后伸。当假肢向前迈步，足跟落地时须用力后伸假肢侧髋关节，避免膝关节突然弯曲。

（3）步行训练

1）平行杠内的步行训练（图6-4-21、图6-4-22）：单手轻轻扶杠，主要起自行保护作用，双眼平视面对着镜子。按步骤进行训练：体重移到假肢→健肢向前迈出一步→再将体重移到健肢上→屈曲假肢膝关节、上提假肢、使大腿迈向前方→假肢小腿摆动膝关节逐渐伸直→

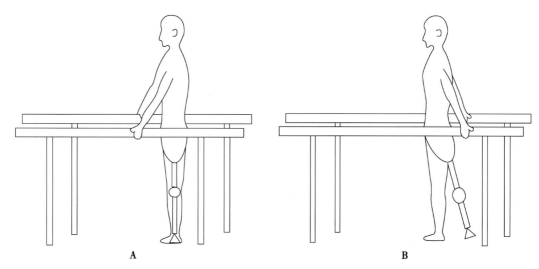

图 6-4-19   假肢向前迈步训练

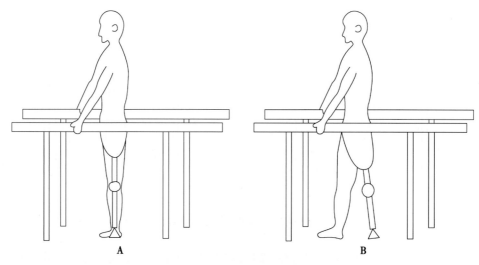

图 6-4-20   假肢向后迈步训练

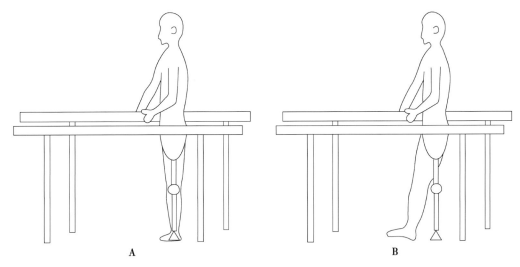

图 6-4-21　单手支撑杠内步行训练

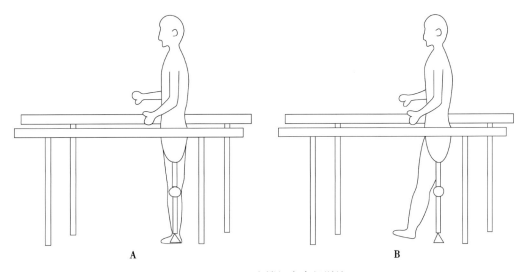

图 6-4-22　无支撑杠内步行训练

足跟着地。足跟着地时必须用力后伸髋关节,残肢压向接受腔后壁,以保证膝关节稳定,然后再将体重移到假肢上,再将健肢迈向前方……如此反复。步行时应注意避免左右摆动上身,双侧步长、步宽、步速要接近,尽量避免假肢侧划弧形圈等,尽量使假肢侧接近健侧运动模式。当动作熟练后可练习双手无支撑杠内步行。

2)杠外步行训练:当杠内训练步行稳定后则可以转到杠外,面对镜子,沿着地面的一条直线进行步行训练。对于年老体弱、残肢短或膝关节控制能力差者,开始杠外训练时健侧手可轻轻地扶个手杖,以防跌倒。

3)室外步行训练(图 6-4-23):在各种不同路面上(马路、土路、碎石路等)训练。

(4)日常应用动作训练

1)上下台阶、楼梯(图 6-4-24、图 6-4-25):上台阶时应先迈健肢,再用健肢侧伸膝,升高身体,上提假肢到健足同一层台阶。一般的假肢只能是二步上一层台阶。上台阶时为了避

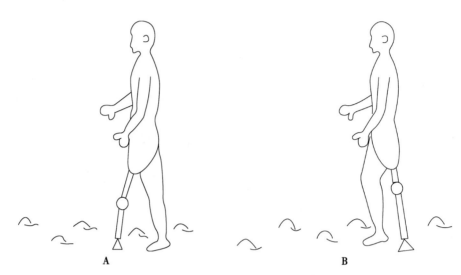

图 6-4-23   室外不平整路面步行训练

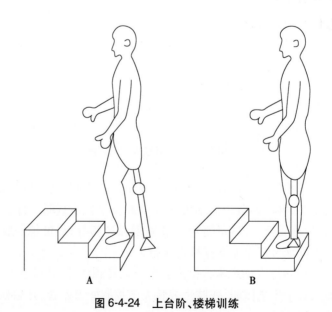

图 6-4-24   上台阶、楼梯训练

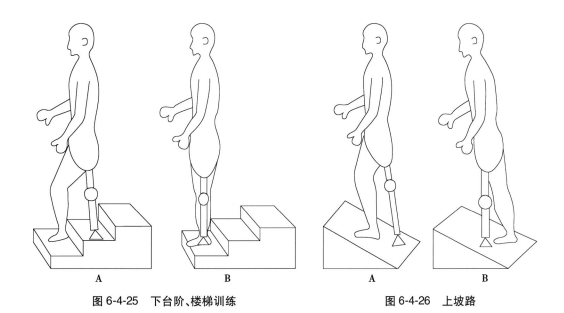

图 6-4-25 下台阶、楼梯训练　　　　　图 6-4-26 上坡路

免假脚碰到台阶边缘,可使假肢有轻度外展。下台阶时应假肢先下,站稳后再下健肢。下台阶时假肢脚尖不宜超过台阶的前缘,否则假肢容易打软腿。

2）上下坡路:上坡时,先大步迈健肢,然后再小步向上迈假肢,足跟落地时要用力后伸残肢,防止膝关节打软腿(图6-4-26)。正面下坡对大腿截肢者相当难,先小步迈假肢,残肢要尽量向后压残肢接受腔保证膝部稳定。在上下坡路时身体重心位于假肢侧。

3. 上肢假肢的康复训练

（1）装配上肢假肢前需进行的训练

1）扩大 ROM 的训练:①肩关节离断。肩关节离断和上臂高位截肢的患者,需进行肩部上提、下沉、前屈、后伸的练习。因为肩关节离断假肢安装后,主要力源来自于健侧肩,因此双侧均需练习。②上臂截肢。除肩部运动外,还需增加上臂前屈、后伸、内旋、外旋、外展、内收方向的练习。③前臂截肢。在上述练习的基础上增加肘关节屈伸和前臂旋前、旋后动作。在残肢条件许可时,上述动作可自行练习;如条件不许可,应开始由治疗师协助进行被动的训练,过渡至被动运动与患者主动动作相结合的训练,直至患者能进行主动训练为止。

2）残肢和健侧肩部肌力的训练:在负重的情况下进行,负荷开始为2kg,之后可逐渐增至15kg。经过一段时间训练,达到扩大肌肉收缩范围和增强肌力的目的。

除屈伸训练外,还应增强上臂残肢的内旋、外旋能力,借以控制提肩和屈臂操纵假肢时,由假肢产生的内旋倾向;增强前臂残肢旋前、旋后能力以保证前臂假肢的旋转功能。

3）安装肌电假手的残肢训练:此项训练以生物反馈法进行,即通过训练、启发、诱导和鼓励,使患者学会观察仪表的摆动或指示灯的变化,感觉幻肢动作随肌电信号发放而产生的变化,从中找到规律,建立起联系。①自我意识训练:闭目模拟开、闭手时幻肢的动作,反复进行练习,直到感觉疲劳为止。②将肌电极与指示灯相连,通过观察灯泡的亮灭来鉴定肌电是否引出。③将肌电测试仪与电极相连,通过观察肌电测试仪来定量判断肌电发放水平。④可以利用电极直接驱动假手,从而提高患者训练的兴趣。

4）全身锻炼:患者应经常进行全身体育锻炼,增强体质,从而防止由于截肢造成的身体畸形或不良姿势。

（2）索控式上肢假肢的操纵训练：假肢操纵控制训练，应首先使患者能准确、熟练地做出操纵假肢的几个基本动作（主要包括五种基本动作训练），再将这些动作进行组合。

1）屈肩控制动作：该动作是以残侧肩部前屈和健侧肩部的相对运动形成的。这一动作范围较小，可以和屈臂动作联合起来控制开手动作。

2）提肩控制动作：在三重索控式假肢系统中，屈肘的动力源是残侧肩部上提动作。健侧肩部作为牵引索一端的支点，在残侧肩部上提时需保持静止，在残侧提肩时才能产生相对位移。

3）上臂屈曲控制动作：上臂假肢的主要动力源是上臂残肢的前屈动作，在前屈上臂时，肩部应该保持相对静止，这样才能形成操纵假肢所必需的牵引位移。

4）上臂伸展控制动作：该动作是由上臂的后伸与同侧肩部的前屈结合形成的，是操纵屈肘的动力源，也可用这个动作来控制假手的张开。

5）前臂旋前、旋后控制动作：该动作控制用于采用特性铰链的腕离断假肢的控制，还可控制旋转机构。

在熟练地掌握了几个基本动作后，再将动作进行组合训练，要注意避免各个动作的相互干扰，为灵活、准确地操纵假肢创造条件。

（3）索控式前臂假肢（图6-4-27）的操纵训练：前臂假肢的操纵训练包括假肢的穿脱、屈肘、操纵机械手部和完成腕关节的屈伸、旋转等。

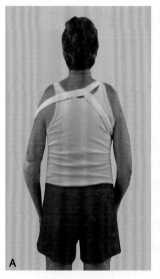
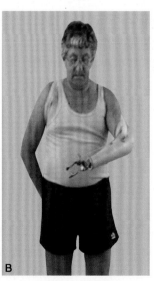

图6-4-27　索控式前臂假肢的牵引索——9字带

1）假肢的穿脱：单侧前臂截肢者可自行穿脱假肢，双侧前臂截肢者应在训练人员帮助下穿脱假肢。

2）假肢前臂屈曲：前臂截肢者通过屈肘运动直接带动肘关节铰链，使前臂屈曲。

3）手部开闭：分为不屈肘开手和屈肘开手两种。①不屈肘开手：健侧肩静止作为支点，残肢侧通过屈上臂、屈肩、沉肩来配合残肢前伸；使肩背带拉动牵引索，从而张开假手。②屈肘开手：先屈肘，再按上述方法开手，此时主要依靠屈肩和屈臂动作。

4）腕关节的屈伸和旋转：该类动作均为被动动作，需借助于另一只手或他人帮助。

5）旋前、旋后动作：患者前臂残肢较长时，可通过增设旋转机构，利用残存的旋转功能来控制前臂的旋转。

（4）索控式上臂假肢的操纵训练

1）假肢的穿脱：单侧上臂截肢者可自行穿脱；双上臂截肢或一侧上臂一侧前臂截肢的患者，其穿脱假肢的方法同双侧前臂截肢。

2）双重控制系统训练：该系统采用上臂残肢的前屈运动作为动力来源，完成两个假肢动作，包括控制手部及屈曲假肢前臂。

（5）索控式上肢假肢的实用训练

1）实用训练前的准备：①主手和辅助手的选择。一般情况下人们习惯于右手为主（又称右利手），左手为辅。对于双臂截肢患者，区别并选定主手和辅助手意义重大，不一定都选右手为主手。选择主手的条件应是：双侧残肢条件不同，取条件优越手的一侧；双侧条件相同，按照患者的既往生活习惯。②训练用具的准备。为患者提供专门的训练场所和训练道具，可以适应患者不同的训练内容。将训练用具安装在一个台子上，装上各种日常用具，如：水龙头、电灯开关、遥控、门把手、锁头、钥匙、水杯、电视机开关、电话机等。

2）实用训练的内容和方法：假肢的实用训练也含有基本的练习，如接近、抓住和放松物件，应从日常生活中所必须完成的事情做起，以后逐步过渡到一些职业性的训练。①训练握住物体的方法：对于机械手来说接近物件有两边接近法和一边接近法。②训练日常活动项目的方法：在熟练掌握接近和握住物件的技巧后，就能进入双手活动训练。单侧截肢的患者学会用假手辅助他的真手，通过练习建立正确的使用习惯，以便充分利用假肢。

3）索控式上肢假肢的实用训练要求：①双臂截肢患者，能在标准时间里完成规定的活动项目。②在拿起、放下物件时，动作要自然。在使用物件时不得出现物件松脱或掉落等其他不安全的现象。

4. 上肢假肢使用训练的期限　一般而言，首次安装上肢假肢的单侧前臂截肢患者需要训练50~60h，单侧上臂截肢及双侧前臂截肢患者需要70~80h，双侧上臂截肢患者需要100~200h。训练应分阶段进行，每天训练2次，每次2h，中间休息10~15min，以免患者感到过度疲劳。

截肢患者经过专门使用假肢训练，回到家庭和社会中并不是患者训练的终点。后续患者需要坚持训练，才能达到满意的效果，最大限度提高自己的生活质量。

（郄淑燕）

第五节　人工关节置换术后康复

人工关节置换术，也称为人工关节成形术，是根据人体关节的形态、构造及功能制成人工关节假体，通过外科手术植入人体内，替代和置换病伤关节，达到缓解关节疼痛，恢复关节功能的目的。可用于严重的骨性关节炎、类风湿关节炎、创伤性关节炎、强直性脊柱炎、先天性发育畸形导致的关节炎或关节疼痛、活动功能障碍，以及骨关节肿瘤等。

接受人工关节置换术的患者多数术前患有长期疾病，在行置换手术后，由于手术创伤，手术部位可出现感染、疼痛、肿胀等，部分患者因术后短期的关节制动和疼痛还会使关节活动受到限制，或者因活动不当致假体松动等。这些都会影响患者的日常生活活动，如转移、行走、上下楼、如厕、洗澡等。此外,术后出现的深静脉血栓、神经损伤、假体松动、骨折、关节面磨损、脱位等并发症,都给患者术后的功能恢复带来了极大的障碍。因此,早期、有效的术后康复不仅可以最大限度地增加患者的 ADL 能力,而且可以减少术后的并发症,促使患者尽早回归家庭、回归社会,重返工作岗位。

人工关节置换术后的康复主要包括两大方面:康复评定和康复治疗。康复评定包括术前康复评定和术后康复评定,术前一般包括接受手术部位的肌力、ROM、患肢长度,以及必要的 X 线检查和 CT 重建等。术后康复评定除了术前康复评定内容以外,还需要对伤口感染、出血情况和疼痛程度、步行能力及步态、ADL 等进行系统评定。人工关节置换的康复治疗建立在康复评定的基础之上,包括术前指导和术后康复治疗。术前的康复指导对患者了解手术、预防并发症和术后康复具有重要的意义,同时可以减轻患者对即将进行的手术的忧虑、恐惧。向患者解释清楚术后的康复程序,以达到预期的目的。术后的康复治疗是根据术后康复评定结果制订术后各个时期的康复计划,并进行针对性的物理因子治疗、运动训练、日常生活活动能力训练、步态训练和不同时期的辅助器具使用训练等。在本节中,我们将术后整个康复计划分为互相联系的三个阶段,以便于理解和学习。在术后康复不同阶段,恰当的矫形器和辅助器具使用是不可或缺的。

一、肩关节置换术后康复

早在 20 世纪 70 年代,人工肩关节置换就已在欧美国家得到了广泛的应用。在治疗肩关节骨性关节炎、类风湿关节炎以及复杂肱骨近端骨折方面有着不可替代的地位。通过多年的临床研究,人工肩关节置换手术已极为成熟可靠,尤其是对于治疗肩关节骨性关节炎与肱骨头无菌性坏死,其疗效满意率可达到 90%~95%。能够有效地缓解患者的疼痛,并显著地改善肩关节的活动度。但是,人工肩关节置换术后的康复治疗是个漫长而又艰巨的过程,这就需要术前向患者做好详细的解释工作,尽量使患者认识到术后康复的重要性,从而最大限度地取得患者的配合,达到理想的康复效果。

(一)定义

肩关节置换术(shoulder arthroplasty)也称为肩关节成形术,包括人工肱骨头置换术和人工全肩关节置换术(total shoulder arthroplasty,TSA),是使用人工肩关节假体替代疼痛的关节面或损伤严重的部分,降低关节的摩擦力,改善肩关节活动度,消除疼痛的手术方法。人工肱骨头置换术适用于难以复位的粉碎性骨折、Neer 分类法中四部分骨折合并盂肱关节脱位、肱骨头解剖颈骨折或压缩骨折范围超过 40%、肱骨近端三块以上粉碎性骨折、肱骨头缺血性坏死及肱骨头肿瘤等患者。非制约式人工全肩关节置换术适用于肱骨头有严重损伤,同时合并肩盂软骨损伤而肩袖功能正常者。只有在肩袖失去功能或缺乏骨性止点无法重建时才考虑应用制约式人工全肩关节置换术。

(二)手术简介

人工肩关节置换手术方法较多,患者肩部软组织条件与骨质情况是决定手术方案的主要因素。三角肌、胸大肌间隙切口是常用的显露肩关节入路。手术先在肩的前方做一个皮肤切口,由此切口深入可以暴露肩关节,不损伤三角肌。唯一切断的是肩胛下肌肌腱,手术快结束时再重新修复该肌腱在肱骨近端的附着。显露肩关节后要去除瘢痕组织和骨赘,试模安装使关节的力学稳定恢复后,应用精确的导向器和特殊的器械进行截骨以接纳人工关节假体,假体的类型应提供肩关节的稳定并恢复活动范围。置入肱骨部分的假体由连接的柄和头组成,假体的型号根据患者的测量数据来选择,该假体可用骨水泥固定或用患者自体骨固定。如果患者的关节盂平滑,软骨没有缺损,可能会选择只置换肱骨部分假体,即半肩关节置换术。如果关节盂变平,有骨软骨的缺损,会修整关节盂并置入关节盂假体,即全肩关节置换术。最后的假体安装后,修复肩胛下肌腱,或用粗的不吸收缝线重建附着部,确保牢固。置入假体后肩关节活动时较为光滑,降低了摩擦力以及相关的疼痛。

(三) 康复评定

1. 术前康复评定　术前康复评定应包括对全身整体状况和肢体功能状态的评定。

(1) 肌力评定:可采用徒手肌力评定法进行上肢肌力评定,以了解上肢肌肉的力量,这对制订康复训练计划尤为重要。

(2) ROM 评定:评定肩关节(盂肱关节和肩胛骨、胸廓关节)的活动度,确定有无关节挛缩畸形,尤其是肩胛骨胸廓关节的稳定性评估。

(3) 上肢的长度测量:自肩峰至桡骨茎突尖端或中指尖端为上肢长度。

(4) X 线检查:了解肩关节有无畸形、增生、对线异常等改变,可作为重要的手术参考依据。

2. 术后康复评定　术后康复评定住院患者可分别在术后 1~2d、1 周、2 周进行。出院患者可在术后 1 个月、3 个月和半年进行。

(1) 伤口情况:有无局部皮肤红、肿、热等感染指征,伤口有无渗出等。

(2) ROM:患侧盂肱关节和肩胛胸廓关节的主动和被动活动度,包括前屈、后伸、内旋、外旋、外展;肩胛骨上角、下角位置等。

(3) 肌力:采用徒手肌力评定法对肩部三角肌、斜方肌、肱二头肌、肱三头肌、肩胛提肌等进行评定。不仅包括肩关节周围的肌肉,对于术后出现远端肌肉无力时,需要考虑是否伴有神经损伤,此时需要对远端屈腕、伸腕肌群进行测定。

(4) 上肢的长度测量:双侧对比。

(四) 康复治疗

人工肩关节置换术后的康复训练十分重要,直接关系到肩关节最终的功能恢复情况。由于肩关节周围肌肉和软组织韧带结构的复杂性,肩关节置换术后的康复治疗需在医生指导下持续半年到一年。鼓励患者早期活动,预防肩关节的挛缩和粘连发生。人工肩关节置换术后的康复目标包括达到最大限度的活动范围、灵活性和肌肉强度,以便在日常生活活动时达到无痛,干预性康复治疗可按以下阶段进行。

1. 术后第一阶段　术后第一阶段(术后 1~3 周)主要是控制疼痛和肿胀,达到抬高活动范围至 120°,外旋至 30°。术后多采用吊带悬吊限制患者,需教会患者正确使用,提倡早期进入康复过程。

(1) 物理因子治疗:术后第 1 天即可进行冰敷,关节置换术后,用骨水泥固定关节后会释放热量,使周围软组织温度升高,可持续数周。冰敷可降低软组织温度,同时可减轻术后关节周围软组织肿胀,并能进一步减轻疼痛。术后在换药的同时,可进行低功率氦氖激光照射,加速伤口愈合。

(2) 运动疗法:为防止假体长期制动导致功能减退,在病情允许的情况下,愈早开始功能锻炼,康复所需时间就愈少。早期功能锻炼可防止术后粘连,促进功能的恢复。

1) 被动辅助练习:术后当天即可开始。首先是钟摆活动练习、仰卧位的辅助下前屈上举练习以及被动外旋练习。

2）主动辅助活动范围练习：术后1周开始。仰卧位用木棍在肩胛平面,小范围进行外旋和前屈练习,活动度应严格限制在术中记录的活动范围之内;肢体远端(肘、腕和手)可进行主动活动练习。做完运动后要用冰袋冷敷伤口周围,以达到消肿止痛的作用。

3）肩胛骨的稳定练习：肩关节置换术后康复需要注意肩胛骨的稳定度,这是肩关节康复的基石,随着稳定基础的建立,维持了关节盂合适的倾斜角度,可以保持肩胛带肌肉的长度和张力,降低盂肱关节结构的压力。在患者侧卧位进行肩胛骨的力量练习时,应用枕头将患肢支撑在旋转中立位,主动进行拉伸、回缩活动练习,继而由治疗师用手法进行肩胛骨拉伸、回缩抗阻力练习,如果允许,即患者无痛时,可逐渐增加每日坐位下肩胛骨回缩练习。对于部分因过度疼痛影响康复者,可适当使用镇痛药物治疗。

2. **术后第二阶段**　术后第二阶段(4~10周),术后的限制逐步解除,鼓励患者在日常生活中正常使用患侧上肢,此阶段目标是使肩关节前屈达150°,外旋达45°。

（1）肌力训练：术后4周可做三角肌的等长收缩,防止肩部废用性肌萎缩。逐渐增加肩关节的活动度,每周可增加5°~10°。练习主要涉及早期的主动活动练习、抗阻力练习以及牵引练习。

（2）作业治疗：在仰卧位双手相握主动辅助抬高练习中,患者对患肢的控制明显改善之后,可逐步应用木棍或毛巾练习抬高过头顶。当抬高活动超过120°后,可增加滑轮练习,练习时,肩关节应处于旋转中立位,避免撞击。

（3）关节牵拉：同时开始患肩的牵拉锻炼,前屈上举、外旋及内旋、内收等活动,其目的是恢复患侧肩关节的活动度。指导患者将肩放在自然下垂的位置,以获得真正的抬高,减少代偿。术后6周之前应避免主动内旋,防止肩胛下肌愈合不良。在术后6周时开始主动内旋,患者可以传送毛巾卷或其他轻的物品,环绕其背部,从一只手传送到另一只手。

（4）ADL训练：术后7周开始进行肩关节抗重力的主动活动,肩关节向各方向全范围活动,进行日常生活的训练。

此阶段以主动活动为主,自我牵拉关节以增加关节的活动范围。此阶段可继续进行肩胛骨的稳定性练习,可使用弹力带进行肩胛骨的回缩练习,恢复正常的肩肱节律。

3. **术后第三阶段**　术后3个月后开始第三阶段的康复锻炼。锻炼主要是在保证患肩关节恢复良好的前提下进一步的加强练习,以抗阻力运动为主,增加肌力和耐力,目的是逐渐完全恢复患肩的肌力与活动度。

（1）肌力训练：在第二阶段肌力训练的基础上,利用更长的上臂杠杆(伸肘位)进行练习,当肩肱节律已经恢复,应在肩胛骨水平线以下进行前屈练习。还可附加一些重量轻的、渐进的力量训练设备,用以进一步增加上肢的力量,如坐位划船器、胸部推举机、复合拉伸机等。患者在仰卧位维持患肩屈曲90°,通过前拉肩胛骨,进行前锯肌的单独练习。

（2）肩关节内旋肌和后关节囊进行牵拉,如拉伸毛巾和使后关节囊拉紧,练习时患者水平外展患侧肩关节。

人工肩关节置换术后的康复锻炼大约1年,这就需要术前向患者做好详细说明,尽量使患者认识到术后康复的重要性,从而最大限度地取得患者的配合,达到理想的康复效果。出院后定期安排复查,制订院外随访时间和训练计划是必要的。

4. **矫形器的使用**　肩关节置换术后早期应鼓励患者使用吊带,并维持手部抬高以减少肿胀。一般多采用肩关节矫形器(或吊带)将肩关节固定于外展、前屈、内旋位,防止肩关节挛缩,但长期佩戴会导致软组织挛缩至关节僵硬,不利于肩关节功能的恢复。

5. **注意事项和预防并发症** 在肩关节置换术后的第一阶段,肩关节外旋活动范围应在医师指导下限定进行,此阶段获得更多的外旋活动范围,是肩胛下肌修复失败的特征,6周前不要开始内旋等长肌力训练,以免造成肩胛下肌的部分断裂。骨折和脱位也是肩关节置换术后康复的并发症,多由于过早的开始滑轮练习,在抬肩时造成肌肉代偿,甚至造成肱骨近端骨折及大结节移位。此外,训练中对肩胛、肱骨活动度差的患者,应避免过头顶活动超过90°,以免增加肩部的疼痛。

二、髋关节置换术后康复

随着人工关节技术的发展和完善,髋关节置换术已逐渐成为一项常规手术。全髋关节置换术(total hip arthroplasty,THA)主要用于缓解退变性关节炎所引起的疼痛,改善功能移动性。人工髋关节置换术后的康复治疗和功能训练常常被临床医生忽视,而术后及时的康复治疗和有效的功能训练,不仅可以帮助患者及时恢复关节功能,提高手术疗效和患者的生活质量,而且可以减少和预防各种并发症的发生。

（一）定义

髋关节置换术是用人造髋关节置换所有或部分髋关节以重建关节运动功能的一种修复手术,包括髋臼杯成形术、股骨头置换术和THA。人工关节置换术是用生物材料或非生物材料制成关节假体,植入人体替代损伤的关节结构的一类手术方法。其目的是消除疼痛、矫正畸形、重建一个稳定的关节,达到恢复和改善关节运动功能的目的。

（二）手术简介

常见的全髋关节置换术为混合固定型,即非骨水泥固定型髋臼假体和骨水泥固定型股骨假体相结合。全髋关节置换术有几种不同的手术入路,有前侧入路、前外侧入路、后侧入路、后外侧入路等。目前,最常用的是后外侧入路,该入路可避开外展肌群,大大降低了术后跛行的发生率,而且术中充分修复关节囊及外旋短肌,可减少髋关节后外侧脱位的危险性。

以后外侧入路为例,自髂后上棘前方6~7cm向前下绕大粗隆前缘沿股骨向下延伸,依次切开皮肤、皮下组织和深筋膜,电凝止血。自下而上切开阔筋膜及阔筋膜张肌,钝性分离臀中肌和臀小肌的后缘,向前牵开,在转子窝处切断梨状肌等外旋肌群的附着点,切断部分股方肌,显露并切除关节囊。取出股骨头,在小转子上15mm截骨,切除残余、紧张的关节囊,切除关节盂缘,清除圆韧带,用髋臼锉锉除髋臼软骨至软骨下骨质,打入压配型髋臼假体,使其外展角为45°,前倾角为10°,放入高分子聚乙烯内衬。以盒式开口凿股骨近端髓腔开口,用髓腔成形锉扩大髓腔,前倾角为15°。冲洗股骨髓腔,选用压配型股骨假体,缓慢打入髓腔,关节复位。

（三）康复评定

1. **术前康复评定** 术前康复评定应包括对手术情况、全身整体状况和肢体功能状态的评定。

（1）手术情况:包括手术入路、假体的类型、术后假体位置、固定方法等,手术本身直接影响康复计划和康复结果。①手术入路:前入路易引起前脱位,后入路易引起后脱位,外侧入路脱位率低;②假体位置:理想的髋臼假体位置是前倾15°±10°,外翻40°±10°,股骨假体前倾5°~10°。在这样的"安全"位置内脱位率1.5%,而非"安全"范围内脱位率可达6.1%。

（2）肌力评定:可采用徒手肌力评定法进行下肢肌力评定,以了解下肢肌肉的力量,这些对制订康复训练计划尤为重要。

（3）ROM 评定：评定髋关节的活动度，确定有无关节挛缩畸形。

（4）下肢的长度测量：测量自髂前上棘到胫骨内踝下缘的距离。

（5）X 线检查：了解髋关节有无畸形、增生、对线异常等影像学的改变，作为重要的手术参考依据。

2. 术后康复评定　术后康复评定可分别在术后 1~2d、2 周、4 周进行。

（1）伤口情况：有无局部皮肤红、肿、热等感染指征，伤口有无渗出等。对于疼痛患者，可采用 VAS 进行疼痛评定。

（2）ROM 评定：采用量角器评定患侧髋关节的主动和被动活动度，以了解造成关节活动障碍的原因，如疼痛、软组织挛缩等，指导康复训练，最后评定关节的稳定性。

（3）肌力评定：采用徒手肌力评定法对髋部臀大肌、臀中肌、髂腰肌、外旋肌群等进行评定。

（4）下肢的长度测量：双侧对比。

（5）ADL 评估：根据患者术后的不同阶段，评定患者床上活动及转移能力，坐位能力包括床边及坐椅的能力，以及站立、行走、上下楼等活动能力。

（6）步行评估：在训练行走前，要评估患者的一般步态。常用量表主要有起立-行走测试（timed up and go，TUG）、功能性步行测试（functional ambulation category scale，FAC）等，步态分析仪可对步行时步幅、步频、步宽、步速等进行量化分析，观察患者的站立相、摆动相，了解步态异常的原因。

（四）康复治疗

全髋关节置换术后最常见的问题包括髋部肌肉力量缺乏、髋关节活动度降低、站立平衡及本体感觉能力下降、功能性活动耐受不良、移动性活动中疼痛增加等。这些功能受限常常累及步态、空间位置转移、上下台阶及基本的日常生活活动。术后的康复治疗以损伤为基础，按照恢复的不同时期，进行相应的针对性物理治疗和训练。

1. 术后第一阶段　术后第一阶段是急性治疗期（第 1~5d），此阶段重点在于恢复功能移动性，在进行一切活动中时刻警惕髋部禁忌动作，以免造成关节脱位。

（1）体位摆放：髋关节置换术后，应避免以下四种体位：患侧髋关节屈曲超过 90°；患肢内收超过身体中线；患肢伸髋外旋；患肢屈髋内旋。

（2）物理因子治疗：术后 1~2d 即可开始进行冰敷，以降低软组织温度，同时可减轻术后关节周围软组织肿胀，并能进一步减轻疼痛。对于伴有疼痛的可进行局部经皮神经电刺激治疗，每次 30min，每天 1~2 次，以辅助药物止痛。同时还可采用低功率氦氖激光照射伤口，促进伤口愈合。

（3）运动疗法

1）术后 1~2d 以卧床休息为主，可进行踝泵、股四头肌及臀肌等长收缩、足跟滑动至45°，头侧床板摇起使髋部屈曲、髋关节内旋至中立位和指导患者进行家庭训练，治疗训练逐步过渡到坐位膝关节伸直及髋关节屈曲，同时注意髋部禁忌动作。外侧入路切口的患者，术后第 2 天取半坐位（30°~45°），坐位时间不宜过长，开始 5min，逐渐增加至 15~20min。而取后侧入路切口的患者不宜过早坐起，术后第 3 天开始进行髋、膝关节被动活动。外侧入路切口的患者被动屈髋度数由小到大（15°~30°）。后方入路切口患者屈髋度数在 10°以内，活动中动作要求缓慢，要求患者下肢充分放松，以不引起明显疼痛为度。

2）术后 3~5d 加强患侧股四头肌肌力训练，具体方法：①股四头肌静力收缩练习，每次保持10~15s,重复10~20次。②术后第3天开始进行髋、膝关节被动活动。③术后第3~4天开始,在膝下垫枕,以膝部为支点,让患者将小腿抬离床面做伸膝动作,并在空中保持10s,缓慢放下,重复10~20次。④术后第4~5天开始,由他人将患者身体向患侧外移至床边,让小腿自然垂挂于床边,使膝关节弯曲达到90°。移动中注意避免髋旋转。⑤术后第5天,在膝下垫枕使髋弯曲10°~20°,以膝部为支点做挺髋动作,即抬臀动作。

（4）床上活动和转移训练:术后第3天开始,通过双肘支撑,在他人帮助下或双手握住床上方的吊环挺起上半身,同时臀部抬离床面,保持10~15s,重复5~10次。

（5）ADL训练:主要是练习床上移动,术后第2~3天,在他人帮助下健侧腿弯曲用力支撑床面的同时抬起臀部,他人在患者患侧一手托住臀部,另手托住膝部,使患腿与臀部同时托起。在健侧腿的用力下,身体和患肢同步向侧方移动。切忌身体侧方移动时下肢仍固定不动而造成患髋内收。

2. 术后第二阶段 术后第二阶段(1~2周)是早期柔韧性及肌力强化训练阶段。康复重点是增强柔韧性及肌力,结合功能性活动。

（1）负重训练:在术后第7~12天,可尝试上下楼梯,尽可能使用助行器行走,达到部分负重(四角杖-肘杖-手杖),同时可加强下肢髋周围肌肉渐进性肌力训练。股四头肌训练有几种方法:①助力下直腿抬高,即在床上方装一固定滑轮,用吊带的一头托住踝部,另一头患者自己用手握住。通过手的助力完成直腿抬高活动。直腿抬高度数为30°,每个动作保持10s,重复20~30次,并逐渐减少手的助力,向主动直腿抬高过渡。②主动进行下肢直腿抬高活动,方法同上。③身体向患侧移动或向下移至床边,让小腿自然垂挂于床边,膝弯曲90°。然后做主动伸膝运动,保持10s,重复20~30次,可能的情况下进行渐进性抗阻练习。活动中避免髋部的旋转。

（2）肌力及柔韧性训练:①对腘绳肌、股四头肌、髋内旋肌、跖屈肌进行评估并记录其肌力和柔韧性,然后针对不足之处指导患者进行恰当的训练,柔韧性的练习包括仰卧位蝶式牵张练习和改良的Thomas试验牵张练习,有助于拉长内旋肌和髋部屈肌。②俯卧位膝关节屈曲,可增加髋部屈肌及股四头肌长度,站立于楔形物上或将足跟降低一个台阶的高度均可使缩短的腓肠肌得到牵拉。

（3）步态训练:是这一阶段的一个重要的治疗策略,目的在于消除代偿性步态,提高步幅、步速及步行距离。在实现对称性步态尝试中,提供的触觉信息及镜面视觉反馈均可给患者重要提示。

3. 术后第三阶段 术后第3周以后,康复的重点是继续巩固以往的训练效果,提高日常生活自理能力,加强步态训练。

（1）在仰卧位下做双下肢空踩自行车的动作:练习20~30次,患髋屈曲度数在90°以内(侧入路切口)。每10次为1组,中间休息1min。这样既改善了下肢诸关节的活动范围,也训练了股四头肌的肌力。

（2）四点支撑的半桥运动:即在双肘及双下肢屈曲位支撑下抬臀并在空中保持10s,重复进行10~20次,动作要求缓慢进行。

（3）加强步行训练:开始在平行杠内进行,将步态周期中的摆动期和静止期分解,进行前后交替迈步训练;待患腿的前后摆动符合步行要求,且患腿在部分负重状态下无不适感,可让患者完成一个步态周期,并逐渐增加步数和距离。如果发现患者行走速度减慢、步态异常,表示患者疲劳,应休息。一旦患者在平行杠内的步行(单髋置换为三点式,双髋置换为四点式)平稳顺利,应过渡到持杖步行,训练的方式与平行杠内一样。有条件可进行水疗法,以减轻患髋的负重,训练正常步态。

（4）股四头肌渐进抗阻训练:提高患侧下肢的肌力。

（5）进行适当的环境改造:如加高床、椅、坐厕的高度,坐椅两边最好有扶手以方便患者坐立。让患者尽量睡硬板床,穿松紧鞋和宽松裤,方便患者完成动作。

（6）术后4周~3个月,康复的重点是进一步改善和提高第3周的治疗效果,逐渐改善患髋的活动范围,增加患髋的负重能力,使人工置换的髋关节功能逐渐接近正常水平,达到全面康复的目的。

4. 矫形器的使用 在改善及提高日常生活自理能力的训练中,可提供一些辅助器具完成日常的穿裤、穿鞋袜、洗澡、移动、取物等活动。常用的辅助器具有助行器、杖(棍)、套袜器、穿鞋(裤)辅助具、持物器、洗澡用长柄海绵等,以此减少患者患髋的弯曲度数,提高日常生活自理能力。此外,经过系统训练后,有时患者可能仍然存在可测量的双下肢不等长,当双下肢相差超过10mm时,则需要用足跟垫加以矫正,这样有助于恢复正常的髋部力线,防止脊柱及其他关节由于对线不良而承受过度的应力。

5. 注意事项和并发症预防 主要包括下肢深静脉血栓形成关节脱位等。髋关节置换术后深静脉血栓的发生率在50%以上,预防深静脉血栓形成的方法包括穿弹力袜、术后尽早开始进行被动活动和主动活动,尽早下床练习等。预防关节脱位主要强调术后预防,尤其是在术后6周之内,一旦发生,可考虑手术复位。髋关节置换术后进行步行训练时,患者可能出现一定的步态偏差,这主要是由于疼痛及髋部屈肌柔韧性下降所造成。因此,早期密切观察患者行走时的步态,及时纠正存在的偏差。对于非骨水泥固定型全髋关节置换术,患者术后的负重情况由术中采用的具体固定方式决定,但无论哪种置换手术,如果同时行转子间截骨术,则患者术后负重应严格限制于足尖接触负重或只负重体重的20%~30%。此外,术后假体的磨损也是需要特别注意的,需要定期(6~12个月)安排复查X线检查,必要时手术治疗。

三、膝关节置换术后康复

人工膝关节置换术(total knee arthroplasty,TKA)是在近代人工髋关节成功应用于患者后逐渐发展起来的一种治疗膝关节疾病的新技术。它能非常有效地根除晚期膝关节OA或退行性关节病所致的疼痛、活动受限,可以极大地提高患者的生活质量。为纠正术前和术后所有的功能障碍,尽可能恢复功能,在整个治疗过程中必须让患者对治疗有清醒的认识,良好的医患合作是有效康复的必要前提。

（一）定义

TKA是参照正常人膝关节的解剖形状,模仿人体膝关节的结构及活动方式对病变膝关节进行置换的一种手术。人工膝关节由四个部件组成:股骨部分、胫骨部分、髌骨部分以及聚乙烯衬垫。膝关节置换术后旨在恢复软组织平衡,尽量恢复膝关节生物力学,恢复关节功能和缓解疼痛。为尽早实现置换术后正常行走,膝关节置换术后的康复显得尤为重要。

（二）手术简介

目前TKA已经是一种比较成熟的骨科手术,有一定的程序化手术操作规范和模式,但对手术医生的技术水平仍有较高的要求,人工膝关节安装位置以及关节周围软组织平衡的好坏对术后的效果有着一定的影响。标准的膝关节成形术设计允许双髁表面置换,有保留后交叉韧带型和非保留后交叉韧带型,以后者居多。其他假体设计包括限制型和半限制型,他们提供不同程度的稳定性和活动度。胫骨和股骨假体通常由钛合金制成,而胫骨衬垫和髌骨由聚乙烯制成。关节显露常用前正中或髌旁切口,胫骨近端、股骨远端、股骨髁的前后以及髌后关节面都要截骨。需要切除前交叉韧带以便更清楚的显露关节。如果后交叉韧带被骨赘严重损伤或施行非保留后交叉韧带型手术,可将后交叉韧带切除。内外侧副韧带必须保留,但其解剖学位置可手术改变以便获得满意的内外翻力线。如果膝关节存在屈曲挛缩畸形,就需要切除髁后侧的骨赘或松解后关节囊。软组织平衡完成后,需要试行复位,在膝关节屈曲和伸直状态下,分别检查胫股关节和髌股关节的稳定性和力线。关节动力学满意后,各部位假体用骨水泥固定。然后安装衬垫,再次复位。

（三）康复评定

1. 术前康复评定　术前康复评定应包括对全身整体状况和肢体功能状态的评定。

（1）肌力评定:可采用徒手肌力评定法进行下肢肌力评定,以了解下肢肌肉的力量情况。

（2）ROM 评定:评定膝关节(包括髌股关节和胫股关节)活动度,确定有无关节挛缩、畸形。

（3）下肢的长度测量:TKA 手术前、后采用皮尺测量自髂前上棘到胫骨内踝下缘的距离,以保证术后双下肢等长。

（4）X 线检查:了解膝关节有无内外翻、畸形、增生、对线异常等影像学的改变,作为重要的手术参考依据。

2. 术后康复评定　术后康复评定可分别在术后 1~2d、2 周、4 周进行。

（1）伤口情况:有无局部皮肤红、肿、热等感染指征,伤口有无渗出等。对于疼痛患者,可采用 VAS 进行疼痛评定。

（2）ROM 评定:评定患侧膝关节的主动和被动活动度,以了解造成关节活动范围障碍的原因,如疼痛、软组织挛缩等,指导康复训练,最后评定关节的稳定性。

（3）肌力评定:采用徒手肌力评定法对股四头肌、腘绳肌等主要肌肉进行评定。

（4）下肢的长度测量:双侧对比。

（5）ADL 评估:根据患者术后的不同阶段,评定患者床上活动及转移能力,坐位能力包括床边及坐椅的能力,以及站立、行走、上下楼等活动能力。

（6）步行评估:在训练行走前,要评估患者的一般步态。常用量表主要有 TUG、FAC,步态分析仪可对步行时步幅、步频、步宽、步速等进行量化分析,观察患者的站立相摆动相,了解步态异常的原因。

（四）康复治疗

膝关节置换的康复治疗包括术前的指导,如可以加强患肢股四头肌的静力性收缩练习,以及踝关节的主动运动,要求股四头肌每次收缩保持 10s,每 10 次为 1 组,每天完成 5~10 组。还可以教会患者如何使用拐杖行走,为术后执杖行走作准备。这些能够提高患者术后康复效果和患者的满意度。术后的康复根据评定结果可分为以下三个阶段:

1. 术后第一阶段　术后第一阶段(1~5d)是急性治疗期,此阶段患者以卧床休息为主,伤口疼痛明显,关节腔内的积血仍需通过保留的引流管引出。因此,本期应以减轻水肿、消除肿胀、减少出血为目的,同时进行被动-主动关节活动,达到辅助下转移,逐步恢复功能独立。

（1）物理因子治疗：术后 1~2d 即可开始进行冰敷等局部理疗，以降低软组织温度，减轻术后关节周围软组织肿胀，并能进一步减轻疼痛。同时可给予局部低功率氦氖激光进行伤口照射，加速伤口愈合。

（2）运动疗法：手术后 1~3d 应将小腿略垫高，同时做如下康复练习：①踝泵练习和股四头肌、臀肌的等长收缩，每 2h 练习 1 组，重复 30 次，每次持续 10~15s。②持续关节被动活动（CPM），术后第一天从屈膝 0°~45°开始逐渐增加，每天增加 10°。这个练习的好处在于患者练习时处于放松状态，较容易克服活动时疼痛造成的肌肉紧张。③关节助力-主动和主动活动，术后 2~3d 开始，患者先借助外力如毛巾、绳、悬吊装置等，帮助活动膝关节，逐渐过渡到自行完成主动屈曲关节的练习，每天 1~2 次，每次 30~60min。通过本阶段锻炼应达到消除患肢肿胀，患肢大腿、小腿肌能够协调用力做出肌肉舒缩动作，依靠小腿重力，膝关节被动自由屈曲无严重不适。

（3）ADL 训练：术后第 4 天，患者体力逐渐恢复，伤口疼痛开始减轻，关节内积血引流管已经拔除，患肢肿胀逐渐消除，可进行床上坐起和床边转移活动练习。同时可继续前 3d 的练习，逐渐过渡到完全主动练习。适当增加以下练习：抱大腿上提，呈屈膝活动，每隔 2h 练习 5~10 下，或仰卧于床边；侧身，患肢在上，做无重力屈伸膝关节的动作，每隔 2h 练习 5~10 下；在陪护人员帮助下，坐于床边，双侧小腿自然下垂于床边，如疼痛较剧烈可先在床边放一张凳子，足置于凳子上。自然下垂习惯后，坐于床沿做如下锻炼：健侧（或一侧）足与小腿压于患侧（或另一侧）足踝上，做向下压的动作；健侧（或一侧）足勾于患侧（或另一侧）足跟部，协助患侧（或另一侧）小腿做上举的动作；或用一根绷带一头绑于足部，另一头牵于患者手中，自行牵引使小腿抬起，膝关节伸直。两者交替进行，每 2h 练习 20~30min，以增强关节活动范围练习。

（4）负重练习：术后第 4 天可开始站立练习，可利用适当辅助工具在无痛或少痛的范围内负重进行站立-步行训练。

2. 术后第二阶段

（1）术后第 1~2 周，仍集中在减轻水肿、尽量恢复膝关节的关节活动度，改善下肢力量，尽量减轻步态和平衡障碍、增强独立的活动能力。①在第一阶段的基础上，加强股四头肌、腘绳肌渐进性抗阻训练。卧床直腿抬高练习，抬 30°即可，保证膝关节伸直及背部展平，坚持 5~7s，重复 30 次，每天练习 3~4 次。可先垫枕帮助，逐渐降低枕的高度。避免侧卧外展抬腿。②当力量增加到一定程度，可利用患侧腿单肢站立和双膝半蹲相结合的方法进行闭链运动。扶栏杆做下蹲练习，蹲下后坚持 5~7s，每天 3~4 次，每次 30 下，逐渐增加下蹲程度。③可进行部分负重行走训练，逐步从四脚杖-肘杖-手杖过渡到完全负重；并开始进行楼梯和坡度行走（先训练用三向阶梯，后进行日常行走训练）。④单腿静态站立和双腿动态站立，进行本体感觉和平衡训练。⑤渐进式膝踝屈伸练习：慢慢地同时抬起脚跟，直到脚尖着地，然后放回直到脚跟着地；交替练习上面的动作，一只脚脚尖着地，一只脚脚跟着地，交替变换；将两只脚轮流拉向臀部方向。要让整个脚掌在地面上滑动，一定要用力压地板并要有绷紧肌肉的感觉。将一条腿向前伸，勾起脚尖。让腿完全伸直，拉回腿的时候让脚掌完全贴在地面上。将一条腿伸开，离开地面一段距离。保持 7s，慢慢放下腿，让脚后跟着地。然后脚掌着地，慢慢拉回腿。

（2）术后 2~3 周，根据恢复情况继续前一阶段练习，膝关节主动屈曲达到或超过 90°，可主动伸直，可坐便。此阶段围绕有或无辅助器械下恢复正常步态、恢复独立进行 ADL（如如厕、行走、上下楼、乘坐交通工具等)和教育患者改变活动方式。尽管术后患者平衡能力和本体感觉略有改善,但是障碍仍然存在,可采用一些平衡训练系统如单平面平衡训练板、Biodex 平衡训练系统等重新建立神经肌肉和本体感觉控制,以进一步改善步态,提高 ADL 能力。

3. 术后第三阶段 术后第三阶段(4~8 周)可在治疗师指导下进行器械练习,包括水中行走练习、跑步机上行走练习、静态自行车练习、负重伸膝练习、无辅助平路行走练习等。每天 3~4 次,每次 30min 左右。同时注意避免剧烈运动,所有练习以不过度疲劳为度,避免暴力,任何时候出现剧烈疼痛或异常响声均应立即停止练习,并及时拍片检查。根据评估结果,制订院外随访时间和训练计划。术后 2 个月门诊拍片复查,无异常后继续上述康复练习,直至恢复正常或接近正常的日常生活。此阶段已可以开始从事游泳等一些较为剧烈的运动。3 个月后应完全恢复正常生活。

4. 矫形器的使用 在膝关节置换术后负重及步行康复阶段,可采用手杖或腋杖等辅助装置协助渐进性行走。在改善及提高日常生活自理能力的训练中,可提供一些辅助设备完成日常的穿裤、穿鞋袜、洗澡、移动、取物等活动,如套袜器、穿鞋(裤)辅助具、持物器、洗澡用长柄海绵等,以提高患者 ADL 能力。此外,对于膝关节不稳定者,可考虑护膝保护。

5. 注意事项和并发症预防 TKA 术后关节活动度障碍是术后康复的难点,多由水肿、组织粘连、疼痛和力量减弱造成。在治疗过程中可着重进行挛缩松解、髌骨推移、软组织拉伸等技术,但过度或强力进行关节活动可能造成软组织损伤加重。俯卧位时,紧张的股直肌将限制屈膝,为最大程度获得膝关节屈曲活动度,患者可在坐位或仰卧位下进行练习。针对被动伸膝受限的患者,治疗师可采用托固定、俯卧位悬腿并在腿后热敷或向上推移髌骨等方法。对于关节挛缩明显,保守治疗不能有效改善关节活动度的患者,可考虑行手术松解。

(王冰水 赵正全)

第六节 脊柱损伤与康复

一、颈椎病

颈椎病(cervical spondylosis)是指颈椎椎间盘组织退行性改变及其继发病理改变累及其周围组织结构(神经根、脊髓、椎动脉、交感神经及脊髓前中央动脉等),并出现与影像学改变相应的临床表现。这一定义包含 4 个基本内容:①颈椎间盘退变或椎间关节退变;②累及周围组织;③出现相应的临床表现;④相应的影像学改变。

随着信息社会的发展与人类生活方式的改变,如今长期伏案者不断增多,颈椎病的患病率逐年增高。我国颈椎病患病率为 3.8%~17.6%,男性患者多于女性。

(一)分型及临床表现

1. 神经根型颈椎病(cervical spondylotic radiculopathy) 椎间关节退变累及颈神经根,颈肩臂痛并有神经根支配区感觉和运动障碍为神经根型颈椎病。好发于 $C_{5\sim6}$、$C_{6\sim7}$ 及 $C_{4\sim5}$ 间隙。

多数好发于 50 岁左右。颈部损伤,长期伏案工作而劳累,或"落枕"常为发病诱因。可急性起病,也可慢性发病。常见症状为颈肩臂痛,向前臂或手指放射,手麻,手或臂无力感,持物不稳或失落。

体格检查示颈部僵直,活动受限,颈部肌肉痉挛,受累节段棘突压痛。C_6神经根受累时拇指痛觉减退,肱二头肌力减弱,腱反射减弱或消失。C_7或C_8神经根受累则中、小指痛觉减退,肱三头肌力减弱,握力差,手内在肌萎缩,肱三头肌反射消失。C_5神经根受累时,肩部前臂外侧痛觉减退,三角肌力减弱。

2. **脊髓型颈椎病**(cervical spondylotic myelopathy)　大多数发病在 50 岁左右,男性多于女性。一般起病缓慢,逐渐加重或时轻时重。外伤可引起突然加重,或引起急性发病。经过卧床数周或数月可逐渐减轻。然而,当发育性椎管狭窄并存时,往往逐渐加重。

常见的主诉为手、足或肢体麻木,僵硬不灵活,握物不稳,写字、持筷不方便或行走不稳,足下踩棉花感等。有些患者有尿急、尿频或排尿困难,及胸或腹部束带感的症状。

一般具有脊髓长束受损体征。肌力减弱,但肌张力增高,四肢肌腱反射亢进,有时出现髌阵挛或踝阵挛。大多数都有霍夫曼征及罗索利莫征阳性,部分患者有巴宾斯基征阳性。常有针刺觉及温度觉减退,但并不一定与脊髓损害的水平一致。深感觉往往正常。有时上肢出现前角运动神经细胞损害的体征,上肢力弱、肌肉萎缩、肌腱反射消失。此时,应与神经根损害的体征相鉴别。

颈椎病性脊髓损害一般为不完全性的,常常累及两个或三个节段。即使一个节段受损也可能波及相邻节段。另外,损害也可能偏于一侧。因此,临床症状与体征并非完全相同。上、下肢或左、右侧的体征常有程度之差异。

3. **交感型颈椎病**(cervical spondylotic sympathetic imbalance)　目前认为,椎间关节退变累及交感神经,引发交感神经功能紊乱的临床表现为交感型颈椎病。40 岁左右发病者居多,女性多见。会计、打字员、描图员、计算机操作者等伏案工作人员好发病。主观症状多,客观体征少。常见临床表现为头昏头痛、颈肩背痛,颈椎及上胸椎棘突压痛;面部麻或半身麻,发凉感,无汗或多汗,针刺觉迟钝;眼部胀痛,干涩或流泪,视物不清或彩视;耳鸣或耳聋;心动过速或过缓,心律不齐;情绪不稳定,睡眠不好,对疾病恐惧多虑等。

4. **椎动脉型颈椎病**(cervical spondylotic vertebroarterial impairment)　椎间关节退变压迫并刺激椎动脉,引起椎-基底动脉供血不足的临床症状为椎动脉型颈椎病。典型症状为转头时突发眩晕、天旋地转,恶心、呕吐;四肢无力,共济失调,甚至倾倒,但意识清醒。卧床休息数小时,多至数日症状可消失。症状严重者,或病程长久者,可出现脑干供血不足,进食呛咳,咽部异物感,说话吐字不清,以及一过性耳聋、失明等症状。有时与交感型颈椎病很难区别。

5. **混合型颈椎病**　具有前者 2 组以上症状者,通常是以某型为主,伴有其他型的部分表现。

（二）康复评定

1. **颈椎的活动范围**　屈、伸、侧弯及旋转,以及患者对这种部位变化的反应。

2. **肌力的测定**

3. **感觉和反射的测定**

4. **疼痛与压痛点的测定**

5. **肌电图和神经传导测定**

6. **影像学评定**

（1）X 线片:X 线检查是确诊颈椎病的常规性检查,主要观察颈椎的生理曲度、椎间隙改变、骨赘及测量椎体矢状径与椎管矢状径、两侧钩突有无骨质增生及其他异常、椎间隙有无狭窄及狭窄的程度、棘突有无偏歪或其他异常等。

（2）CT：该项检查对骨组织显像好，可确切地判定颈椎椎体与椎管矢状径、椎间关节、横突孔大小、后纵韧带、椎间盘、黄韧带等情况及以上诸方面与神经根的关系等。

（3）MRI：该项检查能准确显示颈椎、椎间盘、神经根、脊髓的关系，脊髓和硬膜囊受压的情况，对脊髓病变的定位、定性（水肿还是软化）有独特的优越性，故对脊髓型颈椎病的诊断、鉴别诊断有独到之处（图6-6-1）。

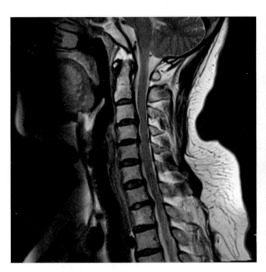
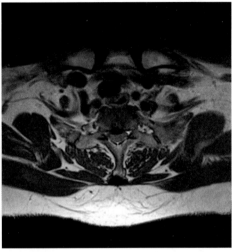

图 6-6-1　脊髓型颈椎病 MRI

7. ADL 能力评定　例如对患者进食、洗澡、修饰、穿衣、大小便控制、如厕、床与轮椅转移、平地行走、上下楼梯等功能进行评定。

（三）康复治疗

颈椎病是一种良性疾病，具有自限性倾向，预后良好。唯有脊髓型颈椎病，治疗不当时，容易后遗不同程度的残疾。不同类型的颈椎病治疗原则有所不同。由于颈椎病的病因复杂，症状体征各异，而且治疗方式多种多样，因此在治疗时，应根据不同类型颈椎病的不同病理阶段，选择相应的治疗方案。

1. 卧床休息　可减少颈椎负载，有利于椎间关节的创伤炎症消退，症状可以消除或减轻。颈托、颈围领等支具也有相似作用，但不如卧床可靠。

卧床休息要注意枕头的选择与颈部姿势。枕头应该是硬度适中、圆形或有坡度的方形枕头。习惯于仰卧位休息，可将枕头高度调至12~15cm，将枕头放置于颈后，使头部保持略带后仰姿势；习惯于侧卧位休息的，将枕头调到与肩等高水平，这样做可以维持颈椎的生理曲度，以及使颈部和肩胛带的肌肉放松，解除颈肌痉挛。

2. 物理因子治疗　物理因子治疗可镇痛、消除炎症组织水肿、减轻粘连、解除痉挛、改善局部组织与脑、脊髓的血液循环、调节自主神经功能、延缓肌肉萎缩并促使肌肉恢复。常用的方法包括石蜡疗法、红外线、磁疗法、直流电离子导入、超短波、微波、超声波、低频调制中频电疗法等。

3. 注射疗法　颈段硬膜外腔封闭疗法适用于神经根型、交感型颈椎病和椎间盘突出症。采用低浓度的局麻药加皮质激素阻断感觉神经及交感神经在椎管内的刺激点，也可抑制椎间关节的创伤应激。一般为每周 1 次,2~3 次为 1 疗程。本项治疗要求备有麻醉机或人工呼吸器,在严格无菌条件下进行,要求穿刺技术熟练。

4. **颈椎牵引**　颈椎牵引可在医院门诊或在家中患者自行掌握。除保证牵引安全外,必须掌握好牵引角度、牵引时间和牵引重量三个要素,以达到颈椎牵引的最佳治疗效果。根据颈椎的病变部位来选择牵引角度(表 6-6-1)。

表 6-6-1　病变颈椎节段与牵引角度关系

病变颈椎节段	$C_{1~4}$	$C_{5~6}$	$C_{6~7}$	$C_7 \sim T_1$
牵引角度/°	0	15	20	25

牵引重量一般从 4kg 开始,根据患者体质及颈部肌肉发达情况逐步增加牵引重量,通常可以按体重的 1/12~1/8 计算。若牵引重量过度(超过 20kg),可能造成肌肉、韧带、关节囊等软组织的损伤。每次牵引时间以 10~30min 较为合适,每日 1 次,每 20~30 次为 1 疗程。在牵引时配合其他方法,如局部热敷、红外线辐射治疗等效果更佳。

5. **手法治疗**　可疏通脉络,减轻疼痛、麻,缓解肌紧张与痉挛,加大椎间隙与椎间孔,整复滑膜嵌顿及小关节半脱位,改善关节 ROM 等方法,包括推拿、关节松动术。

6. **运动疗法**　运动疗法的形式很多,但治疗原则是相同的,即通过颈背部的肌肉锻炼,增强颈背部肌肉力量以保持颈椎的稳定性;通过颈部功能练习,可恢复及增进颈椎的活动范围,防止僵硬;并可改善颈部血液循环,促进炎症的消退,解除肌痉挛,减轻疼痛,防止肌萎缩。治疗应根据病情不同阶段区别对待。在疾病急性期可在药物治疗或理疗的同时,进行小运动量的主动运动;在慢性期或恢复期应积极进行较大量的主动运动。

7. **药物治疗**　药物治疗目的主要是消炎止痛,目前选用非甾体类镇痛剂。一般不宜用强烈止痛药,如吗啡类药物。中医药的活血化瘀、疏经活络类中成药也有一定效果。

8. **手术治疗**　后路手术方式主要有颈椎后路双开门/单开门椎管减压成形术和颈椎后路椎管减压植骨融合内固定术。前路手术方式主要有颈椎前路椎间盘切除植骨融合内固定术、颈椎前路椎体次全切除植骨融合内固定术、颈椎前路椎间盘置换术。一般术后第 2 天起佩戴颈托限制颈部活动,避免颈椎屈伸、旋转,包括扭头、点头。先抬高床头半卧位,如果没有明显疼痛,逐渐过度到坐位。恢复良好的患者在患者 1 个月可以开始正常的颈部活动,进行循序渐进的功能锻炼。术后 4~8 周之内,日常生活和出门、乘车时均需要佩戴围领,保护颈椎。颈椎前路椎间盘置换术后可佩戴颈托 2 周,2 周后不要再佩戴颈托。长时间的固定可使人工椎间盘前方骨痂生长,影响人工颈椎间盘的活动程度。

二、腰椎间盘突出症

腰椎间盘突出症(lumbar disc herniation,LDH)主要是指腰椎,尤其是 $L_{4~5}$、$L_5 \sim S_1$、$L_{3~4}$ 的纤维环破裂和髓核组织突出压迫和刺激相应水平的一侧和双侧坐骨神经所引起的一系列症状和体征。在腰椎间盘突出症的患者中,$L_{4~5}$、$L_5 \sim S_1$ 突出占 90% 以上,年龄以 20~50 岁多发,随年龄增大,$L_{3~4}$、$L_{2~3}$ 发生突出的危险性增加。诱发因素有退行性变、职业、吸烟、心理因素、医源性损伤、体育活动以及寒冷、肥胖等。

（一）分型

根据腰椎间盘突出症髓核突出的位置、程度、方向、退变程度与神经根的关系及不同的影像学检查,有多种分型方法,但多是病理分型的演变。病理上将腰椎间盘突出分为退变型、膨出型、突出型、脱出后纵韧带下型、脱出后纵韧带后型和游离型。前三型为未破裂型,占73%,后三型为破裂型,约占27%。根据以上分型法,前四型非手术治疗可取得满意疗效,后两型应以手术治疗为主。掌握腰椎间盘突出症的分型,对于选择治疗方法至关重要,特别是在非手术治疗中,正确应用分型,能提高治疗效果,防止发生意外损伤。

（二）临床表现

1. **症状**　腰椎间盘突出症的患者多表现为下背痛,影响到腰背部及患侧臀部。腰痛是最早的症状,由于腰椎间盘突出是在腰椎间盘退行性变的基础上发展起来的,所以在突出以前的椎间盘退行性变即可出现腰腿痛。坐骨神经痛是由于神经受到刺激放射至患下肢引起的,这种疼痛多发生在股后部、小腿外侧、足跟、足背外侧及踇趾。麻木是突出的椎间盘压迫本体感觉和触觉纤维引起的。有少数患者自觉下肢发凉、无汗或出现下肢水肿,这与腰部交感神经根受到刺激有关。中央型巨大突出者,可出现会阴部麻木、刺痛、排便及排尿困难,男性阳痿,双下肢坐骨神经疼痛。腰椎间盘突出较重者,常伴有患下肢的肌萎缩,以踇趾背屈肌力减弱多见。

2. **体征**

（1）步态异常:疼痛较重者步态为跛行,又称减痛步态,其特点是尽量缩短患肢支撑期,重心迅速从患下肢移向健下肢,并且患腿常以足尖着地,避免足跟着地震动疼痛,坐骨神经被拉紧。

（2）压痛:突出间隙、棘上韧带、棘间韧带及棘旁压痛,慢性患者棘上韧带可有指下滚动感,对诊断腰椎间盘突出症有价值。压痛点也可出现在受累神经分支或神经干上,如臀部、坐骨切迹、腘窝正中、小腿后侧等。

（3）曲度变化:腰椎间盘突出症患者常出现腰椎曲度变直、侧凸和腰骶角的变化,这是为避免神经根受压机体自我调节造成的,患者越年轻,其自我调节能力越强,脊柱侧凸、平直或后凸的程度就越重。

（4）感觉、肌力、反射异常:受累神经根所支配的感觉区域及肌肉的肌力出现异常。$L_5 \sim S_1$椎间盘突出,外踝、足背外侧、足底外侧感觉减退或消失,小腿三头肌、腓骨长短肌肌力减退、腱反射、踇反射减弱或消失;$L_{4\sim5}$椎间盘突出,足背内侧感觉,趾伸肌及胫前肌肌力减弱,但腱反射改变不明显。徒手肌力检查和感觉功能检查有助于确定突出的节段,但敏感性不高。

（三）康复评定

1. **特殊检查**

（1）直腿抬高试验:直腿抬高试验是诊断腰椎间盘突出症较有价值的试验。小于45°为阳性,卧位敏感性高于坐位。其诊断腰椎间盘突出症的敏感性为76%~97%。直腿抬高试验阳性也可出现于急性腰扭伤、强直性脊柱炎、腰骶椎肿瘤、骶髂关节和髋关节病变中,但阳性率很低,此时直腿抬高加强试验是区分真假腰椎间盘突出症的有效办法。$L_{4\sim5}$和$L_5 \sim S_1$突出时,直腿抬高试验阳性率最高,而高位腰椎间盘突出,则阳性率较低。

（2）直腿抬高加强试验:当抬高患者下肢发生疼痛后,略降低患肢,其放射痛消失,医师一手握住患者足部背伸,如患肢放射痛、麻木感加重即为阳性,该试验可区别腘绳肌、髂胫束或膝后关节紧张所造成的直腿抬高受限。

（3）屈颈试验:患者仰卧位,双腿伸直,检查者一手按压胸骨,另一只手置于患者后枕部托起头部,使颈椎逐渐前屈,直至下颌部靠近胸部,出现腰或患肢疼痛为阳性。

(4)股神经牵拉试验:患者俯卧位,屈膝90°,抬高膝关节使髋关节后伸,患肢出现疼痛为阳性,提示 L_4 以上椎间盘突出。

2. **影像学检查**

(1)腰椎平片:腰椎平片检查操作简便、价格低廉,患者乐于接受。其最大优点不单是能为腰椎间盘突出症的诊断提供依据,更重要的是能除外腰椎的各种感染、骨肿瘤、强直性脊柱炎、椎弓崩裂及脊椎滑脱等许多亦能引起腰腿痛的其他疾病。

(2)CT:能清楚地显示椎管内的各种软组织结构,因此在诊断腰椎间盘突出症及椎管其他病变中普遍受到重视(图 6-6-2)。

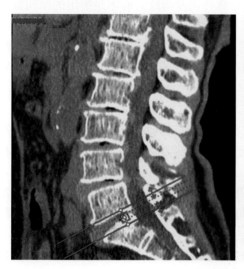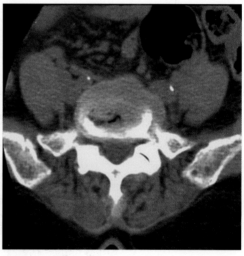

图 6-6-2　腰椎间盘突出 CT

(3)MRI:椎间盘退行性变后,由于水分的丢失和胶原与非胶原蛋白的变化,髓核从一黏性流体静力学结构变成干燥的纤维团块。在 T_2 加权图像上,这种退变表现为髓核与纤维环之间的信号差别消失,而且椎间盘也失去了正常的高强度信号,信号明显降低。在 T_1 和 T_2 图像上都可显示椎间隙变窄,但 T_2 加权图像对椎间盘退变的诊断较佳(图 6-6-3)。

3. **疼痛的评定**　包括对疼痛的程度和性质的评定。疼痛的程度可用目测视觉模拟评分法(VAS)评定,且应动态观察其变化,以随时反映治疗情况。对于持续存在的经治疗无法缓解且有加重倾向的严重疼痛,应排除其他疾病的可能。

4. **脊柱功能的评定**

(1)腰椎活动度评定:腰椎可沿冠状轴做屈伸运动,沿矢状轴做侧屈运动,沿纵轴做侧旋运动。腰椎的活动除与腰椎的结构相关外,还与年龄、性别、体重等因素有关。

(2)肌力评定:患者常伴有腰肌及髂腰肌力减弱,准确的肌力测定需应用专门的仪器,这有助于了解患者的功能状况并对疗效进行评定。

(3)电生理评定:近年来,随着 sEMG 的普及,临床多采用腰部竖脊肌表面肌电屈曲伸直比(flexion-extension ratio,FER)的指标来进行评估。

(4)腰椎生理曲度检查

(5)脊柱稳定性评定:目前临床多使用过屈过伸动态 X 线检查,邻近的椎体 Cobb 角超

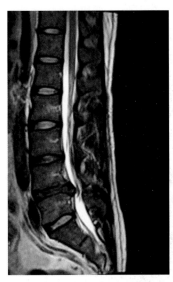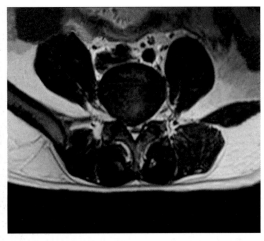

图 6-6-3 腰椎间盘突出 MRI

过 15°或移位超过 3mm,就能诊断存在脊柱不稳定。

(6)活动能力评定:较为常用的是日本骨科学会的下腰痛评分表(Japanese orthopaedic association,JOA)及改良的 Oswestry 下腰痛失能问卷表。

(四)康复治疗

1. 治疗原则 在腰椎间盘突出症的急性发作期,神经根水肿和无菌性炎症明显,可采用药物、物理治疗等方法。理疗时禁用温热疗法;牵引时牵引距离不要太大;手法治疗以肌松类手法为主。在恢复期,可用温热治疗,手法治疗以松动手法为主,如推拿的旋扳手法。突出物的大小和位置直接影响治疗效果,未破裂型的突出,以非手术治疗为主。破裂型特别是后纵韧带后型和游离型突出,突出物较大,多伴有相应椎管狭窄,非手术治疗的效果欠佳,主张以手术治疗为主。另外,外侧型和极外侧型突出非手术的治疗效果一般不理想。骶裂孔硬膜外注射适用于下腰椎($L_{4~5}$,$L_5~S_1$)的椎间盘突出。卧床休息一周为宜。腰围固定时间不要太长,一般 20~30d。腰背肌肉的锻炼有一定的治疗效果,不同的时期采用不同的锻炼方法。

无论哪种年龄和类型的患者,通过保守治疗,多数患者可取得较好的疗效。年龄和病程可影响预后,年龄<40 岁,病程<3 个月的患者,预后明显优于其他患者。但突出类型并不影响预后。

2. 治疗方法

(1)卧床休息:卧床休息可减轻脊柱应力负荷,促进软组织恢复,缓解肌肉痉挛,减轻受压神经根水肿。卧床时间根据腰腿痛程度各异,轻度患者卧床休息 1~3d,中重度应休息 2~3 周。卧床时可采用屈髋屈膝位以减少椎间盘负荷。但卧床休息时应注意进行床上康复训练,如下肢肌肉等长收缩,踝泵练习,全范围关节活动训练等,以避免出现不良反应。

(2)药物治疗:5-HT 受体抑制剂、加巴喷丁和双氯芬酸可有效减轻腰椎间盘突出引起的腰痛、腿痛、下肢麻木等症状,提高患者步行能力。如炎症反应重或水肿明显的患者,可静脉滴注或口服糖皮质激素。

(3)牵引治疗:根据患者症状和突出程度,选用快速牵引或慢速牵引。

1）快速牵引：多方位牵引床又称三维立体牵引，该牵引由计算机控制，多动作组合，作用时间短，患者无痛苦。多方位快速牵引包括三个基本参数：牵引距离 45～60mm，倾角 10°～15°，左右旋转 10°～18°。每次治疗重复牵引 2～4 次，多数一次治疗即可，若需第二次牵引，需间隔 5～7d，两次治疗无效者，改用其他治疗。不良反应：牵引后 6h～2d 内有部分患者腰及患下肢疼痛加重，还有的表现腹胀、腹痛，另有操作不当造成肋骨骨折、下肢不完全瘫痪、马尾损伤的报道。

适应证：临床除用于治疗腰椎间盘突出症外，还可治疗腰椎小关节紊乱、腰椎假性滑脱、早期强直性脊柱炎。

禁忌证：重度腰椎间盘突出、腰脊柱结核和肿瘤、骶髂关节结核、马尾肿瘤、急性化脓性脊柱炎、椎弓崩裂、重度骨质疏松、孕妇、腰脊柱畸形、较严重的高血压、心脏病及有出血倾向的患者。另外，对于后纵韧带骨化和突出椎间盘的骨化以及髓核摘除术后的患者都应慎用。

2）慢速牵引：小重量持续牵引是沿用很久的方法，疗效也是肯定的。慢速牵引包括很多方法，如自体牵引（重力牵引）、骨盆牵引、双下肢皮牵引等。这些牵引的共同特点是作用时间长，而施加的重量小，大多数患者在牵引时比较舒适，在牵引中还可根据患者的感觉对牵引重量进行增加或减小。牵引重量一般为体重的 30%～60%，时间 20～30min，每日 1～2 次，10～15d 为一疗程。

适应证：腰椎间盘突出症，腰椎退行性变引起的腰腿痛，急性腰扭伤，腰椎小关节疾病。

禁忌证：慢速牵引由于牵引重量小，作用缓慢，其不良反应比快速牵引少，但由于牵引时间长，胸腹部压迫重，呼吸运动受到明显的限制，所以对老年人特别是有心肺疾病的患者应特别谨慎，另外慢速牵引重量过大也可造成神经根刺激或损害。

（4）物理因子治疗：常用的方法有超短波、电脑中频、红外线、石蜡等疗法。

（5）经皮阻滞疗法：腰椎间盘突出症常用骶裂孔注射阻滞疗法。

（6）脊柱手法治疗：手法治疗是通过整复错位的关节，纠正脊柱侧弯，解除肌肉痉挛，松解痉挛，以缓解疼痛，重建脊柱的力学平衡，是一种安全有效的治疗方法。有临床研究显示，手法治疗与化学髓核溶解术疗效类似。

治疗技术方法多种多样，没有固定模式，但是无论什么样的技术都必须适应患者的症状、体征、病理变化，主要治疗技术如下：脊柱中央后前按压；脊柱中央后前按压并右侧屈；脊柱中央前后按压；单侧脊柱外侧后前按压；横向推压棘突；旋转；纵向运动；屈曲；直腿抬高。

（7）推拿治疗：未破裂型推拿效果好，破裂型效果不佳，巨大突出的中央型为推拿禁忌证。对适合推拿的患者，要根据其病情轻重、病变部位、病程、体质等选择适宜的手法，并确定其施用顺序、力量大小、动作缓急等。

（8）自我锻炼：腰椎间盘突出症患者应积极配合运动疗法，以提高腰背肌肉张力，改变和纠正异常力线，增强韧带弹性，活动椎间关节，维持脊柱正常形态。

（9）手术治疗：腰椎间盘突出症后路手术方式包括非融合与融合手术两类。非融合手术有：腰椎后路椎板开窗髓核摘除术、腰椎后路椎间盘镜下髓核摘除术和腰椎后路内镜辅助下髓核摘除术。融合手术主要为腰椎后路椎间盘切除植骨融合内固定术。康复治疗方案应依每位患者全身状况、手术方式及手术治疗效果进行必要调整。

三、腰椎管狭窄症

腰椎管或神经根管狭窄所致马尾或神经根受压的综合征称为腰椎管狭窄症（lumbar spinal stenosis)。腰椎管狭窄症有局限性和广泛性之分,局限性狭窄者仅一个节受累,广泛性狭窄是多节段受累。

椎管是由游离椎骨的椎孔和骶骨的骶管与其间的连接共同围成的纤维性管道,其内容物主要有脊髓及马尾、脊神经根、硬膜囊、硬膜外腔及其内的结缔组织和椎内静脉丛、蛛网膜下腔及其内的脑脊液。

腰段椎管的形态各异,L_1、L_2 多呈卵圆形,L_3、L_4 多呈三角形,L_5 多呈三叶形。其前后径的正常测量范围是 15~25mm。腰椎从伸直位到前屈位,椎间孔容积增加 3.5~6.0ml,后伸位时,因后壁缩短容积减小,椎间盘后突、黄韧带前突,使本已受压的神经根压迫加重,因此,在后伸位时按压腰部更容易找到压痛点。在临床上,椎管的有效矢状径多以 15mm 为临界值,<15mm 为不正常,<12mm 为椎管狭窄。侧隐窝为椎管的外侧部,其前部为椎体后外侧缘,后壁为上关节突前面与黄韧带,外界为椎弓根。在腰段,腰椎管的两侧部分对椎间盘者称盘黄间隙,平对椎体者称侧隐窝。侧隐窝向下续于椎间孔,腰部较狭窄。L_5 椎管呈三叶形者,侧隐窝尤为明显,侧隐窝的前后径通常为 3~5mm,若<3mm,则可认为侧隐窝狭窄;若>5mm,则肯定不狭窄。

（一）分类及临床表现

1. 腰椎管狭窄症的症状体征

（1）疼痛:腰椎管狭窄症主要症状为长期腰痛、腿痛。除少数先天性狭窄外,大多中年以后发病。男多于女。腰痛常为下腰部及骶部痛,有时可达上腰部,症状的轻重常与体位有关,前屈位、下蹲、坐位或屈髋屈膝侧卧时疼痛减轻,腰后伸位、站立、行走时加重。卧床休息症状可立即减轻,甚至消失,与椎间盘突出症不同。狭窄症腰痛可为神经根性、椎间关节性和椎间盘性,因而其性质因人而异,但多为慢性起病,像椎间盘突出样的急性腰痛很少见,且咳嗽常不加重疼痛。

（2）感觉障碍:51%患者存在感觉障碍,根据狭窄部位,感觉障碍的部位分布在大腿后面、侧面、小腿后面、足背及足趾等。

（3）运动障碍:约31%患者存在下肢无力,腰部活动受限。

（4）神经性跛行:约91%患者在行走过程中出现间歇性跛行,为诊断腰椎管狭窄症的关键体征。患者出现行走困难,但骑车不受影响。

（5）直腿抬高试验及加强试验:阳性率低,腰椎伸展试验阳性率高。

2. 腰椎侧隐窝狭窄症的症状体征　侧隐窝是指三角形或三叶形椎管向侧方延伸的狭窄间隙,其空间大小与椎管的发育形态有密切关系。腰椎管侧隐窝狭窄症的临床表现与腰椎间盘突出症极为相似,根性坐骨神经痛往往比椎间盘突出更为严重,且二者合并存在率为20%~65%。

（1）疼痛:本症起病隐渐,有较长的腰痛或腿痛史,可因劳累或外伤诱发或促使疼痛症状明显加重。主要症状为腰痛伴有腿痛或麻木,有时有顽固腿痛,咳嗽时可使腿痛加重。

（2）神经性跛行:跛行多为进行性,但受侵部位没有主椎管狭窄那么广泛,跛行距离自数百步至数十步,蹲位或坐下休息后缓解。

（3）感觉障碍:下肢痛麻常沿 L_5 或 S_1 神经根支配区放射。

（4）查体:多数病例阳性体征较少,重者可见脊柱变平直,腰椎生理前凸变浅或消失,但侧凸不如腰椎间盘突出症明显,脊柱后伸因腰腿痛麻而受限。棘旁有或无局限性压痛,直腿抬高试验表现不一,神经根炎症期可明显受限,而缓解或麻痹可不受限。症状较轻者无感觉运动障碍,重者可伴有肌肉萎缩及踝反射减弱或消失。

3. **马尾神经受压**　马尾神经受压引起的间歇性跛行,被认为是椎管狭窄症特有的临床症状,其诊断标准为:安静时无症状,短距离行走即出现腰痛无力及知觉消失,安静后(站立或蹲坐)症状又消失。至于引起跛行的机制,症状的产生又可分为姿势型和缺血型两类:

(1) 姿势型(postural form):走路、站立和伸腰,都可使症状加重。椎管造影显示,腰后伸时造影剂不宜通过,可由部分梗阻变为完全性梗阻,说明腰后伸时椎管变小。

(2) 缺血型(ischemie form):是下肢运动时支配下肢的神经缺血所致。

(二) 康复评定

1. **影像学检查**

(1) X线片:正位片椎间关节大且向中线偏移,椎弓根间距小,椎板间隙狭窄,下关节突间距小,关节突肥大。侧位片椎体后缘有骨嵴凸起,椎弓根短,关节突肥大,椎间孔小等。椎管径线测量可提示骨性椎管有无狭窄,椎管横径<20mm 者为横径狭窄,椎管矢状径在 15mm以下者为椎管狭窄,15~17mm 间者为相对狭窄,称狭小椎管,在附加因素下可促成椎管狭窄症的发生。

(2) CT 及 CTM:诊断腰椎椎管狭窄的"金标准"为 CT 横断面扫描或手术所见。可直接显示椎管横断面形态,了解椎管狭窄的真正病理状态,能直接看到骨性狭窄的部位、椎间盘退变膨出和黄韧带肥厚,以及硬膜囊神经根受压及牵拉情况,并能对椎管进行精确测量,腰椎正常矢状径 CT 测量为 12~22mm。

(3) MRI 及其他:MRI 能提供椎管狭窄纵、横断面状态,并能显示脊髓有无长期受压而致变性等情况。

(4) 侧隐窝狭窄的影像学表现:①X线片可见椎体间隙狭窄,椎体边缘及小关节增生,小关节排列不对称。正位片关节突冠状部内移。②椎管造影可见神经根显影中断,示神经受压。③CT 扫描能显示椎管断面形态,对确诊非常有用,可显示不同程度的小关节增生,侧隐窝矢状径≤3.0mm 应确认本症,≥5.0mm 一般可排除本症。④MRI 可显示神经根周围脂肪消失,说明神经根受压。

2. **疼痛**　需评估疼痛的性质、部位和程度(VAS)。

3. **腰椎活动度测量**　测量腰椎前屈、后伸、侧屈活动度。

4. **中文版瑞士椎管狭窄评分量表**(chinese swiss spinal stenosis score,CSSS)

5. **自我报告病史问卷**(self-reported history questionnaire,SSHQ)

(三) 康复治疗

先天性椎管狭窄有明显的腰腿痛症状者,以手术治疗为主,可做全椎板切除术。获得性椎管狭窄,前后径>9mm 者,可先行非手术治疗,包括卧床休息、腹肌锻炼,以利椎管静脉回流;做骨盆或重力牵引,扩大椎管容积;抗炎止痛,以稳定病情;腰带保护、按摩、理疗,可放松腰部肌肉,一般不做腰部推拿,特别不可重手法推拿。若疗效不明显且影响生活和工作,则需手术治疗。

侧隐窝狭窄症是神经根受到相邻结构的机械性压迫,一般保守治疗效果不明显,但原则是先行保守治疗,对于神经根水肿或无菌性炎症刺激引起的腰腿痛可能有一定的治疗作用。牵引只适用于黄韧带折叠所造成的狭窄。推拿可用旋扳类手法,但力度一定要小。

1. **休息**　急性期可卧床休息,采用感受舒适的体位,同时要注意进行床上康复训练,如直腿抬高、等长肌力训练等。

2. **药物治疗**　水杨酸制剂和非甾体类抗炎药可用于减轻炎症反应,缓解疼痛。鲑鱼降钙素通过作用于中枢痛觉感受器,可缓解疼痛,减轻症状,适用于伴有神经性跛行的椎管狭窄患者。

3. **物理因子治疗**　超短波腰腹对置或腰及患下肢并置,微热或温热量,每次 15min,10次为一疗程。经皮神经电刺激也有较好的治疗效果。

4. **康复训练**　包括腰背肌肉训练、腹肌锻炼、踏车训练等。

5. **硬膜外注射**　硬膜外注射激素可减轻神经源性跛行及伴发的神经痛。也可采用骶裂孔硬膜外注射。

四、特发性脊柱侧凸

脊柱侧凸(scoliosis)是一种进展性的脊柱侧向弯曲,常伴有椎体回旋和肋骨变形。脊柱侧凸是影响青少年健康发育的一种脊柱畸形,发病率为 1%～1.17%,其中女性多于男性,比例为 9:1。脊柱侧凸的患者成年后 75%可出现明显腰背痛、体力较差、工作能力下降,部分患者可能丧失工作能力。脊柱侧凸如得不到及时发现和处理,部分患者侧凸会逐渐加重,而发展成严重的畸形,不仅造成身体外观异常、脊柱运动功能障碍或因骨盆倾斜而跛行,而且还因胸廓畸形而造成心、肺功能障碍,少数可造成脊髓压迫而导致下肢瘫痪或排便功能障碍,因而,应早期发现、早期治疗。

引起脊柱侧凸的原因很多,骨骼、肌肉、神经病变等引起结构性脊柱侧凸,疼痛、炎症等引起非结构性脊柱侧凸。特发性脊柱侧凸约占脊柱侧凸患者总数的 85%,好发于青少年,又称为青少年脊柱侧凸,尤以女性多见。其发病原因不明,可能与遗传、姿势不良和大脑皮质运动控制等方面的因素有关,这种脊柱侧凸可以伴有或不伴有脊柱结构的异常。

（一）临床表现

脊柱侧凸多发生在脊柱的胸段和胸腰段,大多向右侧弯曲。早期多为功能性侧凸,如得不到及时矫正,到发育过程的晚期则形成结构性侧凸。

在脊柱侧凸形成和发展过程中,因很少有疼痛或不适等而容易被忽略,父母及孩子自己都不易觉察,等到发现脊柱有了问题,疾病已有相当一段时间,有的甚至到了成年才发现,早期多为功能性侧凸,如得不到及时的矫正,到发育过程的晚期则形成结构性侧凸,而使治疗比较困难。因此,要强调早期发现,防止畸形在青春期骤然加剧,如能在学龄期和脊柱改变的初期及时发现并早期进行康复训练和治疗,就能较好控制和矫正畸形,防止并发症的发生,减少患者对远期手术的需要。因此早期筛查非常重要。一般从 8 岁开始就要进行筛查。要教育父母要重视和关心孩子的脊柱发育情况,要注意观察是否有:①两肩不平;②耸肩;③腰不对称;④髋上提;⑤身体倾斜。如果这五个征象中有任何一个,就应该立即就医。

（二）康复评定

1. **病史和体格检查**　脊柱侧凸必须在详细询问病史、体格检查、物理检查、影像学检查、实验室检查和肺功能检查排除其他原因所致的侧凸后方能做出诊断。诊断应包括脊柱侧凸的类型、部位、角度等。但脊柱畸形同时也影响了脊柱和心肺功能等,因此,需进行必要的功能评定。

完整的病史应包括脊柱畸形所涉及的一切内容,包括一般史、手术史、背部疼痛史、畸形出现时间、心肺功能状况和家族史等。体检时应注意观察双侧肩锁关节、髂前上棘和腰凹的对称性,臀沟的偏移程度。做前屈试验可以发现两侧背部高低变化。结构性侧凸可发现肋骨隆凸畸形,并可以用水平计测隆凸的高度,也可用方盘量角器和侧凸计了解躯干旋转度。

2. 影像学检查　X 线片最为重要,借助 X 线片可确定脊柱畸形类型和严重程度,了解病因,帮助选择治疗方法及判断疗效。X 线片诊断应包括畸形的部位、大小、柔软度以及患者的骨成熟度。

(1) 脊柱侧凸角度、侧凸伴旋转的测量:最常用的方法为 Cobb 法。

(2) 脊柱柔软度:侧向屈曲位摄片是了解畸形的柔软度,从而估计可矫正的程度。利用脊柱牵引下的正、侧位 X 线片测量可反映脊柱侧凸阶段的柔软度,从而为手术或支具矫正侧凸提供依据。

(3) 脊柱发育成熟度(Risser 征):脊柱发育成熟程度对判断脊柱侧凸发展趋势、确定治疗方案非常重要。保守疗法需持续到骨成熟为止。骨成熟度判定主要依据髂嵴骨骺的发育情况确定。髂嵴骨化呈阶段性,其骨骺自髂前上棘至髂后上棘循序出现。根据髂嵴骨骺的发育程度确定的 Resser 指数,能定量反映骨发育程度。0 度为髂嵴骨骺未出现;1 度为外侧 25% 以内出现;2 度为 50% 以内出现;3 度为 75% 以内出现;4 度为 75% 以上出现,但骨骺未与髂嵴融合;5 度为全部融合。Resser 指数为 5 时,表示脊柱生长发育已结束。

(三) 康复治疗

脊柱侧凸的矫治目的是使畸形得到最大程度的矫正,并使之保持在矫正的位置上不再继续发展。治疗方法有非手术治疗和手术治疗。一般根据年龄、侧凸程度、进展情况、有无合并症等选择矫治方案。早期发现、早期矫治是获得良好疗效、避免手术的关键。因为脊柱侧凸畸形早期比较柔软,容易矫治,较少发生严重的结构性改变和并发症。

1. 治疗性锻炼

(1) 姿势训练:目的是减少腰椎和颈椎前凸程度来伸长脊柱。①骨盆倾斜训练:通过骨盆倾斜运动减少腰椎前凸。通过腹肌收缩骨盆前壁部上提,同时臀部肌和大腿后肌群收缩使后壁部下降。②姿势对称性训练:患者通过意识控制,保持坐、立位躯干姿势挺拔和对称;可在直立位做上肢外展、高举前屈、腰背部前屈、后伸、双足交互抬起,以及进一步在俯卧位锻炼腰背肌、在仰卧位锻炼腹肌及下肢肌。

(2) 矫正侧凸:有意识地加强锻炼凸侧肌肉,减轻凹侧肌肉所产生的拮抗肌收缩反应。训练时可让患者取仰卧位,对胸段侧凸的患者让患儿凸侧的手提 1~2kg 的重物,在身体的一侧作上举活动。腰段侧凸则让患儿凸侧的下肢在踝部负荷 1~2kg 沙袋,做直腿抬高运动。矫正体操应与矫形支具结合治疗以提高疗效。但在佩戴矫形器或进行其他治疗期间都不能中断做操(如在佩戴矫形器期间,每天有 1h 可卸下,此时即可重点进行矫正体操)。

(3) 改善呼吸运动:胸椎侧凸达 50° 以上且合并椎体旋转时,常会产生呼吸困难。呼吸练习应贯穿在所有运动练习中,进行胸腹式呼吸。

2. 电刺激　电刺激治疗成功的关键是选择正确的刺激部位、适当的刺激强度和坚持长期治疗。在电刺激治疗过程中应定期复查,在第一个月治疗结束后应详细检查,以确定治疗是否有效。以后每 3 个月复查一次。电刺激不能用于脊柱骨发育成熟的患者。

3. 矫形支具治疗　非手术治疗最有效的方法是佩戴矫形支具。

适应证:①Cobb 角为 20°~45°,且骨骼未发育成熟以前的特发性脊柱侧凸患者;②Cobb 角>45°需手术者,在术前穿戴矫形器可用于防止畸形进一步发展,为手术创造条件。

穿戴要求及复查:

(1) 初始穿戴时,应从第一天穿 2~3h,逐渐增加穿戴时间,1 周左右穿戴适应并调整到位后,则每天至少穿戴 23h。

（2）初始穿戴 1 个月后复查,进行调整;以后每 3~6 个月复查一次,密切观察,随时调整,一直穿戴到骨龄成熟。

（3）何时停用矫形器是一件非常重要的事。可逐渐减少穿戴时间,同时 X 线检查观察脊柱变化。若确实无变化,方可脱下矫形器,但还要坚持治疗性锻炼。一般女孩穿到 18 岁,男孩穿到 20 岁。

4. 手术治疗　一般在年龄>10 岁,Cobb 角>45°才考虑手术治疗。手术治疗的目标是:矫正脊柱畸形或防止畸形加重,重建脊柱的生理弧度,维持躯干的平衡;预防脊柱侧凸可能引起的神经功能障碍。促进已发生的神经功能障碍的恢复;预防和改善脊柱侧凸引起的心、肺功能障碍等。

（张　杨）

第七节　足踝损伤与康复

一、扁平足

（一）概述

1. 定义　扁平足(平足)或称足弓塌陷,习惯上指足部正常内侧纵弓的丧失,同时还伴有其他的结构异常,如足跟外翻、距下关节轻度半脱位、跟骨在距下关节处外翻、跗中关节向外侧外展成角、相对于后足前足旋后畸形等。平足者合并有肿胀疼痛、行走及跑步困难等症状时,即称为平足症。扁平足初发时,非负重状态下足弓存在,负重状态下足弓消失,此时因关节活动性尚存在,故称为可复性平足或柔性平足。如果出现关节病变、活动受限,畸形不能复位,则称为僵硬性平足。

2. 病因　扁平足可由先天性或后天性因素所致。因体重与足部肌肉支持力平衡失调,导致肌肉韧带不能发挥正常作用,引起足部肌肉萎缩丧失支持力,足弓塌陷导致平足症疾病。儿童的足弓常在 4~6 岁形成,7~10 岁后才完全发育成熟,大部分儿童及青少年平足是先天性的。成人扁平足可是儿童平足的延续,也可能是其他原因导致足弓塌陷所致。有症状的成年人继发性扁平足称为成人获得性平足症。后天因素有某些职业需要长时间站立以及过度负重,如搬运工人、长途步行、体重骤然增加(孕妇)等因素;长期卧床或足部受伤后缺乏适当治疗和锻炼,造成足及小腿肌肉萎缩、缺乏正常肌力,负重时足弓下陷而发病;穿鞋不当(鞋跟过高)致跟骨前移下倾,纵弓遭到破坏而发病;某些疾病如类风湿关节炎、糖尿病、神经性病变、关节退变、胫后肌腱功能不全、肿瘤等也可引起平足症。此外,平足症的发病与遗传因素、营养状况也有关。在诸多因素中,胫后肌腱功能不全是成人获得性平足症最常见的原因。

3. 分类

（1）姿势性平足症:足弓无形态改变,仅劳累后足底发热、酸痛与乏力,小腿外侧深部时感疼痛。检查足部活动除内翻轻度受限外基本正常。休息后这些症状和体征完全消失。

（2）痉挛性平足症:常见于青壮年,多因姿势性平足处理不当发展而来。患者腓骨长肌强直性痉挛,足内外翻和外展活动受限,足底渐渐外翻,前足外展,足弓下陷。临床表现为行走、站立困难,疼痛严重,足畸形。若及时休息治疗症状可完全或部分消失。

（3）强直性平足症：常见于 40 岁以上患者，多因以上两型平足症处理不当而转变。患者腓肠肌痉挛，足骨间韧带及足底部韧带关节囊发生挛缩，形成固定的畸形。足纵弓无论负重与否均消失，足保持在外翻位不能内翻。此时患者足部疼痛症状可减轻，但步行、跑跳更为困难。长期足部正常功能的丧失可引发腰、髋、膝关节的骨性关节炎。

（二）临床表现

1. **足弓塌陷**　可使足的结构发生改变，导致平足畸形：①距下关节旋前，跟骨外翻。可出现足弓下陷甚至消失，足内缘不直，跟骨、舟骨结节突出，内踝突出加大，外踝突出变小，足跟变宽，跟底外翻，跟腱止点外移。②中足松弛，中跗关节不能锁定。③固定性畸形：中足不稳定可使距下关节、距舟关节长期处于异常位置，导致这些关节发生退变，形成固定性畸形。同时这也使得踝关节承受更大的应力，最终导致踝关节退变。④前足移位，前足外展，足的外侧柱缩短。⑤胫后肌腱应力加大，易发生胫后肌腱劳损。⑥跟腱挛缩：内侧纵弓塌陷，跟腱力矩减小，为了推动身体向前、抬起足跟，跟腱需更短、更紧。

2. **疼痛**　多位于后足后内侧，长期站立或行走后加重，有进行性加重的现象。疼痛偶发外踝附近，这是因足弓塌陷造成后足外翻，腓骨与跟骨相撞击所致。小腿外侧肌肉亦可有酸痛感。

3. **肿胀**　关节肿胀，以舟骨结节处为甚。

4. **异常步态**　患足疼痛及足弓塌陷可造成跑步、行走能力下降，步态异常。如外八字步态等。

5. **下背部、髋、膝等部位的疼痛**　患足的过度外翻及内旋，可致膝关节代偿性外翻及髋关节代偿性外旋，继而引发下背部、髋、膝等部位的疼痛和关节炎。有些平足患者可能以下背痛为唯一的症状。

6. 可同时伴有跖筋膜炎、跗骨窦综合征等。

（三）康复评定

1. **站立位康复评定**　对扁平足患者进行康复评定时，患者需裸足，双足对称站立并保持两膝向前，暴露膝关节以下肢体。检查者前后及两侧观察患者足踝情况、肢体力线情况。

（1）前面观：有些患者可见内踝肿胀，前足外展，距舟关节半脱位可致距骨头突出，后足外翻塌陷（严重时可见腓骨远端撞击跟骨）。腓骨下皮肤可出现褶皱，按压腓骨下区域会引起踝和后足的疼痛（图 6-7-1A）。检查者将一手指放置足弓下面直至感觉到软组织的压迫，同样的方法检测对侧足弓，可粗略估计足弓塌陷的程度。嘱患者肢体外旋 90° 并保持受力，

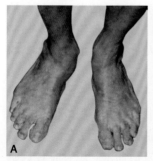
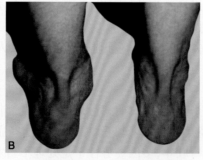
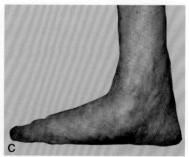

图 6-7-1　扁平足
A. 前面观；B. 后面观；C. 内侧面观

可在足内侧观察到塌陷的距舟关节,也可见第1跖楔关节塌陷。第1趾骨头及距骨头的跖侧可发现胼胝体。站立位载重线向内移位,甚至越过踝关节和足内侧缘的范围。正常下肢载重线在双足平齐站立时通过髌骨中线和踝关节中线,向下止于第1、2跖骨间隙。

（2）后侧观:患者背对检查者,双膝向前。检查者可观察跟骨外翻、前足外展、内侧距骨头突出和内踝的肿胀程度(图6-7-1B)。后足外翻程度可以通过肉眼粗略估计或者使用测角仪测得。量角器的近端置于患者小腿中轴,中心点置于距骨处(内外踝后方的中点),远端沿跟骨轴向放置,此法可以准确测量患者负重位时跟骨的外翻角度。还可通过提踵试验评估胫后肌腱的力量和完整性。患者双足踮足站立,检查者评估双侧后足的内翻程度是否对称。若不对称则提示患侧胫后肌腱不能内翻距下关节(图6-7-2)。

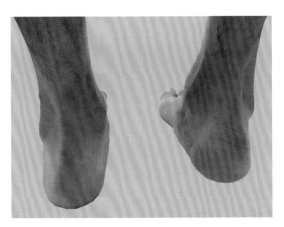

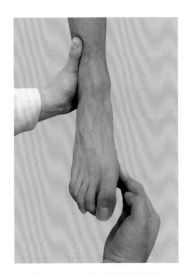

图 6-7-2　提踵试验

可见患侧(左侧)距下关节未发生内翻,通过单足提踵试验可进一步确认结果,从后方清晰可见前足外展

图 6-7-3　胫后肌功能评估

（3）内侧面观:检查者可观察纵弓塌陷和距骨头突出情况(图6-7-1C)。

2. 坐位康复评定　患者坐位,检查踝关节被动活动度,以评估距下关节和跗横关节。紧握第1跖骨和中足评估第1跖楔关节的稳定性,通过矢状面观察评估跖楔关节是否存在半脱位,并进行双侧对照检查。沿胫后肌腱走向进行按压检查,可了解胫后肌腱功能障碍情况。按压检查可引发疼痛、感觉明显的肿胀、腱鞘积液和皮温升高等。检查者对第一跖骨头施加推力,患者跖屈位抗阻内翻,通过双侧对照可观察胫后肌肌力和疼痛情况(图6-7-3)。

3. 卧位康复评定

（1）仰卧位:患者仰卧位,屈伸膝关节检查踝关节的活动度。双下肢完全伸直和距下关节中立位时,可以评估前足内翻或前足外翻情况(图6-7-4)。

（2）俯卧位:患者俯卧位,屈膝90°、踝关节跖屈位评估距下关节的运动情况。通过松弛腓肠肌-比目鱼肌复合体免除其对距下关节活动的影响,可更加精确地评估距下关节的运动情况。将量角器近端顺胫骨长轴摆放,中心点置于距骨处,远端顺着跟骨轴摆放进行测量。

4. 步态分析　可通过直接观察和步态分析来评估患者步态。运动分析系统提示,扁平足患者支撑相时间延长,步长、步频、步速变小。步态的改变可能是由于背伸力减弱、后足外

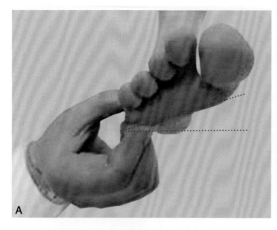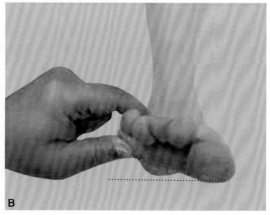

图 6-7-4   前足内翻(A)和前足外翻(B)

翻进行性加重,前足跖屈减少,蹞趾背伸活动度降低所致。

5. **足印检查法**   目前采用足印检查法评估扁平足有两种测量方法,一是比值法,另一种是三线法。

(1) 比值法:在足印内缘前后最突出部位连一直线作为基线,取足印内侧凹缘中点并向基线引一垂线,与基线和足印内、外侧缘分别相交于 a、b、c 3 点(图6-7-5),测量 ab 和 bc 距离,根据 ab/bc 的比值将足印足弓分为 9 个类型。Ⅰ 型(1:0)为拱形足弓,Ⅱ 型(3:1)、Ⅲ 型(2:1)、Ⅳ 型(1.5:1)为常态足弓,Ⅴ 型(1:1)为中间型,Ⅵ 型(1:1.5)为轻型扁平足,Ⅶ 型(1:2)为中度扁平足,Ⅷ 型(1:3)、Ⅸ 型(0:1)为重度扁平足。

(2) 三线法:足印内缘最突出部位连一直线作为第 1 线,足跟后缘中点至第 3 趾中心点连成第 2 线,第 1 线和第 2 线之间夹角的分角线为第 3 线。足内缘在第 2 线外侧者为正常足,足内缘在第 2、3 线之间者为轻度扁平足,在第 3、1 线之间者为中度扁平足,越过第 1 线者为重度扁平足(图 6-7-6)。

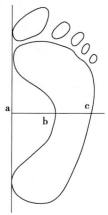

图 6-7-5   比值法

6. **X 线检查法**   负重条件下摄足正侧位 X 线片,主要在足侧位片测量足弓的角度改变(图 6-7-7)。

A 角(内侧纵弓角):由以下三点构成①距骨的最低点(或距舟关节隙下方);②跟骨与水平线接触的最低点;③第一跖骨头与水平线接触的最低点。

C 角(外侧纵弓角):由以下三点构成①跟骰关节跟骨关节面的最低点;②跟骨与水平线接触的最低点;③第五跖骨头与水平线接触的最低点。

正常足:A 角在 113°~130°、C 角 130°~150°;扁平足:A 角>130°、C 角>150°;高弓足:A 角<113°、C 角<130°。

7. **其他**   在康复评估结束前,应该观察患者的鞋,查看是否有异常磨损。因扁平足后足外翻会不对称地反复施加力,磨损足跟内侧,故旧鞋可见足跟内侧磨损十分明显。

(四) 康复治疗

1. **运动疗法**   适用于无症状或轻、中症状,但无严重畸形的扁平足。通过强化维持足弓的肌肉,重建足部螺旋扭转机制来恢复足弓。

(1) 预防性运动治疗,适用于无症状的扁平足。①用足尖练习步行;②赤脚或穿薄底布

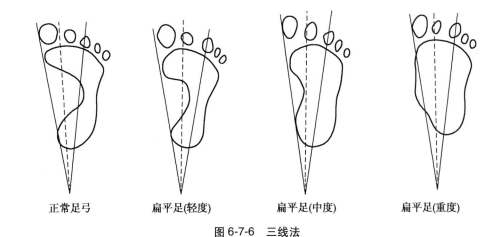

| 正常足弓 | 扁平足(轻度) | 扁平足(中度) | 扁平足(重度) |

图 6-7-6 三线法

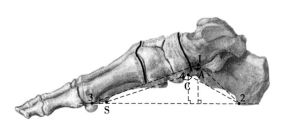

图 6-7-7 足 X 线侧位片测量足弓角度

鞋在鹅卵石、沙滩或凹凸不平的地上行走。

（2）矫正性运动治疗：①足底触觉刺激，调节姿势、动作，维持平衡：赤脚或穿薄底鞋，在鹅卵石、沙滩或凹凸不平的地上行走。②肌力训练：重点训练胫前肌、胫后肌、屈趾长肌。足尖步行、足跟步走、足外侧缘步行、在屈趾状态下用足外侧缘步行、在三角形斜板上步行、牵拉跟腱练习、前脚掌抓地+脚趾屈曲练习、足趾夹物同时做足踝背屈练习等。③重建足部螺旋扭转机制：被动足部螺旋扭转练习、站立位螺旋扭转练习、足跟内翻-前足旋前-大脚趾用力下压地面练习等。④平衡训练，改善踝关节稳定性：可在不稳定的平面上进行各种单脚动作练习。

2. 物理因子治疗

（1）冷疗法：急性疼痛、患肢功能锻炼或者活动后采用冷疗法或者冰敷，镇痛和抗感染效果显著。因运动之后人体炎症因子释放最多，降低腱鞘温度可以延缓这一进程。

（2）离子电渗疗法：离子电渗疗法可以通过糖皮质激素经皮渗透来缓解肌腱的炎症反应。

（3）脉冲超声波：超声波是一种热疗方法，可加重炎症症状。脉冲超声则不会发热加剧炎症，同时也可缓解了肌腱的疼痛。

3. 矫形器的应用　矫形器的使用在平足症患者的保守治疗中非常重要。足部矫形器通过抬高内侧足弓和纠正旋前畸形以降低胫后肌腱张力。矫形师为患者制作个体化矫形器具之前，康复医师必须确定平足畸形的类型（柔性或僵硬性），只有这样，患者才能获得满意的疗效。

矫形师在为柔性平足患者制作矫形器具时，必须使足跟处于距下关节中立位。只有这样才能矫正畸形，缓解胫后肌腱的应力。如果畸形为僵硬性，矫形师只需要原位制作矫形器，无需尝试矫正畸形。不尝试矫正一个无法矫正的畸形才能使患者更加舒服地使用足部矫形器并更好地缓解疼痛。

4. 手术矫正　严重的结构性畸形，或者系统的康复治疗联合矫形器的使用 3~6 个月症状体征无好转的患者,可考虑手术治疗。

二、高弓足

(一)概述

1. 定义 高弓足是指足弓异常增高,负重时足弓无法放平的足部畸形。足部畸形主要表现在后足、前足或者两者同时存在。大多数高弓足畸形包括:跟骨倾斜度增加、后足内翻、前足内侧跖屈、前足内收。

2. 病因 高弓足多为神经肌肉性疾病引起的前足固定性跖屈,从而使足纵弓增高,有时合并后足内翻畸形。偶见原因不明者,可称为特发性高弓足。尽管每种高弓足的具体病因和病程有所差异,但均由肌力失衡所致(表 6-7-1)。

表 6-7-1 高弓足的病因

分 类	具 体 病 因
Ⅰ 神经肌肉性	
A. 肌肉病变	肌肉营养不良
B. 周围神经和腰骶神经根病变	进行性神经性肌营养不良(CMT)、脊柱裂、多发神经炎、椎管肿瘤
C. 脊髓前角细胞疾病	脊髓灰质炎、多发神经炎、脊柱裂、脊髓空洞症、脊髓肿瘤、脊柱肌肉组织萎缩
D. 锥体束和中枢疾病	遗传性共济失调、Roussy-Levy 综合征、小脑疾病、脑瘫
Ⅱ 先天性	特发性高弓足、马蹄内翻足后遗症、关节挛缩
Ⅲ 创伤性	筋膜室综合征后遗症、下肢挤压伤、严重烧伤、足部骨折畸形愈合

3. 分类 根据足弓增高的程度及是否伴发其他畸形将高弓足分成四个类型:

(1)单纯性高弓足:此型前足有固定性跖屈畸形,第一和第五跖骨均匀负重,足内外侧纵弓呈一致性增高,足跟仍保持中立位或有轻度的外翻。

(2)内翻型高弓足:此型前足第一、二跖骨的跖屈畸形致足内侧纵弓增高,外侧纵弓正常。不负重时第五跖骨易抬高至中立位,第一跖骨因固定性跖屈,则不能被动背伸至中立位,有 20°~30° 的内旋畸形。初期后足多正常,站立和行走时,第一跖骨头所承受的压力明显增加。为减轻第一跖骨头的压力,患者多采取足内翻姿势负重。晚期后足出现固定性内翻畸形。患者多有爪状趾畸形。

(3)跟行型高弓足:此型常见于脊髓灰质炎、脊膜脊髓膨出,主要是小腿三头肌麻痹所致。其特点是跟骨处于背伸状态,前足固定在跖屈位。

(4)跖屈型高弓足:此型多继发于先天性马蹄内翻足术后,前足呈固定性跖屈畸形,后足、踝关节也有明显的跖屈畸形。

(二)临床表现

高弓足因其病因不同临床表现不尽一致。

1. 疼痛 外侧柱疼痛是高弓足最常见的症状。

2. 前足固定性跖屈畸形 尽管各型高弓足的临床表现不同,但均有前足固定性跖屈畸形。

3. 爪状趾畸形 早期足趾多正常,随病程发展逐渐出现足趾向后退缩、趾间关节跖屈、跖趾关节过度背伸,呈爪状趾畸形,严重者足趾不能触及地面。前跖痛可能是爪状趾的早期的症状。

4. 胼胝体形成　跖趾关节背伸畸形可致跖趾关节半脱位,近节趾骨基底压在跖骨头背侧加重跖骨的跖屈畸形,导致负重处皮肤增厚、胼胝体形成、甚至形成溃疡和疼痛。

（三）康复评定

1. 对于未确认神经疾病的患者需进行相关评估,包括椎体束征、腱反射、肌张力以及任何不对称的情况。对于疑是进行性神经性肌营养不良或其他系统性周围神经病变的患者,还应检查手的内在肌功能。

2. 足踝主动和被动活动度评定　患者处坐位,检查者检查踝关节、距下关节、跗横关节、跖趾关节的主动和被动活动度情况。

3. Coleman block 试验　跟骨和足外侧柱下方垫一小的方木块,前足或内侧柱则不垫。如跟骨未固定,畸形仅由第一跖列跖屈所致,从后方观察跟骨会明显转为外翻。Coleman block 试验可反映出足的柔韧性,如阳性则仅矫正前足畸形即可。

4. 足部肌肉韧带功能评估　如对腓骨长肌、腓肠肌-比目鱼肌复合体、后足韧带的功能进行评估。

5. 步态分析　仔细检查患者的步态:自然站立时足底的触地情况、足跟和足趾的姿势、负重时足跟的内翻情况。摆动相应注意观察是否有足下垂、是否使用姆长伸肌做辅助背屈从而造成第一跖趾关节仰趾畸形等。

6. 数字动态压力检查　可发现足底压力分布不正常,足底压力中心曲线偏移,第一跖趾关节因第一跖骨跖屈受力区增大。

7. X 线检查法　负重条件下摄足正侧位 X 线片,在侧位片测量足弓的角度改变情况。侧位 X 线片可以进一步发现舟骨高度增加,Hibbs 角(跟骨轴线与第一跖骨轴线的夹角,正常足是 45°,高弓足可接近 90°)增大。

（四）康复治疗

1. 运动疗法　缓慢牵拉足底挛缩的跖腱膜和短缩的足底内在肌,维持足的活动度是康复治疗的重要组成部分,尤其是合并神经疾病的患者。应强调足外翻和足背屈的主动练习。

2. 矫形器的应用　合适的定制鞋可增加容纳足趾的空间,典型的高弓足鞋内矫形物可以增加负重区、抬高足跟以适应紧张的腓肠肌、增加第一跖骨头下的空间以适应第一跖列跖屈并允许一定程度的后足外翻,前足楔形垫从第一跖骨凹陷的外侧开始延伸至矫形鞋的外侧缘,可纠正前足旋前。

高弓足畸形越僵硬,矫形器的作用就越有限,而且还可能引起支撑部位不舒服和胼胝体。

3. 手术治疗　高弓足如妨碍负重行走、穿鞋或症状进行性加重时,应手术治疗。高弓足造成的肌腱和后足关节病变、复发性后足不稳、后足关节接触应力增高等情况时均可考虑手术矫正。足外侧柱疼痛或进行性畸形更适合早期手术治疗。

三、姆外翻及姆囊肿

（一）概述

1. 定义　姆外翻是由第一跖骨内收、姆趾外展所造成的一种常见前足畸形。可以长期存在而不引起任何症状。继发姆囊肿是因骨头和软组织在鞋内长期压迫和摩擦,形成骨赘和滑囊炎引起局部疼痛,甚至出现红肿热痛等急性症状(图 6-7-8)。成年人多见,女性多于男性。由于行走时出现疼痛,会严重影响足的负重和行走功能。

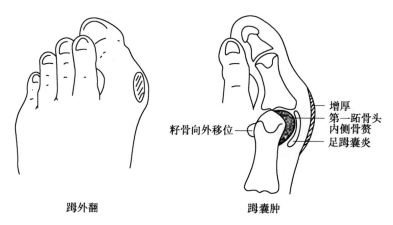

籽骨向外移位

增厚
第一跖骨头
内侧骨赘
足蹈囊炎

蹈外翻　　　　　　　蹈囊肿

图 6-7-8　蹈外翻及蹈囊肿

2. 病因

(1) 穿鞋:蹈外翻的病因很多,穿不舒适的鞋是引发蹈外翻畸形的主要原因,特别是穿着高跟鞋及尖头鞋。行走时足前方受力,由于第 1 楔骨、第 1 跖骨与其他楔骨、跖骨连接的松弛,使第 1 楔骨和第 1 跖骨向内移位,蹈趾受蹈收肌和蹈长伸肌的牵拉向外移位。

(2) 职业:长期站立,行走姿势改变也是发生蹈外翻的主要原因之一。

(3) 外伤:前足外伤可导致跖趾关节急性畸形或慢性偏移。内侧关节囊破裂也是导致蹈外翻畸形的原因之一。

(4) 关节炎症:各种跖趾关节炎症尤其是风湿性关节炎,常因关节破坏形成向外半脱位呈蹈外翻畸形。蹈外翻形成后,第 1 跖趾关节内侧关节囊附着处因受长期牵拉,可产生骨赘,并因长期的摩擦而产生滑囊逐渐增厚,囊内积液,严重时出现红肿热痛,即形成蹈囊炎。

(5) 遗传因素:遗传因素也是足蹈外翻的重要致病因素,如第一跖骨缩短、韧带松弛等。

3. 分类　蹈外翻分类的主要目的是便于治疗方法的制订,一般分为三类:

(1) 轻度蹈外翻:蹈趾外翻角<20°,跖骨间角通常≤11°(图 6-7-9)。此类患者通常主诉内侧骨突处疼痛,背内侧可扪及锐利的嵴。X 线片显示籽骨一般维持在解剖位置,但腓侧籽骨约有 50% 的半脱位。

(2) 中度蹈外翻:蹈趾外翻角在 20°~40°,第一趾对第二趾可造成一定的作用力,蹈趾常处于旋前位,跖骨间角在 11°~16°。常伴有跖趾关节的半脱位、腓侧籽骨半脱位。

(3) 重度蹈外翻:蹈趾外翻角度>40°,蹈趾常叠于第二趾之上或之下,跖骨间角通常在 16°~18°之间,跖趾关节脱位、腓侧籽骨向外侧脱位。常伴有第一跖趾关节功能的丧失,第二跖骨头下出现转移性病变。

(二) 临床表现

1. 早期症状不明显,局部轻微发红、肿胀。

2. 继发蹈囊炎者,局部疼痛、肿胀、压迫有触痛感;行走时疼痛加重;急性发作有红肿热痛症状。

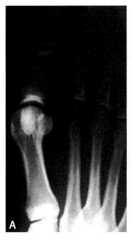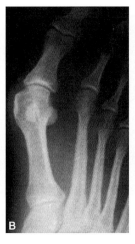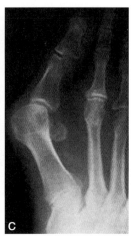

图 6-7-9　踇外翻的分类
A. 轻度踇外翻；B. 中度踇外翻；C. 重度踇外翻

3. **踇外翻畸形**　第 1 趾骨头向内凸出，踇趾向外移位，前足增宽，第 2 趾受踇趾挤压而位于其下，重者形成锤状趾。

4. 多伴有平足畸形，可继发第 1 跖趾骨性关节炎，活动受限并疼痛。

（三）康复评定

踇外翻的康复评定应从仔细询问病史开始，包括主诉和诊疗史，其他还应包括患者的活动量、职业、运动爱好、穿鞋喜好以及康复治疗的原因。

1. **足部情况评估**　观察足部在站位、坐位时的情况，包括踇趾外翻程度、足纵弓、后足位置。评估踇趾的旋前程度，旋前程度往往随畸形程度增加。检查足底顽固性胼胝情况，一般位于第二跖骨头跖侧、偶发胫侧籽骨跖侧。触诊跖骨间隙尝试寻找神经症状。然后检查外侧各足趾，包括各跖趾关节稳定情况、有无锤状趾、槌状趾、趾间的鸡眼等。

2. **ROM 检查**　评估踝关节、距下关节、跗横关节、跖趾关节、跖楔关节的主动与被动 ROM。

（1）踝关节 ROM：需分别在伸膝和屈膝状态下测量，对比了解腓肠肌-比目鱼肌限制踝背伸的紧张度。同时评估距下关节、跗横关节的活动度。

（2）跖趾关节主动与被动 ROM 的测量：近端为足的跖侧缘、远端为近节趾骨内侧轴线，中立位记为 0°。还应仔细触诊第一跖趾关节，检查是否有滑囊炎、捻发音及疼痛的部位。

（3）评估第一跖楔关节 ROM：患者坐位，屈膝、踝关节 90°（中立位），检查者一手固定被检查者前足，另一手拇指、示指抓住被检查足的第一跖骨，在背内侧向跖外侧的方向上移动，并与对侧进行比较（图 6-7-10）。

3. **血管检查**　包括足背动脉、胫后动脉的触诊，观察各足趾的毛细血管充盈，评估足部皮肤和毛发。如疑有任何足部循环的问题，应进行多普勒超声检查。

4. **神经系统检查**　神经检查主要包括感觉、震动觉、足部内外在肌肉的肌力等。踇外翻感觉障碍常位于内侧骨突和踇趾内侧表面，这可能与踇囊畸形牵拉或压迫踇背内侧感觉神经有关。

5. **步态分析与足底数字动态压力检查**　观察分析患者的步态，了解患者足底压力情况。

6. **X 线检查**　患者应在负重位下拍摄足部 X 线正位、侧位及斜位片，并可进行相关数

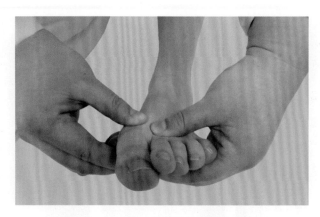

图 6-7-10　第一跖楔关节活动度评估

据的采集。

（1）姆外翻角：在负重足正位片第一跖骨和近节趾骨的近端和远端干骺端的内外侧皮质间取中点 A、B、C、D，由点 A 和点 B 确定近节趾骨的纵轴线，由点 C 和点 D 确定第一跖骨的纵轴线。姆外翻角由第一跖骨骨干轴线（CD 线）与近节趾骨骨干轴线（AB 线）相交形成。正常姆外翻角应<15°，轻度畸形<20°，中度畸形为 20°～40°，重度畸形>40°（图 6-7-11）。

（2）第一二跖骨间角：在负重足正位片第一跖骨和第二跖骨的近端和远端干骺端的内外侧皮质间取中点 C、D、E、F，由点 C、点 D 确定第一跖骨的纵轴线（CD 线），由点 E、点 F 确定第二跖骨的纵轴线（EF 线）。两轴线相交形成的角即为第一二跖骨间角。此角度正常<9°，轻度畸形≤11°，中度畸形在 11°～16°，重度>16°（图 6-7-12）。

（3）姆趾趾骨间角：在负重足正位片近节趾骨的近端和远端干骺端的内外侧皮质间取中点画出近节趾骨的纵轴线，在远端趾骨尖和远节趾骨关节面的中点画出远节趾骨的轴线，

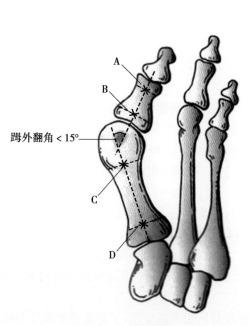

图 6-7-11　姆外翻角

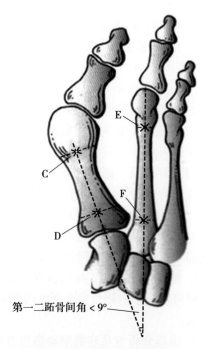

图 6-7-12　第一二跖骨间角

两轴线相交形成的角为踇趾趾骨间角(图 6-7-13)。

(4) 跖骨远端关节角:在负重足正位片第一跖骨远端关节面的最内侧和最外侧选点(A、B)并连线,AB 线代表关节面向外侧偏斜,再画出 AB 线的垂线 Z。在第一跖骨近端和远端干骺端的内外侧皮质间取中点 C、D,由点 C、点 D 确定第一跖骨的纵轴线(CD 线)。垂线(Z 线)与第一跖骨纵轴线(CD 线)形成的角度即为跖骨远端关节角。正常的跖骨远端关节角外偏不超过 6°(图 6-7-14)。

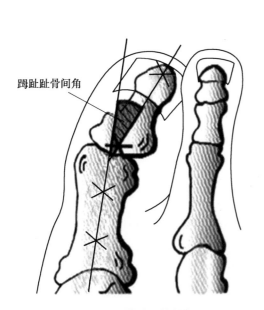

图 6-7-13　踇趾趾骨间角

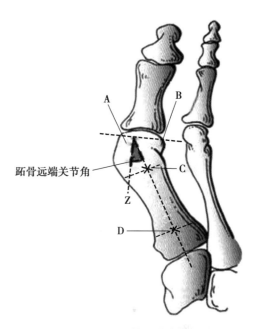

图 6-7-14　跖骨远端关节角

(5) 内侧骨突:内侧骨突的大小是踇外翻畸形的一个重要特点,此凸起常是患者最疼痛、穿鞋感觉最不适的部位。内侧骨突大小的测量方法:沿第一跖骨骨干内侧缘做一直线,再在内侧凸起边缘最宽处做第一条直线的垂线 A,用毫米尺测量(图 6-7-15)。

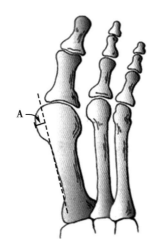
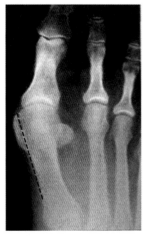

图 6-7-15　内侧骨突的测量

（四）康复治疗

1. **预防措施**　早期应穿宽大合适的鞋,不宜穿尖头鞋、高跟鞋,以避免摩擦。勤洗脚换袜,注意足部清洁,防止踇囊炎急性发作。有平足畸形者可穿平足矫形鞋。

2. **手法治疗和功能锻炼**　适用于轻度踇外翻者。治疗者一手握住患者前足,另一手拇指和示指捏住患者踇趾行关节松动术,并逐渐将踇趾内收,手法由轻到重,反复数次,每次30min左右。加强踇趾的功能锻炼。

3. **矫形器的应用**

（1）定制或预制矫形器:可用于柔软性平足的治疗,对于与平足相关的踇外翻及韧带松弛患者也有一定的作用。

（2）足部矫形鞋和鞋垫:鞋子的调整是缓解踇外翻畸形患者疼痛症状最重要的手段,应鼓励患者穿宽松的鞋子以缓解内侧骨突处的压力。制作矫形鞋的矫形师可改良鞋子以分散和缓解踇囊上的受压点,软底鞋垫亦可以明显缓解症状。定制矫形鞋和鞋垫可用于不愿接受手术的重度踇外翻患者。

（3）其他方法:有踇囊垫、夜用型支具、踇外翻分趾器等(图6-7-16)。

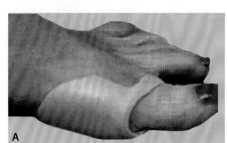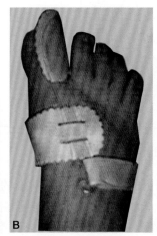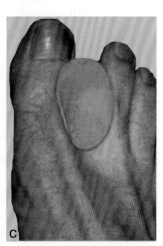

图6-7-16　踇外翻矫形器
A. 囊垫;B. 夜用型支具;C. 踇外翻分趾器

4. **药物治疗**　消炎镇痛治疗。踇囊炎急性发作期,可选用适当抗生素,疼痛明显者加用镇痛药。

5. **手术治疗**　如果康复治疗没能缓解症状或者畸形加重,则需考虑手术治疗。尽管美观可能是手术的指征之一,但疼痛与畸形才是考虑手术矫形的主要因素。

四、糖尿病足

（一）概述

1. **定义**　糖尿病足是指糖尿病患者并发与下肢远端神经异常和不同程度周围血管病变相关的足部溃疡、感染和/或深层组织破坏,是糖尿病最严重、治疗费用最多的慢性并发症之一,是糖尿病非外伤性截肢的主要原因。糖尿病足发病率随年龄增大而增高,大多数糖尿病足的发病年龄>40岁。

2. 病因

（1）糖尿病足危险因素：①糖尿病病史超过 10 年；②男性；③血糖控制不稳定；④有心脏病、视网膜病变、肾脏并发症；⑤足部高危的因素：末梢神经血管病变、足部变形、脚底胼胝体、锤形足趾等；⑥穿不合脚的鞋；⑦有足部溃疡或有截肢病史。

（2）动脉粥样硬化。

（3）外周神经病变和动脉内膜炎。

（4）感染。

（5）外伤。

3. 分型　糖尿病足溃疡有多种不同的分型方法，得克萨斯州（Texas）大学分型是糖尿病足分型系统中应用最广泛的分型方法，其分级原则是根据溃疡深浅、血流灌注、感染等因素划分（表 6-7-2）。

表 6-7-2　糖尿病足溃疡 Texas 大学分级

分级	临床表现	分级	临床表现
0	溃疡前或溃疡后病变（无溃疡）	A	清洁伤口
1	部分或全层皮肤浅表溃疡	B	有感染无缺血
2	累及肌腱或关节囊深部溃疡	C	有缺血无感染
3	溃疡累及骨或穿过关节	D	缺血、感染并存

（二）临床表现

1. 缺血缺氧　主要表现为：①足背动脉搏动减弱或消失；②皮肤温度下降，肤色变暗、毛发脱落；③可有间歇性跛行及休息痛、夜间痛；④自足趾尖端开始皮肤变黑，逐渐向上蔓延，形成干性坏疽。

2. 神经病变　主要表现为：①下肢及足部皮肤干燥、无汗、变脆并常有裂隙；②感觉异常：有麻木刺痛、烧灼痛或感觉丧失；③足部肌肉萎缩。

3. 突然或逐步发现足的形态改变或者发现穿的鞋不再合脚。

4. 顽固性水肿，负重时加重且不会完全缓解。

5. 感染的表现　①足部有红、肿、热、痛和功能障碍；②局部有湿性坏死，有流水、流脓或者出血；③可有体温升高。疼痛的程度和坏死的程度不相关。

6. 皮肤、皮下组织溃疡　足溃疡不同类型其临床表现不同，详见表 6-7-2。

（三）康复评定

糖尿病足患者的功能评估至少包括膝关节平面以下情况，且双侧均应进行评估。

1. 首先需观察患者的步态并记录肢体近端和骨盆的异常情况。

2. 检查足部脉搏、肢体温度及肢体毛发的生长情况，检查脚趾之间的情况。记录有临床意义的趾甲与皮肤情况，包括皮疹、肿胀、皮肤的破损及趾甲的畸形等。糖尿病患者足部出现急性肿胀、皮温增高及皮肤潮红应与蜂窝织炎、脓肿形成及严重合并急性感染的神经性关节病等疾病进行鉴别。

3. 评估足的骨性突起、结构性畸形（如爪状趾、蹚囊炎、后足内翻、足纵弓蹚陷）和总体形态改变等情况。骨性突起可引起神经性溃疡，故在临床评估中非常重要。足的形态改变可使患者穿鞋不合脚，严重的近端畸形可导致足和腿的偏差变为严重的无法矫正的内、外翻畸形,作用在踝、足跟和后足上的极限压力可导致溃疡、感染、骨髓炎以及最终的截肢。

4. 足踝 ROM 评估　足踝关节活动受限与足部溃疡的发生具有相关性。

5. 足底静态、动态压力测定　①静态足底压力参数的分析:主要对站立时整足最大压力、平均压力、接触面积、负荷百分比,站立时前足、后足接触面积百分比、最大压力、平均压力等参数进行测定及分析;②动态足底压力参数的分析:主要对行走时整足接触面积、最大压力、平均压力、支撑时间、平均旋转、足底各区域接触面积、负荷百分比等参数进行测定及分析。

6. 神经功能评估　主要对感觉神经、运动神经和自主神经的功能进行评估。可采用针刺、轻触、位置觉、神经功能阈值检查法(Semmes-Weinstein 和其他类型的单丝)、温度测试、振动学方法、电刺激和运动神经传导速度检查等。

7. 血管病变评估　每一个糖尿病患者均需要进行血管功能评估,检查足部的血管功能状态可采用踝臂压力指数测量法(ABPI),应用动静脉多普勒超声等技术。当一侧肢体过度发冷或足远端体温急剧下降时,应怀疑存在血管损伤。测量 ABPI 能测量出下肢的血液供应情况,双足和/或患侧足部的 ABPI 值<0.8 是缺血的临床证据。

8. 如有溃疡,应先观察创面尤其是暴露的深部组织结构(如肌腱、关节),然后可使用钝性无菌器械轻柔地探测创面,看创面是否与更深的结构相通尤其是其下的骨骼。应该精确地测量、记录溃疡的面积与深度。

9. 观察患者鞋子的磨损方式,观察并感觉鞋内有无异物,如突起的鞋子原材料或趾甲。

10. 影像学检查　①X 线检查:X 线检查对评估糖尿病足溃疡附近骨质状态非常有诊断价值。②MRI 检查:MRI 检查能同时显示出骨及软组织的异常,是糖尿病足治疗过程中的一个重大进步。尽管不是每个糖尿病足部感染及每个脓肿都必须进行 MRI 检查,但 MRI 检查对软组织脓肿及深部感染的诊断极具价值,早期 MRI 检查有助于尽快明确诊断,规划治疗策略。③CT 检查:CT 在评估神经性骨关节病的骨及相关结构特别是皮质骨显像方面比 MRI 具有优势,缺点是难以区分感染组织和正常组织。④正电子发射断层扫描(PET):FDG(^{18}F-2-氟-2-脱氧-D-葡萄糖)-PET(正电子发射断层扫描)技术对诊断糖尿病足骨髓炎具有高灵敏度和特异性,当存在 MRI 检查禁忌证时,FDG-PET 技术就成为非常有用的诊断方法。

（四）康复治疗

1. 多学科协作的治疗原则　糖尿病足是一种涉及矫形外科学、血管外科学、内分泌科学、神经科学、感染科学、康复医学、假肢矫形器学等领域的跨学科疾病,其治疗的重心必须倾向于疾病的综合管理。根据糖尿病足不同时期的需要,组建治疗团队应该包括康复医学科、骨科(足踝外科)、血管外科、内分泌科、神经内科、感染性疾病科等多个临床科室跨专业的医务工作者,组成的预防与康复团队,协调工作,可以成功地减少足溃疡发生率和截肢率。临床研究表明,多学科联合治疗糖尿病足已经取得了非常满意的临床和康复疗效。

2. 糖尿病足患者的教育与护理　对糖尿病足患者进行健康教育和护理是非常有必要的。糖尿病足神经病变使患者丧失了对损伤刺激的正常疼痛反应,甚至在糖尿病足危及肢体的时候。因此教育和指导患者及家属,让他们意识到预防性措施是减少不良预后及相关风险发生的不可或缺环节。目前已经证明健康教育与护理可以减少足部溃疡的短期发生率。糖尿病足患者护理指导见表 6-7-3。

表 6-7-3　糖尿病足患者护理指导

项　目	指 导 内 容
1. 患者必须懂的问题	懂得部分或完全不正常,了解保护性感觉是导致大多数糖尿病足的原因,丧失感觉可能会导致伤害。记住:警觉是预防足部问题的最好的方式
2. 足部检查	每天应检查足部,可使用镜子或让别人帮助。全面仔细检查每只脚是否有裂纹、水疱、挫伤、红斑、割伤和溃疡,确认脚趾间的皮肤没有过度潮湿
3. 洗脚	每日使用温水和温和的肥皂洗脚。只要手臂或手没有发生神经病变,总是使用这一部位探测水温,否则让别人探测水温。记住甚至您的脚被烫伤了,您可能仍然感觉不到。小心轻柔地把脚趾之间弄干,不要去擦污点。不要漫泡脚,除非是医师特别地交代这样做
4. 小心烫伤	如果晚上脚凉,可穿袜子睡觉,禁止使用加热垫、热水瓶或其他热源暖脚,否则短时间内就可出现无法挽回的损伤。禁止不穿鞋在热的物体表面行走,因为这会损伤到皮肤
5. 足部皮肤护理	洗澡后为了保持皮肤湿润,可涂一薄层润滑油或润滑霜(如凡士林或糖尿病专业保湿霜)。咨询医生用哪种类型的润滑膏。脚趾之间不要使用霜剂、洗涤剂或药膏。不要在脚上、趾间使用胶带,因为这可导致您的皮肤裂开,进而可导致感染。避免使用显示酒精是前 3 位主要成分的洗涤剂和霜剂
6. 趾甲护理	横着修剪趾甲,不要将趾甲两侧的边角挖掉。每日锉削趾甲以减少修剪趾甲的频率,但避免刮擦到干燥的皮肤。如果视力不好,可让家属帮助做趾甲护理。当趾甲太厚或很难修整时,咨询医生
7. 茧和鸡眼	洗澡当脚还是温的时,使用磨石或足部锉刀清除茧。如果视力不好可让家属帮助做。不要使用化学品或强的防腐液清除鸡眼或茧,因为这会导致灼伤。不要去切除鸡眼。一些鸡眼和茧只能通过专业的方法清除,尤其是合并循环障碍时
8. 穿袜	穿合脚的长袜或短袜。有衬垫的短袜能减少足部的压力。选择由尼龙和棉混合的短袜,该材料能减少皮肤的摩擦力。不要穿修补过的长袜。避免使用有松紧口或吊袜带及有裂缝的长袜和短袜。每天清洗及更换短袜或长袜
9. 穿鞋	不要穿脚趾间有皮带的凉鞋。告诉卖鞋人员您有糖尿病。要买舒适合脚的鞋,记住不是每次均买同一尺寸,确认鞋有足够长度和宽度来给脚趾足够的空间,特别是脚趾有爪状畸形者,不要依赖于鞋的伸张。在下午买鞋,那时的脚是最大的。鞋应该选由皮革或织物材料的,避免选择硬的或合成材料的(如塑料或漆皮),这些材料没有伸展性且透气不好。穿新鞋时应经常检查脚,穿新鞋第一天不要超过 1h。如果有神经病变、显著的足部畸形或既往有严重的足部问题,咨询足部矫形师,使您的鞋更合脚。记住:时尚是糖尿病神经病变患者的敌人,很多严重的足部问题是由于鞋的压力导致的
10. 患者的责任	不要抽烟,抽烟能减少您脚部的血运。经常就诊,确认每次就诊均应检查到您的脚和脚趾间的区域。告诉足踝外科医生您患有糖尿病。当脚上出现水疱或溃疡时应该通知足踝外科医生

3. 物理治疗

（1）主动运动:①仰卧位,患肢伸直抬高 45°,维持 2~3min,然后平放床上 2~3min。重复 5~6 遍。②仰卧位,患肢伸直抬高 45°,足趾做背伸跖屈活动 30 次。③仰卧位,患肢伸直抬高 45°,踝关节做背伸跖屈活动 30 次。每天 1~2 次。

（2）按摩:感染溃疡或坏疽部位以上用适当的力量做向心性按摩,10~12min,每天 1~2

次,有助于静脉和淋巴液回流和水肿的消退。

(3) 正负压治疗:患肢置于正负压治疗仪,由微电脑控制,注入或吸出空气,使压强在(-6.8~+13.4)kPa之间交替进行,每时相维持30s,每次做60min,每天1次。此方法主要目的是改善下肢血液循环。

4. 伤口和溃疡处理

(1) 判断伤口的分类:1级溃疡多在门诊处理,超过1级,除极少数外,一般需要住院或外科手术治疗。

(2) 判断足部血运情况:血运情况良好有以利于溃疡愈合。足部动脉搏动良好,可判断足部血运情况为A级。如果脉搏不能触及到或者明显减弱,则需做血管检查。根据检查结果,可确定足部血运情况是A级、B级(缺血但无坏疽)、C级(部分坏疽)或D级(足部完全坏疽),据此制订临床治疗计划。

(3) 判断伤口是否感染:在溃疡表面用棉签拭子取标本做细菌培养。如果溃疡并发严重感染,患者应住院治疗。请内科、内分泌科、感染性疾病科调整全身代谢状况,控制感染,然后进行伤口的外科清创处理。

5. 矫形器的应用　治疗溃疡伤口愈合的关键是足底减压。调节患者体重所导致的足底压力的方法有:运动习惯改变、特制的鞋袜和鞋垫、全接触支具、行走支具、定制的延伸到小腿上段的足踝矫形器等。

(1) 全接触塑形支具(total contact cast,TCC):TCC技术是一种治疗足底溃疡常见且成功的治疗方案,它之所以被称为TCC是由于采用了一种精确铸模、将填充物最小化的铸件,能维持与整个足底面和小腿的接触。全接触塑形支具能重新分配足底压力,避免直接损害伤口,减少水肿,维持关节及软组织的稳定性,是目前治疗普通型足底溃疡(1级)应用最广泛、效果最好的方法,对感觉迟钝所造成的溃疡也是最有效和最经济的方法。

(2) 矫形鞋:不合适的鞋可致足底与足背表面受到的机械应力增大,是糖尿病患者足溃疡发病最常见的诱因。选择恰到好处的矫形鞋以减轻压力是预防糖尿病足溃疡的重要措施。对于糖尿病患者来说,合适的鞋应包括以下几个特征:①鞋子应当比最长脚趾至少多出1cm,最宽部位对应脚的最宽处,并与双脚的轮廓匹配;②鞋的足趾位应足够宽和深,以预防足趾压力的增加,特别是来源于锤状趾的近节趾间关节背侧的压力;③制鞋材料应该相当柔软和有韧性,避免使用非弹性材料(如塑料、帆布、皮革等);④有可调节松紧的设计;⑤脚跟后方有衬垫或稳定垫,有助于减少跟腱的压力区域。因系带鞋比无扣便鞋更加稳固贴脚,所以鼓励患者穿系带鞋。

(3) 矫形鞋垫:能减轻地面应力、减小剪切力、减轻距骨头和其他区域的高压进而降低足底溃疡的风险;矫形鞋垫能对畸形进行调整,使之稳定并提供支撑;矫形鞋垫能保证足部与鞋的重要接触面,加上鞋外底的调整,可降低足底面的损伤。矫形鞋垫应该由柔软、闭孔材料制造,允许减震和适应各种损伤和畸形。

6. 手术治疗　踝足部严重畸形(定制矫形器或矫形鞋治疗无效)、后足及踝关节不稳定、慢性复发性溃疡或即将发生的溃疡、骨折等可以选择手术。手术治疗的目的是恢复足踝外形、力线或稳定性,保留关节活动,允许佩戴适当的鞋或矫形器,避免截肢。

7. 其他治疗

(1) 饮食控制:①控制饮食总热量;②调整饮食结构比例:碳水化合物占60%,脂肪少于30%,蛋白质10%~20%;③少食多餐的进食方法,每日不少于3餐。

（2）药物治疗：①口服降糖药；②胰岛素治疗；③中药治疗。

（3）自我血糖监测：应用血糖仪判断疗效和血糖稳定状态。

五、锤状趾、槌状趾和爪状趾

（一）概述

脚趾常见的畸形包括锤状趾、槌状趾和爪状趾。脚趾畸形可以是僵硬性或柔韧性，静态或动态的，独立存在或与趾、中足及后足畸形并存。锤状趾、槌状趾、爪状趾可在任何年龄段出现，但老年人更加普遍。

1. 定义

（1）锤状趾：近节趾间关节（PIP）发生屈曲变形。简单锤状趾累及近节趾间关节，中节及远节趾骨自近节趾骨屈曲（图6-7-17A）；典型复杂的锤状趾累及整个足趾，由近节趾间关节的屈曲畸形及跖趾关节（metacarpophalangeal joint, MTP）的过伸畸形组成（图6-7-17B）。

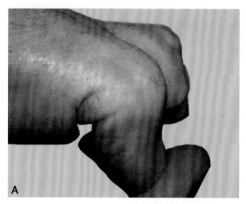 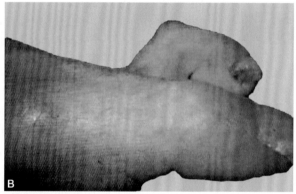

图 6-7-17 锤状趾
A. 简单锤状趾；B. 复杂锤状趾

（2）槌状趾：槌状趾累及远节趾间关节（DIP），远节趾骨自中节趾骨屈曲（图6-7-18）。

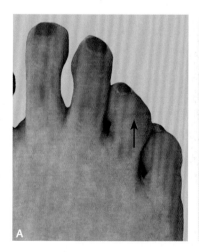 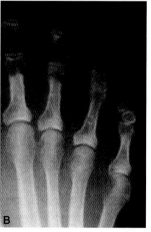

图 6-7-18 槌状趾
A. 远节趾间关节槌状趾畸形；B. X线显示槌状趾畸形

（3）爪状趾：爪状趾包括锤状趾畸形及 MTP 关节的背屈畸形（图 6-7-19）。爪状趾畸形发生在近节趾间关节和远节趾间关节，跖趾关节则保持中性或伸展状态。从某种程度来说，爪状趾和复杂锤状趾定义有重复，但爪状趾畸形常累及多个足趾及双足，且常有潜在的神经肌肉病变。

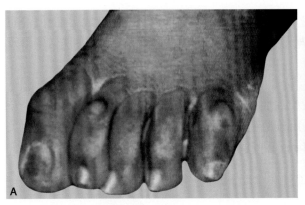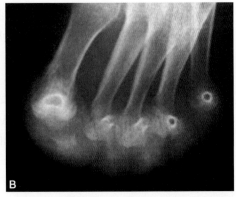

图 6-7-19　爪状趾
A. 爪状趾畸形；B. X 线显示爪状趾畸形

2. 病因

（1）神经肌肉功能障碍：神经肌肉功能障碍削弱了伸肌肌群的力量，使屈肌过度拉动脚趾，引发足部肌肉不平衡，导致畸形产生。如腓骨肌萎缩症、共济失调、脑瘫、脊髓发育不良、硬化症和椎间盘退行性变等。

（2）穿鞋：穿鞋被普遍认为在畸形的形成中发挥了重要的作用。过紧的鞋子限制了关节的正常活动，阻碍了足部固有肌的活动；鞋子匹配不合适，前足放进狭小尖头鞋内，足趾为了适应过紧的鞋子必须屈曲，脚趾保持这种姿势足够时间后，肌肉会适应并可能永久被固定在这些位置上。

（3）急性损伤：足部急性损伤可能导致韧带或软组织断裂，也会引发足部畸形。

（4）炎性关节炎：炎性关节炎可致关节囊内发生改变，引起关节结构遭到破坏和跖趾关节过度伸展，最终导致畸形产生。如风湿性关节炎、银屑病关节炎等。

（5）其他：先天性畸形、外周神经疾病、糖尿病等。

（二）临床表现

1. 疼痛　锤状趾、槌状趾和爪状趾畸形在高压区域可能出现疼痛，胼胝体疼痛、趾间关节的背侧疼痛，跖趾关节疼痛。也可能无症状。

2. 畸形　患者脚趾发生弯曲、痉挛或屈曲，出现锤状趾、槌状趾或爪状趾畸形。

3. 胼胝体患者跖趾关节足底面、近节趾间关节背侧和脚趾远端顶点老茧或鸡眼形成。锤状趾可致近节趾间关节背侧受压，在跖骨头、趾尖处生成老茧；槌状趾一般只在脚趾顶端出现鸡眼或不适症状；爪状趾在趾尖以及任何的背侧骨突受压处生成老茧。

4. 鞋子匹配困难。

（三）康复评定

1. 跖趾关节、近节趾间关节及远节趾间关节的功能评定

（1）观察跖趾关节、近节趾间关节及远节趾间关节在矢状面上的位置。细致的评估站立位时 MTP 关节的位置,评估 MTP 关节序列,当 MTP 过伸畸形时,需注意足趾的内翻或外翻。

（2）足趾的稳定性评定：足趾的稳定性通过抽屉试验评估。检查者用拇指和示指抓紧足趾,轻轻地背屈,用足趾背侧的力量尝试使 MTP 关节半脱位。即使足趾没有半脱位,试验如诱发疼痛则提示关节内或关节周围异常。

（3）脚趾肌力测试：以确定脚趾屈肌与伸肌之间是否存在不平衡。

（4）趾长伸肌腱、趾长屈肌腱紧张度的评估。

（5）检查跖趾关节足底面、近节趾间关节背侧和脚趾远端顶点是否有老茧或鸡眼。

2. 跖骨头触痛的评估 应始终注重对跖骨头触痛的评估,因承重通常能使畸形变得突出并触发跖骨和远端脚趾的疼痛,所以一定要在非负重姿势和负重姿势下进行检查。被动运动产生疼痛通常是由于关节活动、肌腱或关节囊张力的作用。

3. 足部的感觉功能评估 感觉功能受损能提示系统性疾病如糖尿病、周围神经疾病或腰椎间盘疾病等。神经学疾病的排除测试,主要是对感觉神经、运动神经和自主神经的功能进行评估。

4. 下肢末梢血运功能评估。

5. 步态分析及平衡功能评估。

6. 影像学检查 影像学检查对评估足部骨性畸形程度非常重要。侧位片有助于评估趾间关节挛缩程度；负重位片 MTP 关节间隙缩小提示半脱位,近节趾骨基底部与跖骨头重叠影提示 MTP 关节脱位；骨扫描、CT、MRI 被用于获得更多骨质及软组织异常的信息。

（四）康复治疗

锤状趾、槌状趾、爪状趾的治疗涉及物理治疗、矫形器应用和手术干预。重要的是要了解所治疗的脚趾畸形是能屈型还是固定型。能屈畸形可以被动矫正,因此治疗应专注于矫正畸形,以避免产生压力点或使畸形姿势固定。固定畸形需要调节过高压力的区域,降低压力并避免畸形恶化。畸形的僵硬程度决定是选择保守治疗还是手术治疗。

1. 运动疗法

（1）脚趾主动和被动的伸展运动及强化练习：可用来矫正或预防早期的脚趾畸形。

（2）跟腱和足底筋膜的被动伸展练习：可缓解脚趾畸形造成的肌腱拉伸。

2. 矫形器应用 矫形器的应用是为了推移受患部位并提供缓冲或支撑。

（1）在跖骨头近端添置跖骨垫可以减轻负重,也可给跖屈或经受压力的跖骨头提供支撑。

（2）如足底跖骨头或远节趾间关节受压过度或跖骨已成为固定的跖屈姿势,就有必要在该部位下方制作凹穴。可在矫形器上剜出空穴,也可使凹穴直接深入到鞋子内部。

（3）如跖骨头下侧或脚趾远端发生脂肪垫萎缩,可通过添加软垫来缓解压力。

（4）趾峭的配置：能屈畸形可使用趾峭来保持近节趾间关节伸展。趾峭也可在固定畸形的脚下侧提供支撑,将脚趾远端的压力重新分配至其他区域。趾峭还可缓解脚趾受到的屈曲应力。

3. 鞋改型 穿宽松舒适的鞋子是治疗脚趾畸形最重要的、最普遍的保守治疗方法。鞋改型应着重确保鞋子匹配合适,保证鞋子比最长脚趾还要有 1cm 的空余。确保鞋的前衬材料柔软并有较大的深度,避免缝合线刺激脚趾或阻碍脚趾伸展。如这些仍不能满足要求适应畸形,则需更多的鞋子改型。硬底鞋或者弧底鞋可以释放前足压力、减轻跖骨头痛。

4. 其他 局部治疗还包括环形趾套、泡棉鞋头、泡棉纱布套及用于 PIP 关节的弹性趾套等。可使用非甾体抗炎药(NSAIDs)以降低跖趾关节炎症造成的不适,可以考虑适当使用关节内类固醇注射。

5. 手术治疗 随着时间的推移,即使是经过适当保守治疗的,大多数畸形会逐渐转变为僵硬性,常常需要手术矫正。手术治疗的主要适应证是有症状的脚趾畸形。对于成人来说,趾尖压力带来不适,合并胼胝体或远节趾间关节的背侧疼痛是需要手术矫正的主要临床症状。

六、跟痛症

(一) 概述

1. 定义 跟痛症是足跟部周围疼痛疾病的总称,包括跟骨结节周围慢性劳损所引起的多种伤痛,常伴有跟骨结节部骨刺。本病呈渐进性发展,晨起或久坐后起立步行时,疼痛较明显,但在行走过程中疼痛可渐减轻,久行则疼痛加剧。跟痛症患者数量庞大且年龄分布宽广,好发于20~60岁人群。

2. 病因

(1) 足部力学改变:如扁平足或高弓足等。力学紊乱引起近端跖腱膜炎、远端跖腱膜炎、跖腱膜断裂和跟骨应力性骨折等。

(2) 外伤、慢性劳损或炎症:慢性劳损是因外伤的长期刺激,如长途跋涉、奔跑、跳跃使跟腱周围受到反复的牵拉、摩擦而引起跟腱、滑囊的退行性改变,导致滑囊的慢性无菌性炎症;急、慢性炎症可引起感染性滑囊炎,如跟骨下滑囊炎可引起足跟肿痛。

(3) 神经性因素:①神经卡压。足底外侧神经第一分支卡压而引起足跟部剧烈疼痛,是跟痛症最常见神经因素。②脊柱关节病。$L_5 \sim S_1$节段的神经根病变可引起足跟痛。

(4) 退行性变:①跟骨脂肪垫萎缩。跟骨脂肪垫是后足重要的足垫,40岁以后,跟骨脂肪垫开始退行性改变。胶原、弹性组织和水分流失,足跟脂肪垫的总厚度和高度降低,导致足跟脂肪垫软化和变薄,吸收震动能力减弱,对跟骨结节的保护能力降低。②跟骨骨刺。约50%跖筋膜炎患者有跟骨骨刺,骨刺的刺激可引起跟腱滑囊炎。

(5) 风湿性疾病:可引起跟骨周围的多种疼痛。

3. 分类 临床一般可分三类:

(1) 跟后痛:主要有跟腱滑膜囊炎、跟腱止点撕裂伤等。

(2) 跟下痛:主要有足底腱膜炎、跟骨下滑膜囊炎、跟骨下脂肪垫炎、跟骨骨髓炎。

(3) 跟骨骨痛:如跟骨骨骺炎、跟骨骨髓炎、骨结核,偶见良性肿瘤或恶性肿瘤。

(二) 临床表现

跟痛症依其致痛原因不同,临床表现不尽相同。

1. 跟腱滑囊炎

(1) 疼痛:足跟后急性疼痛,行走、久站、剧烈运动或在高低不平路上行走足跟着力时,疼痛症状加重。

(2) 局部轻度肿胀、压痛,压痛部位较浅。

(3) 跟骨后上方有软骨样隆起。

(4) 慢性期表面皮肤增厚、变粗糙,皮色略红,肿胀,触之有囊性感,有时可触及捻发音。

(5) 女性多见。因穿鞋不合适或其他急、慢性损伤,如活动过多等因素引起。

(6) 滑液囊内渗液较多时,侧方透光试验阳性。

(7) X线检查:部分患者踝关节侧位片可见跟后方较正常突出,透亮三角区模糊或消失,跟距结节角变大。

2. 跟腱止点撕裂伤

（1）患者有长时间步行,弹跳、奔跑等反复损伤史。

（2）跟腱附着处疼痛、肿胀、压痛。

（3）足尖着地无力,足跖屈抗阻力减弱。

（4）X线检查常无异常表现,MRI、超声检查可发现跟腱止点出现病理改变。

3. 跖腱膜炎

（1）患者有长时间站立、活动过多等劳损病史,或有扁平足畸形。

（2）疼痛:站立或行走时,足下及足心疼痛,足底有胀裂感。以晨起或久坐后起立步行时疼痛明显,行走活动后疼痛减轻,跑跳可引起剧烈疼痛。

（3）压痛点局限于跟骨结节中央及跖筋膜附着处,其他部位无压痛。

（4）大部分患者局部无红肿,皮肤温度正常。

（5）X线检查大部分可见跖腱膜附着处跟骨出现骨刺。

4. 跟骨下脂肪垫炎

（1）患者有足跟部外伤史或长途行走史。

（2）晨起或休息后开始行走时疼痛剧烈,行走后疼痛逐渐减轻。

（3）压痛:跟下弥漫性压痛,无明显压痛点,压痛表浅。跟骨下方可触及肿胀性硬块。

（4）X线检查可见跟骨有脱钙现象。

5. 跟骨骨骺炎（跟骨骨软骨炎）

（1）多见于8～13岁儿童,男孩多见。

（2）有外伤史,双侧发病。

（3）疼痛:晨起疼痛行走后好转,行走过多、长时间站立或寒冷刺激跟骨时疼痛加重。

（4）有轻度肿胀,跟骨后端两侧压痛明显。

（5）跛行:习惯足尖走路。

（6）X线检查:跟骨骨骺小而扁平,斑点状密度增高影,外形不规则,骨化不全或有硬化、碎裂现象。

（三）康复评定

1. 一般健康状况和全身症状 如有无体重减轻、发热、寒战以及盗汗等。了解跟痛症的诊疗经过(如物理治疗、药物、注射、矫形器应用或手术治疗等),重点了解患者的活动情况包括娱乐活动、职业活动等,应特别询问发病时的体重、活动、每日负重时间有无变化。

2. 踝足部康复评估

（1）患者站立位,评价后足力线和纵弓形态。评估有无扁平足或高弓足畸形。

（2）评估跟腱紧张度——背伸外翻试验:踝关节背伸外翻,同时最大限度地伸直跖趾关节,疼痛即为阳性。跖腱膜炎患者83%存在马蹄足挛缩,其中57%存在单纯腓肠肌挛缩。

（3）卷扬机试验:最大限度地伸直所有跖趾关节,可致胫神经和跖腱膜紧绷,此为跖腱膜卷扬机效应,疼痛即为阳性（图6-7-20）。

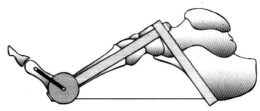

图 6-7-20 跖腱膜卷扬机效应

（4）跟骨挤压试验：内外侧方向挤压跟骨结节，如诱发疼痛可提示跟骨应力性骨折。

（5）疼痛的评估：根据自觉疼痛及客观检查压痛的部位，可推知其病变性质。区分足跟着地和推进期的疼痛，活动开始时、活动进行中或活动完成后出现的疼痛尤为重要（图6-7-21）。①足跟跖部痛：多为跖腱膜炎。②足跟内侧痛：多为足底外侧神经第一分支卡压或神经炎。③足跟外侧痛：多为足跟外侧神经炎。④足跟后面痛：多为跟腱后滑囊炎、跟骨骨赘。⑤两侧足跟痛：应考虑系统性疾病在跟骨或踝关节的反映，如强直性脊柱炎、风湿性多关节炎、痛风等。⑥休息时或夜间顽固性疼痛警示该疼痛可能和肿瘤或感染相关。⑦急性损伤后出现的疼痛：如同时出现单足提踵不稳定、跖趾关节背伸时疼痛、跖内侧病灶部位有瘀斑等多为急性跖腱膜断裂，跖腱膜断裂的患者常有糖皮质激素注射史。如跟骨挤压试验阳性伴肿胀，多考虑跟骨应力性骨折，常可于症状出现2~3周后通过X线片确诊。

3. 脊柱和四肢功能评估　有助于发现影响疼痛的神经性因素，神经根病变可引起足跟痛，尤其在 S_1 节段病变。这类疼痛常缺少足部局部压痛体征并少有活动初始疼痛。

4. 影像学检查　X线检查、骨扫描、超声或 MRI 等检查有助于排除跟痛症的其他病因诊断。负重位足部 X 线片可帮助排除跟骨应力性骨折或后足退行性关节病；有外伤史的患者可拍摄足和踝 X 线片，判断是否有外在因素使患者产生

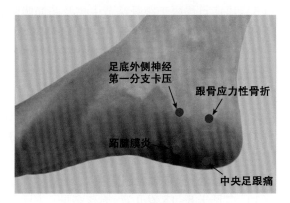

图 6-7-21　查体中的压痛点

症状；CT 在有外伤史的患者中也可起到一定作用；MRI 对于发现跖腱膜断裂、确诊跖腱膜炎较敏感，其在发现踝管占位性病变、隐匿性跟骨应力性骨折或应力性反应方面作用最大；超声检查也可应用于跟痛症诊断并被认为在诊断跖腱膜炎方面和 MRI 可靠性相当。

5. 神经电生理学检查　可辅助排除相关病变如神经根病变和全身性周围神经疾病。

6. 实验室检查　强直性脊柱炎、风湿性多关节炎、痛风等可做相关的实验室检查，以助诊断。如全血细胞计数、红细胞沉降率、类风湿因子、抗核抗体和尿酸检查等。

（四）康复治疗

足跟痛康复治疗的目的在于减少疼痛、改善功能、缩短症状持续时间。绝大多数足跟痛患者康复治疗效果很好，美国骨科足踝外科协会推荐诊断为跖腱膜炎患者在外科手术干预之前至少行6~12个月康复治疗。

1. 康复预防

（1）健康宣教：对患者进行宣教可得到更好地理解并可提高患者对治疗方案的依从性。

（2）平时穿宽松鞋子，以减少足跟部的挤压和摩擦。

（3）长时间跑跳、站立、步行后，睡前用热水泡足，以增加足部血液循环。

2. 运动疗法　单纯跟腱牵拉训练作为首选康复治疗方法已有多年，但临床研究证实跖腱膜特异牵拉训练疗效明显优于跟腱牵拉训练。

（1）跖腱膜特异牵拉训练：保持踝关节和足趾被动背伸位并牵拉、按摩跖腱膜（图6-7-22）。每天至少完成 3 次，每次做 5~6 次牵拉训练，尤其在晨起第一次步行之前和活动之前。随着症状改善可降低训练频率。

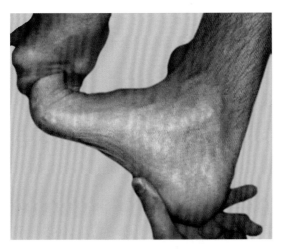

图 6-7-22　跖腱膜特异牵拉训练

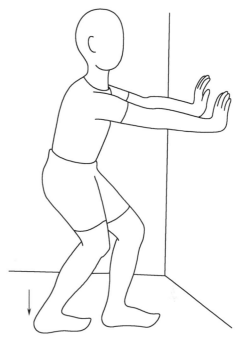

图 6-7-23　跟腱牵拉训练

（2）跟腱牵拉训练或站斜板：以牵伸右跟腱为例。准备姿势（图 6-7-23），左腿上前一步右膝微屈，然后臀部、髋部下沉，乘势再屈膝向下，使右跟腱有被牵伸感觉，坚持 10~l5s，休息 10s 后，重复 1 次。

（3）跟腱止点撕裂伤、跟下滑囊炎、跟骨下脂肪垫炎者，可用拇指在足跟部痛点处及周围做揉捻，以促进局部活血化瘀止痛。滑囊部用力揉捻，促进局部血循环，消肿止痛或击破滑囊，使液体消散吸收。

3. 物理因子疗法

（1）冰敷：急性疼痛发作时效果较好。

（2）红外线局部照射，照射前局部涂敷双氯芬酸（扶他林）等消炎止痛软膏，效果更佳。

（3）短波、超短波治疗、磁疗法、中药离子导入等，1 次/d，每次 30min，15d 为一疗程。

（4）体外冲击波治疗：体外冲击波治疗跖腱膜炎的作用机制普遍认为是由声波能量在组织中的逸散诱导组织局部微损伤，导致局部炎症反应、新生血管以及损伤部位修复和跖腱膜组织变性，是症状持续 6 个月以上顽固性跖腱膜炎患者在其他康复治疗失败后的一种可行选择。

4. 矫形器应用　矫形器常作为跖腱膜炎多元化治疗手段的一部分，有辅助矫正中足畸形、支撑足弓的治疗作用。

（1）夜间夹板：晚间可穿戴软性踝足矫形器，以保持踝关节在轻度背伸位。使用夜间夹板的困难在于患者的依从性和对患者睡眠习惯的负面影响。

（2）泡沫支具、坚硬支具或半刚性定制支具的应用。

（3）矫形鞋及矫形鞋垫：鞋内加用足跟垫，穿较宽软的鞋子，以免压迫或频繁摩擦足跟。如有扁平足可加用矫形鞋垫进行矫正。

（4）石膏：对于顽固性跖腱膜炎患者可采取石膏制动治疗。患者佩戴负重玻璃纤维小腿石膏3周,3周后掰开石膏,使用后方石膏作为夜间夹板继续使用3~4周。这种治疗方式在保持跖腱膜持续牵拉的同时也保证了软组织的休息。接受管型治疗的大多数患者疼痛得到了明显缓解。

5. 药物治疗

（1）镇痛:①NSAID类乳剂外敷。②疼痛难忍或并有其他关节炎时,可口服对乙酰氨基酚或非甾体类抗炎药如莫比可、扶他林等。

（2）抗感染治疗:应用于治疗跖腱膜炎的抗感染药物包括各类口服药、局部注射以及外用药。

6. 其他康复治疗

（1）小针刀治疗:针刀治疗剥离粘连,切割挛缩的筋膜及局部瘢痕组织,可使局部产生一个新鲜的创面,促进该部血液循环,使无菌性炎症所产生的致痛物质得到吸收而症状消失。

（2）封闭治疗:跟痛症的特点是跟部疼痛、压痛较为局限,每个患者均可根据疼痛部位、深浅、范围局部注射。

7. 手术治疗　对顽固性跟痛症在非手术治疗无效情况下,足跟痛症状持续存在并超过9~12个月的患者宜采用手术治疗。手术治疗可以松解软组织,降低跟骨内压,促进局部组织修复及代谢产物的排出。

（何建华）

第八节　常见运动系统畸形与康复

人体运动系统包括骨骼、肌肉、肌腱、外周神经和骨连接。运动系统畸形根据病因大致分为:

（1）神经源性:包括脊髓灰质炎后遗症、脑或脊髓疾病。

（2）非神经源性:包括①先天性畸形,如先天性肌性斜颈、先天性并指多指畸形、先天性髋关节脱位、先天性马蹄内翻足、先天性脊柱畸形、先天性肢体缺如等;②姿态畸形,如平足、踇外翻、脊柱侧凸等;③创伤性畸形,包括关节、四肢、脊柱外伤后遗畸形等;④医源性畸形,如注射性臀肌挛缩症等。本章节主要讨论先天性畸形,其余内容见相关章节。

一、先天性肌性斜颈

先天性肌性斜颈(congenitaltorticollis)是一侧胸锁乳突肌纤维性挛缩,导致颈部和头面部向患侧偏斜畸形。相当多见,是儿童继髋脱位和马蹄足之后第三大骨骼肌肉系统先天性畸形,发病率高达1.3%,先天性肌性斜颈的病因目前仍未明了。多数学者认为臀位产、产伤及牵拉等因素导致胸锁乳突肌损伤出血、血肿机化、挛缩而形成。也有学者认为是胸锁乳突肌营养血管栓塞,导致肌纤维变性而形成斜颈。胸锁乳突肌内肿块主要为条索状纤维化肌肉组织,大体标本外观类似较软的纤维瘢痕,切面呈白色。镜下观察见其由致密的纤维组织组成,肌肉组织减少,横纹减少,严重者肌肉组织消失,出现较多的瘢痕组织,但肌肉内无出血。

（一）临床表现

婴儿出生后,发现颈部一侧胸锁乳突肌处出现椭圆形肿块,其方向与胸锁乳突肌一致,质硬,无压痛,可活动,无波动感,边界清楚,或一侧胸锁乳突肌紧张挛缩,表现为条索样增粗,质韧或硬;患儿颈部活动受限,头偏向患侧,并向患侧前倾,面旋向健侧,下颌转向健侧肩部,用手勉强矫正,松开手后,头仍然转回原位,向患侧旋转及向健侧屈有困难;患儿头面部发育不对称,患侧面部相对萎缩,健侧饱满,颜面及双眼大小不对称(图 6-8-1)。部分患儿肿块可完全消失,肌肉紧张改善,不出现斜颈。应注意以下情况鉴别:

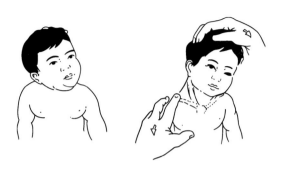

图 6-8-1　患侧胸锁乳突肌呈条索状挛缩,头面部偏斜

①骨性斜颈:颈椎异常如寰枢椎半脱位、半椎体等,胸锁乳突肌不挛缩,X 线检查可确诊;②颈部炎症:有淋巴结肿大,局部压痛及全身症状,胸锁乳突肌无挛缩;③眼肌异常:眼球外展肌的肌力不平衡,斜视患者以颈部偏斜协调视物;④颈椎结核:可使胸锁乳突肌痉挛而产生斜颈,但此类患者颈部疼痛明显,颈部活动明显受限,下颌偏向患侧,X 线检查可明确诊断。此外,还需与癔症性斜颈、习惯性斜颈、损伤性斜颈、小儿麻痹后遗症所引起的斜颈相鉴别。

（二）康复评定

1. 形态及 ROM 等评定　包括头颈的倾斜程度及 PROM 评定;胸锁乳突肌的紧张状态、肌张力评定;颈椎的活动度评定等。

2. 彩色多普勒超声评定　探及胸锁乳突肌回声性质,增粗、增厚肌性包块,肌纹理增粗、紊乱。

3. X 线评定　观察颈椎椎体发育情况,排除颈椎、胸椎侧凸。鉴别不同原因造成的斜颈,如枕颈部畸形所致的骨性斜颈和自发性寰椎旋转性半脱位引起的斜颈。

（三）康复治疗

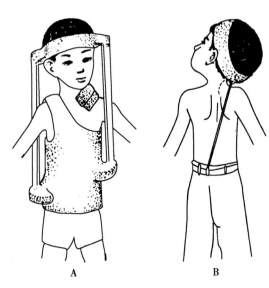

图 6-8-2　胸锁乳突肌切断术后牵引矫形固定法
A. 石膏固定法;B. 牵引矫形固定法

对于半岁以内的患儿,采取非手术治疗均可获得满意的疗效。目前对于先天性肌斜颈的治疗,普遍接受的观点是大于 1 岁的患儿应外科手术治疗,因为随年龄增长,颈部和面部不对称畸形逐渐加重,骨骼也易畸形。术后应用颈围领保持于略过矫正位,并经常把患儿下颏向患侧,枕部向健侧旋转(图 6-8-2)。所有患儿都应该先给予保守治疗,如予以蜡疗、音频电疗法和碘离子导入治疗,同时采用按摩、转头训练、被动牵引等方法。

1. 手法牵引　将患儿平卧于膝上,使患儿颈部后伸,用左手轻轻按住患儿胸廓,右手握住头颈部,将患儿脸部尽量旋向患侧,枕部旋向健侧肩峰,操作过程中手法应轻柔,使挛缩的胸锁乳突肌得到较大的牵伸(图 6-8-3)。患儿卧床时,取仰卧位,用小沙袋固定头部于脸面部向患侧,枕部向健侧位。

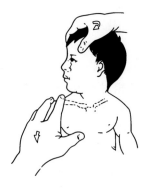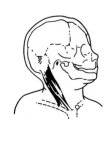

图 6-8-3 手法牵引

2. **局部按摩** 涂以滑石粉,用拇指或示指在肿块处反复按摩。

(1)指揉法:患儿仰卧位,暴露患侧颈部,治疗者一手固定头部,另一手的拇指与示指、中指顺着肌肉的走向,按揉患侧胸锁乳突肌、斜方肌 3~5min,重点作用于胸锁乳突肌肿块及增粗部位,手法宜轻柔适宜。

(2)弹拨法:治疗者以拇指和示指、中指相对于胸锁乳突肌两侧,弹拨增粗的胸锁乳突肌及肿块 3~5min,手法适度,由轻而重,逐渐加大指力,避免动作粗暴。

(3)擦理法:治疗者轻揉擦理患儿患侧面颊、耳廓周围及下颌 2~3min。

(4)旋转法:患儿坐位或仰卧位,家长固定其两侧肩锁部。治疗者双手夹捧于患儿头部两侧,避开双耳,以颈椎为纵轴,将面部向患侧缓慢旋转 2~3 次,注意动作和缓,旋转角度以正常生理范围内为宜。

(5)侧扳法:固定患儿身体,治疗者一手托住患儿枕部,另一手扶住下颌,将患儿头部向健侧肩部倾斜,尽量使耳部接触健侧肩部,反复 3~4 次,逐渐拉长患侧胸锁乳突肌及患侧颈部肌群。注意动作柔和,逐步增加力量,增大倾斜角度,切勿猛然加力。疗程:手法 1~2 次/d(小月龄患儿 1 次/d,4 个月以上月龄患儿可 2 次/d,中间至少间隔 4h),每次 10~15min,一般 1 个月为一疗程。

3. **持续反复转头** 保持头颈处在矫正位,这对治疗非常重要。具体方法是:30~50次/d,可分次做。把患儿平放于床上,用双手按住其头,将其下颌转向患侧肩部(即颈部包块处),转过去之后停顿 1min 左右,让肌肉处于拉长伸展状态,然后再反复转动。但在转动的过程中,手法要轻柔,防止用暴力,防止损伤颈部肌肉甚至颈椎。可做 2 个小的沙袋,在患儿睡觉时将沙袋放置其头部两侧,可固定其处于矫正位。此治疗应该持续 6 个月以上。

4. **矫形器使用**

(1)矫形枕:将患儿仰卧位放在褥垫与矫形枕上,待患儿熟睡后,轻转其头部使头枕入枕窝中,面部向上倒向健侧,拉伸患侧颈部肌肉;3 个月以下婴儿尚不会自己翻身,熟睡时便可维持在矫形位置,因此不需要固定躯干,3 个月以上幼儿翻身能力渐强,仰卧位睡眠时间短,需要适当固定躯干,以延长牵拉矫正时间;固定躯干时,主要固定住患儿骨盆处,用力适当,防止压伤。矫形枕使用方法:①左侧斜颈头倾向右侧;②右侧斜颈头倾向左侧;③正面观:头枕入枕窝中,面部向上倾向健侧,拉伸患侧胸锁乳突肌;④侧面观:褥垫高度与枕头颈窝同高。

(2)斜颈矫正托:患儿 5、6 个月月龄以后,颈部肌肉力量渐强,能够自主竖头,根据患儿颈部长短、粗细,订制合适型号的矫正托,每次按摩后佩戴 2~3min,治愈后再佩戴 2~3 个月,以纠正习惯,巩固疗效,以后逐渐减少佩戴次数和时间,直至痊愈。

二、先天性并指和多指畸形

（一）先天性并指

1. 概述　先天性并指（congenital syndactylia）亦称蹼指，是 2 个或 2 个以上手指及其有关组织成分的先天性病理相连，是手部畸形中最常见的类型之一（图 6-8-4）。发生率为 0.33‰~0.50‰；男性发病率高于女性，占 56%~84%；白种人发病是黑种人的 10 倍。病因不清，往往与遗传有关，双侧多见。最常见于中、环指，拇指极少累及。最常见相邻两指仅软组织连接，偶尔有骨及关节连接。有时并发足趾畸形，同时还有其他肢体异常。

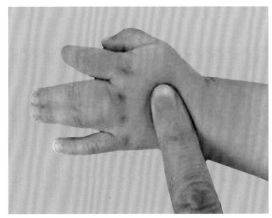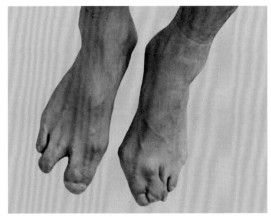

图 6-8-4　先天性并指

2. 临床表现　为了选择治疗和评估预后，临床上根据并指涉及的组织，将其分为两大类，即简单型和复杂型并指。根据指蹼皮肤连接的范围大小，将简单型并指分为完全性和不完全性并指。但由于并指的发生是邻近手指分化障碍所致，因此并指可能涉及整个手或部分手指，即使是单纯性并指，也可能是复杂的（例如有骨的畸形同时合并短指畸形）；并指可以是独立的疾病，也可是其他综合征的特殊表现（如尖头并指畸形、手发育不全、屈曲指畸形、Apeft 综合征、Poland 综合征等）。并指并不像其他畸形一样，非常严格的限制在本身的分类中（独立的并指在先天性畸形分类中的 Ⅱ 型中），但却很广泛地分布在其他的畸形之中，如果是独立的疾病，最常累及中环指指蹼，10%~40% 的患者有家族病史。复杂的并指不仅仅累及骨和皮肤，同时可能累及肌肉肌腱系统和神经结构。畸形越复杂，指总动脉分叉会越靠近远端，而手指其他的血管可能不发育。

3. 康复评定　包括肌力评定、ROM 评定、感觉评定（包括疼痛评定）、手功能评定、ADL 能力评定。

4. 康复治疗　临床手术治疗并指畸形的目的是通过尽可能少的手术次数和最少的手术并发症来获得最好的手功能和外形。手术时机的选择与并指的复杂程度和涉及的手指有关，要遵循个体化原则，儿童生长发育快，过早的手术，术后瘢痕赶不上手的发育，可逐渐发生挛缩，常需再次手术修复。因此，尽量推迟施行手术，效果会更好。

分指手术后早期正确的功能锻炼极为重要，由于此时瘢痕尚未软化，外观较丑，患儿在解除固定后常不愿意使用患手，加之惧怕疼痛的心理而逃避功能训练。随着时间的延长，分开的手指容易发生屈曲挛缩，指蹼也会变得狭窄。因此，术后应给患儿家长强调功能训练的重要性,并鼓励患儿多用患手。复发性并指再次手术后患儿,除加强功能训练外,还应较长时间使用夹板和指蹼间隔物,对防止瘢痕挛缩、促进功能恢复都有一定的辅助疗效。另外还应坚持术后定期随访,一般早期每 1~2 周复查 1 次,3 个月后每半年随访 1 次,直至术后 3~5 年。可以制订随访功能训练计划,指导家长加强患儿手指功能的练习。

（二）多指畸形

1. **概述**　多指畸形(polydactylia)是最常见的畸形,常与短指、并指等畸形同时存在,多见于拇指及小指(图 6-8-5)。发病特点是男性高于女性,大致为 1.5∶1,右手多于左手,比例为 2∶1,双手发病率占 10%左右。黄色人种以拇指多指畸形为多发,占总数的 90%以上。而在黑人则以小指多指为多见。拇指多指征的 Wassel 分类法是以病理解剖形状异常为基础,分为末节型、近节型和掌骨型三种。

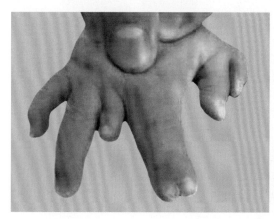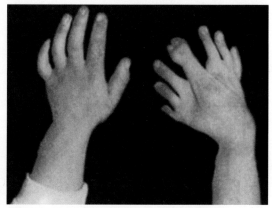

图 6-8-5　先天性并指和多指畸形

2. **临床表现**　多指畸形又叫重复指,在组织的重复现象中包括多指症和镜手。畸形有三型:①外在软组织块与骨不连接,没有骨骼、关节或肌腱;②具有手指所有条件,附着于第 1 掌骨头或分叉的掌骨头;③完整的外生手指及掌骨。由于其体征明确,均可在分娩时发现而诊断。

3. **康复评定**　包括肌力评定、ROM 评定、感觉评定(包括疼痛评定)、手功能评定、ADL能力评定,具体评定方法详见相关章节。

4. **康复治疗**　手术治疗是多指畸形的唯一治疗措施,多指畸形治疗以切除副指、保留正指为原则。对复杂性多指的手术时机,过去认为在学龄前 4~6 岁,是大多数手术的最佳时机。因此期患儿能合作,解剖结构较清晰,还能防止患儿出现心理障碍。

多指畸形等先天畸形会有骨关节、韧带、肌腱的发育异常,部分术后可能出现侧弯、屈曲、旋转等,在拆除包扎或拔出克氏针后,可能仍需支具或小夹板定时固定,以进一步矫正畸形,术后持续的、正确的弹性夹板固定和功能锻炼,对于手的功能恢复亦是极为重要的。如有克氏针跨过关节固定,拔针后可适当活动关节,避免关节僵硬。关节活动开始会疼痛,患儿一般不愿配合,可从被动活动到主动活动,从小量逐渐增加。开始被动活动时切莫心急,以免造成暴力损伤,增加患儿心理恐惧感等。

术后 1~6 个月瘢痕处于增生期,根据情况可进行抗瘢痕处理(抗瘢痕药、加压包扎等),一般 6 个月后瘢痕开始逐渐软化、松弛。术后坚持随访非常重要,因为术后 3 个月内组织仍可进行塑形,部分情况有改善的机会,因此这段时间非常重要。

三、先天性髋关节脱位

先天性髋关节脱位(congenital dislocation of the hip,CDH)又称发育性髋关节发育不良(developmental dysplasia of the hip,DDH),1992年美国骨科学会(AAOS)和北美小儿骨科学会(r'OSNA)更名为DDH,是原因不明的髋关节在发育过程中以空间和时间上的不稳定为特征的一组病变的总称,病变累及髋臼、股骨头、关节囊、韧带和附近肌肉,造成关节松弛、脱位或半脱位。其发病率在欧美约1‰,国内为0.5‰~2.0‰,男女的发病比率为1∶4.75。髋关节发育不良是根本的变化,这种变化包括髋臼、骨盆、股骨头、股骨颈,严重者还可影响到脊柱,以及髋关节周围的软组织,其中以关节内盘状软骨、关节囊与肌腱病理改变最重要。

DDH可造成患儿的步态异常、相邻关节发育异常、脊柱继发畸形,导致成年后下背痛和髋关节退行性变引起的疼痛。由于该病与髋关节发育过程紧密相关,不同年龄组的表现和相应的治疗各不相同。

（一）临床表现

1. 患侧会阴部较正常髋、臀部升高,臀纹不对称(图6-8-6)。

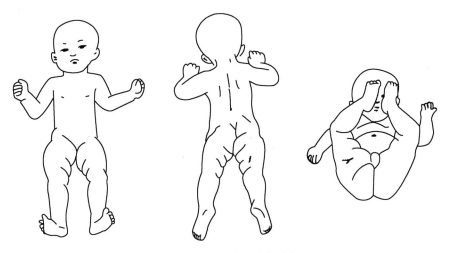

图6-8-6　先天性髋关节脱位
患侧大腿上部会阴、臀部皮肤皱纹增多

2. 患侧内收肌紧张。

3. 患髋外展活动受限,活动减少。

4. 患侧肢体短缩或外旋。

5. 行走期的儿童髋关节脱位症状较为明显,若为单侧脱位行走呈跛行步态,若是双侧脱位行走呈鸭步。

（二）康复评定

根据情况进行常规肌力评定、ROM评定、ADL评定,以下为DDH临床评估检查内容。

1. 屈膝、屈髋外展试验　若两髋、两膝各屈至90°后外展不能达到70°~80°,应怀疑此病;若只能外展至50°~60°则为阳性;若只能外展至40°~50°为强阳性;若听到弹响后才能外展至90°者,表示脱位已复位(图6-8-7)。

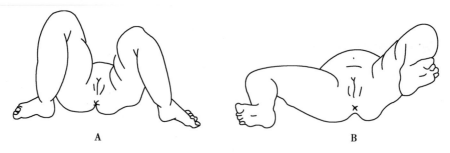

图 6-8-7　左侧髋关节脱位

A.两下肢不等长,左大腿内侧皱褶增加,左臀部呈现凹陷状;B.屈膝、屈髋外展试验左侧阳性,右侧正常

2. **Galeazzi 征或 Allis 征**　患儿仰卧,屈膝屈髋 90°时,患侧膝关节低于健侧,称为 Galeazzi 征阳性(图 6-8-8)。Galeazzi 征对于新生儿来说相差很小,一般不采用。

3. **Ortolani 试验(弹入试验)**　婴儿仰卧,助手固定骨盆,检查者一手拇指置于股骨内侧正对大转子处,其余四指置于股骨大转子处,另一手将同侧髋、膝各屈曲 90°并逐渐外展,同时四指将大粗隆向前、向内推压,可听到弹响或感到弹跳,这是脱位的股骨头滑入髋臼所产生,即为 Ortolani 试验阳性,也称弹进试验阳性(图 6-8-9)。据此即可诊断先天性髋关节脱位。

4. **Barlow 试验(弹出试验)**　操作方法与 Ortolani 试验相反,检查者内收双髋时,用拇指向后方推压股骨大转子,此时检查者可感到另一个弹动声音,说明股骨头脱出髋臼,即为阳性,也称弹出试验阳性(图 6-8-10)。Ortolani 试验和 Barlow 试验只适用于 3 周内的新生儿,因 3 周后软组织发育已较成熟,此法不可靠而且易造成损害。

5. **Trendelenburg 试验**　小儿单腿站立,另一腿尽可能屈髋屈膝,此时观察对侧骨盆。

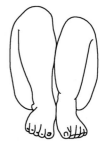

图 6-8-8　Galea-zzi 征或 Allis 征阳性

患侧膝关节低于健侧(右)

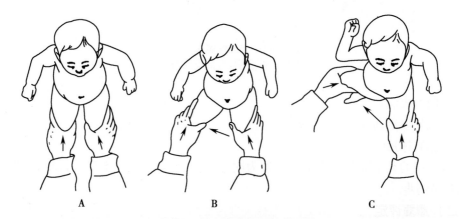

图 6-8-9　Ortolani 试验(弹入试验)

操作步骤(以右侧为例)。A.受检儿仰卧位,检查者双手握住双下肢,屈膝、屈髋 90°,双手掌面沿股骨轴线向髋臼后方加压;B.左手逐渐外展外旋右大腿过程中,可感觉到、看到或听到股骨头从髋臼外回复到髋臼内的弹跳,注意不是弹响;C.继之,获得更大弧度的外展位此全过程称 Ortolani 征阳性,可确诊为脱位

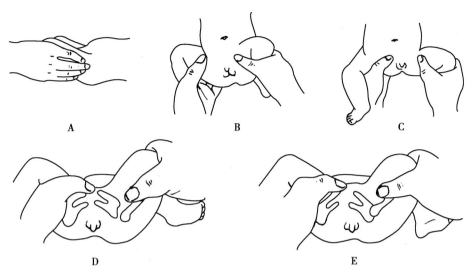

图 6-8-10　Barlow 试验(弹出试验)
A. 准备好体位；B. 屈膝屈髋外展外旋双髋关节；C. 左手固定骨盆,右手继续外展外旋左大腿；D. 右手
拇指对着小粗隆向髋臼后上方加压,可感到或听到股骨头从髋臼内滑出到髋臼外的弹跳；E. 一旦拇指
压力除去后,股骨头又自行弹回臼内此全过程称 Barlow 试验阳性

正常站立时对侧骨盆上升,若对侧骨盆下降,则为阳性。此试验适用于行走期儿童(图 6-8-11)。

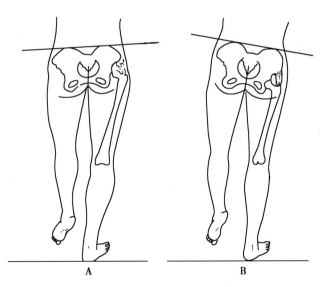

图 6-8-11　Trendelenburg 征
A. 阳性；B. 阴性

6. **套叠试验**　使患儿平卧,患侧髋膝关节各屈曲 90°,检查者一手握住其股骨远端和膝关节另一手压住其腹股沟,在提推患肢膝部时如感到大转子随之上、下活动则为套叠试验阳性(图 6-8-12)。

7. **影像学评估**

(1) 超声波检查:可早期发现此症。超声波能够穿透软骨的,特别适合在股骨头尚未出

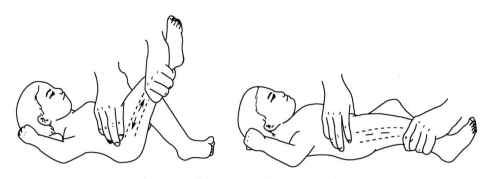

图 6-8-12　套叠试验

以右侧为例,检查者右手固定骨盆,左手握住小腿下段及膝关节,内收下肢后做髋关节屈曲伸直交替运动,被推拉的股骨头在关节内摇摇晃晃,在臼窝中进进出出,形成典型的活塞样运动,称套叠试法阳性

现骨化的新生儿和婴儿。

（2）X 线检查:利用 X 线早期诊断 DDH 具有非常重要的价值。患儿出生后 4 个月拍摄 1 张包括双侧髋关节的骨盆正位片,检查髋臼发育情况和股骨头位置,测量并评估以下指标:①髋臼指数,也称为髋臼角。自 Y 形软骨中心至髋臼边缘做连线,此线与连接双侧髋臼 Y 形软骨的水平线(称 Y 线或 Hilgenreiner 线)间夹角称髋臼指数,此角说明髋臼之斜度亦是髋臼发育程度。随着年龄增大髋臼指数逐渐变小,到 10 岁为 12°,后基本不再变化。正常应小于 30°,若大于 30°可作为先天性髋关节脱位或髋臼发育不良的标志(图 6-8-13)。②Perkin 方格:可利用 Perkin 象限判断髋关节的脱位情况。连接双侧髋臼 Y 形软骨的水平线(称 Y 线或 Hilgenreiner 线),自髋缘外侧骨化边缘的垂线(称 Perkin 线或 Ombredarne 线),两线交叉将髋臼划为四区,正常股骨头骨化中心应在其内下区,若位于其他地区,则为脱位,若在外下象限为半脱位,在外上象限为全脱位。③沈通线(Shenton 线):正常情况下,闭孔上缘和股骨颈内缘可连续成一完整的弧形曲线,即 Shenton 线。髋关节半脱位或脱位时,此线不连续,呈阶梯状。但需与其他引起髋关节脱位的情况相鉴别(图 6-8-14)。④前倾角:新生儿正常为 25°~35°,患侧股骨颈前倾角加大。股骨颈越短,前倾角越大。严重可达 60°以上。

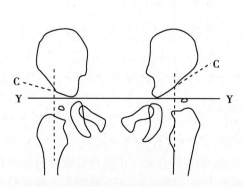

图 6-8-13　髋臼指数

自 Y 形软骨中心至髋臼边缘做连线,此线与 Hilgenreiner 线间夹角称髋臼指数,此角说明髋臼之斜度亦是髋臼发育程度

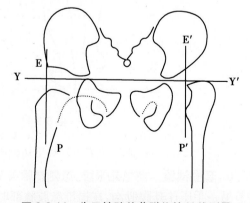

图 6-8-14　先天性髋关节脱位的 X 线测量

YY′= Y 线 Hilgenreiner 线;EP、E′P′= Perkin 线;虚线＝Shenton 线(健侧相连续)

（3）CT 及 MRI 检查：CT 可以很好地评价髋关节同心性。MRI 能清晰显示骨、软骨、韧带、关节囊及关节液等各种结构。利用 CT 及 MRI 检查可更为直观、准确地显示髋关节和软组织的结构改变，有望进一步提高发育性髋关节发育不良的诊治水平。

（三）康复治疗

发育性髋关节发育不良患儿越早得到治疗，效果越好。根据年龄不同治疗方法也不同，主要分为保守治疗和手术治疗。目前认为，18 个月以下是保守治疗的最佳年龄段，18～24 个月可以根据患儿情况试行手法复位保守治疗，>24 个月髋关节发育和塑性能力大大下降，保守治疗效果较差，可采用手术治疗。

1. 保守治疗　保守治疗的理论基础应建立在 Harris 提出的股骨头与髋臼同心是髋关节发育的先决条件这一原理之上。保守治疗的疗效亦取决于复位后股骨头与髋臼是否同心，头、臼是否对称以及髋臼病理改变的改善程度。闭合复位年龄越大，病理改变越重，复位成功率就越低，疗效也越差。保守治疗目前主要采取 Pavlik 吊带（图 6-8-15）和石膏固定术。Pavlik 吊带可避免暴力引起缺血性坏死的并发症，它利用两下肢屈曲 90°，两下肢本身重量的自然位置而达到外展，使其自然复位和维持复位位置，对髋关节的发育和塑形均有利，并有一定的髋关节活动范围。缺点是由于帆布做成，比较硬，肩胸部如果包扎过紧，影响呼吸，过松容易滑脱，影响治疗。

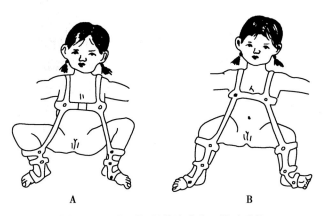

图 6-8-15　Pavlik 吊带治疗先天性髋脱位
A.错误戴法，小腿受力点过低；B.正确戴法

（1）出生至 6 个月：此阶段为治疗 DDH 的黄金时段。首选 Pavlik 吊带，24h 维持髋关节屈曲 100°～110°，外展 20°～50°，仅限制髋关节的伸展活动，其他活动不受限，疗程 3～6 个月。除个别髋关节内有阻碍复位因素外，绝大多数患儿都可达到复位。也有用连衣裤套法及外展位褟裤支具法，维持 4 个月以上。

（2）7～18 个月：随着年龄增加，Pavlik 吊带依从性及疗效下降，此时首选麻醉下闭合复位、人字位石膏固定。3 个月后拆除石膏，更换外展行走支具，需要戴到学龄前。患儿行内收肌切断，控制人字位石膏髋外展角度在 70° 之内，这样既有稳定性又不影响股骨头血运。髋关节一旦复位后，髋臼和股骨头相互刺激迅速发育，年龄越小发育越快，且在一定的时间内恢复至正常水平，保守治疗方案应根据患儿的具体情况决定，而非一成不变（图 6-8-16）。

2. 手术治疗　3 岁以上至 8 岁，该组病儿脱位时间长，软组织挛缩更为明显，髋臼发育更差，往往小而浅，而且臼底有大量脂肪纤维组织存在，手法复位极为困难，因而绝大多数需

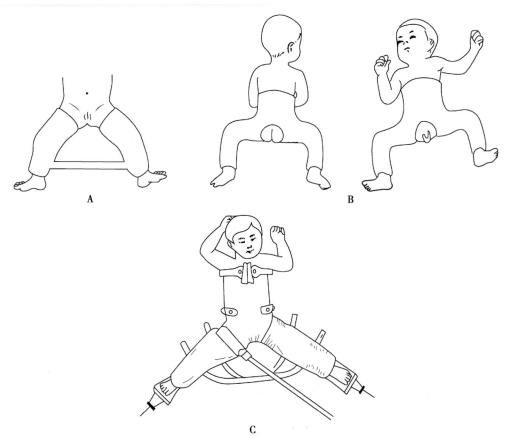

图 6-8-16　石膏、支具固定
A. 人字石膏；B. 蛙式石膏（长腿，前后面观）；C. 外展牵引支具

作切开复位。切开复位后，根据不同情况附加施行其他手术，包括：

（1）股骨头加盖手术：一般适用于半脱位病儿，髋臼发育差，股骨头不能完全被盖住。
这类手术主要有三种：

1）骨盆截骨术（Salter 手术）（图 6-8-17）。

2）骨盆截骨造架术（Chiari 手术）（图 6-8-18）。

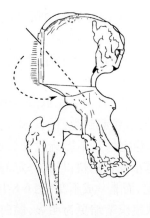

图 6-8-17　Salter 手术

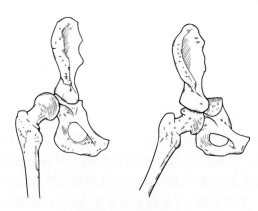

图 6-8-18　Chiari 手术

3）关节囊周围截骨术（Pemberton 手术）（图 6-8-19）。

（2）Zahradnick 手术：对于 8 岁以上的儿童，一般行切开复位均有困难，而且并发症多，故一般不做切开复位，而应用一些保守的以稳定髋关节为目的的手术，如髋臼植骨加盖术（图 6-8-20）、股骨口端截骨术（图 6-8-21）。近年来应用缩短股骨的方法再做切开复位，短期疗效尚可。

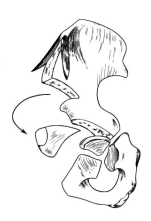

图 6-8-19　Pemberton 手术

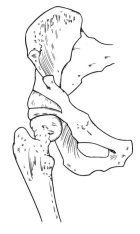

图 6-8-20　髋臼植骨加盖术

（3）对于成年的先天性髋脱位，则可应用人工全髋关节置换手术。

3. 康复治疗　指导患儿加强肌肉关节的主动、被动活动，进行五点支撑、四点支撑、三点支撑腰背肌锻炼，尽早进行患肢功能训练。具体功能训练方法：

（1）低龄阶段：1 岁 6 个月～8 岁 DDH 患儿术后石膏固定 6 周拆除，进行患肢功能锻炼；8 岁以上 DDH 患儿术后石膏固定 3 周拆除，在双下肢皮牵引下进行患肢功能锻炼。首先教会所有 DDH 患儿术后第 1 天即开始被动活动足趾关节，在疼痛耐受的情况下鼓励主动

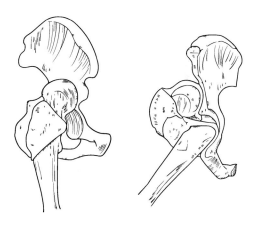

图 6-8-21　转子下分叉截骨术

活动，主要为足背、足趾背伸，跖屈练习。其次教会患儿下肢肌肉的等长收缩训练，主要为股四头肌的舒缩活动，两腿同时绷紧持续 5s 再放松为 1 次，3 组/d，每组 10 次。根据患儿情况逐渐增加，直至拆除石膏。小龄 DDH 患儿石膏固定 6 周后拆除，进行髋关节和膝关节的被动屈伸、髋关节的外展、内旋，术后 2 个月后进行内收、外旋。由于患儿年龄小，沟通能力差，不能很好地配合功能锻炼，利用其喜欢的玩具逗引或播放感兴趣的 DVD 分散注意力，家长为其被动锻炼患肢。能够配合的患儿指导其主动练习。每日 3 组，每组 30 次，逐渐增加。

（2）大龄阶段：大龄 DDH 患儿术后单髋人字石膏固定 3 周即可拆除，进行早期功能锻炼：①第 1 周嘱患儿保持双下肢外展 30°中立位，牵引重量为 1.0～2.0kg。继续指导患儿进行股四头肌的等长收缩练习。在床尾系一长条绷带，便于患儿练习坐起时抓握。指导患儿逐渐坐起，身体努力前倾，注意骨盆处于同一水平，上身挺直，不要用弯腰代偿屈髋运动。髋

关节屈曲达45°即可,每日3组,每组30次。帮助患儿被动屈髋屈膝,用双手托住患肢大腿下端轻轻向上抬,使膝关节屈曲达90°,每日3组,每组30次。锻炼前给予髋关节物理因子治疗,改善局部血液循环,减轻组织水肿,软化纤维组织,放松肌肉,减轻疼痛。对疼痛特别敏感的患儿,锻炼前30min给予止痛药后再行功能锻炼。②第2周嘱患儿双下肢各内收10°,牵引重量不变。继续练习坐起,双手尽力触摸足尖,并在平躺时去除牵引,指导患儿主动屈伸髋关节和膝关节,至患儿双手于大腿后交叉,托住大腿下端轻轻上抬,使屈髋达45°~90°,屈膝达90°~110°,同时握住大腿下段轻微被动内旋、外展髋关节,以稳定复位。③第3周嘱患儿双下肢并拢,中立位,牵引重量不变。努力用前额触碰膝盖,屈膝角度逐渐增大至130°~150°。为患儿拆除患肢皮牵引,使之平躺,指导患儿抱膝,以主动练习屈髋屈膝,屈髋达90°。注意术后2个月内避免髋关节内收和外旋。家长继续在床上为患儿进行髋关节各个方位的锻炼,包括:屈伸、内旋、外旋、内收、外展。术后4个月内不能盘腿、跪和爬行。术后4个月复查拍片示截骨部分骨折线模糊,有连续性骨痂后可扶拐部分负重。应循序渐进,先用足尖着地,逐渐用足前掌,再过渡到全足练习行走。患儿在下地负重过程中始终保持轻度外展位,并做到不患侧卧位,避免暴力、摔伤以防再脱位及股骨头缺血坏死的发生。同时站立时继续进行患肢外展0°~45°练习,增强髋关节周围肌肉力量,稳定髋关节。

四、先天性马蹄内翻足

(一)概述

先天性马蹄内翻足(congenital club foot,CCF)是指出生后即发现单侧或双侧足部形态异常,呈现内收、内翻、马蹄畸形,是儿童最常见的足部畸形,致残率高,发病率1‰~3‰,男孩多于女孩,40%~50%为双侧,占足部畸形发病率的85%(图6-8-22)。

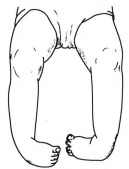

马蹄内翻足的形成主要由于足部肌力不平衡,即内翻肌(胫前肌及胫后肌)强而短缩,外翻肌(腓骨肌)弱而伸长,跖屈肌(小腿三头肌)强于足背屈肌(胫前肌)。肌肉的不平衡久之可形成骨关节畸形,在畸形的基础上负重造成畸形更加严重。

1. 病因与发病机制　病因包括环境因素、胚胎发育畸形、宫内及遗传等因素。

发病机制包括①原始骨基质发育异常学说:距骨内的原始胚芽缺陷引起距骨持续性跖屈和内翻,并继发多个关节及肌肉肌腱复合体的软组织改变。②神经肌肉学说:神经肌肉单位内的软组织原发性异常,引起继发性骨性改变,小腿肌肉明显萎缩,经过治疗后改善不明显。

图6-8-22　先天性马蹄内翻足

2. 畸形类型　①前足内收内旋;②后足内翻;③踝关节下垂;④胫骨内旋。病变主要在跗骨,尤以距骨的变化最为明显,从而导致畸形。

3. 病理改变

(1) 肌肉与肌腱:肌腱细而弱,跟腱纤维增生,而止点偏向跟骨内侧,足底与内踝肌肉挛缩,腓骨长短肌无力。

(2) 韧带与筋膜:跟距关节内侧韧带与筋膜大片纤维化,跟距韧带短小,内侧韧带、跟距韧带挛缩。

（3）胫后肌挛缩。

（4）骨骼变化：距骨是主要的原始病变。距骨头向内弯曲，关节面向下、向内，距骨本身呈马蹄位。跟骨向内弯曲，跟骨结节靠拢内踝。舟状骨呈楔形。

随生长发育，畸形更趋严重，跟腱、胫后肌、趾长屈肌、拇长屈肌等肌腱及跖腱膜挛缩；足部外侧软组织及肌持续被牵拉而延伸，足外展功能渐丧失。小儿开始行走后逐渐产生骨骼畸形，跗骨排列异常，足舟骨变小内移，骰骨发育异常粗大，跟骨跖屈，距骨头半脱位等，严重者常合并胫骨内旋等畸形。

（二）临床表现

婴儿出生后即有一侧或双侧足部跖屈内翻畸形。具体表现：足下垂，足前部内收内翻，距骨跖屈，跟骨跖屈内翻，跟腱、跖筋膜挛缩。前足变宽，足跟变窄。足弓高，足外缘凸起，距骨头在背侧及外侧隆起，外踝偏前突出，内侧偏后且不明显。站立时后跟向上内翻，足外缘着地负重，足底向后，严重时足背外侧负重，负重区产生滑囊炎及胼胝。若单侧畸形，走路跛行。双侧畸形，走路摇摆。由于上述现象而呈足跟、足前部内收。

本病畸形明显，很少与其他足部畸形相混淆，诊断不难。但初生儿的足内翻下垂较轻者，足前部内收、内翻尚不显著，常容易被忽略。最简便的诊断法是用手握足前部向各个方向活动，如足外翻背伸有弹性阻力，应进一步检查确诊，以便早期手法治疗。晚期足内翻下垂，畸形更加明显，X线片显示跟骨下垂，其纵轴与距骨纵轴平行，足跗骨序列紊乱（图6-8-23）。

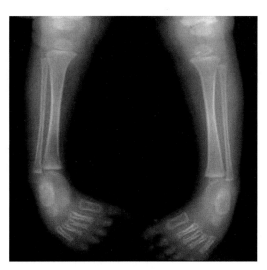

图6-8-23　X线片显示跟骨下垂，其纵轴与距骨纵轴平行，足跗骨序列紊乱

本病需要与以下情况进行鉴别诊断：①先天性跖骨内收；②先天性垂直距骨；③扁平足畸形；④多关节挛缩；⑤神经源性。

（三）康复评定

常规进行ROM、肌力、ADL评定等方面的功能评估，以及马蹄足严重程度评估等。

1. Dimeglio 马蹄足严重程度评估　Dimeglio分级系统是目前公认的可信度较高的一种评估方法，先天性马蹄内翻足疾病严重程度评估及指引表得到广泛认可（表6-8-1、表6-8-2）。

表 6-8-1　Dimeglio 马蹄足严重程度评分表 1

测量参数	可复性	分数
矢状面上跖屈	90°～45°	4
冠状面上外翻	45°～20°	3
水平面上跟跖块去旋转	20°～0°	2
水平面上前足相对于中足内收	−20°～0°	1
	<−20°	0

续表

测量参数	可复性	分数
其他需考虑的因素		
后方的明显皱褶		1
足附中部明显皱褶		1
跖肌挛缩或弓形足		1
全身肌肉条件差		1
可能的总分		20 分

表 6-8-2　先天性马蹄内翻足疾病严重程度评估指引表 2

畸形程度	Dimeglio 评分	可复性	年龄
极重度	15~20	<10% 硬~硬 抵抗	>5 岁
重度	10~14	>50% 硬~软 抵抗 局部可复	3~5 岁
中度	5~9	>50% 软~硬 可复 局部有抵抗力	1~3 岁
轻度	1~4	>90% 软~软 无抵抗	行走前(<1 岁)

2. 其他评估

（1）X 线检查:在确定内翻、马蹄的程度以及疗效评价上具有重要意义。正位 X 线片示距跟角(距骨轴与跟骨轴的相交角)<30°。距骨纵轴与跖骨纵轴的相交角为 0°~20°。侧位 X 线片示距骨纵轴与跟骨跖面切线所成相交角<30°,否则有足下垂。

（2）B 超检查:是可以用来诊断婴幼儿马蹄足的常规检查,对于观察软骨的情况具有 X 线片无法替代的作用。

（3）MRI 和 CT:也被推荐用于先天性马蹄内翻足畸形的术前及术后评估,但大多数患儿没有必要进行这些检查。

（四）康复治疗

CCF 康复治疗的目的是矫正畸形,保持足部柔韧性和肌力。早期矫形治疗,足功能恢复较好。早期患儿挛缩的韧带、肌腱、关节囊尚未纤维化,可通过手法矫正,逐渐牵张、拉伸后内侧软组织,通过应力松弛逐步复位,达到内侧柱与外侧柱的平衡状态。

非手术治疗方法适用于新生儿、幼儿期患者,如手法矫正结合胶布固定、石膏逐步矫形、Dennis-Brown 夜用矫形支具等。手术疗法适用于非手术治疗失败或年龄较大,超过 2 岁以及短肥型足的患者。手术可分为软组织松解、肌腱移位及骨手术三种。手术治疗不当可产生各种并发症且术后需加用矫形支具。治疗可分为下面四个时期:

1. 第一期　指 1 岁以内的婴儿,在医生指导下行:

（1）**手法扳正**:操作时将患足屈膝,一手把持住足踝,另一手握住足跟进行外翻,并将前足外展,矫正前足内收,然后以手掌托着足底背伸,矫正马蹄内翻(图6-8-24)。每次维持过度矫正位置20~30min,4~8次/d,以改善马蹄内翻畸形,为日后矫形建立良好的骨骼软组织基础。手法应轻柔,避免损伤,矫正适度即可。畸形矫正后用柔软绷带,由足内跖面向足背外方向缠绕,固定足于矫正位(图6-8-25)。

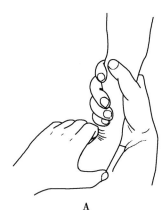

图6-8-24 手法扳正
A.矫正内收外翻;B.矫正内翻、跖屈

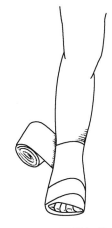

图6-8-25 用柔软绷带由足内跖面向足背外方向缠绕固定足于矫正位

（2）石膏固定:若畸形显著改善,脚的外展背伸弹性抗阻力消失,即可改换为Ponseti石膏固定维持矫正位(图6-8-26),并持续到患儿满1周岁后。CCF的病理基础是距骨脱位而导致的一系列继发性的邻近关节脱位、骨骼变形、筋膜韧带关节囊等软组织挛缩畸形,故严格以Ponseti矫形技术矫正患足马蹄内翻内收下垂。而对于Dimeglio评分较高或僵硬型的患足,可予经皮微创松解矫正患足内翻内收跖屈畸形。术后仍用Ponseti石膏固定患足在外展60°~70°、背伸10°~15°位的过度矫正位维持矫正。即使畸形未完全矫正,也可使痉挛的软组织变得松弛,为进一步治疗奠定良好基础。

2. **第二期** 1~3岁,可行分期手法矫正,石膏固定(图6-8-26)。全身麻醉下,矫正足跟内翻下垂,同时矫正下垂内翻内收畸形。在足矫正位,由股中部至跖趾关节,屈膝15°石膏管型固定。1~2岁,每2周更换1次。2~3岁,每月更换1次。当患足内翻内收马蹄下垂畸形已基本矫正,拆除石膏后,即穿戴Dennis-Brown矫形夹板,保持患足外展70°,背屈10°~20°过度矫正位维持矫正(图6-8-27)。在每天洗澡或休息脱鞋时予手法按摩治疗,直到4岁患足基本矫正成型,对轻型足内翻下垂畸形,如能严格遵循操作规则,多数患儿畸形能够矫正。

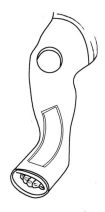

图6-8-26 石膏固定患足于外展、背伸过度矫正位,石膏上开窗防止血液循环障碍

（1）夹板上的足托可以取下,先将两足分别包在足托内。

（2）两足托安装在夹板上。

（3）两足包在足托上后,安装在夹板上的正面观。

（4）两足包在足托上后,安装在夹板上的跖面观。转动螺旋可以调节两足外展角度。

3. **第三期** 3~10岁,对于手法治疗失败者或未经治疗的患者,可行软组织松解手术治

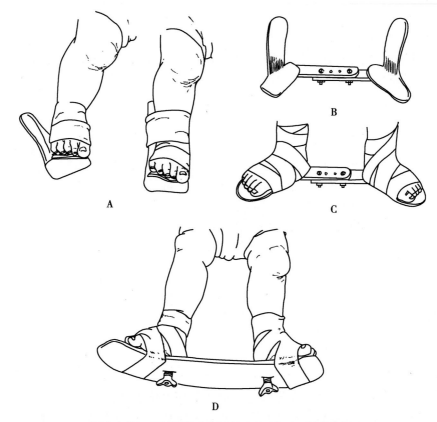

图 6-8-27   双侧马蹄内翻足 Dennis-Brown 矫形夹板
A. 夹板上的足托可以取下,先将两足分别包在足托上;B. 两足托安装在夹板上;C. 两足
包在足托上后,安装在夹板上的正面观;D. 两足包在足托上后,安装在夹板上的跖面
观。转动螺旋可以调节两足外展角度

疗,足部截骨矫形术。

（1）软组织松解手术:①后侧松解术;②跖底松解;③后内侧松解;④后内、外侧松解;
⑤胫前肌移位术。

软组织手术常见的并发症:①术后足在石膏内回缩或脱落,特别在年龄小、肥胖儿易发
生;②创口愈合不良或石膏压疮;③畸形矫正不理想或畸形复发。

（2）足部截骨矫形术:有很多手术方式,一般患儿年龄大于 5 岁,根据其畸形情况选
择不同部位的截骨,可以与外固定支架联合矫正马蹄内翻畸形。外固定支架:对于大龄僵
硬性马蹄内翻足患儿(一般 5 岁以上),足部骨骼已经骨化,单纯通过软组织无法矫正畸
形,可以使用外固定支架技术,术后需要定期调节支架,外观基本满意,但会残留足踝关节
僵硬。

4. 第四期   10 岁以后的治疗,手法不能矫正或矫正不满意,软组织松解不能达到预期
的目的,或严重足内翻下垂畸形未经治疗者,可考虑行三关节融合手术(距舟、跟骰、跟距)。
术后石膏固定,直至关节骨性融合。

五、先天性脊柱畸形

先天性脊柱畸形是由椎体畸形所引起的脊柱三维结构的畸形,可造成脊柱侧凸、后凸以

及侧凸伴后凸等。脊柱畸形的发展,因椎体病变不同,畸形发展程度也不尽相同。先天性椎体畸形系胚胎发育过程中椎体分节不全或形成不全所引起,可分为分节不良型、形成障碍型、混合型。胚胎发育过程中,如果椎体两侧成对骨化中心未能正常融合,则可形成半椎体、椎体纵裂和蝴蝶椎等椎体畸形(图6-8-28)。在椎体畸形中以半椎体占多数,而先天性脊柱侧凸多数由半椎体所引起。先天性脊柱畸形自然发展过程险恶,畸形进展速度及严重程度与前方椎体缺陷直接相关。椎体缺陷越多,进展越快,畸形越严重。

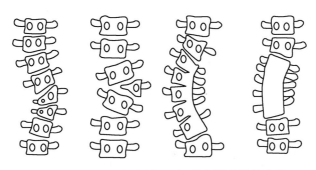

图 6-8-28　半椎体、椎体纵裂和蝴蝶椎等椎体畸形

（一）临床表现

主要为脊柱畸形,但因半椎体出现的部位不同引起的畸形也不相同(图6-8-29)。

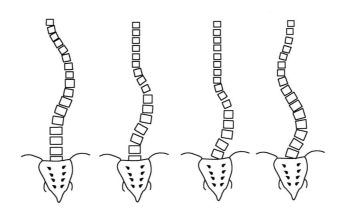

图 6-8-29　部位不同引起的畸形也不相同

1. **脊柱侧凸畸形**　如为单侧半椎体,特别是相邻同侧两个半椎体存在时,则脊柱向半椎体侧隆起。如两个不同侧别的半椎体,其间有数个正常椎体相隔时,则脊柱呈"S"形侧凸。如相邻两个半椎体不在同侧,则无脊柱侧凸。

2. **脊柱后凸畸形**　见于后侧半椎体畸形者。

3. **脊柱侧凸及旋转畸形**　严重脊柱侧凸者,如果躯体上部重力不平衡,则于发育过程中可逐渐形成伴有明显旋转的侧凸畸形,并伴有胸廓变形等体征,半椎体畸形伴有后侧半椎体畸形时也易发生。

4. **身高生长受限**　患者躯干比同龄人短小,有时患处活动略受限。

（二）康复评定

1. **一般康复评定**　进行脊柱姿势评估详细记录患者的身高,包括站高及坐高,胸背的旋转及侧凸程度,还应包括以下内容:是否合并先天性肩胛骨高位症(Sprengel 畸形)、腭裂、先天性泌尿生殖系统畸形(尿道畸形)、先天性心血管畸形、神经系统畸形(脊柱纵裂);ROM;肌力;ADL 能力评定等方面的功能评估。

2. 步态分析、心肺功能评定　具体评定方法详见其他章节。

3. 影像学评估　X 线片可明确椎体畸形类型,应包括全脊柱正侧位片,以便初步评估术中可能矫正的角度。摄片方法:以脊柱畸形弯曲的顶点为中心,尽可能包括脊柱的全长,或至少包括胸椎及髂骨翼。可显示脊柱呈"S"形侧弯。中间的弯曲度最大,畸形椎体上下弯曲度两个较小(图 6-8-30)。

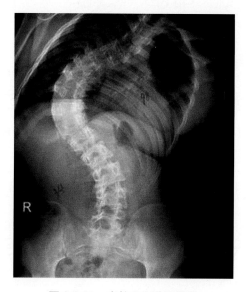

图 6-8-30　脊柱呈"S"形侧弯

有条件者需做 MRI 检查,MRI 不但由形态学检出病变段脊椎、神经、脊髓发育异常。同时病变部位信号异常而发现其伴随体征。冠状面很易检出病变段脊髓纵裂全长的形态,同时检出脊髓空洞症、脊髓积水、脊髓脊膜膨出症、脂肪瘤、脊髓栓系症等。对于有神经症状者,还须行脊髓造影,以便进一步确诊。

(三)康复治疗

必须对具体情况加以分析,根据脊柱畸形的类型和严重程度、脊柱侧凸的进展速度、畸形的部位及患者的年龄,选择保守或手术治疗,术后佩戴支具。手术治疗方法有:①脊柱原位后融合术;②单侧椎体骨骺固定术;③脊柱侧凸的矫正及融合;④半椎体切除术;⑤脊柱截骨。此处着重讨论保守康复治疗。

保守治疗的目的在于减缓畸形进展,控制上下代偿侧弯的发生,协助维持躯体平衡,推迟手术年龄。先天性脊柱侧凸不同于特发性侧凸,体操疗法、物理疗法、运动疗法、电刺激疗法等疗效不佳。在先天性脊柱侧凸非手术治疗中主要是支具疗法,轻度畸形者可佩戴支具,并加强背部肌肉锻炼。尽管支具疗法是先天性侧凸非手术治疗主要的或唯一的治疗手段,但不是所有的先天性侧凸都适用于支具治疗。其适应证是有一定限度的,对尚未发育成熟、畸形逐渐加重,侧弯节段长且柔软的患者适应于支具治疗(图 6-8-31)。

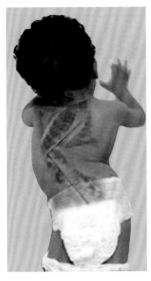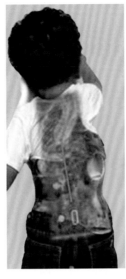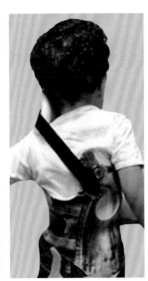

图 6-8-31　支具治疗

拍摄牵引状态下及自然状态下 X 线片,可测出脊柱弯曲柔软度。穿支具期间应记录原始弯及代偿弯的角度,以便监测其发展情况。如支具固定期间,弯曲度明显加重,则应考虑手术治疗。对于弯曲度超过 50°者,最好不采用支具固定。

六、先天性肢体缺如

先天性肢体缺如是一大类畸形。在胚胎发育过程中,约在第 4 周先在胚体侧面出现肢芽,在以后的 3 周内,各肢芽逐渐由近端到远端分化成肢体。若肢芽的发生和分化过程由于遗传或外在原因受到抑制,可产生先天性肢体缺如,根据缺如的部分不同,可产生不同的畸形。按照骨骼缺损的部位和方向将肢体骨骼缺损分为末端横向缺损、末端纵向缺损、间位横向缺损、间位纵向缺损四大类。

1. **末端横向缺损**　包括①无肢畸形:上肢或下肢完全缺如;②半肢畸形:前臂和手或小腿和足完全缺如;③部分半肢畸形:尺桡骨远段和手或胫腓骨远段和足缺失;④无手或足畸形:指掌和腕骨或趾跖和跗骨完全缺如;⑤完全性无指(趾)骨畸形:五个指(趾)骨完全缺失,掌(跖)骨完整无缺;⑥完全性无指(趾)畸形:指和掌骨完全缺如(又称拳击手)或趾和跖骨完全缺失。

2. **末端纵向缺损**　包括①完全性轴旁半肢畸形:前臂的尺桡骨和小腿的胫腓骨中任何一骨缺如,伴有相应侧手或足的部分缺如。如桡骨缺如伴拇指及第一掌骨(或 1~3 掌指骨)和桡侧腕骨缺如,又称桡侧发育不全。尺骨及尺侧掌指骨和腕骨缺损又称尺侧发育不全。桡侧和胫侧发育不全又称轴前半肢畸形。尺侧和腓侧发育不全,又称轴后半肢畸形。②不完全性轴旁半肢畸形:尺骨、桡骨、胫骨、腓骨中任何一骨的部分缺如(一般是远段缺如)伴相应侧手或足骨缺如。③部分无指(趾)畸形:1~4 个指(趾)的指(趾)骨及其掌(跖)骨缺如。

3. **间位横向缺损(短肢畸形)**　包括①完全性短肢畸形:肱骨和尺桡骨或股骨和胫腓骨

完全缺如,手或足直接与躯干相连;②近位短肢畸形;③远位短肢畸形。

4. **间位纵向缺损**　包括①完全性轴旁半肢畸形:尺骨、桡骨、胫骨、腓骨中任何一骨缺如,但手或足完好;②不完全性轴旁半肢畸形:尺骨、桡骨、胫骨、腓骨中任何一骨部分缺如,但手或足完好;③部分无指(趾)畸形:一条掌骨和跖骨全部或部分缺如;如发生在拇(踇)指侧的称为"漂浮拇(踇)指";④部分无指(趾)骨畸形:一指(趾)或数指(趾)的近位或中位指(趾)骨缺如。

（一）临床表现

1. **横形缺如**　是指肢体的某段或全部缺如,可表现为一侧上肢或下肢完全缺如,称无肢畸形。近、远段完全缺如,仅留手或足与躯干相连者,称短肢畸形,或海豹畸形。近段(上臂、大腿)缺如称近段短肢畸形;远段(前臂、小腿)缺如称远段短肢畸形。肢体末端(手、足)完全缺如称无手畸形或无足畸形;完全无掌(跖)骨及指(趾)骨者,或指(趾)完全或部分缺如者为无指(趾)畸形。

2. **纵形缺如**　是指缺少肢体的一侧。例如前臂双骨中缺一骨及其同侧的掌、指骨;或小腿双骨中缺一骨及其同侧的跖、趾骨,称为半肢畸形。这类畸形常纳入骨缺如中。

3. **先天性锁骨缺如**　膜性成骨缺陷或不完全的一种畸形,常与颅骨、骨盆的缺陷并存,此畸形有遗传因素,也称为遗传性锁骨颅骨发育不全或突变性发育不全。典型表现是头大而面小,肩下垂,胸狭。可以一侧锁骨缺如,也可双侧缺如,也可仅有胸骨端或肩峰端。若两侧缺如,肩部可有过度活动,可在胸前相碰。肩胛骨小,并呈翼状。颅骨骨化不全,但颅底正常,前囟可伸延至鼻嵴。顶额部隆起,眶距增宽,腭弓高而窄,有凸颏。骨盆发育差,耻骨联合分离较大,骶髂关节间隙增宽。可出现髋内翻畸形。神经弓不连接。胸廓扁窄,有时胸骨柄可缺如。同时可有三角肌前束和斜方肌锁骨部缺如。

4. **先天性桡骨缺如**　指胎儿的桡骨发育不全,约半数为完全缺如。多单发,有遗传因素。男多于女,半数为双侧性,单侧者右侧比左侧多一倍。同侧手、前臂和上臂的肌肉、神经、血管均有相应异常或缺如。同侧肩胛骨和肱骨较正常侧短小。掌指关节及指间关节僵硬。常合并其他畸形,如唇裂、腭裂、足畸形、脑积水、肋骨缺如,以及肺、脊柱等畸形。有时可有严重贫血。

本畸形可分为三型:①A 型,为桡骨发育不良,桡骨远端生长部位缺如。骨骺骨化延迟,桡骨远端短,桡骨茎突与尺骨茎突同一水平。桡骨近端骨骺与肘关节关系正常。桡骨短缩较轻,舟骨和大多角骨发育不良,拇指发育小或缺如,腕关节桡偏,但较稳定。②B 型,为桡骨部分缺如,桡骨中远端未发育,桡骨近端正常使肘关节保持一定程度稳定性。桡骨发育不全,与尺骨融合,形成尺桡骨融合的一种类型,有时桡骨与肱骨小头发生融合。尺骨短缩增粗并弯曲,凸向桡骨。腕关节不稳定,手部向桡侧偏斜。③C 型,为桡骨完全缺如,本型最常见,约占 50%。因腕部无桡骨支撑,前臂桡侧软组织严重挛缩,手部与前臂形成 90°或 90°以上桡偏。当肘部屈曲时,手部甚至与上臂平行。X 线可见桡侧诸骨完全缺如,包括舟骨、大多角骨、第 1 掌骨及拇指骨。如拇指存在,也常有发育不全或浮指。肱骨短缩、肱骨小头发育不全或缺如,肱骨远端骨骺骨化延迟。

5. **先天性短股骨畸形**　是股骨上段缺乏,仅有发育不全的软骨与股骨下段相连。病儿的大腿特短,髋关节屈曲、外展和外旋挛缩。髋臼极浅,常伴有严重的髋内翻畸形。膝关节也常有屈曲挛缩,活动受限。随着年龄的增长,发育不全的软骨逐渐骨化,但因承重致使股骨干向后上方移位。及至成年,两下肢长度相差可达 20~28cm。可同时伴有其他部位骨缺如或肢体缺如。X 线片可明确诊断,但在 6 个月至 2 岁因股骨头骨骺尚未出现骨化中心,很难确定是否有股骨头软骨存在。髋臼极浅可表明股骨头缺如,有时需做髋关节造影才能确定。其他表现为肩、肘关节和骨盆发育不良。本病是一种常染色体显性遗传病,其基因与血型基因有肯定联系,只遗传同血型的后代。髌骨可完全缺如或发育不良,只有很小的髌骨,易脱位。

6. **先天性胫骨缺如** 胫骨缺如可以是完全的,也可以是部分的。胫骨完全缺如时,小腿明显短小,同侧腓骨粗大、弯曲、近端向上外侧移位,达股骨外髁旁;足内收内翻,足底向内,内踝缺如。常伴发其他畸形,如股骨缺如、短股骨、跖、趾骨缺如(常为内侧部分),或腓骨部分缺如等。此外,可有不同程度的膝屈曲挛缩和跗骨联合。

7. **先天性腓骨缺如** 本病的特点是外踝缺如,使足外翻下垂,小腿短小。这是较多见的长骨缺如,以右侧较为常见,女性与男性发病率之比为 2∶1,多数合并其他畸形,如上肢、对侧肢体、足部或股骨等部分缺如、隐性脊柱裂等。也可是单纯的腓骨缺如,或单侧缺如合并同侧胫骨弓形弯曲前凸、跗骨异常、跖、趾缺如等。腓骨缺如处常留下一纤维带,是生长中导致胫骨弯曲前凸和足下垂外翻的主要因素。X 线片上有时难与胫骨缺如区分,鉴别点是本病可见胫骨近端与股骨形成关节,腓骨不会与股骨形成关节。

(二)康复评估

包括肢体长度测量、ROM 测量、肌肉力量评定、ADL 评定,以及根据病情选择性进行上下肢功能评定。

(三)康复治疗

1. **横形缺如** 治疗主要是装配假肢。

2. **先天性锁骨缺如** 一般病残不严重,不需治疗。

3. **先天性桡骨缺如** A 型患者采用石膏矫形,达到矫正前臂桡侧软组织挛缩的目的。被动伸展锻炼腕关节以维持手的功能位。8~10 岁时,如桡侧短缩进展影响腕关节功能,则行桡骨"Z"型截骨延长术及软组织彻底松解术。术后上肢石膏固定肘关节于屈曲 60°~70°,前臂旋后位及腕关节功能位。石膏固定 8~10 周。B 型或 C 型患者,因腕关节不稳定,手部严重桡偏及掌屈,出生后应马上治疗,防止软组织挛缩。通过石膏矫形后,如手部达到中立位,则改为夜间夹板固定,同时进行肘关节被动屈曲活动,掌指关节掌屈,近节指间关节过伸活动。

如手的桡偏及腕关节不稳定加重,手的功能受影响,则行手腕中心化手术,腕关节的尺侧及背侧关节囊紧缩,手的肌腱转位,桡侧软组织松解,如必要时可行尺骨楔形截骨矫正弯曲畸形。

4. **先天性短股骨畸形** 治疗应从一出生就开始,用被动运动逐渐牵拉软组织以矫正髋部畸形和膝部的屈曲挛缩;必要时做软组织松解术和双侧皮肤牵引。应避免患肢承重以免上段软骨向后移位。病儿开始站立时,可穿戴附有腰带和下肢固定牵引装置的支具。3~4 岁后装配有腰带的坐骨承重假肢。如果膝关节畸形严重,装配假肢有困难者,可将胫骨中上部切除约 2cm,将小腿远端旋转 180°,利用踝关节的背屈功能替代膝关节的屈曲功能,并装配假肢,预期可获得较好效果,但应防止远端旋回原位的倾向。

5. 先天性胫骨缺如　该畸形复杂,治疗亦很复杂。常根据临床分型选择治疗方法。若胫骨完全缺如,足部畸形严重,腓骨细小,可在 1~1.5 岁时做膝关节离断,装配假肢。若仅胫骨近段缺如,可将腓骨近端与股骨髁融合,再装配假肢。必要时可作 Syme 截肢术。若胫骨远端缺如,可将腓骨远端与跗骨融合,再装配假肢。必要时做膝关节融合术。

6. 先天性腓骨缺如　单纯腓骨缺如而无其他畸形者,可用矫形鞋垫高患肢。若在生长中双侧长度相差增大,可行健侧骺干固定术。胫骨弯曲和足下垂外翻倾向者,5 岁前可将残留腓骨处的纤维带切除,松解其他软组织,可以降低畸形的发生率,甚至不发生。两侧肢体长度如果相差过大(超过 10cm)可进行足部截肢,装配假肢。

(李　莉)

第九节　骨质疏松与康复

骨质疏松(osteoporosis)是全身骨量减少,表现为单位体积骨量减少,矿盐和骨基质等比例降低,骨组织微细结构破坏致骨脆性和骨折危险性增加的一种全身性骨骼疾病。虽然骨质疏松时骨量会下降,但骨质疏松的骨依然保持正常的矿物质和有机质的组成比例,即 40% 的有机成分和 60% 的无机成分。

一、临床表现

1. 骨痛　原发性骨质疏松常以骨痛为主要临床表现,其中女性患者骨痛的发生率最高,占 80%,男性占 20%,骨痛的发生可在不同部位,最常见于腰背疼痛,占 67%,腰背伴四肢酸痛占 9%,伴双下肢麻木感占 4%。疼痛性质多呈冷痛、酸痛、持续性疼痛,有突发性加剧,部分患者可出现腓肠肌阵发性痉挛,俗称"小腿抽筋"。男性患者部分骨痛不明显,常表现为全身乏力,双下肢行走时疲乏,体力下降,精力不足等。骨质疏松虽然是非致死性疾病,但其出现的疼痛症状常常明显影响生活质量。骨质疏松出现疼痛的原因是由于骨吸收增加,在吸收过程中骨小梁破坏、消失和骨膜下皮质骨的吸收。

2. 驼背　在身材矮小的妇女中常可见不同程度的驼背。表现为身高缩短,背曲加重。脊柱椎体结构 95% 由松质骨组成。因骨量丢失,骨小梁萎缩,使椎体疏松即脆弱,负重或体重本身的压力使椎体受压变扁致胸椎后突畸形,驼背多发生于胸椎下段。

3. 骨折　骨的强度下降,脆性增加,难以承载原有的负荷,可因轻微的外力甚至在没有外力作用的情况下悄然发生骨折。此种骨折发生的多见部位是腕部桡骨远端、髋部股骨近端、脊椎等。椎体骨折最常见,因骨质疏松骨脆性增加而致椎体压缩性骨折,多发生于 T_1~L_1,表现为突然腰背锐痛、脊柱后突、不能翻身、局部叩击痛。常见有楔形、平行压缩、鱼椎样变三种类型骨折。股骨颈骨折表现为腹股沟中点附近压痛,纵轴叩痛。股骨转子间骨折在大转子处压痛,病变下肢是内收或外旋畸形、不能站立和行走。

4. 负重能力下降　骨质疏松患者的负重能力常降低(约 2/3),甚至不能负担自己的体重。

5. 腰背部活动障碍　主要表现为腰椎屈、伸、侧屈、旋转和腰背肌力下降。

6. 日常生活功能障碍　主要表现为坐、站、行走和个人护理等功能障碍。髋部骨折的患者中有四分之一需要长期卧床,其日常功能活动受到严重影响。

二、康复评估

(一) 实验室检查

1. 生化指标检测

(1) 骨矿代谢指标:主要检测血清钙、磷。原发性骨质疏松血清钙、磷一般在正常范围。

(2) 骨形成指标:骨碱性磷酸酶(ALP)、骨钙素(BGP)与Ⅰ型胶原羧基末端肽(CTX)。

(3) 骨吸收指标:主要检测抗酒石酸酸性磷酸酶(TRAP)、尿羟脯氨酸(HOP),有条件者可检测尿中吡啶啉(pyridinoline,PYD)和脱吡啶(deoxypryidinoline,DPD),敏感性和特异性更高。

(4) 钙调节激素:包括活性维生素D、甲状旁腺素(PTH)、降钙素(CT)等。原发性骨质疏松Ⅰ型表现为骨形成和骨吸收指标均有增高,即高转换型;Ⅱ型骨形成和吸收生化指标多在正常范围或降低,属低转换型,PTH升高。

2. X线检查评定　常根据骨皮质厚度、骨小梁粗细数量、骨髓腔横径与骨皮质厚度比及骨髓腔与周围软组织之间的密度差来初步判断有无骨质疏松和排除其他疾病。只有骨组织减少30%~50%时,在X线片上才会发现相应的改变。

3. 双能X线吸收法(DXA)　是目前诊断骨质疏松的金标准,能明确诊断轻、中、重度骨质疏松。双能X线吸收法可以测量全身任意部位的骨密度和脂肪组织的百分比,测量的速度快、精度高、空间分辨率高、散射线少。国际上对骨质疏松的诊断、抗骨质疏松疗效的观察、不同生理和病理状况的比较、动物钙磷代谢的研究、抗骨质疏松新药的研究都要求用双能X线吸收法或定量CT法观察。

(二) 康复评定

1. 骨痛评定　常用VAS法(目测类比定级法):在纸上画一根10cm长横线,一端表示无痛,一端表示剧痛,让受试者根据自己体验到的疼痛程度,在线上划出某一位置,再进行测量分析。10cm标尺(患者评估),无痛为0分,剧痛为10分。

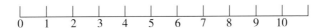

0分:无疼痛。

3分以下:有轻微的疼痛,患者能忍受。

4~6分:患者疼痛并影响睡眠,尚能忍受,应给予临床处置。

7~10分:患者有渐强烈的疼痛,疼痛剧烈或难忍。

2. 腰椎活动度评定、肌力和肌耐力评定　详见康复评定部分。

3. 平衡功能评定　方法包括仪器评定与非仪器评定;内容包括对平衡功能、能力以及心理状况的全面评定。特别指出的是,通过平衡评定预测被试者跌倒的风险及其程度是骨质疏松患者功能评定的重要方面。

4. ADL与生活质量评定　骨质疏松给患者的日常生活活动和生活质量带来严重的影响,所以评定患者ADL水平和生活质量具有十分重要的意义。常用Bathel指数、生活质量问卷量表等。

三、康复治疗

骨质疏松康复治疗的目标是缓解骨痛,控制病情发展,提高骨质量,防止废用综合征,预防继发性骨折,降低骨折发生率以及改善 ADL 能力和生活质量。

1. 药物治疗　以抑制骨吸收、促进骨形成为原则。药物应用要求早用药、长期用药、联合用药。抑制骨吸收药物如钙制剂、雌激素、降钙素、二磷酸盐类等;增加骨形成药物如同化性皮质类固醇(雄性激素及其衍生物)、孕激素、PTH 片段、生长激素、细胞因子、氟化物(疗效不确切)等。

2. 家居环境改造和辅具的应用　跌倒是老年人骨折的最主要诱因。绝大多数老年人跌倒可归咎于所处的环境,如不适合的台阶、门槛、瓜果皮、路面结冰、居室光线昏暗及交通事故等。通过家居环境的改造,可降低老年人跌倒的可能性,使其顺利完成各种居家日常生活活动。例如:在走道、楼梯和浴室墙上安装扶手;在浴室使用浴椅、防滑垫等,可提高老年人的稳定性,增加其在家庭内活动的安全性。

3. 适度的运动和劳作　适度的运动与劳作是预防骨质疏松的有效方法之一。虽然老年人的机体结构与功能随年龄增长发生一系列的生理性退行性变化,但仍然存在提高和改善的可能性。适度的运动和劳作可以提高患者的日常生活活动量,短期内疗效确切。据文献报道,每天运动 25min,比不做运动的人全身骨盐 1 年间增加 5%。康复治疗师可根据病情,针对性选择运动疗法和作业治疗部位、幅度、速度和肌肉收缩的强度。

4. 矫形器的使用　骨质疏松者常可发生胸腰椎多发骨折,进而引起胸腰椎生理曲度改变和疼痛,同时可伴有步态异常和平衡障碍。可为患者配置和使用胸腰围和胸围、腰围之类的矫形器,以改善患者姿势,缓解症状。

当为患者开具腰背支具时,必须了解脊柱的生物力学,椎体骨折的类型和原因,以及腰背支具的使用规则,包括适应证和每一种支具的危害。理解下部胸椎和上部腰椎的功能很重要,这些部位是压缩性骨折的好发部位。胸肋关节以及叠层的棘突,可明显限制胸椎屈伸活动,而旋转相对自由;腰椎由于垂直排列的关节突关节使得侧屈和轴向旋转相对受限,其主要的运动方向是屈伸。此外,还需了解胸腰椎脊柱运动时存在的耦联现象。当考虑到这些功能的时候,意识到运动可以增加椎体的负荷,而当椎体骨密度不能承载增加的负荷时,则增加了骨折风险。

有几种普遍使用的矫形器可以固定骨质疏松椎体的骨折:姿势训练支具(postural training supports,PTS),这是一种驼背矫形器;还有胸腰支具,腰骶支具,胸腰骶矫形器(thoracolumbosacral orthosis,TLSO)和腰围。所有矫形器作用原理都是基于三点力系统。一般来说,坚硬的矫形器用在胸腰骨折的急性期,非坚硬的矫形器则多用于稳定性骨折的一般性处理和疼痛的处理。值得注意的是,所有的矫形器都被认为不足以预防重力引起的轴向压缩,这个压缩很可能引发新的骨折。一般不鼓励脊柱矫形器的长期使用,因为可能增加脊柱肌肉的萎缩和无力,减少脊柱的活动,而脊柱肌肉系统力弱可能进一步增加椎体骨折的风险。

PTS 被认为是一种价格低廉,隐蔽性较好的支具,通过肩胛下角产生一个向后向下的力或者通过刺激本体感觉来加强和促进姿势和背痛的改善。TLSO 是一个长的脊柱矫形器,限制了骨盆到肩膀的前屈,通常用于椎体骨折片向后移位并可能造成严重椎管狭窄及脊髓受压时。尽管 TLSO 提供了最大的固定,但是它聚热且笨重,需要一天的大部分时间佩戴,故患者的依从性常常较差。当神经受压迫的风险不高时,考虑到经济因素,常常选用胸腰支具和腰骶支具。

腰围通过机械和感觉反馈限制屈伸活动而降低疼痛,增强功能、预防软组织短缩。这个矫形器也可以产生热、压力或者按摩样的效果,缓解痉挛的肌肉。也可能通过增加腹内压使支持脊柱的流体静力学增加,对椎体产生一个向前的力而缓解疼痛。另外,腰围较小巧,能穿在衣服下面,对腰椎骨折患者的依从性较高。

5. 疼痛的处理 骨质疏松患者常因椎体压缩性骨折和姿势异常等而导致疼痛,可给予相应的治疗。例如,矫形器可以在椎体压缩性骨折和姿势异常所致疼痛的治疗中起到重要的作用;指导患者穿着低跟且鞋底柔软的鞋具,可减小从脚跟传递到脊柱的震动力;使用手杖等助行器也有助于缓解背痛。必要时可使用镇痛药物和抗抑郁药物帮助缓解疼痛,物理治疗(如湿热敷、超声、短波、磁疗法等)也可起到良好的作用。

6. 心理社会问题的处理 骨质疏松对患者心理健康及生活质量均可产生不良影响。患者常可出现焦虑、抑郁,特别是在需要根据病情对生活方式进行较大调整时较为明显。由于相关残疾可限制患者参与工作和娱乐活动,其常有与家人和朋友隔离的感觉;对于跌倒的恐惧感也常使患者自行活动减少,进一步导致对他人的依赖和焦虑。对此,我们应当予以关注和处理。例如,可与患者讨论心理方面的焦虑、向患者及家人提供适当的支持、鼓励患者社会化和参加活动等。

7. 平衡膳食,合理营养 由于老年人胃肠功能减退,应强调易消化的食物,以利于吸收。食物不宜过精,应粗细搭配。老年人必须从膳食中获得足够的各种营养素,尤其是钙等微量物质,如每日 500ml 以上牛奶,多食豆制品,戒烟戒酒等。

(何建华)

参 考 文 献

[1] 陈孝平.外科学[M].北京:人民卫生出版社.2010.

[2] 黄晓琳,燕铁斌.康复医学[M].北京:人民卫生出版社.2013.

[3] 张长杰.肌肉骨骼康复学[M].北京:人民卫生出版社.2013.

[4] Sara JC. Physical Medicine and Rehabilitation Board Review. Third Edition[M]. New York：Demos Medical. 2015.

[5] 于长隆.骨科康复学[M].北京:人民卫生出版社.2010.

[6] 励建安.康复医学[M].北京:人民卫生出版社.2014.

[7] Coughlin MJ,唐康来.曼氏足踝外科学.北京:人民卫生出版社,2015.

[8] 戴闽.骨科疼痛与治疗.北京:人民军医出版社,2008.

[9] 卓大宏.康复治疗处方手册.北京:人民卫生出版社,2007.

[10] 齐熙垫,马建强,吕忠礼.综合干预康复治疗先天性肌性斜颈疗效研究[J].河北中医药学报,2015,30(4):43-44.

[11] 王大武,张德文.先天性肌性斜颈的研究及治疗进展[J].中国矫形外科杂志,2006,14(21):1634-1636.

[12] 邹华娅,古丽梅,王淑芬,等.物理因子配合牵伸手法治疗婴幼儿先天性斜颈的效果.广东医学,2015,

36(11):1732-1733.

[13] 李文军.先天性并指畸形[J].医学综述,2009,15(6):867-869.

[14] 陆廷仁.骨科康复学[M].北京:人民卫生出版社,2007.

[15] 励建安,毕胜,黄晓琳.物理医学与康复医学理论与实践[M].北京:人民卫生出版社,2013.

[16] 袁立仁,张世昇.骨科复健手册[M].2版.台湾:Elsevier Taiwan,2008.

第七章

神经系统损伤与康复

第一节　脑卒中与康复

脑卒中在我国是一种常见病、多发病,其死亡率、致残率均较高,尽管脑卒中的诊治技术在不断提高,死亡率大大降低,但是生存下来的患者都有不同程度的认知功能下降、失语、肢体偏瘫等障碍,这些障碍都严重影响着患者的生存质量,也给家庭和社会带来了很大的负担。早期康复训练对于脑卒中患者来说十分重要,科学有效的康复训练能够使患者在精神、肢体功能、经济和社会参与等方面尽可能地降低损失,使他们能够重新回归生活。

一、脑卒中的临床表现、诊断及治疗

（一）缺血性脑卒中

缺血性脑卒中是指由于脑部血液循环障碍,缺血、缺氧所致的局部性脑组织缺血性坏死或软化,出现相应的神经功能缺损症状和体征。血管壁病变、血液成分和血流动力学改变是引起脑梗死的主要原因,动脉粥样硬化是本病的基本病因。

1. 临床表现

（1）发病形式:多有高血压、糖尿病或冠心病病史,常在安静或睡眠中起病。神经系统局灶性症状多在发病后 10 余小时或 1~2 天内达到高峰。除脑干梗死和大面积梗死外,大部分患者意识清楚或仅有轻度意识障碍。

（2）全脑症状:多无头痛、呕吐、昏迷。起病即有昏迷的多为脑干梗死;大片大脑半球梗死多在局部症状出现后意识障碍逐渐加重,直至昏迷。

（3）临床类型:依症状与体征演进过程分为:①完全性卒中,指发病后神经功能缺失较重,常于 6h 内达到高峰。②进展性卒中,指发病后神经功能缺失在 48h 内逐步达到高峰。③可逆性缺血性神经功能缺失,指发病后神经功能缺失较轻,持续 24h 以上,但可于 3 周内恢复。

依临床表现及神经影像学检查证据分为①大面积脑梗死:指颈内动脉、大脑中动脉等主干卒中。②分水岭脑梗死:指血管供血区之间边缘带的局部缺血。③出血性脑梗死:多发于大面积脑梗死后。④多发性脑梗死:指 2 个以上不同供血系统发生的脑梗死。

（4）定位症状与体征取决于血栓栓塞部位

1）颈内动脉系统：包括颈内动脉和大脑前、中动脉及其分支。可以出现构音障碍或失语、对侧中枢性面舌瘫；双眼向对侧注视障碍（向病灶侧同向偏视、偏盲）；对侧中枢性偏瘫和偏身感觉障碍。

2）椎基底动脉系统：有眩晕、复视、呕吐、声嘶、吞咽困难、共济失调等症状。交叉性瘫是特征性体征：同侧周围性脑神经瘫痪及对侧肢体中枢性瘫痪、交叉性感觉障碍、小脑性共济失调等。

2. 临床诊断

（1）常规诊断依据以下特点：①患者多为中老年人，有基础病史。②静态下发病。③临床表现取决于梗死灶的大小和部位，主要表现为局灶性神经功能缺损的症状和体征。④病后几小时或几天内达到高峰。⑤头颅 CT 一般 24h 内不显影，之后显示为低密度影，或头颅 MRI 显示长 T_1 和 T_2 异常信号，早期 DWI 高信号是早期脑梗死的特征性表现。

（2）分型诊断：因脑梗死的部位和大小及侧支循环代偿能力、继发脑水肿等差异，可有不同的临床类型，治疗上也有差异，故要求在超早期（3~6h 内）及急性期准确分型。

3. 临床治疗　脑梗死的治疗应根据不同的病因、发病机制、临床类型和发病时间等，确定针对性强的治疗方案。在内科基本治疗的基础上酌情进行改善脑循环、脑保护、抗脑水肿、降颅内压相关治疗。腔隙性脑梗死不易脱水过度，主要是改善循环；大、中梗死应积极抗脑水肿、降颅内压，以防止脑疝形成。在 6h 时间窗内有适合者可行溶栓治疗。

（1）一般治疗

1）卧床休息，头颈部抬高 10°，注意避免头颈部过度扭曲。

2）保持呼吸道通畅，预防感染，合理使用抗生素。

3）注意营养均衡，维持水、电解质平衡，选用适当的进食方式；注意预防消化道出血。

4）脱水降颅压，根据病情可选用甘露醇、人血白蛋白、呋塞米、甘油果糖等。

5）调整血压：血压应维持在比发病前平均血压稍高水平，一般不应使用降压药物，以免降低脑血流灌注量、加重梗死。

（2）特异性治疗：特异性治疗主要是改善脑血液循环，包括以下治疗措施：

1）溶栓治疗：溶栓治疗是目前最重要的恢复血流措施，重组组织型纤溶酶原激活剂和尿激酶是我国目前使用的主要溶栓药，现认为有效抢救半暗带组织的时间窗为 4.5h。此外还可以血管内介入治疗，包括动脉溶栓、桥接、机械取栓、血管成形和支架术。

2）抗血小板：可使用阿司匹林，对不能耐受阿司匹林者，可考虑选用氯吡格雷等抗血小板治疗。

3）抗凝：超早期抗凝不应替代溶栓疗法，其目的在于防止血栓扩展和新血栓形成。常用抗凝药物有低分子量肝素、阿加曲班等。

4）降纤：脑梗死急性期血浆纤维蛋白原和血液黏滞度增高，降纤药物可通过降解血中纤维蛋白原、增强纤溶系统活性以抑制血栓形成。常用药物有巴曲酶、安克洛酶、蚓激酶、蕲蛇酶等。

5）扩容：卒中后早期血液稀释疗法有降低肺栓塞和下肢深静脉血栓形成的趋势，但扩容治疗后是否能改善预后尚无充分证据。

6）扩张血管：急性期不宜使用，因急性期脑血管区血管呈麻痹及过度灌流状态，可导致脑内盗血而加重脑水肿。宜在脑卒中亚急性期(2~4周)使用。

7) 神经保护剂:针对急性缺血或再灌注后细胞损伤的药物(神经保护剂)可保护脑细胞,提高对缺血缺氧的耐受性。近期研究认为,他汀类药物除具有降低低密度脂蛋白胆固醇的作用外,还具有神经保护等作用。

8) 其他:高压氧、亚低温疗法、中成药、针灸等。

（二）出血性脑卒中

脑出血为脑实质内动脉或静脉及毛细血管破裂而造成的自发性脑实质内出血。病因主要为高血压、脑动脉硬化、脑血管畸形、脑动脉瘤等,高血压是脑出血最常见的原因。

1. **临床表现**

（1）基底节区出血:最多见,约占脑出血的70%,其中壳核最多,丘脑次之,尾状核较少,共同特点为出血较多时均可侵及内囊。轻型可有头疼、呕吐、轻度意识障碍、三偏征;优势半球可有失语。重型可有意识障碍、双眼凝视、偏瘫、两侧瞳孔不等大等。血液破入脑室或损伤丘脑下部、脑干可出现去大脑强直、高热,最后死于枕骨大孔疝。

（2）脑叶出血:即皮质下白质出血,出血部位以顶叶最多见,其次为颞叶、枕叶、额叶。因出血部位不同,临床表现也不同。

（3）脑桥出血:多有高血压致基底动脉旁中央支破裂引起。可立即出现昏迷、四肢瘫、中枢性高热、消化道应激性溃疡、针尖样瞳孔,病情凶险,可于数小时内死亡。小的基底部出血可引起"闭锁综合征"。小量出血表现为交叉瘫或共济失调性轻偏瘫。

（4）小脑出血:多发于一侧半球,突然出现站立不能、呕吐、眩晕、共济失调,压迫脑干可出现昏迷、死亡。

（5）脑室出血:多为继发性,即脑实质出血破入脑室。

2. **临床诊断**　中老年以上有高血压患者在活动时或情绪激动时突然发病,迅速出现神经缺失症状,头疼、呕吐及意识障碍者应首先考虑脑出血的可能,头颅CT可确诊。

3. **临床治疗**　脑出血的治疗应遵循以下治疗原则:①就近治疗,不宜长途搬运。②保持安静,防止继发出血。③减轻脑水肿,减低颅内压。④调整血压,改善循环。⑤加强护理,防治并发症。治疗的目的是尽可能地挽救患者的生命,降低神经功能残疾程度。

（1）卧床休息,避免情绪激动而导致血压升高。

（2）保持气道通畅,这是昏迷患者急救的第一步,必要时气管内插管或气管切开。有意识障碍、缺氧或氧饱和度下降的患者应给予鼻导管或面罩吸氧。

（3）高血压处理:脑出血时常伴颅内高压,此时高血压是维持有效脑灌注所必需的,故不应过分降低血压,而应着重脱水降颅压,颅压降低后血压会随之下降。一般血压>200/120mmHg时才做处理。

（4）脱水降颅内压:脑水肿可使颅内压增高,导致脑疝,增加死亡率,所以积极控制脑水肿是治疗脑出血急性期的关键。可选用甘露醇、人血白蛋白、呋塞米、甘油果糖等。

（5）预防消化道出血:多由于脑干或丘脑下部受累导致应激性溃疡出血,预防可用 H_2 受体拮抗剂或质子泵抑制剂。

（6）抗感染:肺部感染和尿路感染常见,应注意排痰、定期尿路冲洗。注意翻身,预防褥疮。

（7）维持水、电解质及酸碱平衡：应注意入液量的计算，如有高热、多汗、腹泻、呕吐者可适当增加入液量。注意排便，保证大便通畅亦可起到减轻颅内压的作用。

（8）中枢性高热的处理：可使用冰毯、冰帽等物理降温方法。

（9）外科手术治疗：目前以清除血肿、降低颅内压、终止危及头部的恶性循环、减轻出血后脑损伤和病残。

二、脑卒中常见功能障碍特点

1. **运动功能障碍**　随意运动不能受自己的意志控制，可表现为瘫痪、共济失调，或无目的的不自主运动。

2. **感觉功能障碍**　包括感觉减退、感觉过敏、感觉倒错、内感性不适。

3. **认知功能障碍**　指的是大脑高级脑功能出现异常，常表现为记忆力下降、思维逻辑障碍、感知障碍、妄想等。

4. **心理障碍**　卒中后抑郁可发生于脑卒中的各个时期。

5. **言语障碍**　包括构音障碍、失语。

6. **吞咽障碍**　发生于不同部位的吞咽困难，亦可表现为进食水时出现的呛咳，严重者可导致食物误吸入气管发生吸入性肺炎。

7. **心肺功能障碍**　冠状动脉粥样硬化性心脏病与脑卒中有许多共同的危险因素，因此心脏病是脑卒中常见的伴发病。由于脑卒中患者大部分早期卧床，可能发生坠积性肺炎。

8. **排泄障碍**　直肠和膀胱功能障碍在脑卒中患者中很常见，主要是指大小便失禁或大小便不能。

三、脑卒中的康复评定

康复评定是指康复医生要收集患者的病史及相关资料，并根据这些材料和患者具体的障碍特点制订出合理的康复治疗方案、评估治疗效果、预测预后功能等。这就需要利用各种量表使评定方法标准化、定量化，且具有可重复性。

1. **心理评定**

（1）抑郁量表：汉密尔顿抑郁量表、抑郁自评量表。

（2）焦虑量表：汉密尔顿焦虑量表、焦虑自评量表。

2. **认知功能评定**　包括失认症评定、失用症评定、注意力评定、记忆力评定等。

3. **言语吞咽功能评定**

（1）失语症：包括感觉性失语（Wernicke aphasia）、表达性失语（Broca aphasia）、完全性失语、传导性失语等。

（2）构音障碍：是指参与构音的器官，包括口唇、软腭、下颌、声带、肺等，以及神经系统疾病导致的言语肌肉麻痹。

（3）吞咽障碍：主要通过吞咽困难临床检查、进食试验、口面功能评价、放射学检查等方法进行评定。

4. **运动功能评定**　包括肌力、肌张力、协调性、平衡力、随意性及步态的评定，常用量表有 Brunnstrom 脑卒中恢复分级量表、Ashworth 痉挛评定量表、徒手肌力检查、Fugl-Meyer 运动功能评定量表、Berg 平衡评价量表、Holden 步行功能分类等。

5.　**感觉功能评定**　包括一般感觉(浅感觉、深感觉、复合感觉)、特殊感觉(视觉、听觉、嗅觉、味觉)的评定。

6.　**二便障碍评定**　尿便的问题管理应作为患者康复的基本部分,需要评定患者的膀胱及肠道功能。

7.　**日常生活能力评定**　日常生活活动(ADL)是人们维持生存,适应环境所反复进行的,且最基本的生活活动,主要通过改良 Barthel 指数(MBI)、功能独立性评定(FIM)进行评定。

8.　**社会参与能力评定**　社会参与能力强调的是人体的社会功能,而不是生理功能,患者适应社会活动的能力是该项评定的首要方面。

四、脑卒中的康复治疗

脑卒中所导致的功能障碍主要有运动功能障碍、感觉功能障碍、认知功能障碍、吞咽功能障碍、言语功能障碍等,现代康复医学着力于最大限度的改善这些功能障碍,提高患者的生存能力,使患者树立信心,重新回归家庭,融入社会。

（一）运动功能障碍

1.　运动疗法

（1）床旁训练阶段:患者病情处于急性期,尚需要卧床治疗,可于床旁进行康复训练。

1）良肢位摆放:是指防止或者对抗肢体痉挛的发生,保护肩关节并在早期诱发分离运动的一种治疗性体位。

2）体位变换:为防止关节维持某一种体位时间过长而出现压疮并防止关节出现挛缩,需及时变化患者的体位。

3）关节活动度维持训练:在患者生命体征平稳时应尽早开展关节的被动活动训练,以防止关节挛缩。康复治疗师需注意以下几点:①应在绝无疼痛状态下进行训练;②动作应缓慢;③尤其注意保护肩关节;④积极鼓励患者进行自我训练;⑤防止训练动作过量。

（2）床上动作训练阶段:患者病情稳定,无神经系统症状再进展表现,可保持坐位30min,即可进行本阶段康复训练。

1）双手交叉上举训练:本训练方法可有效防止痉挛,诱发上肢分离运动。

2）双手交叉摆动训练:该方法可提高躯干运动的控制能力,抑制患侧躯体发生痉挛。

3）健侧下肢辅助的抬腿训练:可有效诱发下肢分离运动,破坏下肢连带运动模式。

4）翻身训练:该阶段训练会出现大量错误的运动模式,治疗师应帮助患者设计科学的活动方法。

5）上肢随意运动易化训练:可有效抑制上肢屈肌连带运动,进一步易化上肢分离活动。

6）下肢随意运动易化训练:该训练内容对抑制下肢痉挛及连带运动模式有重要作用,需在正确的指导下反复练习。

7）下肢控制训练:练习下肢控制能力,对步行具有重要意义。

8）床上移动训练:经反复练习后,患者可较自如的在床上练习左右方向的移动。

9）搭桥训练：可有效抑制下肢伸肌连带运动，易化分离活动，加强患侧下肢的控制能力。

10）卧位下肢分离运动：该训练对患者步行时骨盆的稳定性及患侧肢体控制都有重要意义。

11）坐位平衡训练：该训练应循序渐进，避免患者精神紧张而进一步加重肢体痉挛。

12）膝手位平衡训练：练习上肢支撑身体时，需对肘关节及肩关节进行保护，防止外伤。

13）跪立平衡及跪位步行训练：患者独立跪位时，可进行跪位步行训练，需注意髋关节要充分伸展，双肩与骨盆要反方向旋转。

14）坐位上肢分离诱发训练：该动作属于部分分离水平运动模式，可有效缓解痉挛，抑制连带活动，需反复练习。

15）仰卧位到坐位训练：主要包括治疗师辅助患者坐起训练、从健侧坐起训练、从患侧坐起训练。

16）从坐位到立位训练：当患者坐位平衡保持充分后，可练习从坐位到立位的训练。

（3）步行准备训练阶段：当患者立位平衡保持充分并且具备下肢自我控制能力后，可进行本阶段康复训练。

1）立位平衡训练：患者于平行杠内由治疗师辅助进行训练。

2）重心转移训练：偏瘫患者常存在空间知觉障碍，训练时应根据评价结果，分析其原因，采取不同训练方法。

3）单腿站立训练：治疗师辅助患者伸展躯干，提高躯干上部的稳定性。

4）髋关节诱发训练：本训练在于诱发骨盆和髋关节交互抑制的运动模式，缓解痉挛，提高姿势变化时的控制能力。

5）踝关节诱发训练：训练中需注意防止踝关节扭伤，对于痉挛严重、合并症多、高龄的患者可不进行此项训练。

6）立位下肢分离运动易化训练：在步行训练过程中，髋关节、膝关节、踝关节的分离运动水平是决定步态的重要条件。

（4）步行训练阶段：当患者具备良好的立位平衡及立位的下肢分离运动时，可进行该阶段训练。

1）平行杠内训练：该训练的重点不是步行，而是学会正确的动作。

2）扶拐步行训练：平行杠内步行稳定后可转移为扶拐步行训练。

3）控制双肩及骨盆步行训练：该训练是为诱发正常步态创造条件。

4）特殊步行训练：当患者能控制骨盆和双肩时，可增加步行训练的难度。

5）上下阶梯训练：经过上下阶梯的训练后，患者能更容易的掌握平地步行，通常将两项训练同时进行。

2. 作业疗法

（1）运动功能障碍：在治疗患者运动功能障碍时，作业疗法和运动疗法相互配合又各有侧重，以下几个问题需予以重视：

1）防止关节变形，维持关节的正常活动度：无论是 OT 还是 PT，维持关节活动度及预防关节变形都是非常重要的。

2）肩胛胸廓关节运动诱发训练:该训练如果训练方法不得当,会造成肩关节周围软组织损伤,使患者出现肩关节疼痛。

3）肩关节半脱位:肩关节半脱位是偏瘫最常见的并发症之一,由于偏瘫后肩带肌处于松弛状态,半脱位是无法预防的。

4）手指屈肌痉挛的抑制训练:手指屈肌痉挛与腕关节掌屈尺偏如果得不到尽早的抑制,会出现关节挛缩变形。

（2）日常生活活动能力训练:主要有更衣、进食、洗浴、转移等方面训练。

（二）感觉功能障碍

1. 浅感觉训练　使用不同性质的物件(质地、形状、温度、大小),针对患者痛觉、温度觉、触觉进行训练。

2. 深感觉训练　深感觉障碍即位置觉及运动觉障碍,因此该训练常结合肢体功能训练一起开展。让患者以患侧卧位来进行训练,使患侧肢体挤压负重,进行放置训练及视觉反馈训练。

3. 实体觉训练　让患者触摸各种平时熟悉的物件,并采用触觉训练板开展素材识别训练。

4. 协调性训练　脑卒中患者常常存在单侧忽略的问题,这造成了患者协调性障碍。治疗师可使用色彩强烈的物件使患者尽量注视到患侧物体的存在。

（三）认知功能障碍

1. 定向力训练　该训练主要针对时间、人物、空间的定向进行反复的强化和训练。如训练时间定向,康复治疗师制订日常活动时间表,嘱患者按时间表执行,并由他人照顾督促,可给予手表、时钟等辅助工具。

2. 注意力训练　训练先在一个安静的环境中进行,逐渐转移至接近正常环境中;当患者的注意力有所改善时,可适当增加训练时间及训练任务的难度;治疗师教会患者主动观察周围的环境事物,进一步识别患者潜在的精神不集中。

3. 记忆力训练　脑卒中后记忆功能的恢复相对较困难,因此该训练主要是集中在其代偿功能的使用上。

4. 计算力训练　由治疗师制订一些与日常生活相关的问题来让患者计算,如模拟在市场买东西,问题由易逐步过渡到难。

5. 执行力及问题解决能力训练　训练时可以采用以下方法:①外部提示,治疗师使用口语或用书写的方法逐步引导患者完成任务;②内部提示,让患者进行自我提问,如我要完成什么任务? 完成任务需要哪些步骤? 治疗师和患者共同来评价他的问题及计划。

（四）吞咽功能障碍

1. 间接策略　又称基础训练,是脑卒中急性期患者在进食训练前以及中、重度吞咽障碍患者在进食训练前的准备训练。其训练包括:①口腔周围肌肉的运动训练;②口腔的感觉刺激:包括压力、触觉和冷刺激;③喉肌上提训练:该训练可以扩大咽部空间、改善喉入口的闭合功能、提高食管上括约肌开放的被动牵拉力;④声带内收训练:通过该训练来达到屏气时声带闭锁,可以避免误吸的发生;⑤吸吮训练:做出吸吮动作产生喉抬高,通过训练产生吞咽动作;⑥空吞咽训练:该训练是为了使上述功能训练过渡到复杂的吞咽模式;⑦呼吸道训练:包括呼吸训练和咳嗽训练,呼吸训练是通过吸气-憋气-发声系列动作以达到提高咳出和防止误咽的目的;咳嗽训练的目的是促进喉部闭锁,建立排出气管异物的防御反射机制;⑧电刺激:根据患者吞咽障碍的特点,将电极置于肌肉中,通过电刺激可增加咽部肌肉的运动、预防肌萎缩;⑨生物反馈疗法:利用表面肌电生物反馈来使患者提高吞咽功能;⑩经颅磁刺激:该疗法以微弱的电流作用于大脑皮层功能区域,兴奋大脑皮层的神经细胞,其具有低廉、安全、无创的特点。

2. **直接策略**　又称摄食训练,适用于患者意识清楚,病情稳定,能够产生吞咽发射,少量的误吸能够通过咳嗽咳出。其训练包括①进食体位:正确的吞咽体位对促进吞咽的过程具有代偿作用,也可减轻患者在吞咽过程中的疲劳程度;②食物入口的位置:食物应放置在有利于舌头感触和传送的位置,以保证吞咽的安全性及有效性;③食物形态:对于吞咽障碍的患者来说,食物应为密度均一、柔软、不易松散,具有适当的黏稠性,并根据患者吞咽障碍的康复阶段逐步调整;④一口量:即每次吞咽摄食入口的最佳量,通常以 3~4ml 开始,逐步酌情加量;⑤饮食器具:应使用不易黏滞食物、匙面小的汤匙,如液体在口腔内难以传送,可使用吸管;⑥进食环境:应在具有急救条件的医疗场所进行摄食训练,要求环境安静整洁。

3. **补偿策略**　①门德尔森手法:该方法适用于环咽肌开放障碍及喉上提障碍的患者;②声门上吞咽:该方法适用于因声门闭合迟缓、咽反射延迟而发生吞咽困难的患者;③交互吞咽与空吞咽:每次吞咽食物后连续做几次空吞咽,有利于残留食物的下咽并诱发吞咽反射;④点头样吞咽:颈部后仰时会厌谷会变得狭小,残留的食物会被挤出,随之,颈部做前屈动作,与此同时进行空吞咽,使残留食物清空;⑤转头吞咽:左右转头时进行吞咽动作,有利于咽部两侧梨状隐窝中残留食物的清除。

(五) 言语功能障碍

1. **低频脉冲电刺激**　该方法是通过利用低频脉冲电刺激作用于大脑言语功能的体表投射区时,可以对大脑皮层功能神经细胞产生抑制和兴奋作用,进而直接或间接的激活大脑言语功能区来治疗脑卒中后失语症。

2. **经颅磁刺激**　该技术可以通过对脑言语功能区的刺激来激活功能区,加强脑功能区的活动及代谢,对言语功能的康复具有一定效果。

3. **音乐音调疗法**　让患者聆听较熟悉的音乐旋律,通过音乐的节奏、重音、抑扬顿挫的发音来提高患者的理解力,促进其言语功能的康复。

4. **计算机辅助疗法**　治疗师根据每个言语功能障碍患者的不同需求制订不同的治疗程序,计算机辅助疗法对于交流能力、语句加工能力、找词能力较差的患者来说治疗效果较好。

5. **强制性诱导言语治疗**　刻意的给予言语功能障碍患者一个视觉上的障碍,使患者不能通过手势、表情等方式进行表达,必须使用言语来完成。该方法可诱导患者利用语言来进行交流,进而改善言语功能。

五、脑卒中的三级康复

脑卒中后的规范化康复训练对降低致残率、提高生活质量十分重要,脑卒中的三级康复模式指的是综合医院的神经内科-康复专科医院或综合医院的康复科-社区康复中心。

1. **一级康复**　也就是脑卒中的早期康复,指的是脑卒中急性期在急诊或者神经内科进行的常规诊疗及早期康复训练。急性期的治疗方案按照相关指南进行,并积极防止并发症;进行初期的康复评定,鼓励患者开展早期康复锻炼。此阶段患者常处于卧床状态,主要进行关节的被动活动、良肢位的摆放、床旁的坐位平衡训练等(图7-1-1)。

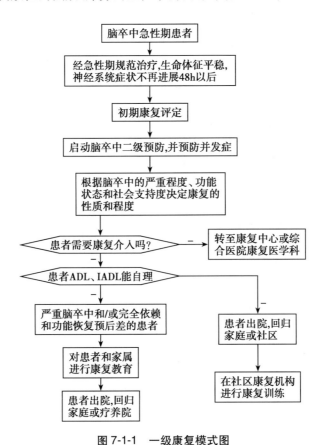

图 7-1-1　一级康复模式图

2. **二级康复**　也就是脑卒中的恢复期康复,指的是患者在康复专科医院或综合医院的康复科进行的综合康复训练。由康复医生进行功能评价,组织康复小组成员召开康复评定会,制订符合患者的康复计划并开始实施。此阶段的康复内容主要包括坐位平衡、站立、重心转移、跨步、进食、更衣、排泄,以及协调性训练、手杖的使用、上下楼等。经过一段时间训练后,康复小组再对患者进行康复评定,如康复效果不好则查找原因,改进方案。如训练有效,可准备进入社区行康复训练(图7-1-2)。

3. **三级康复**　也即是脑卒中的社区康复,患者进入社区康复中心康复,社区康复医生应根据患者的居住环境制订康复训练计划,如患者功能到达平台期,可对患者及其家属进行宣教,使其在家中继续行康复锻炼;如患者功能仍有提升空间,社区康复医生应重新对患者进行评价,制订新的康复训练方案并开始实施(图7-1-3)。

六、脑卒中并发症的康复

脑卒中患者的功能障碍可引起多种继发病变,包括肩痛、肩手综合征、肩关节半脱位、关节挛缩、骨质疏松、下肢深静脉血栓及肺栓塞、压疮、跌倒等,这些都严重影响着患者的康复

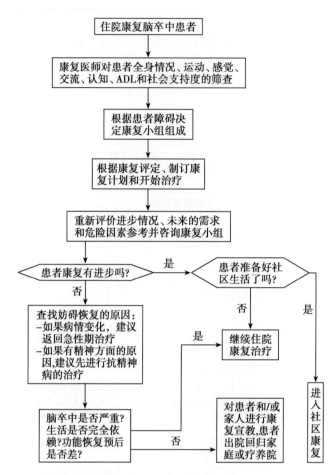

图 7-1-2　二级康复模式图

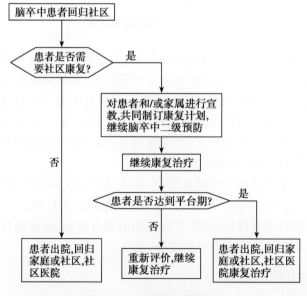

图 7-1-3　三级康复模式图

及生活,造成了不必要的痛苦。

1. **肩痛** 肩痛可发生于脑卒中的各个阶段,是常见并发症之一。肩痛严重影响着患者的康复训练及睡眠休息,还会掩盖肢体运动功能的改善。康复医生应建立可能发生肩痛的意识,在未出现肩痛时早期预防,避免引起肩痛的原因。如已发生肩痛,应积极采取治疗,包括良肢位的摆放、改善肩胛骨活动度、增加被动活动度、采取正确的肩关节运动方法,也可以痛处局部注射 A 型肉毒素来减轻肩关节疼痛;如在肩痛早期可采取功能电刺激疗法。

2. **肩手综合征** 患者早期不正当的活动模式是引起肩手综合征的重要原因,其临床表现主要有疼痛、感觉异常、水肿、血管功能障碍等。康复治疗方面,适度抬高患肢并进行被动活动有助于减轻水肿,若联合神经肌肉电刺激则疗效更佳;对于手部肿胀明显的患者可采取短效的类固醇激素治疗;肩手综合征早期患者,可使用外用加压装置,包括活动夹板、压力服等,可有效减轻肢体末端的肿胀。

3. **肩关节半脱位** 脑卒中早期由于肩关节周围肌肉的肌张力下降,导致关节囊松弛,肩关节失去锁定机制,进而出现肩关节半脱位。预防和治疗肩关节半脱位十分重要,对于严重肌无力的患者来说,发生肩关节半脱位的风险非常大,应早期使用电刺激,并联合传统运动疗法以降低其发生率;对于已发生肩关节半脱位的患者,应使用牢固的支撑装置以防止其进一步恶化;持续肩关节的良肢位摆放及功能训练,还应注意肩胛骨的被动活动,可改善肩关节半脱位。

4. **关节挛缩** 脑卒中患者由于肢体运动功能障碍持续存在,往往导致关节挛缩而使关节的活动度减小。对于尚未发生挛缩的患者,要进行积极预防,需保持正确的姿势使肌肉能够持续处于拉长状态来维持关节正常的活动度;对于已发生挛缩的患者要采取支具来扩大关节活动度。

5. **骨质疏松** 脑卒中患者由于肢体负重降低可出现继发性骨质疏松,骨质疏松又可引起骨折,所以脑卒中患者往往出现偏瘫侧的骨折。患者在进行负重训练前应行骨密度测定,早期的康复训练及药物治疗是必要的。

6. **下肢深静脉血栓** 深静脉血栓及其导致的肺栓塞是脑卒中后非常严重的危险并发症。对所有脑卒中患者均应进行深静脉血栓的风险评价,早期的运动可有效预防深静脉血栓的发生。对于有高度深静脉血栓形成或肺栓塞发生危险的患者,可权衡利弊使用预防剂量的低分子肝素或者肝素;也可采取分级弹力袜、间歇气动压力装置等作为辅助治疗手法;抗血小板药物可以预防缺血性脑卒中患者深静脉血栓形成及肺栓塞的发生。

7. **压疮** 压疮可导致皮肤受损、疼痛,延长住院时间。压疮高危人群通常具有以下特点:自主运动功能障碍、感觉障碍、糖尿病、二便失禁、周围血管疾病、体重过高或过低、存在其他恶性疾病。对脑卒中患者进行压疮风险评估十分重要,及时干预,预防压疮发生,主要措施主要包括:定时翻身、良肢位摆放、正确的移乘技术、气垫床及海绵垫的使用,对于二便失禁患者还应及时清理大小便,改善患者营养状况。

8. **跌倒** 脑卒中患者由于肢体运动障碍,发生跌倒的风险较高,改善住院及家中环境,以及安全宣教至关重要。

七、脑卒中康复注意事项

脑卒中患者的康复训练是必不可少的,科学合理的康复训练可以使训练效果事半功倍,

这就需要康复医生、患者及患者家属相互配合,主要注意事项包括以下几点:

1. 脑卒中二级预防　脑卒中患者需低盐低脂低糖饮食,控制饮食的总热量,忌食肥甘厚味及辛辣刺激食物,戒除吸烟饮酒等不良嗜好;根据病情服用抗血小板及抗凝药物。对于高血压患者要控制好血压,以免患者出现不适影响康复治疗。

2. 康复训练中的疼痛　一些功能训练可能会导致疼痛,这是不可避免。如果疼痛不严重,在训练后半个小时内疼痛消失,就说明训练对组织不会造成损伤。但是,如果疼痛剧烈,患者不能耐受,且疼痛持续时间长不能消退,这可能是发生了新的损伤,需要及时停止训练并告知医生。

3. 肌力训练的疲劳　肌力训练时,必须练习到肌肉产生酸胀疲劳感,每次训练后休息3h 左右再进行下一次,训练时要精神集中,专注于肌肉的收缩感。

4. 关节肿胀　关节的轻度肿胀感常常会存在于整个训练过程中,如果肿胀感觉不随训练及活动量的增加而加重,就说明这是正常的反应,直到肢体肌力及活动度基本恢复正常后,肿胀感就会逐渐消退。如果肿胀明显,不能继续进行训练,严重影响日常生活,就需要马上调整训练,及时告知医生。

5. 跌倒　脑卒中患者由于肢体偏瘫导致平衡功能差,跌倒较常见,这需要患者的陪护人员进行照顾,避免跌倒及扭伤的发生。

6. 训练与休息相结合　适度训练,劳逸结合,循序渐进,切勿急功近利,应在康复医生的指导下进行,如有不适及时停止训练并告知医生,在康复训练过程中需有人陪同照顾。

八、脑卒中康复的预后

随着康复治疗的发展,部分患者的功能障碍得到了极大的改善,大大提高了他们的生活满意度,但是仍有部分患者未能获得满意的康复疗效,影响脑卒中患者康复预后的因素主要有以下几点:

1. 年龄　有研究显示,在康复训练6 个月以后,年龄小于65 岁的患者肢体活动功能及日常生活能力均优于年龄大于65 岁的患者,由于高龄患者常存在其他疾病,其卒中后病情往往较年轻患者更重,脑卒中康复结局较差。

2. 性别　有研究显示,脑卒中女性患者发病6 个月时的生活质量积分较低,特别是在心理健康和躯体功能方面。

3. 病史及发病次数　发病次数越多,其康复训练效果越差,生存率也越低。

4. 病变部位　有报道认为,基底节区梗死的患者康复预后较后循环缺血患者差,这可能是由于基底节区是皮质脊髓束的集中部位。也有学者认为右侧大脑半球卒中优于左侧,可能是左侧大脑半球为优势半球,其损伤导致的功能障碍更加严重,康复预后更差。也有学者认为不同病变部位的功能评定采用不同的评定方法,得出的结论也相差较大,还需要进一步规范统一其分类方法。

5. 病变性质　缺血性脑卒中与出血性脑卒中的康复预后是否存在差异尚不完全确定,有学者认为出血性脑卒中对日常生活能力、平衡能力、认知能力损害更大;也有研究显示出血性脑卒中患者入院时功能损毁虽然更为严重,但经过康复训练后其转归优于缺血性脑卒中患者。

6. 血糖　国内外已有很多报道显示高血糖与脑卒中的预后有相关性,血糖的水平是判断脑卒中康复预后的重要指标之一。高血糖状态,往往使局部脑组织进一步受损,从而使病情恶化,影响康复效果。

7. 血压　血压波动大、不稳定的患者其神经损伤程度严重,预后差,死亡率高。也有学者认为,脑卒中合并高血压可导致认知功能损害,无论是舒张压增高还是收缩压增高均可导致认知功能下降。

8. 血脂　血脂异常通常会造成动脉粥样硬化,而动脉粥样硬化被认为是脑卒中发生的重要因素。血脂控制不当是再发脑卒中的危险因素,所以在康复训练过程中要定期检测血脂变化,必要时进行药物干预。

9. 内科并发症　心血管疾病是影响脑卒中预后的重要因素,也是导致死亡的重要因素。肺部感染、泌尿系感染、应激性溃疡、深静脉血栓及肺栓塞、压疮等都严重影响着脑卒中患者的康复预后,也大大提高了死亡率。

10. 开始进行康复训练的时间　是影响脑卒中患者康复预后的重要因素,脑卒中病灶中心区的周围存在半暗带,早期的康复训练可以通过增加脑血流量以降低半暗带区的神经细胞死亡,而且早期康复训练可以大大降低关节挛缩、关节半脱位、肌肉萎缩等并发生的发生。因此,早期开展康复训练有利于患者的预后。

(杨傲然)

第二节　颅脑损伤与康复

颅脑损伤(traumatic brain injury,TBI)指由于受到各种外力造成的颅脑组织损伤,会造成意识障碍或各种功能障碍。每年颅脑损伤危及高达总人口的2%,占全身各部位创伤中的15%,具有严重的致残性,是年轻人群病残或死亡的主要原因之一。

一、颅脑损伤的分类

TBI 按解剖部位分为头皮伤、颅骨骨折、脑损伤。

1. 头皮伤　又分为钝性物体打击造成的头皮挫裂伤、锐器切割导致的头皮裂伤、头皮血肿。

2. 颅骨骨折　按解剖部位可细分为颅盖骨折和颅底骨折,颅盖骨折又有线性骨折、凹陷性骨折、粉碎性骨折之分,其中凹陷性骨折多合并线性骨折或粉碎性骨折;颅底部硬脑膜较薄,且与颅底粘连较紧,脑膜容易伴随骨折而破裂,所以颅底骨折时常伴随脑脊液漏。同时,颅底部又是血管及神经进入颅内的部位,所以颅底骨折也常伴随神经的损伤(图7-2-1)。

3. 脑损伤　分原发性和继发性两种。原发性脑损伤有脑震荡、脑挫裂伤、脑干损伤、开放性颅脑损伤;继发性脑损伤主要是颅内血肿、脑水肿及其并发的脑疝等。颅脑损伤按硬膜是否完整可以分为开放性颅脑

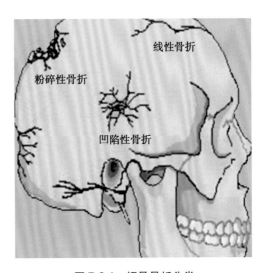

图 7-2-1　颅骨骨折分类

损伤和闭合性颅脑损伤。闭合性颅脑损伤中的颅内病变包括局灶性创伤(创伤性颅内血肿、脑挫伤)和弥漫性脑损伤(脑震荡和弥漫性轴索损伤)。

二、颅脑损伤的发生机制

颅脑损伤的类型及程度与损伤的物理机制有关,包括外力的性质(直接作用力和惯性作用力)、作用力的类型(旋转、直角等)、作用力的大小及其时间。直接作用力直接作用于头部引起损伤,可分为加速性损伤、减速性损伤、挤压性损伤(图7-2-2)。

1. **加速性损伤** 为相对静止的颅脑受到外力打击,使其瞬间移动而造成的损伤,其损伤包括:①着力点的冲击性损伤,着力点颅骨产生暂时性局部凹陷变形,使其内部的脑组织受冲击力而损伤。②着力点对侧的脑组织因暴力向作用方向移动并冲撞对侧颅腔,造成对

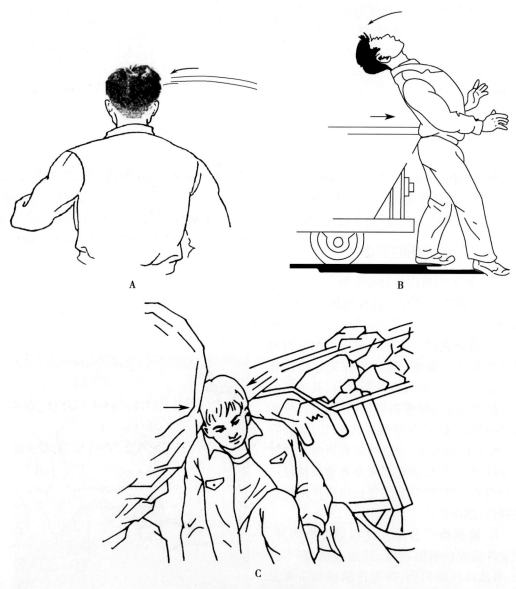

图 7-2-2　颅脑损伤形式
A. 加速性损伤;B. 减速性损伤;C. 挤压性损伤

侧脑组织对冲性损伤。

2. 减速性损伤 为运动中的头颅突然碰撞外界物体,头颅瞬间减速并转为静态所造成的损伤,跌伤、坠落伤等均属于此类。

3. 挤压性损伤 为头颅两侧相对的外力挤压而导致的损伤,常见于婴儿在孕妇分娩或倒塌建筑物压砸人体受挤压而导致的损伤。

间接作用力是暴力作用于身体其他部位传导至颅脑而致的损伤,常常因惯性致伤,多是直线加速度与旋转加速度相结合成角加速度导致的损伤。可分为:颅颈挥鞭样损伤、胸腹挤压伤、颅颈传递性损伤。

1. 颅颈挥鞭样损伤 常见于机动车急刹车、交通事故等。

2. 胸腹挤压伤 撞击时胸腹腔压力骤然升高,压力经上腔静脉血流传导至颅内静脉,颅内静脉无静脉瓣,可以造成颅内毛细血管管壁受损和广泛点状出血。常见于地震、工伤事故、被重物砸伤等。

3. 颅颈传递性损伤 为颅脑损伤合并颈椎损伤。多因高处坠落致伤时,下肢先着地,落地时强大的冲击力顺着脊柱传导至颈椎、颅骨,可以引起枕骨大孔骨折、脑神经、脊髓、延髓受损。

三、颅脑损伤的临床表现

伤后绝大多数患者会立即出现意识丧失,昏迷时间长短不一,伤情轻者数秒后即可恢复清醒,重者可持续昏迷。患者常见逆行性遗忘,患者即使恢复神志,仍不能回忆受伤前后发生的事情。头痛、头晕、恶心、呕吐为颅脑损伤常见症状。意识恢复后,常表现为神经功能缺损症状。

四、颅脑损伤的诊断

颅脑损伤的诊断要根据病史、临床表现、体格检查及辅助检查结果确定。了解受伤过程,包括暴力的性质、大小、方向、着力点、持续时间等,结合患者的临床表现及体格检查结果,判断、推测患者的受伤情况,尽量避免漏诊。

CT 扫描是颅脑损伤患者主要的检查手段,可以快速而准确的诊断颅脑损伤,病情重者应尽快行 CT 扫描检查。

磁共振成像检查(MRI)主要用于亚急性或慢性期,较 CT 灵敏度更高,可以清晰地显示脑组织、脑水肿,对水肿敏感性高,有多方位成像及无骨伪影干扰等优势。

血管造影可以显示血管损伤,CTA、MRA 均可,外伤后怀疑颅内动脉瘤、颈内动脉海绵窦瘘、脑血管畸形患者应予脑血管造影检查。

五、颅脑损伤的治疗

1. 手术治疗 颅脑损伤手术治疗多针对开放性颅脑损伤、大面积脑出血、闭合性损伤伴颅内血肿或脑疝患者,开放性损伤需注射破伤风抗毒素。

2. 非手术治疗 对于存在高颅压的患者,为防止脑水肿及脑疝,可使用提高血浆渗透压或利尿的药物减少脑组织内水分及脑脊液,进而达到降颅压的目的,甘露醇是最常选用的降颅压药物,也可甘油果糖与甘露醇交替使用,白蛋白可通过提高血浆胶体渗透压而减轻脑水肿;颅脑损伤易继发癫痫,轻型颅脑损伤癫痫发病率为1.5%,中型为2.9%,重型为17%,严重的颅脑损伤患者可预防性应用抗癫痫药物以降低早期癫痫发作的风险,但外伤7d后,不推荐预防性应用苯妥英钠、卡马西平或丙戊酸等抗癫痫药物来降低创伤后晚期癫痫发作的风险;颅脑损伤患者需要监测血压及血氧,低氧血症及低血压对颅脑损伤患者预后不利;考虑存在颅内感染必须重视,一旦发生感染将严重影响预后,甚至危及生命,应先根据临床经验给予抗菌药物治疗并留取标本行病原学监测及药敏试验,根据结果调整治疗方案。

六、颅脑损伤的并发症

1. **外伤后感染**   多发生于开放性颅脑损伤,头皮、颅骨及脑内均可有感染发生,头皮及颅骨的感染多因清创不及时或不彻底导致;脑膜炎多因致病菌从开放的创口或脑脊液、血液等侵入脑膜;有异物进入脑内的患者易发生脑脓肿。

2. **脑脊液漏**   脑脊液漏指脑脊液从鼻腔、耳道或开放的创口流出,急性期多为血性,慢性期流出的脑脊液为清亮的液体。脑脊液漏易诱发反复的颅内感染。

3. **外伤性颈内动脉海绵窦瘘**   位于海绵窦内的颈内动脉破裂后直接与静脉连通,形成动静脉瘘。

4. **外伤性颅内动脉瘤**   包括真性动脉瘤、假性动脉瘤、混合性动脉瘤,真性动脉瘤是动脉壁损伤造成局部扩张,动脉壁完整、薄弱;假性动脉瘤的动脉壁全层中断,由周围的结构、血肿形成。

5. **脑神经损伤**   多为颅底骨折、颅内压增高导致脑神经断裂、挫伤或血供不足引起,会造成相应神经的功能障碍。

6. **外伤性脑积水**   多由颅内出血致大量血性脑脊液刺激脑膜而产生无菌性炎症引起蛛网膜和软脑膜发生粘连,或血栓进入脑室堵塞室间孔、导水管、第四脑室出口,或脑移位造成脑脊液循环吸收障碍引起。

7. **颅内积气**   空气经骨折处进入颅内所致,积气可存于硬脑膜外、硬脑膜下、蛛网膜下腔、脑内、脑室内,少量积气常引起恶心呕吐、头痛、出汗等刺激症状,严重时可引起脑疝。

8. **脂肪栓塞**   颅脑损伤合并全身多发性损伤或长骨骨折时,脂肪栓子随血液流动至体内多器官而发生脂肪栓塞,轻者头痛、嗜睡,重者昏迷、死亡。

9. **低颅压症**   颅脑损伤后脑血管痉挛使脉络丛脑脊液减少、脑脊液漏、休克、腰穿放出过多脑脊液、低钠血症等均可诱发低颅压症,主要症状为头痛、眩晕、呕吐、听觉减退、畏光、颈强直,严重者可有意识障碍。

10. **外伤性癫痫**   指外伤后造成的癫痫发作,可能与脑组织损伤、颅内出血、脑组织水肿、缺血缺氧、电生理变化有关。

七、颅脑损伤的康复评定

颅脑损伤的康复医学评定包括:运动功能评定、感觉功能评定、言语与吞咽功能评定、心理与认知功能评定、日常生活活动能力评定等。

1. **运动功能评定**   包括肌张力、肌力、关节活动范围、步态及平衡与协调功能的评定,评定肌张力使用Ashworth痉挛评定量表;肌力测定方法常用徒手肌力测试,通常采用6级分级法;关节活动范围使用量角器检查法;步态的评定可使用三维步态分析系统;平衡与协调功能常使用 Berg 平衡量表和检查共济失调的指鼻试验、轮替试验等。

2. 感觉功能评定　包括浅感觉(痛觉、温度觉、触觉)、深感觉(运动觉、位置觉、震动觉)、复合感觉的检查(两点辨别觉、实体觉、皮肤定位觉、体表图形觉)。

3. 言语与吞咽功能评定　失语症以波士顿诊断性失语症检查、西方失语症成套检查、汉语标准失语症检查等方式评定,构音障碍以构音器官功能的检查 Frenchay 评定法评定。吞咽障碍患者,吞咽造影检查是公认的最全面、最可靠、最有价值的吞咽功能检查方法。

4. 心理功能评定　可以从智力、人格、情绪几个维度来评价,韦氏智力量表是目前使用最多的智力测验量表;人格测验可以用艾森克人格问卷、明尼苏达多项人格问卷来评价;脑外伤患者常出现焦虑、抑郁情绪,可以汉密尔顿抑郁、焦虑量表或抑郁、焦虑自评量表评价。

5. 认知功能评定　常用蒙特利尔认知评估量表、简易精神状态检查量表来评价认知功能障碍程度。

6. 日常生活活动能力评定　可以使用 Barthel 指数、功能活动问卷;生活质量评定可以使用世界卫生组织生存质量评定量表、SF-36 简明健康状况量表等评定。

八、颅脑损伤后的康复

(一) 康复治疗原则

颅脑损伤的康复应遵循以下几点原则:早期干预、综合措施、循序渐进、主动参与、以提高患者社会生活参与能力和日常生活自理能力为中心。

1. 早期的康复介入有助于预防并发症的出现及肢体的废用,促进功能障碍的恢复,康复治疗应在生命体征稳定的情况下,尽早开始。早期卧床期应以良肢体位摆放。

2. 给予综合的个体化康复治疗方案,并循序渐进地进行训练。康复治疗方案应由康复医师针对患者各项功能的具体情况,制订相应训练目标和治疗计划,不应千篇一律,随着病情的改善,应总结康复进展并制订新的康复计划和目标。

3. 鼓励患者主动参与康复,强调家庭支持。患者的主动参与和家庭的支持都是保证康复治疗效果所必需的,应向亲属交代,尽可能多的鼓励患者进行康复训练。

4. 康复治疗目标是提高患者的社会生活参与能力和日常生活自理能力。康复训练的核心是消除或减轻患者的功能障碍,帮助他们发挥残留功能,恢复生活能力以重新回归社会,所以康复训练的基本原则就是改善患者的生活自理能力及社会参与能力。

(二) 康复治疗方法

康复治疗主要包括物理治疗、作业治疗、言语治疗、心理治疗、辅助器具的应用等。

1. 物理治疗　通过各种主动的运动治疗、被动的手法治疗、物理因子疗法等改善患者肢体的功能。运动治疗以功能训练为主要手段,以手法和器械为载体,恢复患者躯体功能,包括活动关节缓解关节活动受限、牵拉软组织改善软组织挛缩、训练肌力增加肌肉力量、神经发育疗法训练神经系统以促进其恢复等。物理因子治疗包括电疗法、光疗法、超声波疗法、磁疗法、水疗法、冷疗法、生物反馈疗法、压力疗法、石蜡疗法。手法治疗包括中医和西方医学的手法治疗,有调节神经、促进体液循环、改善关节功能、松解粘连的软组织、消除疲劳等作用。

2. **作业治疗**   常用的干预方法包括日常生活活动训练以维持生存和适应环境、转移训练以自由活动于床椅厕所浴室之间、生产性活动训练、手功能训练、强制性使用运动治疗以促进上肢功能恢复、知觉功能训练以恢复知觉障碍、认知功能训练以改善认知功能等。

3. **言语治疗**   目的为改善言语功能以期使患者获得最大的沟通交流能力，以更好地回归社会，手势语和画图、交流板可帮助严重语言障碍患者表达自己的意图。吞咽障碍治疗着眼于增加吞咽障碍患者进食安全性、降低吸入性肺炎等并发症的发生率，包括口部运动训练、间接吞咽训练、摄食训练，口部运动训练旨在增强口唇面部肌群的力量和协调性，针灸和电刺激有很好的效果。

4. 颅脑损伤患者会出现注意、记忆、计算、思维、语言、知觉等方面的认知障碍，认知康复针对认知缺陷的患者，改善、提高其认知功能。另外，患者可能因外伤致残等原因有抑郁、焦虑等情绪障碍，认知行为疗法、催眠等心理治疗方法有助于患者的心理康复。

（三）康复预后

评价颅脑损伤患者预后时，多从以下几点考虑：①患者基础特征，如年龄、发病前功能等，年轻的脑外伤患者，特别是儿童，较老年患者预后好，儿童患者即使早期有严重的神经系统体征，也可有显著的恢复；②损伤的严重程度，如 GCS 评分，昏迷持续时间等，GCS 评分低及长期昏迷的患者预后不佳，GCS 评分 3~4 分患者超过 85%在 24h 内死亡；③临床检查神经系统的损伤情况及其功能障碍情况。脑外伤后遗忘症的持续时间也与功能恢复呈负相关，反之，早期能主动参与治疗、早期功能即有改善的患者提示预后良好。

（杨傲然）

第三节 脊髓损伤及康复

脊髓损伤(spinal cord injure，SCI)是指由于各种原因引起的脊髓结构与功能的损害，从而造成损伤水平以下运动、感觉、自主神经功能障碍。

脊髓损伤是一种很严重的致残性损伤，脊髓损伤的分类方法有：

（1）按病因分类：外伤性脊髓损伤和非外伤性脊髓损伤，外伤性脊髓损伤其原因分为间接外力作用和直接外力作用两种；非外伤性脊髓损伤的原因较多，主要有发育性疾病、血管性疾病、感染性疾病、退行性疾病、肿瘤。

（2）按程度分类：完全性脊髓损伤和不完全性脊髓损伤。

（3）按部位分类：中央束综合征、半切综合征、前束综合征、后束综合征、脊髓圆锥综合征、马尾综合征、脊髓震荡。

（4）按平面分类：截瘫（胸段以下脊髓损伤造成躯干以及双下肢瘫痪而未累及双上肢）、四肢瘫（颈段脊髓损伤造成四肢运动感觉障碍）。

一、脊髓损伤的临床表现

1. **脊髓震荡**   伤后立即发生弛缓性瘫痪，损伤平面以下感觉、运动、反射及括约肌功能全部丧失。一般经历数小时至数天，感觉和运动功能开始恢复，不留任何神经系统后遗症。

2. **不完全损伤**   不完全损伤具有特殊的表现，如中央束综合征、半切综合征、前束综合征、后束综合征、脊髓圆锥综合征、马尾综合征。

3. 完全性脊髓损伤

（1）脊髓休克期：脊髓实质完全性横贯性损伤，损伤平面以下的最低位骶段感觉、运动功能完全丧失，包括肛门周围的感觉、括约肌收缩功能丧失。

（2）痉挛性瘫痪：2~4 周后演变为痉挛性瘫痪，肌张力增高，腱反射亢进，并出现锥体束征。

（3）脊髓圆锥损伤：正常人脊髓终止于第 1 腰椎体的下缘，因此第 12 胸椎和第 1 腰椎骨折可发生脊髓圆锥损伤，表现为会阴部皮肤感觉障碍，括约肌功能丧失，性功能障碍，双下肢感觉和运动功能正常。

4. 马尾神经损伤　损伤后表现为损伤平面以下弛缓性瘫痪、运动及感觉障碍、括约肌功能丧失，腱反射消失，没有病理性锥体束征。

二、康复评定

1. 神经平面的评定　神经平面是指身体双侧有正常的运动和感觉功能的最低脊髓节段。例如 C_6 损伤，意味着 C_7~S_5 节段有损伤。确定损伤平面时应注意：

（1）脊髓损伤神经平面主要以运动损伤平面为依据，但 T_2~L_1 节段，运动损伤平面难以确定，故主要以感觉损伤平面来确定。

（2）运动损伤平面和感觉损伤平面是通过检查关键肌的徒手肌力和关键感觉点的痛觉（针刺）和轻触觉来确定。美国脊髓损伤学会（American Spinal Injury Association，ASIA）和国际脊髓学会（International Spinal Cord Society，ISCoS）根据神经支配的特点，选出一些关键肌和关键感觉点，通过对这些肌肉和感觉点的检查，可迅速地确定损伤平面、关键肌和关键感觉点（表 7-3-1）。

（3）确定损伤平面时，该平面关键肌的肌力必须≥3 级，该平面以上关键肌的肌力必须正常。如脊髓 C_7 节段发出的神经纤维（根）主要支配肱三头肌，在检查 SCI 患者时若肱三头肌肌力≥3 级，C_6 节段支配的伸腕肌肌力 5 级，则可判断损伤平面为 C_7。

（4）损伤平面的记录：由于身体两侧的损伤水平可能不一致，评定时需同时检查身体两侧的运动损伤平面和感觉损伤平面，并分别记录（右-运动，左-运动；右-感觉，左-感觉）。

2. 运动功能及感觉功能的评定

（1）运动评分：按照 ASIA 和 ISCoS 采用运动评分法，所选的 10 组肌肉和评分法见表 7-3-1。

评定时分左、右两侧进行。评定标准：采用 MMT 法测定肌力，每一组肌肉所得分值与测得的肌力级别相同，从 1 分至 5 分不等。如测得肌力为 1 级则评 1 分，5 级则评 5 分。最高分左侧 50 分，右侧 50 分，共 100 分。也可将上肢、下肢分开计分，上肢双侧最高 50 分，下肢双侧最高 50 分，共 100 分，这是 ASIA 和 ISCoS2006 版推荐的运动评分方法。评分越高表示肌肉功能越佳，据此可评定运动功能。

（2）损伤程度的评定：损伤是否为完全性的评定以最低骶节（$S_{4~5}$）有无残留功能为准。残留感觉功能时，刺激肛门皮肤与黏膜交界处有反应或刺激肛门深部时有反应。残留运动功能时，肛门指检时肛门外括约肌有自主收缩。完全性脊髓损伤：$S_{4~5}$ 既无感觉也无运动功能。不完全性脊髓损伤：$S_{4~5}$ 有感觉或运动功能。最常使用的是 ASIA 分级量表（表 7-3-2）。

表 7-3-1   SCI 损伤平面的确定

运动平面	感觉平面
C_2	枕骨粗隆
C_3	锁骨上窝
C_4	肩锁关节顶部
C_5 屈肘肌(肱二头肌、肱肌)	肘前窝外侧
C_6 伸腕肌(桡侧伸腕长和短肌)	拇指近节背侧皮肤
C_7 伸肘肌(肱三头肌)	中指近节背侧皮肤
C_8 中指屈肌(指深屈肌)	小指近节背侧皮肤
T_1 小指展肌	肘前窝内侧
T_2	腋窝顶部
T_3	第 3 肋间
T_4	第 4 肋间(乳线)
T_5	第 5 肋间(在 $T_{4\sim6}$ 的中点)
T_6	第 6 肋间(剑突水平)
T_7	第 7 肋间(在 $T_{6\sim8}$ 的中点)
T_8	第 8 肋间(在 $T_{6\sim10}$ 的中点)
T_9	第 9 肋间(在 $T_{8\sim10}$ 的中点)
T_{10}	第 10 肋间(脐)
T_{11}	第 11 肋间(在 $T_{10\sim12}$ 的中点)
T_{12}	腹股沟韧带中点
L_1	$T_{12}\sim L_2$ 之间的 1/2 处
L_2 屈髋肌(髂腰肌)	大腿前中部
L_3 伸膝肌(股四头肌)	股骨内髁
L_4 踝背伸肌(胫前肌)	内踝
L_5 趾长伸肌(踇长伸肌)	足背第 3 跖趾关节处
S_1 踝跖屈肌(腓肠肌和比目鱼肌)	外踝
S_2	腘窝中点
S_3	坐骨结节
$S_{4\sim5}$	肛门周围

表 7-3-2　ASIA 残损分级

损伤程度	临床表现
A 完全性损伤	$S_{4\sim5}$ 无感觉和运动功能
B 不完全性损伤	损伤平面以下,包括 $S_{4\sim5}$,有感觉功能但无运动功能
C 不完全性损伤	损伤平面以下存在运动功能,平面以下一半以上关键肌肌力<3 级
D 不完全性损伤	损伤平面以下存在运动功能,平面以下至少一半关键肌肌力≥3 级
E 正常	感觉和运动功能正常

脊髓功能部分保留区(zoneofpartial preservation,ZPP):完全性脊髓损伤患者在脊髓损伤平面以下 1~3 个脊髓节段中仍有可能保留部分感觉或运动功能,脊髓损伤平面与脊髓功能完全消失的水平之间的脊髓节段,称为脊髓功能部分保留区。

脊髓休克的评定:球海绵体反射是判断脊髓休克是否结束的指征之一,此反射的消失为休克期,反射的再出现表示脊髓休克结束。但需注意的是极少数正常人不出现该反射,圆锥损伤时也不出现该反射。具体检查方法:用戴手套示指插入肛门,另一手刺激龟头(女性刺激阴蒂),阳性时手指可以明显感觉肛门外括约肌的收缩。脊髓休克结束的另一指征是损伤水平以下出现任何感觉运动或肌肉张力升高和痉挛。

(3) 感觉功能评定:采用 ASIA 和 ISCoS 的感觉评分(sensory scores,SS)来评定感觉功能,选择 $C_2\sim S_5$ 共 28 个节段的关键感觉点,分别检查身体两侧各点的针刺和轻触觉,感觉正常得 2 分,异常(减退或过敏)得 1 分,消失为 0 分。每侧每点每种感觉最高为 2 分。每种感觉一侧最高为 56 分,左右两侧为 2×56 = 112 分。两种感觉得分之和最高可达 224 分。分数越高表示感觉越接近正常(图 7-3-1)。

(4) 痉挛评定:目前临床上多用改良的 Ashworth 量表。评定时检查者徒手牵伸痉挛肌进行全关节活动范围内的被动运动,通过感觉到的阻力及其变化情况把痉挛分成 0~4 级。

3. **日常生活活动能力评定**　常用改良 Barthel 指数表进行评定(参见相关章节)。

三、康复治疗

1. **急性期**　一般当临床抢救告一段落,患者生命体征和病情基本平稳、脊柱稳定即可开始康复训练。伤后 1~4 周为早期,此期临床治疗与康复治疗是同时进行并相互配合的。若患者生命体征、病情基本稳定,在保证脊柱稳定性的前提下即可开始康复训练,急性期主要采取在床上或床边进行,每天 1~2 次,训练强度不宜过量,主要目的是防止废用综合征,预防肌肉萎缩、关节挛缩,骨质疏松等。

早期康复的内容主要包括:

(1) 良肢位摆放与变换。

(2) 关节被动运动。

(3) 早期坐起训练。

(4) 直立适应性训练。

(5) 呼吸及排痰训练。

(6) 膀胱和直肠训练。

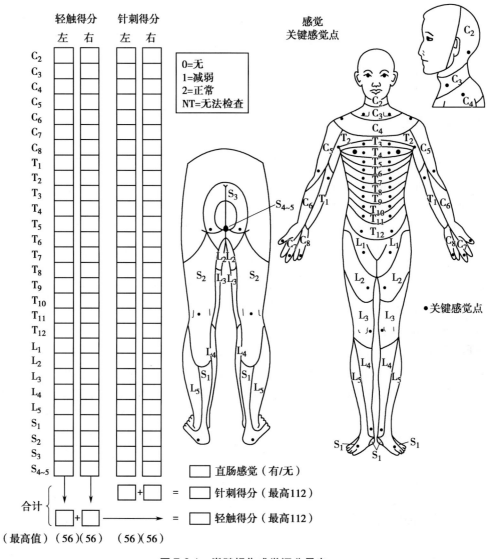

图 7-3-1　脊髓损伤感觉评分量表

（7）压疮处理。

（8）理疗：选用超短波消炎镇痛、减轻水肿，改善循环；中频电刺激及神经肌肉电刺激治疗瘫痪肢体，以加速运动功能的恢复。

2. 恢复期　一般 12 周后为恢复期，患者生命体征稳定、骨折部位稳定、神经损伤或压迫症状稳定、呼吸平稳后即可进入恢复期治疗。根据患者病情，进入恢复期的时间可以更早些或迟一些。

（1）物理治疗：肌力训练，肌肉与关节牵张训练，坐位训练，转移训练，轮椅训练，步行训练。

（2）作业治疗：日常生活活动训练，假肢与矫形器，环境改造。

（3）理疗：选用超短波消炎镇痛、减轻水肿，改善循环；中频电刺激及神经肌肉电刺激治疗瘫痪肢体，以加速运动功能的恢复。

（4）并发症的处理：疼痛，肌肉痉挛，泌尿系统合并症，深静脉血栓，自主神经反射障碍，异位骨化，骨质疏松，性功能障碍，迟发性神经功能恶化。

四、矫形器、技术辅助用具的应用

1. 颈髓损伤

（1）C_3损伤特点：不能自主呼吸，除头部能活动外，四肢和躯干均不能活动，日常生活完全不能自理。

此情况适用于：呼吸机（室内用和轮椅上使用）高靠背轮椅，带有各种坐位姿势保持器，能保持头部、躯干和四肢的稳定和固定在合适的位置上。

（2）C_4损伤特点：有自主呼吸，患者能颈部固定和旋转，患者生活全部靠别人辅助。

此情况适用于：①长对掌矫形器、背侧腕手矫形器、上肢悬吊架，经过训练后配合矫形器完成进餐动；②高靠背电动轮椅，一般患者需要使用头控制电动轮椅，另外还有气控和声控电动轮椅。主要目的：使患者能独立完成移动。

（3）C_5损伤特点：呼吸不困难，可较好地完成膈肌运动，但肺活量小。可上提肩胛骨、肩关节，肘关节可屈曲，但无肘关节伸展动作，没有腕关节背伸动作。较C_4损伤增加了上肢部分运动功能，但日常生活仍然需要靠他人辅助。

此情况适用：高靠背电动轮椅，仍需以头控电动轮椅为主。部分患者可以训练使用球形控制杆的电动轮椅（图7-3-2）。

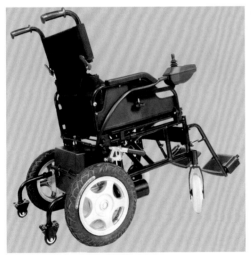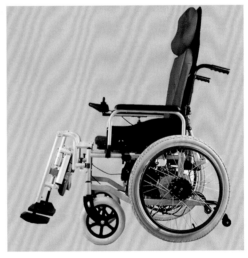

图 7-3-2　球形控制杆电动轮椅

（4）C_6损伤特点：肩关节可完成屈曲、伸展、内收外展、旋转等动作。肘关节可屈曲，仍不能外展。增加了腕关节的主动背伸功能，但屈指肌力弱。可完成上半身穿衣动作、床上翻身、起坐及平面转移。

此情况适用：床边配备金属护栏和床脚配备带环的长绳，以助翻身动作完成和起坐动作；可配备普通手动轮椅。脚踏板和扶手需要可拆式，以便于患者上下轮椅转移动作方便；自助具、万能生活袖带或"C"形夹，可插或连接勺子、叉子帮助患者进食、写字、使用电脑，杯子配备"C"形或"T"形把手可帮助患者自行饮水（图7-3-3）；穿袜自助具；转移板帮助转移出

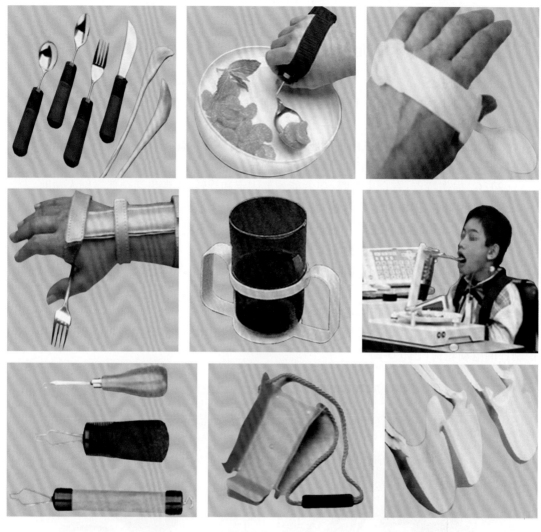

图 7-3-3 自助具

或转移进轮椅。

（5）C$_7$损伤特点：肩关节除内收、外展、屈曲、伸展、旋转外，可水平外展，肘关节可有伸展动作，腕关节可屈曲。掌指关节可伸展，但是手的握力差。除翻身、起坐外，尚可完成双上肢的支撑动作，可使臀部上提，从而较好完成转移动作。

此情况适用于：手动式轮椅或电动轮椅；万能袖带和手部矫形器；多种自助具辅助完成梳头、刷牙、照镜等动作（图7-3-4）；残疾人专用汽车。

（6）C$_8$损伤特点：上部躯干肌尚未恢复，掌指关节可屈曲，指间关节可屈曲，手指可外展，内收。

此情况适用：髋膝踝足矫形器（hip-knee-ankle-foot orthosis，HKAFO）及双拐站立；普通轮椅；配备手的矫形器以完成更多生活动作。

2. 胸髓损伤

（1）T$_{1,2}$损伤特点：部分肋间肌和上部躯干肌存在功能，手指功能正常。由于上肢功能

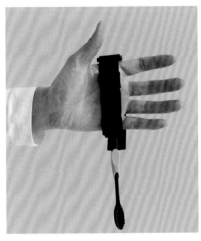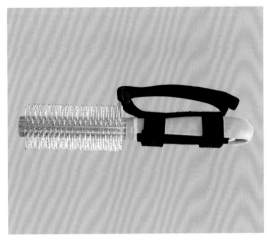

图 7-3-4　日常生活自助具

正常可完成大部分日常生活和转移动作但是腰背肌力不足。

此情况适用:腰背部矫形器使躯干直立,增加肺活量;应用 HKAFO 站立训练;双拐(腋拐)与髋膝踝足矫形器配合,适用可小幅度步行训练;普通轮椅;自助具可应用长把持物钳,这种自助具适用于所有 T_1 以下脊髓损伤,手部功能完整的患者。

(2) $T_{6,7}$ 损伤特点:肋间肌和上部躯干肌大部分存在功能,可独立完成床上与轮椅的转移,但使用矫形器仍不能完成上下台阶动作。

此情况适用:同 $T_{1,2}$ 配备;可选用交互式步行矫形器 RGO、ARGO(图 7-3-5)等;可选用塑性外固定背心。

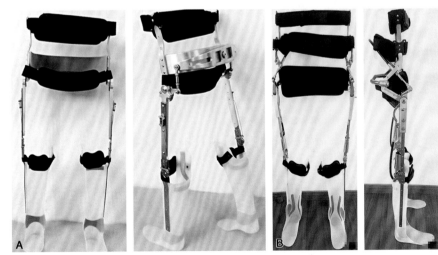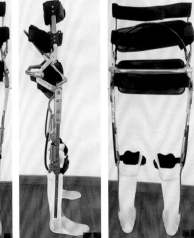

图 7-3-5　RGO、ARGO 矫形器

(3) T_{12} 损伤特点:肋间肌,躯干肌和腹肌均正常。躯干平衡功能好。使用膝踝足矫形器和腋拐可大步幅 4 点步训练,可完成大部分生活动作,包括驾驶残疾人汽车,使用轮椅过障碍。

此情况适用:膝踝足矫形器(KAFO);双腋拐;助行器;普通轮椅或专业运动轮椅(图 7-

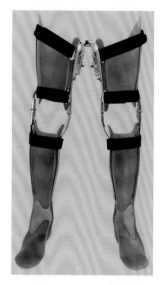

图 7-3-6　膝-踝-足矫形器

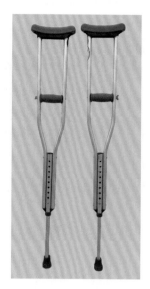

图 7-3-7　双腋拐

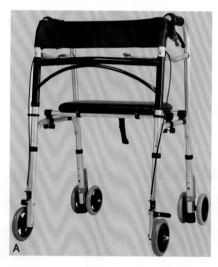
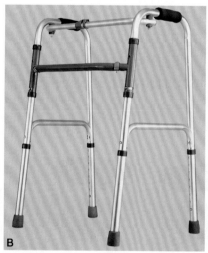

图 7-3-8　助行器

3-6~图 7-3-9)。

3. **腰髓损伤**

（1）L_1 损伤特点:腰方肌存在,可使骨盆上移,其他同 T_{12}。此情况适用同 T_{12},实现家庭功能性步行。

（2）L_2 损伤特点:髂腰肌存在,髋关节可主动屈曲、内收。适用膝踝足矫形器（KAFO）,可能做到实用性步行,可驾驶残疾人专用汽车。

此情况适用:膝踝足矫形器（KAFO）（图 7-3-10）;腋拐或肘拐;普通轮椅。

（3）L_3 损伤特点:膝关节伸展功能,稳定性能良好,股四头肌肌力在 3 级以上时可用踝足矫形器做到社区功能性步行。

此情况适用:踝足矫形器（AFO）,最好选用踝关节活动角度可调节的矫形器;肘拐（图 7-3-11、图 7-3-12）。

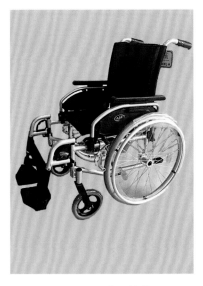

图 7-3-9　普通轮椅

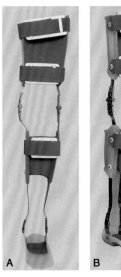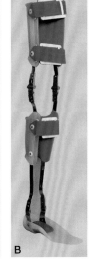

图 7-3-10　膝踝足矫形器

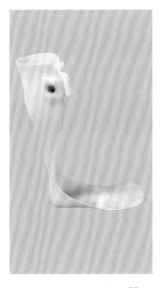

图 7-3-11　踝足矫形器

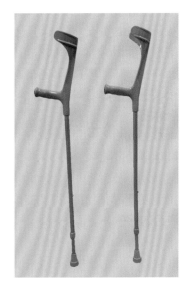

图 7-3-12　肘拐

（4）L$_4$ 损伤特点：踝关节可背伸及内翻，此情况适用同 L$_3$ 损伤。

4. **骶髓损伤**　S$_{1、2}$ 损伤特点：足可主动外翻、跖屈。适用踝足矫形器足托，可借助手拐实现社区功能性步行。

（万春晓）

第四节　周围神经损伤与康复

一、概述

周围神经损伤指周围神经干及其分支受到外界直接或间接力量而发生的损伤,损伤后的典型表现为运动障碍、感觉障碍和自主神经功能障碍。

1. 病因　外伤是周围神经损伤的常见原因,可以单独发生,也可与其他组织损伤合并发生,包括牵拉损伤、切割伤、压迫性损伤、火器伤、缺血性损伤、电烧伤及放射性烧伤、药物注射性损伤及其他医源性损伤。

2. 症状与体征

(1) 受损神经所支配的肌肉主动运动消失,呈迟缓性瘫痪,进行性肌肉萎缩和肌张力消失。

(2) 感觉障碍:受损神经所支配的皮肤感觉消失。

(3) 腱反射异常:腱反射减退或消失。

(4) 皮肤营养障碍:受损神经支配区的皮肤早期温度增高、潮红,2 周后支配区皮肤温度减低、无汗、光滑、苍白、萎缩发亮、变薄、汗腺停止分泌而干燥,指甲起嵴(呈爪状弯曲),自觉怕冷。坐骨神经损伤后,易发生足底压迫溃疡及冻伤。

(5) 畸形:某些神经损伤可出现固定畸形,例如桡神经损伤后出现腕下垂;尺神经损伤后有爪状手;正中神经损伤后出现"猿手"畸形;腓总神经损伤后出现足下垂等。

(6) 刺激性神经痛及灼性神经痛。

3. 诊断依据

(1) 常有外伤史

(2) 肢体姿势异常

(3) 运动功能异常

(4) 感觉功能异常:感觉神经支配区皮肤痛觉和触觉等发生障碍。Tinel 征可用于感测神经再生到达的部位。

(5) 自主神经功能障碍:支配区皮肤营养障碍,由早期无汗、干燥、发热、发红到后期变凉、萎缩、粗糙甚至发生溃疡。

(6) 反射功能减弱或消失。

(7) 神经肌电图检查:有助于神经操作部位的确定,为判断损伤程度,预后及观察神经再生提供依据。

4. 治疗原则

(1) 开放性损伤:对锐器伤或清洁伤口,做一期神经缝合。对火器伤或污染伤口,待伤口愈合 3~6 周后做二期神经修复。

(2) 闭合性损伤:神经受压,牵拉或挫损,早期进行骨折及关节复位,神经功能多能自行恢复。如 1~3 个月无恢复,则需手术检查。

(3) 晚期神经损伤:争取 3 个月内修复,伤后 1 年以上的病例,也应积极修复。

(4) 根据神经损伤的时间、性质、程度和范围,可分别行神经松解、减压,缝合修复或行神经移位或移植,或后期行功能重建术。

二、臂丛神经损伤

（一）临床表现与诊断

1. 由 $C_5 \sim T_1$ 神经根综合而成的臂丛支配上臂、前臂和手的所有运动和感觉功能。臂丛损伤涉及 $C_5 \sim T_1$ 神经根、神经干、神经束和神经本身各层面,臂丛损伤的一般机制是牵拉伤。较常见的损伤类型有以下几种:

（1）根性损伤

1）C_5 根性撕脱伤:因肩胛背神经从 C_5 发出,临床表现为肩胛提肌及大、小菱形肌麻痹。

2）$C_8 \sim T_1$ 根性损伤:出现 Horner（霍纳）综合征,即患侧眼裂变窄、眼球轻度下陷、瞳孔缩小、面颈部不出汗、早期因黏膜充血可有红眼及鼻堵现象。

（2）根以下损伤

1）$C_{5\sim6}$ 神经损伤:肩胛上神经所支配的冈上、下肌麻痹;肌皮神经支配的肱二头肌、喙肱肌及肱肌麻痹;腋神经支配的三角肌及小圆肌麻痹;桡神经部分纤维支配的肱桡肌、旋后肌及肱三头肌外侧头麻痹。

2）$C_5 \sim C_7$ 神经损伤:除上述肌肉麻痹外,另有肱三头肌、腕和指伸肌、背阔肌及正中神经所支配的旋前圆肌、桡侧腕屈肌麻痹。

3）$C_8 \sim T_1$ 神经损伤:如非根性损伤,霍纳征应为阴性。尺神经及除去旋前圆肌、桡侧腕屈肌以外的正中神经支配肌麻痹,部分胸大、小肌麻痹。

4）$C_{7,8} \sim T_1$ 损伤:临床表现为正中神经及尺神经完全麻痹,伸肘、伸腕、伸指力减弱。

（3）神经干损伤

1）上干损伤:与不含有胸长神经及肩胛背神经麻痹的 $C_{5,6}$ 神经损伤相同。

2）下干损伤:除霍纳征阴性外,与 C_8、T_1 神经损伤所麻痹的肌肉相同。

（4）神经束损伤

1）外侧束损伤:肌皮神经支配的肱二头肌、喙肱肌、肱肌麻痹;正中神经外侧头所支配的旋前圆肌、桡侧腕屈肌麻痹。

2）内侧束损伤:除去旋前圆肌、桡侧腕屈肌以外的正中神经及尺神经所支配的肌肉麻痹。

3）后侧束损伤:腋神经支配的三角肌、小圆肌麻痹;桡神经支配的肘伸、腕伸、指伸肌麻痹;胸背神经支配的背阔肌麻痹;肩胛上、下神经支配的大圆肌及肩胛下肌麻痹。

2. **临床诊断**　臂丛神经损伤的诊断包括临床检查及肌电图等辅助检查,但主要依靠临床检查,对每个关节、每根神经、每块肌肉进行全面检查后,按以下步骤进行诊断:

（1）判断有无臂丛损伤:有下列情况出现时,应考虑臂丛损伤的存在。

1）上肢五大神经（腋、肌皮、正中、桡、尺）中任何两支的联合损伤（非同一平面的切割伤）。

2）手部三大神经（正中、桡、尺）中任何一根合并肩关节或肘关节功能障碍（被动活动正常）。

3）手部三大神经（正中、桡、尺）中任何一根合并前臂内侧皮神经损伤（非切割伤）。

（2）确定损伤部位:临床上,以胸大肌锁骨部代表 $C_{5\sim6}$、背阔肌代表 C_7、胸大肌胸肋部代表 $C_8 \sim T_1$,上述肌肉萎缩说明损伤在锁骨上,即根、干部损伤。上述肌肉功能障碍存在说明损伤在锁骨下,即束支部损伤。这是鉴别损伤在锁骨上或下的重要依据。

（3）根、干、束、支损伤的定位诊断

1）腋神经损伤:①单纯腋神经损伤,损伤平面在腋神经分支以下。②腋神经合并桡神经损伤,损伤平面在后束。③腋神经合并肌皮神经损伤,损伤平面在上干。

2）肌皮神经损伤:①单纯肌皮神经损伤,损伤平面在肌皮神经分支以下。②肌皮神经合并腋神经损伤,损伤平面在上干。③肌皮神经合并正中神经损伤,损伤平面在外侧束。④肌皮神经合并桡神经损伤,损伤平面在 C_6 根部。

3）桡神经损伤:①单纯桡神经损伤,损伤平面在分支以下。②桡神经合并腋神经损伤,损伤平面在后束。③桡神经合并肌皮神经损伤,损伤平面在 C_6。④桡神经合并正中神经损伤,损伤平面在 C_8。

4）正中神经损伤:①单纯正中神经损伤,损伤平面在分支以下。②正中神经合并肌皮神经损伤,损伤平面在外侧束。③正中神经合并桡神经损伤,损伤平面在 C_8。④尺神经、正中神经、桡神经、肌皮神经同时损伤,损伤平面在 T_1、C_8、C_7、C_6 神经根。

5）尺神经损伤:①单纯尺神经损伤,损伤平面在分支以下。②尺神经合并正中神经损伤,损伤平面在内侧束。③尺神经、正中神经、桡神经、肌皮神经同时损伤,损伤平面在 T_1、C_8、C_7、C_6 神经根。

（二）康复评定

1. 肢体姿势　注意有无某些神经损伤的固定畸形。

2. 水肿评定　检查水肿情况,有利于确定治疗方案的效果,记录手和腕部特殊解剖部位的周径是一种可取的方法。然而,在某些情况下,估计手的容积最好用量筒来测定。

3. 运动功能检查　根据肌肉瘫痪程度判断神经损伤情况,一般用六级法区分肌力:

M_0:无肌肉收缩。

M_1:肌肉稍有收缩。

M_2:有对抗地心引力的方向,能达到关节完全动度。

M_3:对抗地心引力方向,能达到关节完全动度,但不能对抗阻力。

M_4:能对抗阻力达到关节完全动度,但肌力较健侧差。

M_5:正常。

4. 感觉功能检查　神经的感觉纤维在皮肤上有一定的分布区,检查感觉减退或消失的范围,可判断是否有神经损伤。早期一般只检查痛觉与触觉即可,但由于神经的重叠支配,单根感觉神经断裂后,其支配区感觉可为邻近的感觉神经所代偿,故临床检查感觉障碍时,应以没有邻近神经重叠支配的绝对区为准。检查时可与健侧对比,同时应检查深部感觉是否存在或消失。

感觉功能障碍亦用六级法区分其程度:

S_0:完全无感觉。

S_1:深痛觉存在。

S_2:有痛觉及部分触觉。

S_3:痛觉和触觉完全,无两点区别觉。

S_4:痛、触完全,且有两点区别觉,但距离较大。

S_5:感觉完全正常。

5. 神经反射的检查　包括肱二头肌、肱三头肌、肱桡肌、髌腱及踝反射等。根据神经受损情况,可出现相关反射减退或消失。

6. **自主神经功能障碍的检查**　检查汗腺功能可判断自主神经损伤或恢复情况,无汗或少汗区一般与感觉消失的范围相符合。最简单的检查方法是用手指触摸皮肤,局部有湿润感觉者表示有汗,若局部有干燥光滑感表示无汗,也可用放大镜观察有无细小的汗点来识别。此时,还可用下述出汗试验来确定:①淀粉碘试验。在手指掌侧涂 2%碘溶液,干后涂一层淀粉,然后用烤灯,饮热水并适当运动出汗,出汗区变为蓝色。②茚三酮试验:在发汗后将患指或趾置于干净纸上按一指印,用铅笔画出手或足趾范围,将纸浸于茚三酮溶液中后取出烤干。如有汗液,可在指印处显示紫色点状指纹。因汗中含多种氨基酸,遇茚三酮后变为紫色。③电测仪记录出汗情况。

7. **神经干叩击试验(Tinel 征)**　神经损伤后或损伤神经修复后,在损伤平面或神经生长所达到的部位,轻叩神经即可出现疼痛、放射痛和过电感的过敏现象。该体征对神经损伤的诊断和神经再生的进程有较大的判断意义。

8. **疼痛**　除了询问静息状态及一般生活活动中疼痛情况外,还要了解运动诱发疼痛的情况。各种关节稳定性试验都是模拟运动诱发疼痛的试验。运动时,疼痛可破坏运动协调性和连贯性,导致新的损伤。

9. **其他检查**

(1) 肌电图(EMG)检查:用同心圆针电极刺入被检肌肉,记录其静止及不同程度自主收缩时所产生的动作电位及声响的变化,分析肌肉、运动终板及其支配神经的生理病理状态,以确定:①临床上有无神经损害及损害的程度。完全损伤时肌肉不能自主收缩,记录不到电位,或出现纤颤电位、正锐波等;部分损伤时可见平均时限延长,波幅及电压降低,变化程度与损伤的程度有关。②鉴别神经源性或肌源性损害。一般认为,自发电位的出现是神经源性损害的特征。③观察神经再生情况。神经再生早期出现低波幅的多相性运动单位波,并逐渐形成高电压的巨大电位。定期观察其变化,可以判断神经再生的质量和进展。④测定神经传导速度。正常人四肢神经传导速度一般为 40~70m/s。神经受损后,若其神经传导速度减慢,表示部分受损。若神经传导速度为 0,表示神经完全断裂。

(2) 诱发电位(SEP)检查:利用一定形态的脉冲电流刺激神经干,在该神经的相应中枢部位,支配区域神经干上记录所诱发的动作电位。临床常用检查项目有感觉神经动作电位、肌肉动作电位及体感诱发电位等。

(三) 康复治疗

1. **物理因子疗法**　常用的电刺激有低频脉冲电疗法、中频电疗法等刺激神经或肌肉,引起肌肉收缩,从而防止或减轻肌萎缩,故又称"电体操"。能促进神经的定向生长。在周围神经损伤处采用某些促生长剂药物做离子导入,对神经纤维生长也有促进作用。一般认为,肌力越弱,特别是 0 级或 1 级,电刺激的价值越大。此外,磁、激光、超声波也有促进周围神经生长的作用。

2. **运动疗法**　运动疗法进行训练时必须注意维持功能位。上肢关节的功能位如下:肩关节,屈45°,外展60°,无内外旋;肘关节,屈90°,前臂中立位;腕关节,腕背伸40°~50°,尺偏约15°,指屈肌处于最大功能位;手,在腕轻度背伸、尺偏时,手指在其各关节处稍屈曲,从示指到小指屈曲角度递增。拇指处于对掌位,掌指关节半屈曲,指间关节轻微屈曲。

(1) 按摩与被动运动:周围神经损伤或手术拆除外固定后,应及时进行按摩与被动运动,以促进局部血液及淋巴循环,增强新陈代谢,消肿并松解瘢痕粘连,预防肌腱肌肉缩短和关节挛缩。按摩手法一般从远端开始呈向心性运动,应强调柔中有刚,但又忌动作粗暴。

（2）"传递冲动"训练:周围神经损伤早期,要鼓励患者进行主动运动,也就是使相应的大脑皮质及脊髓前角细胞兴奋,并发放运动冲动,使之沿神经轴索传导,直至再生部位。其作用可能为防止神经元变性,加强轴索流的输出及传导,发挥神经营养作用,从而促进周围神经纤维的再生。这种试图引起瘫痪肌肉运动的练习,称为"传递冲动"练习。

（3）肌力训练:运动是维持肌肉正常功能和形态的重要方法。神经损伤后,肌肉的失神经支配会导致肌肉萎缩。早期应用电刺激引起肌肉收缩代替肌肉的主动收缩。在肌力刚刚恢复1~2级时,则应进行适当的主动肌力训练,这样可以增强肌肉的力量,促进功能恢复。助力、主动、抗阻运动是增强肌力的有效方法。

（4）手指关节功能锻炼:周围神经损伤后早期,肌肉无主动收缩手指的功能。因此,主要依靠被动的关节运动,促进淋巴和静脉回流,起到消肿作用,以保持关节的活动范围。

3. 作业疗法　能提高患者训练兴趣,建立对生活的信心;改善肢体尤其是上肢的活动能力,增大运动范围,增强肌力;改善运动的协调性和灵活性,提高肌肉运动的耐力及运动的调节能力等。对周围神经损伤的患者,康复中、后期的作业疗法能提高生活自理能力,因此尤为重要;ADL训练:当肢体基本功能恢复不良时进行这些专门训练,可以增强独立生活及参加适当工作的能力,有时需要在特殊支具帮助下,利用特制工具进行;协调训练是以发展神经肌肉协调能力为目标。常用于神经再生肌力恢复已达3级以上的患者,改善对主动运动的控制能力,恢复动作的协调性和精确性,提高动作质量。达到协调的途径是反复练习和完成正确动作。

4. 心理治疗　神经损伤往往给患者带来终身残疾,有的患者对治疗失去信心,心情急躁,不配合治疗,可以导致进一步的身心损害。患者有这样的心情是正常的,也是必然的。面对这种情况,医务工作者不应歧视他们,应使他们从心理上树立战胜病痛的信心。

5. 支具应用　神经损伤早期支具能保持手功能位及防止畸形,其基本作用有以下几点:

（1）稳定和支持作用。

（2）固定和保护作用。

（3）预防和矫正畸形。

（4）提高功能。

总之,上肢神经损伤后应尽早使用手支具,其目的在于保持手的功能位、防止畸形;保护屈伸肌腱、关节、手掌弓和指蹼间隙;固定拇指于外展、对掌位以便于抓握物体;促进手指屈肌紧张以利于抓握。

三、坐骨神经损伤

（一）临床表现与诊断

坐骨神经由 $L_5 \sim S_3$ 神经根组成。按损伤部位分根性和干性坐骨神经痛两种,前者多见根性坐骨神经痛病变位于椎管内,病因以腰椎间盘突出最多见,其次有椎管内肿瘤、腰椎结核、腰骶神经根炎等。干性坐骨神经痛的病变主要是在椎管外坐骨神经行程上,病因有骶髂关节炎、盆腔内肿瘤、妊娠子宫压迫、臀部外伤、梨状肌综合征、臀肌注射不当以及糖尿病等。

1. 临床表现　本病男性青壮年多见,单侧为多。临床症状以疼痛由腰骶部经臀部向下肢放散,呈放射性、烧灼样或针刺样疼痛,行动时加重,弯腰、咳嗽、喷嚏时疼痛加剧为主。患侧腰、骶、髂、臀、腓、踝等处可有明显的压痛点。疼痛程度及时间常与病因及起病缓急有关。

（1）根性坐骨神经痛：多为急性或亚急性起病，少数为慢性。开始常有下背部酸痛或腰部僵硬不适感，最常见的原因为腰椎间盘突出，常在用力、弯腰或剧烈活动等诱因下，疼痛自腰部向一侧臀部、大腿后，腘窝、小腿外侧及足部放射，呈烧灼样或刀割样疼痛，咳嗽及用力时疼痛可加剧，夜间更甚。患者为避免神经牵拉、受压，常取特殊的减痛姿势，如睡时卧向健侧，髋、膝关节屈曲，站立时着力于健侧，日久造成脊柱侧弯，多弯向健侧，坐位时臀部向健侧倾斜，以减轻神经根的受压。牵拉坐骨神经皆可诱发疼痛或疼痛加剧，如①克尼格征（Kernig sign）阳性：患者仰卧，先屈髋及膝成直角，再将小腿上抬。由于屈肌痉挛，因而伸膝受限而小于130°并有疼痛及阻力；②直腿抬高试验（Lasegue 征）阳性：患者仰卧，下肢伸直、患肢上抬不到70°而引起腿部疼痛。患肢小腿外侧和足背常有麻木及感觉减退。臀肌张力松弛，伸蹬及屈蹬肌力减弱。跟腱反射减弱或消失。

（2）干性坐骨神经痛：多为急性或亚急性起病，少数为慢性。疼痛部位主要沿坐骨神经通路，腰部不适不明显，也有根性坐骨神经痛的减痛姿势。沿坐骨神经行程有几个压痛点，如腰椎旁点、臀点、腘点、腓肠肌点、踝点。Lasegue 征阳性。小腿外侧和足背的感觉障碍比根性者略为明显，坐骨神经支配区的肌肉松弛，并有轻微肌萎缩，踝反射常减退或消失。

2. **诊断** 根据疼痛的分布，加重和减轻疼痛的特殊姿势，以及直腿抬高试验等检查，诊断一般不难。原发性和继发性的区别在于原发性坐骨神经痛起病较突然，痛点压痛明显，肌萎缩不明显。继发性起病较缓，腰痛明显，但痛点压痛不明显，常伴有肌萎缩。根性和干性坐骨神经痛的区别是前者在咳嗽、用力时疼痛加剧，且呈放射性，腰椎横突和棘突压痛和叩击痛明显，痛点压痛轻微或不明显，坐骨神经牵拉症状较轻，肌力减退，反射消失明显。干性的压痛点压痛明显、咳嗽用力时疼痛加重，坐骨神经牵拉症状明显。必要时可进行脑脊液、X线片、CT 或 MRI 等检查。

（二）临床治疗

治疗包括病因治疗及对症治疗。只有找到引起坐骨神经痛的确切病因方有可能彻底治愈。对症治疗也很重要。

1. **急性期的处理** 坐骨神经损伤是周围神经损伤中最难处理和疗效最差的损伤之一。其各段损伤与局部解剖关系密切。药物注射伤应争取尽早行神经松解术，生理盐水反复冲洗，术后采用高压氧治疗可有效促进损伤坐骨神经再生修复，患者年龄越小，手术越早，效果越好；如为切割伤等锐器伤，应一期修复，行外膜对端吻合术，术后固定于伸髋屈膝位6~8周；如为髋关节脱位或骨盆骨折所致的坐骨神经损伤，早期应复位减压，解除压迫，观察1~3个月后根据恢复情况再决定是否探查神经；如为火器伤，早期只做清创术，待伤口愈合后3~4周再行探查修复术。如腰椎间盘脱出急性期卧硬板床休息1~2周常可使症状稳定。

2. **药物治疗** 对症治疗，疼痛可用扑热息痛加可待因30mg/次，口服，3~4次/d，以及其他非甾体类镇痛药，如异丁苯乙酸、萘普生等。肌肉痉挛可用安定5~10mg/次口服，3次/d；或环苯扎林10mg/次口服，3次/d，可能有效。

严重病例可用地塞米松10~15mg/d，静脉滴注，7~10d；一般可口服泼尼松10mg，1~4次/d，10~14次为一疗程。也可用1%~2%普鲁卡因或加泼尼松龙各1ml椎旁封闭。可配合针灸和理疗，保守疗法多可缓解。疗效不佳时可用骨盆牵引或泼尼松龙硬脊膜外注射，个别无效或慢性复发病例可考虑手术治疗。

（三）康复评定

1. **运动功能评定** 观察肌肉有无肿胀或萎缩、肢体有无畸形、步态和姿势有无异常；肢体周径测试;肌力、肌张力、关节活动范围的评定。

2. 感觉功能评定　痛觉、触觉、温度觉、压觉、两点辨别觉、皮肤定位觉、实体觉、位置觉、振动觉、神经干叩击试验(Tinel 征)等。

3. 电生理评定　强度-时间曲线检查;肌电图检查;神经传导速度检查;体感诱发电位检查;直流感应电检查等。

4. ADL 评定　ADL 是人类在生活中反复进行的最必须的基本活动。周围神经损伤后,会不同程度的出现 ADL 能力困难。ADL 评定对了解患者的能力,制订康复计划、评价治疗效果,安排重返家庭或就业都十分重要。

（四）康复治疗

由于坐骨神经的行程很长,高位严重损伤后恢复时间也长,易出现并发症。应用踝足矫形器、膝踝足矫形器或矫形鞋,以防止膝、踝关节挛缩和足内、外翻畸形。脉冲高频电疗法、低频脉冲电流、激光照射和神经营养因子促进神经再生,神经肌肉电刺激治疗小腿和大腿后面的肌肉、运动疗法增强肌力,感觉训练,以 TENS、经络导平、封闭等缓解疼痛。对于下肢肿胀,可采用抬高患肢休息、顺序充气循环治疗、干扰电疗法、高压低频脉冲电疗法等治疗。

四、吉兰-巴雷综合征

（一）临床表现与诊断

吉兰-巴雷综合征(Guillain-Barre syndrome,GBS)是一种自身免疫介导的周围神经病,主要损害多数脊神经根和周围神经,也常累及脑神经。临床特点为急性起病,症状多在 2 周左右达到高峰,表现为多发神经根及周围神经损害,常有脑脊液蛋白-细胞分离现象,多呈单时相自限性病程,静脉注射免疫球蛋白和血浆置换治疗有效。该病包括急性炎性脱髓鞘性多发神经根神经病、急性运动轴索性神经病、急性运动感觉轴索性神经病、Miller Fisher 综合征、急性泛自主神经病、急性感觉神经病等亚型。

吉兰-巴雷综合征确切病因未明。临床及流行病学资料显示发病可能与空肠弯曲菌感染有关:以腹泻为前驱症状的 GBS 患者空肠弯曲菌感染率高达 85%,常引起急性运动轴索性神经病。空肠弯曲菌是革兰阴性微需氧弯曲菌,有多种血清型,患者常在腹泻停止后发病。

主要病理改变为周围神经组织小血管周围淋巴细胞、巨噬细胞浸润,神经纤维脱髓鞘,严重病例可继发轴突变性。

1. 临床表现

（1）任何年龄、任何季节均可发病。

（2）病前 1~3 周常有呼吸道或胃肠道感染症状或疫苗接种史。

（3）急性起病,病情多在 2 周左右达到高峰。

（4）首发症状多为肢体对称性迟缓性肌无力,自远端渐向近端发展或自近端向远端加重,常由双下肢开始逐渐累积躯干肌、脑神经,多于数日或两周达高峰。严重病例可累及肋间肌和膈肌致呼吸麻痹。四肢腱反射常减弱。10%的患者表现为腱反射正常或活跃。

（5）发病时患者多有肢体感觉异常如烧灼感、麻木、刺痛和不适感等,可先于或与运动症状同时出现,感觉缺失相对轻,呈手套-袜套样分布。少数患者肌肉可有压痛,尤其以腓肠肌压痛较常见,偶有出现 Kernig 征和 Lasegue 征等神经根刺激症状。

（6）脑神经受累以双侧面神经麻痹最常见,其次为舌咽、迷走神经,动眼、外展、舌下、三叉神经瘫痪较少见,部分患者以脑神经损害为首发症状就诊。

（7）部分患者有自主神经功能障碍,表现为皮肤潮红、出汗增多、心动过速、心律失常、体位性低血压、手足肿胀及营养障碍、尿便障碍等。

（8）多为单相病程,病程中可有短暂波动。

2. 诊断标准 常有前驱感染史,呈急性起病,进行性加重,多在 2 周左右达高峰。对称性肢体和脑神经支配肌肉无力、重症者可有呼吸肌无力,四肢腱反射减弱或消失。可伴轻度感觉异常和自主神经功能障碍。脑脊液出现蛋白-细胞分离现象。电生理检查提示远端运动神经传导潜伏期延长、传导速度减慢、F 波异常、传导阻滞、异常波形离散。病程有自限性。

（1）急性运动轴索性神经病:以广泛的运动脑神经纤维和脊神经前根及运动纤维轴索病变为主。临床表现:可发生于任何年龄,儿童更常见,男女患病率相似,国内患者在夏秋发病较多;前驱症状:多有腹泻和上呼吸道感染等,以空肠弯曲菌感染多见;急性起病,平均在 6~12d 达到高峰,少数患者在 24~48h 内即可达到高峰;对称性肢体无力,部分患者有脑神经运动功能受损,重症者可出现呼吸肌无力、腱反射减弱或消失与肌力减退程度较一致,无明显感觉异常,无或仅有轻微自主神经功能障碍。诊断标准:参考急性炎性脱髓鞘性多发神经根神经病诊断标准,突出特点是神经电生理检查提示近乎纯运动神经受累,并以运动神经轴索损害明显。

（2）急性运动感觉轴索性神经病:以广泛神经根和周围神经的运动与感觉纤维的轴索变性为主。临床表现:急性起病,平均在 6~12d 达到高峰,少数患者在 24~48h 内达到高峰。对称性肢体无力,多有脑神经运动功能受累,重症者可有呼吸肌无力,呼吸衰竭。患者同时有感觉障碍,甚至部分出现感觉性共济失调。常有自主神经功能障碍。诊断标准:参照急性炎性脱髓鞘性多发神经根神经病诊断标准,突出特点是神经电生理检查提示感觉和运动神经轴索损害明显。

（3）Miller Fisher 综合征:与经典 GBS 不同,以眼肌麻痹、共济失调和腱反射消失为主要临床特点。①任何年龄和季节均可发病。②前驱症状:可有腹泻和呼吸道感染等,以空肠弯曲菌感染常见。③急性起病,病情在数天至数周内达到高峰。④多以复视起病,也可以肌痛、四肢麻木、眩晕和共济失调起病,相继出现对称或不对称性眼外肌麻痹,部分患者有眼睑下垂,少数出现瞳孔散大,但瞳孔对光反射多正常。可有躯干或肢体共济失调,腱反射减弱或消失,肌力正常或轻度减退,部分有延髓部肌肉和面部肌肉无力,四肢远端和面部麻木和感觉减退,膀胱功能障碍。诊断标准:急性起病,病情在数天内或数周内达到高峰,临床上以眼外肌麻痹、共济失调和腱反射消失为主要症状,肢体肌力正常或轻度减退。脑脊液出现蛋白-细胞分离。病程呈自限性。

（二）临床治疗

1. 一般治疗

（1）抗感染:考虑有胃肠道空肠弯曲菌感染者,可用大环内酯类抗生素治疗。

（2）呼吸道管理:重症患者可累及呼吸肌致呼吸衰竭,应置于监护室,密切观察呼吸情况,定时行血气分析。当肺活量下降至正常的 25%~30%,血氧饱和度、血氧分压明显降低时,应尽早行气管插管或气管切开,机械辅助通气。加强气道护理,定时翻身、拍背,及时抽呼吸道分泌物,保持呼吸道通畅,预防感染。

（3）营养支持：延髓支配肌肉麻痹者有吞咽困难和饮水呛咳，需给予鼻饲营养，以保证每日足够热量、维生素，防止电解质紊乱。合并有消化道出血或胃肠麻痹者，则给予静脉营养支持。

2. 免疫治疗

（1）血浆交换：直接去除血浆中致病因子如抗体，推荐有条件者尽早应用。每次交换量为 30~50ml/kg，在 1~2 周内进行 3~5 次。禁忌证包括严重感染、心律失常、心功能不全和凝血功能障碍等。

（2）免疫球蛋白静脉注射：推荐有条件者尽早应用。临床表明治疗急性炎性脱髓鞘性多发神经根神经病有效。成人剂量 0.4g/（kg·d），连用 5d。免疫球蛋白过敏或先天性 IgA 缺乏患者禁用。血浆交换和免疫球蛋白静脉注射为急性炎性脱髓鞘性多发神经根神经病一线治疗方法，但联合治疗并不增加疗效，故推荐单一使用。

（3）糖皮质激素：目前国内外对糖皮质激素治疗 GBS 仍有争议。对于无条件行血浆交换和免疫球蛋白静脉注射治疗的患者可使用甲泼尼龙 500mg/d，静脉滴注，连用 5d 后逐渐减量，或地塞米松 10mg/d，静脉滴注，7~10d 为一个疗程。

3. 神经营养　应用 B 族维生素治疗，包括维生素 B_1、维生素 B_{12}、维生素 B_6 等。

4. 康复治疗　病情稳定后，早期进行正规的神经功能康复锻炼，包括被动或主动运动、理疗、针灸及按摩等，以预防失用性肌萎缩和关节挛缩。

（毕鸿雁）

第五节　脑性瘫痪与康复

脑性瘫痪（cerebral palsy，CP）是继小儿麻痹之后，严重影响小儿身心健康的神经系统疾病。早期发现、早期干预、积极采取综合康复治疗措施，并通过全社会的共同努力可以有效预防脑瘫的发生，减少残疾和残障。

一、概述

（一）定义

脑性瘫痪是指从出生后 1 个月内脑发育尚未成熟阶段，由于非进行性脑损伤所致的以姿势和运动功能障碍为主的综合征。脑瘫的本质特征是发育障碍，应该充分考虑发育性。

（二）流行病学

发达国家的流行病学调查资料表明，小儿脑瘫发生率在 2.0‰~2.5‰。在我国，据不同地区流行病学调查显示，脑瘫发生率为 1.5‰~5.0‰。

（三）病因

脑瘫发病过程复杂，是一种多因素作用的结果。脑瘫可疑病因可划分为 3 个阶段。产前因素：包括父母近亲结婚、有智力低下家庭史、胎儿宫内发育迟缓、母亲孕期用药史、射线暴露史、孕期感染、多胎妊娠及先兆子痫等。产时因素：包括异常分娩、胎儿窘迫、出生窒息、缺氧缺血性脑病、颅内出血、早产、过期妊娠、低出生体重及巨大胎儿等。产后因素：包括新生儿期非感染性疾病、意外受伤、吸吮无力及喂养困难等。产后因素在已知病因中所占比重最大；产时因素在 CP 病因中占 5%~9%，仍有 25%的病例归为未知因素。

二、临床表现与诊断

（一）临床表现

1. **痉挛型**（spastic）　以锥体系受损为主，包括皮质运动区损伤。牵张反射亢进是本型的特征。四肢肌张力增高，上肢背伸、内收、内旋，拇指内收，躯干前屈，下肢内收、内旋、交叉、膝关节屈曲、剪刀步、尖足、足内外翻、拱背坐，腱反射亢进、踝阵挛、折刀征和锥体束征等。

2. **不随意运动型**（dyskinetic）　以锥体外系受损为主，主要包括舞蹈性手足徐动（chroeo-athetosis）和肌张力障碍（dystonic）；该型最明显特征是非对称性姿势，头部和四肢出现不随意运动，即进行某种动作时常夹杂许多多余动作，四肢、头部不停地晃动，难以自我控制。该型肌张力可高可低，可随年龄改变。腱反射正常、锥体外系征紧张性迷路反射（tonic labyrinthine reflex，TLR）（＋）、非对称性紧张性颈反射（asymmetrical tonic neck reflex，ATNR）（＋）。静止时肌张力低下，随意运动时增强，对刺激敏感，表情奇特，挤眉弄眼，颈部不稳定，构音与发音障碍，流涎、摄食困难，婴儿期多表现为肌张力低下。

3. **共济失调型**（ataxia）　以小脑受损为主，以及锥体系、锥体外系损伤。主要特点是由于运动感觉和平衡感觉障碍造成不协调运动。为获得平衡，两脚左右分离较远，步态蹒跚，方向性差。运动笨拙、不协调，可有意向性震颤及眼球震颤、平衡障碍、站立时重心在足跟部、基底宽、醉汉步态、身体僵硬。肌张力可偏低、运动速度慢、头部活动少、分离动作差。闭目难立征（＋）、指鼻试验（＋）、腱反射正常。

4. **混合型**（mixed types）　具有两型以上的特点。

（二）临床诊断

1. **必备条件**

（1）中枢性运动障碍持续存在：婴幼儿脑发育早期（不成熟期）发生：抬头、翻身、坐、爬、站和走等大运动功能和精细运动功能障碍，或显著发育落后。功能障碍是持久性、非进行性，但并非一成不变，轻症可逐渐缓解，重症可逐渐加重，最后可致肌肉、关节的继发性损伤。

（2）运动和姿势发育异常：包括动态和静态，以及俯卧位、仰卧位、坐位和立位时的姿势异常，应根据不同年龄段的姿势发育而判断。运动时出现运动模式的异常。

（3）反射发育异常：主要表现有原始反射延缓消失和立直反射（如保护性伸展反射）及平衡反应的延迟出现或不出现，可有病理反射阳性。

（4）肌张力及肌力异常：大多数脑瘫患儿的肌力是降低的；痉挛型脑瘫肌张力增高、不随意运动型脑瘫肌张力变化（在兴奋或运动时增高，安静时减低）。可通过检查腱反射、静止性肌张力、姿势性肌张力和运动性肌张力来判断。主要通过检查肌肉硬度、手掌屈角、双下肢股角、腘窝角、肢体运动幅度、关节伸展度、足背屈角、围巾征和跟耳试验等确定。

2. **参考条件**

（1）有引起脑瘫的病因学依据。

（2）有头颅影像学佐证（52%～92%）。

脑性瘫痪的诊断应当具备上述四项必备条件，参考条件帮助寻找病因。

（三）临床治疗

1. **药物治疗**　改善脑功能的药物有脑苷肌肽，维生素 B_1、B_{12} 及乙酰谷胺酰胺，脑蛋白水解物等;降低肌张力的药物有肉毒素 A(BTX-A)及巴氯酚。

2. **手术及介入治疗**　选择性脊神经后根切断术可有效降低肌张力,消除下肢痉挛状态,矫正痉挛性畸形,改善痉挛步态,对功能恢复起着重要作用。颈动脉鞘交感神经网剥离手术能改善脑循环、提高脑功能、降低交感神经兴奋阈,从而进一步降低患肢肌张力,更有利于进行功能训练。肌腱切断术对于防治髋关节脱位、半脱位有较好疗效,其中术前外展受限严重,脱位越明显,运动功能恢复越理想。介入治疗,应用神经消融技术对严重、广泛痉挛的脑瘫进行选择性的神经背根破坏,结果患儿在坐位和转动头颈方面有很大改善,吞咽功能和下肢的自主运动上也有所提高。

三、康复评定

对脑瘫患儿必须采用全身的、综合性的康复评定,评定时不能只注重患儿的运动功能,而要将患儿看成是一个整体,从发育、智能、语言、社会环境因素等各方面来进行全面的、综合性的康复评定。必须采用动态评定,尤其是患儿在乳幼儿期的异常表现多数只是运动发育迟滞,其他多方面的障碍尚未分化。评定时要考虑到是随着患儿年龄的增长而有可能发生的异常性的质与量的变化,这种变化可以持续到青春期仍不会停止,且随环境的变化而发生多种多样的变化。同时,应兼顾能力和潜能的评定,不仅要评定脑瘫患儿存在的缺陷,而且要注意其现有的能力和潜能。并采用协作组的方法工作。

1. **运动发育水平的评定**　运动发育异常主要表现为发育落后和发育的分离。Vojta 博士认为运动发育落后的诊断标准是发育落后于正常发育阶段 3 个月以上。所谓发育的分离是指在与发育相关的各个领域上的发育阶段有明显差异,如脑性瘫痪患儿运动发育与精神发育的阶段并不均衡,出现两者的分离。

在脑瘫患儿的评定中,对运动发育的评价是非常重要的环节,通过这方面评定可以确定患儿发育的阶段、发育中的异常,找到治疗的关键点,指导康复治疗。

2. **姿势发育的评定**　姿势发育又称粗大运动发育,主要指小儿整体性动作行为的发育。对于姿势发育的评定,可选择 Peabody 运动发育量表(peabody devlopmental motor scale,PDEMS)和脑瘫儿童粗大运动功能评估(gross motor function measure,GMFM)。

3. **精细运动发育的评定**　很多脑瘫患儿都有上肢和手的精细运动功能障碍。可参照我国儿童精细运动能力的发育调查表进行评定。

4. **反射发育的评定**　反射发育的评定是脑瘫评定的重要内容之一。对小儿的检查,应按照正常反射发育出现和消失规律检查。原始反射是正常发育中不可缺少的重要反射,随年龄增长原始反射消失。若原始反射超越了消失的时间,多认为反射发育异常。自动反应是身体的位置在空间发生变化时,颈部、躯干自动恢复正常姿势的反应,包括翻正反应、平衡反应及保护性伸展反应。

5. **肌张力及肌力评定**　对小儿肌张力的评定,可以通过触诊患儿肌肉软硬度、被动摆动肢体的状况、关节伸展度等作出大致的判断。此外,还可采用 Ashworth 痉挛评定法做定量分析。肌力评定可采用徒手肌力检查法(MMT 法)。

6. **关节活动度的评定**　关节活动度是指关节向各个方向所能活动的幅度。患儿自己活动所达到的范围称为主动关节活动度,由检查者活动患儿的关节所达到的范围称为被动关节活动度。

7. **感知觉的评定**　一般的感觉检查运用临床方法进行。失认、失用等高级脑功能障碍,由于脑瘫患儿年龄较小,加之可能伴随有智力低下,检查起来较困难,一般不再详细检查。

（1）视觉评定:有无斜视、弱视、屈光不正、散光、视神经萎缩、先天畸形等。

（2）听觉评定:利用一般的声音反射动作来观察、检查或客观测听,如电反应测听（electricresponse audiometry,ERA）检查。

（3）其他评定:触觉、味觉、位置觉等的评定。

8. **言语功能的评定**　脑瘫患儿的言语功能障碍包括语言发育迟缓和运动性构音障碍。语言发育迟缓的评定可采用修订的中国汉语版的 S-S（sign-significance）检查法,运动性构音障碍的评定时采用河北省人民医院康复中心修订的 Frenchay 构音障碍评定法。

9. **日常生活活动能力（ADL）的评定**　日常生活活动的评定包括个人卫生动作、进食动作、更衣动作、排便动作、器具使用、认识交流动作、床上运动、移动动作、步行动作等。

四、康复治疗

小儿脑瘫康复治疗应尽早开始,治疗越早,效果越好。在治疗时应按正常运动发育规律进行训练。采取综合性的治疗措施,包括物理治疗、作业治疗、言语治疗、中药、针灸等,必要时可进行手术。康复训练内容要个体化。康复训练需要与游戏相结合,以提高患儿兴趣。康复训练要长期坚持,甚至终身进行。此外,强调家庭训练与机构康复相结合,医疗康复和教育康复相结合。

1. **康复目标**　利用各种有益的手段,对脑瘫患儿进行全面的康复治疗,减轻致残因素造成的后果,尽最大努力改善功能,提高运动能力、言语功能和生活自理能力,争取达到能接受教育（正常教育或特殊教育）和生活自理,最大限度地回归社会。

2. **康复治疗**

（1）运动疗法:脑瘫康复常用的方法除传统运动疗法,如增强肌力、维持关节活动度、步行训练等,还常用 Bobath 疗法、Vojta 疗法、上田法等。各种方法各有其特点。

1）Bobath 疗法治疗原则:抑制异常姿势和运动的模式,其特别针对异常紧张性姿势反射的抑制;促进正常姿势和运动的模式,其特别针对调整反射和平衡反射的促进。

2）Vojta 疗法是德国学者 Vojta 博士总结创造的,是通过对身体特定部位的压迫、刺激,诱导产生全身反射性运动的一种方法,也称 Vojta 诱导疗法。该疗法的基本原理是利用固定诱发带的压迫刺激,诱导产生反射性移动运动,并通过这种移动运动的反复规律性地出现,促进正常反射通路与运动模式,形成正常姿势和运动,以此抑制异常反射通路与运动模式来达到治疗的目的。Vojta 法治疗手法有两种,分别为反射性翻身运动（reflex umdrehen,R-U）和反射性俯爬运动（relex kriacher,RK）。

3）上田法是日本整形外科医生、医学博士上田正于 1988 年创立的一种治疗患儿脑性瘫痪的手法。主要应用于痉挛型脑性瘫痪的患者,尤其对肌张力明显增高、肌肉痉挛明显的重症脑性瘫痪效果更为明显。

4）引导式教育（conductive education）又称为 Peto 疗法或集团指导疗法,是由匈牙利学者 Peto Andras 教授创立的。引导式教育的目的就是要通过各种手段诱导出所要达到的目标,引导出功能障碍者学习各种功能动作的场面。引导式教育适应于不同年龄的脑性瘫痪患儿,尤其是对 3 岁以上小儿脑瘫和不随意运动型脑瘫效果最好。但对于极重度智力低下、听不懂他人问话、不能与人简单交流的患儿不适用引导式教育。

（2）作业疗法:通过应用有目的、经过选择的作业活动,有针对性地对患儿进行训练,如日常生活活动能力训练、手的技巧性训练、职业训练、从事社会活动和娱乐活动训练等,以最大程度地提高患儿的生活自理能力,改善知觉、认知功能,培养其学习与社会交往能力,使其能生活自理,回归社会。

1)功能性作业治疗着重于训练患儿随意地、有目的地、有效地使用上肢和手,训练内容包括手指动作训练、双手协调性训练、手眼协调性训练、综合性手部动作训练等。训练时,要根据脑瘫患儿的功能情况、兴趣、年龄等设计训练内容。

2)日常生活自理能力训练是脑瘫患儿康复的重要内容,也是康复治疗的最终目的,其内容包括脑瘫患儿正确的抱法(图 7-5-1、图 7-5-2)、穿脱衣裤、梳洗、进食、大小便训练等。

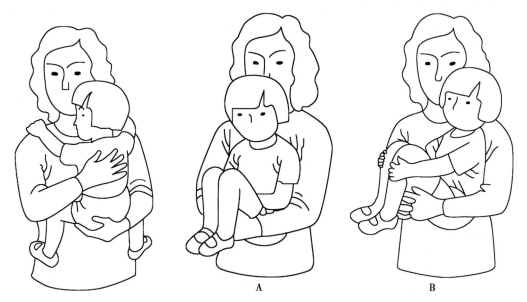

图 7-5-1   痉挛型脑瘫患儿正确的抱法

图 7-5-2   不随意运动型脑瘫患儿正确的抱法

A   B

(3)物理因子疗法:可用水疗法来改善患儿感觉功能、平衡功能、协调性,降低肌张力,扩大关节活动度,提高肌力等。还可利用蜡疗法、红外线疗法、泥疗法等温热疗法降低肌张力,缓解痉挛。另外可配合生物反馈疗法、功能性电刺激和痉挛肌电刺激等治疗。

(4)言语疗法:脑性瘫痪的患儿大多伴有不同程度的言语功能障碍,其临床症状由于脑损伤部位和范围不同而表现不同,但主要的临床表现为语言发育迟缓和构音障碍。言语功能障碍的存在常常导致患儿智力、社交等方面障碍,因此需要给予特殊的训练。具体的训练计划要根据评定结果制订,强调个体化治疗。内容包括呼吸训练,下颌、唇、舌的训练,发音训练,口腔知觉训练,克服鼻音化的训练,韵律训练等。此外,脑瘫患儿的言语训练提倡早期治疗,最好能在 6 岁前进行,同时鼓励家庭成员参与。

(5)心理疗法:脑瘫患儿常见的心理行为问题有自闭、多动等症状。心理的康复非常重要,正确的心理治疗、健康的家庭环境、增加与同龄儿交往,都有助于患儿正常的心理发育。

(6)康复工程:脑瘫患儿应用矫形器与辅助用具的目的是帮助脑瘫患儿负重,保持良好肢位,起到局部稳定作用,预防和纠正肢体挛缩变形,控制不随意运动,控制运动模式,改善坐、站立和步行能力等。同时还可预防代偿缺失的功能,辅助利用现有功能,完成日常生活动作。矫形器的应用关键在于根据患儿的个体情况选择最佳佩戴时期和类型。在矫形器矫治过程中要注意防止其对肢体的压伤,随时检查。此外,患儿的情况会发生不断变化,要定期进行评定,及时调整矫形器。

(张志强)

参 考 文 献

[1] 王艳辉,于艳馥. 脑卒中康复预后的影响因素[J]. 中国康复理论与实践,2010,16(5):439-442.

[2] 黄晓琳,燕铁斌. 康复医学[M]. 北京:人民卫生出版社,2013.

[3] Foundation BT,AANS/CNS,Bratton SL,et al. Guidelines for the management of severe traumatic brain injury. IV. Infection prophylaxis[J]. Journal of Neurotrauma,2007,1(6):1-106.

[4] Anderson T,Heitger M,Macleod AD. Concussion and mild head injury[J]. Practical Neurology,2006,6(6):342-357.

[5] Makimoto S,Nishida H,Taniguchi Y. Diffuse axonal injury in mild traumatic brain injury:a diffusion tensor imaging study[J]. Journal of Neurosurgery,2005,103(2):298-303.

[6] Kim E,Lauterbach EC,Reeve A,et al. Neuropsychiatric complications of traumatic brain injury:a critical review of the literature (a report by the ANPA Committee on Research)[J]. Journal of Neuropsychiatry,2011,49(3):42-50.

[7] Reeves RR,Panguluri RL. Neuropsychiatric complications of traumatic brain injury[J]. Journal of Psychosocial Nursing & Mental Health Services,2011,49(3):42-50.

[8] Chua KS,Ng YS,Yap SG,et al. A brief review of traumatic brain injury rehabilitation[J]. Annals of the Academy of Medicine Singapore,2007,36(1):31-42.

[9] 武继祥. 假肢与矫形器的临床应用[M]. 北京:人民卫生出版社,2012.

[10] 赵辉三. 假肢与矫形器学[M]. 北京:华夏出版社,2013.

[11] 靳尔刚. 矫形器学概要[M]. 北京:中国社会出版社,2007.

[12] 贾建平. 神经病学[M]. 6版. 北京:人民卫生出版社,2008.

第八章

其他损伤与康复

第一节　周围血管疾病与康复

周围血管疾病是临床常见病,临床上将心脑血管病以外的血管疾病,包括动脉、静脉及淋巴三个系统的疾病统称为周围血管疾病。常见的有血栓闭塞性脉管炎、闭塞性动脉硬化症、糖尿病肢体动脉闭塞症、下肢静脉曲张、下肢深静脉血栓形成、静脉性溃疡、淋巴水肿等疾病。周围血管疾病可导致机体血液循环障碍,局部组织呈慢性缺血缺氧状态,而局部组织缺血缺氧易于并发感染,导致溃疡发生且难以愈合。据世界卫生组织调查,周围血管疾病是一种危害性极强的高发病种,若长期不愈,病情将进行性发展,重者将导致截肢致残,甚至危及生命。

一、动脉硬化闭塞病

动脉硬化闭塞病(arterial occlusive disease),是发生于全身某些大、中型动脉的节段性狭窄或闭塞的血管疾病。常见下端腹主动脉、髂动脉、腘动脉等处。病变动脉增厚、变硬,伴有粥样斑块及钙化,以后可继发血栓形成,以致发生动脉管腔狭窄或闭锁。本病的病因至今尚不完全清楚,老年人多见,流行病学调查发现易患因素有高脂蛋白血症、高血压、糖尿病、肥胖、抽烟、高密度脂蛋白低下以及男性、老龄等。本病也可能存在家族遗传因素。

（一）临床表现及诊断

1. 临床表现　患肢发冷、麻木、疼痛、间歇性跛行及趾或足发生溃疡或坏死。患者年龄较大,多在 50 岁以上,男性发病居多。

2. 诊断

（1）临床检查:可见病灶部位脉搏减弱或消失和杂音,受累肢体出现营养不良性变化。为判断侧支循环是否足够,了解病灶确切部位及程度,可以做行走试验、患肢抬高及下垂试验。

（2）辅助检查:彩色多普勒超声血管检查、动脉造影、示波仪测量法和肢体 X 线片检查有助于了解病变的部位及范围。

（二）临床治疗

1. 药物治疗　药物治疗适于轻症患者,以抗血小板、扩张血管、改善侧支循环为主。如果患者没有禁忌证,有症状的下肢动脉硬化性闭塞症患者均应行抗血小板聚集治疗。阿司匹林是首选的抗血小板聚集药物,可使下肢缺血率降低20%~30%,氯吡格雷、西洛他唑也可选用。

2. 手术治疗　血管腔内成形术(球囊扩张、支架植入);动脉内膜剥脱术;动脉旁路术等。

(三)康复评定

主要根据患者症状的轻重程度及其临床表现分为四期。

第一期:为轻微主诉期,患肢稍冷,或轻度麻木,活动后易感疲乏,有时足癣感染不易控制。

第二期:为间歇性跛行,这是动脉硬化性闭塞症的特征性症状。典型的主诉是肌肉疼痛、痉挛及疲乏无力,必须停止活动或行走,休息1~5min后症状逐渐缓解,才能继续活动。

第三期:为静息痛,患肢在休息时也感到疼痛、麻木和感觉异常。皮肤、毛发及趾甲的营养发生变化,皮下组织可发生非细菌性炎症。

第四期:为组织坏死期,可发生肢端溃疡或坏死。如合并糖尿病则足趾及小腿坏死机会增多,而且易合并感染,可产生湿性坏疽,以致出现全身中毒症状。

(四)康复治疗

下肢动脉硬化性闭塞症是全身病变的局部表现,康复治疗的目的是缓解疼痛、延缓和减轻继发性血管损伤、防治肢体坏死、减少残疾、改善运动功能及提高患者生存质量。

1. 物理因子治疗　改善组织血液循环,减轻和消除水肿,促进受损组织的修复和再生,减轻和消除症状。

(1)超短波疗法:临床各期均适用,更多用于晚期患者。

(2)电水浴疗法:用于第一、二期。

(3)毫米波疗法:用于第三、四期。

(4)共鸣火花疗法:各期均可使用。

(5)超声波疗法:主用于第一、二期。

(6)紫外线疗法:①腰背部反射区照射,适用于各期;②沿患肢血管走向、分区轮流照射,适用于早期;③病灶局部照射适用于合并感染、化脓时,应在患者可以耐受的情况下进行。

(7)磁疗法:各期均可使用。

2. 运动疗法　促进侧支循环的建立。

(1)伯格氏(Burger)运动:使患者平卧,先抬高患肢至45°,维持1~2min,然后将患肢沿床下垂3~5min,再平放患肢2min,并做踝、足部旋转和屈伸活动。休息2min,再重复上述运动,如此反复5次为1组,3~5组/d。严禁持续抬高患肢或过度下垂肢体。

(2)足部运动:足跖屈、背屈,向内外旋转,重复运动10min,与Burger运动同时进行。

(3)医疗步行:开始用短距离和慢速度步行,逐渐增加距离与速度,1~2次/d,步行的距离与速度以不引起疼痛和跛行为标准,可促进侧支循环的建立,增加代偿功能。

(4)功率自行车训练:开始25W,逐渐增加至50W,5~10min/次,1次/d。适用于老年人和无场地康复的单位。

3. 康复辅具　部分截肢患者需要安装假肢,参见相关章节。

下肢假肢装配后的康复训练:

(1)重心转移训练(图8-1-1~图8-1-5)

(2)日常生活能力训练:(图8-1-6~图8-1-8)

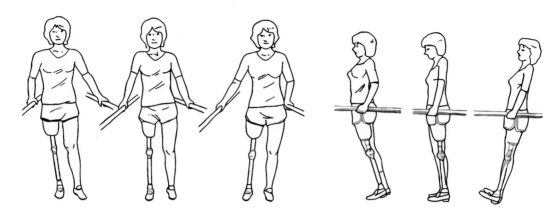

图 8-1-1　重心转移训练

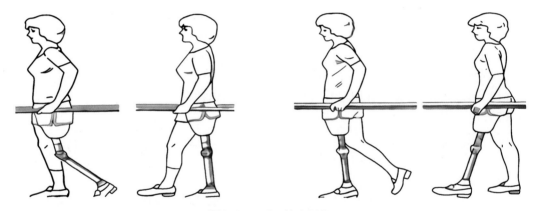

图 8-1-2　重心转移训练

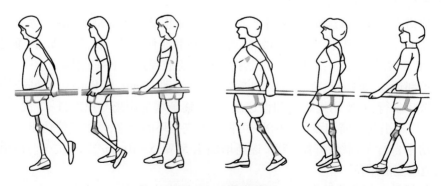

图 8-1-3　迈步训练

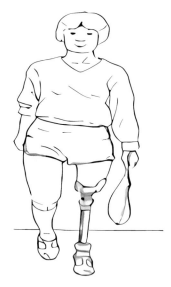

图 8-1-4　负重训练

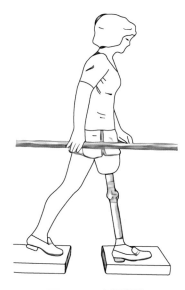

图 8-1-5　步幅训练

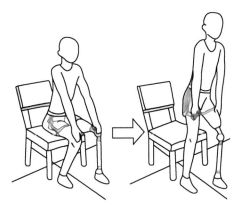

图 8-1-6　坐下及站起训练

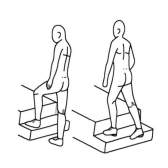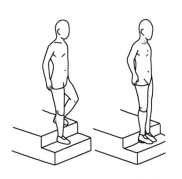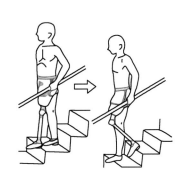

图 8-1-7　上下楼梯训练

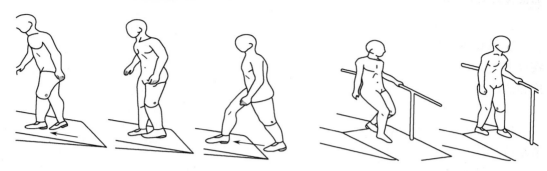

图 8-1-8　上下斜坡训练

二、血栓闭塞性脉管炎

血栓闭塞性脉管炎(thromboangiitis obliterans, TAO)简称脉管炎,多见于青壮年男性。它是一种慢性、周期性加剧的全身中、小动脉阻塞性疾病。主要累及下肢的足背动脉、胫后动脉、腘动脉或股动脉。上肢动脉受累较闭塞性动脉硬化症较为常见,有 30%~40% 的患者在发病早期或发病过程中,小腿及足部反复发生游走性血栓性浅静脉炎。病因不明,可能由多种因素引起,包括吸烟、寒冷、感染、激素影响、血管神经调节功能障碍、外伤及血液凝固性增高等因素。此外,人类白细胞抗原等遗传基因异常,免疫功能紊乱与本病的发生有关。发病以 20~40 岁青壮年男性最多见,女性少见。

（一）临床表现及诊断

1. 临床表现　主要由肢体动脉阻塞后血流减少、肢体缺血引起。临床症状的轻重依血管阻塞的部位、范围和侧支循环建立程度以及局部有无继发感染等情况而有差异。初发时多为单侧下肢,以后常累及对侧下肢,严重时上肢也受累。临床多为下肢慢性动脉缺血的表现。症状从肢端开始,短期内可发展到小腿或前臂。患肢抬高后苍白,下垂后潮红或瘀紫。用手指压迫趾(指)端皮肤或趾(指)甲,局部皮肤或甲床毛细血管恢复时间缓慢。患肢足背和/或胫后动脉、腘动脉搏动减弱或消失,少数股浅动脉也累及。下肢有游走性浅静脉炎的病史或临床表现。一般无高血压、高血脂、动脉硬化或糖尿病等病史。

2. 诊断　可采用多普勒超声血管检查或血流测定、肢体节段性测压和平板或脚踏车运动试验、肢体血流图、皮肤温度测定和热像图、血液流变学、血液凝固和纤维蛋白因子测定、动脉造影。

（二）临床治疗

1. 药物治疗　血管扩张药物、低分子右旋糖酐、抗菌药物、支持疗法、激素(一般不宜使用,但在病变急性发展期可短期使用)。

2. 手术治疗　有腰交感神经切除术、动脉血栓内膜削除术和大网膜移植术等。

（三）康复评定

1. 临床分期按肢体缺血程度分三期

（1）局部缺血期:间歇性跛行,患肢远端冰冷、麻木、休息后缓解;游走性血栓性浅静脉炎。

（2）营养障碍期:症状加重,持续性难以忍受的剧痛,常因疼痛而影响饮食和睡眠,患肢肌肉逐渐萎缩,皮温降低,动脉搏动消失。

(3) 坏疽期:患肢趾(指)远端可发生溃疡及坏死,合并感染可出现全身中毒症状。

2. 疾病程度评定 主要根据坏疽的病变范围可分为三级,以判断疾病的程度和估计预后。

(1) Ⅰ期:坏疽局限于趾(指)部。

(2) Ⅱ期:坏疽延及趾跖(掌趾)关节及跖掌部。(图 8-1-9)

(3) Ⅲ期:坏疽延及足跟、踝关节或踝关节以上。

(四) 康复治疗

血栓闭塞性脉管炎的病因虽尚未明确,但某些因素可诱发本病的发生和病情的发展,如采取积极的预防措施,可减轻症状。康复治疗的目的在于解除血管

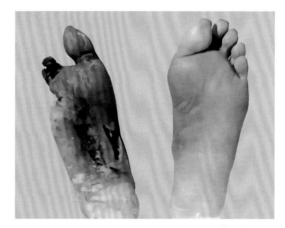

图 8-1-9 跖趾关节及跖掌部坏疽

痉挛、缓解疼痛、改善血液循环、预防感染、冻伤及改善功能、提高生活质量等。

1. 物理因子治疗 治疗早期应用物理治疗缓解症状和控制病理改变效果较好。晚期可加强侧支循环,促使血栓机化。

(1) 超短波疗法:适用于患肢合并炎症或已经发生坏疽现象时,有消炎、镇痛、扩张血管的作用,促使坏死组织干燥、局限化和脱落。

(2) 电水浴疗法:适用于病变早期。

(3) 紫外线疗法:①神经节段反射区照射法,此法可调整自主神经的功能,降低交感神经的紧张度;②沿患肢血管走行分区轮流照射法,此法适用于早期,用于促进皮肤血管侧支循环的形成,抑制交感神经的兴奋性而镇痛;③病灶局部照射法,适用于合并感染、化脓,应在患者可以耐受的情况下进行。

(4) 超声波中药透入疗法:Ⅰ、Ⅱ、Ⅲ期患者都可应用。

(5) 磁场疗法:①贴敷法,将磁片直接贴敷在受累部位;②旋磁法或电磁法,将磁头直接作用于患区局部;③综合法,先用旋磁法或电磁法后,再用贴敷法。

(6) 氮-氖激光疗法:患肢溃疡及坏死处,或沿患肢受累血管之走行,或沿患肢的经穴照射。

(7) 高压氧治疗:高压氧治疗的主要作用是提高血氧分压,增加血氧张力;增加血氧弥散,提高组织氧储备,从而改善组织缺氧。

2. 运动疗法 Burger 运动。方法同前。

3. 康复辅具 使用矫形器治疗的目的是矫正各种畸形和重新分配压力。常用特制鞋和鞋垫。

(1) 矫形鞋垫:完全接触型鞋垫或足后托,很适合那些已变形的足部,应在它们的表面加上一层低密度塑料海绵,在下面再加上一层中密度塑料海绵。如果需要跖骨垫或凹陷,那么鞋垫或凹陷的边缘必须光滑,并用柔软的材料加工而成;否则会出现新的受压。

（2）矫形鞋：患者必须穿低跟的鞋（靴），其前部有足够的深度容纳畸形足尖，并能容纳鞋垫。如果可能的话，矫形鞋应有相当牢固的足跟托和带摇杆的模型鞋底。由于患者自己的鞋子很难达到这些要求，所以配备架子或定制的鞋是必要的。由于患者的足感觉减退，因此始终要保证患者的鞋是恰当适合的，因为患者的口头回答也许是不可靠的。

三、下肢静脉曲张

下肢静脉曲张是指下肢深、浅静脉的静脉管壁扩张，瓣膜相对关闭不全，使下肢静脉血液倒流所致。临床表现为下肢酸胀不适，久站或午后肢体沉重乏力，在平卧或肢体抬高后症状减轻，病程长者，小腿和踝部出现皮肤色素沉着、皮下组织硬结、湿疹和难愈性溃疡。伴发有原发性下肢深静脉瓣膜功能不全者下肢可有不同程度的肿胀（图 8-1-10）。长时间站立劳动、妊娠或盆腔肿瘤、久坐不动、长期便秘、慢性咳嗽等造成腹压增高、下肢血流受阻为本病的易患因素。本病多发生在大隐静脉和小隐静脉，是一种常见疾病。单纯性下肢静脉曲张很少，仅占 1%~3%，大多数与下肢深静脉瓣膜功能不全同时存在，故有"原发性下肢深静脉瓣膜功能不全"之称。青春期就可以发病，但一般以中、壮年发病率最高。

（一）临床表现及诊断

1. **临床表现**　下肢浅静脉曲张，患肢酸胀、沉重、乏力、水肿、色素沉着、皮肤脱屑、肌肉痉挛、小腿内侧皮肤溃疡。

2. **诊断**　主要采用超声波检查、无创血管检查、静脉造影、下肢静脉测压等，可以帮助了解静脉和瓣膜位置和功能状态。

（二）临床治疗

1. **药物治疗**　主要采用降低毛细血管通透性的药物；改善血液流变学药物；改善微循环药物如前列腺素 E_1 等，对减轻症状及促进溃疡愈合均有一定疗效。

2. **手术治疗**　这是处理下肢静脉曲张的根本办法。凡是有症状者，只要没有禁忌证，如手术耐受力极差等，都应手术治疗。手术的主要方式有：①对小部分单纯性下肢静脉曲张者可用大隐静脉高位结扎和曲张静脉剥脱术；大隐静脉高位结扎+曲张静脉硬化剂注射；单纯曲张静脉剥脱术；②对原发性下肢深静脉瓣膜功能不全所致的下肢静脉曲张，必须采取防止血液逆流的方法。静脉瓣膜修复手术；股静脉瓣膜人工血管套袖术；静脉瓣膜移植术；肌袢代瓣膜术。

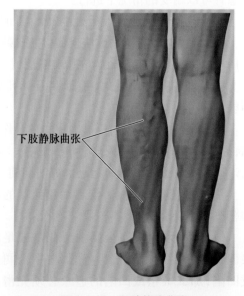

图 8-1-10　下肢静脉曲张

3. **注射疗法**　采用硬化剂如 5%鱼肝油酸钠做血管内注射。注射疗法仅适用于很小面积的静脉曲张，而且深静脉必须是无淤血者，对于浅静脉曲张严重，而且深静脉有淤血者禁止使用。因此说，注射疗法适应证范围很窄，如果不可靠，不宜轻易使用。

（三）康复评定

1. 根据临床表现可分为 0~6 级:

0 级:无可见或可触及的静脉疾病体征。

1 级:毛细血管扩张或浅静脉呈网状分布。

2 级:静脉曲张。

3 级:下肢水肿。

4 级:静脉疾病所致的皮肤改变(如色素沉着、静脉性湿疹、脂质硬皮病表现)。

5 级:上述改变加已愈合溃疡。

6 级:上述改变加活动性溃疡。

2. 静脉逆行造影的分级 于腹股沟静脉注入造影剂,视反流情况分为 5 级。

0 级:无造影剂向远侧反流。

Ⅰ级:少量造影剂反流,但不超过大腿近端。

Ⅱ级:造影剂反流至腘窝水平。

Ⅲ级:造影剂反流达小腿。

Ⅳ级:造影剂反流达踝部。

结果判断:0 级时瓣膜功能正常;Ⅰ级、Ⅱ级需结合临床加以判断;Ⅲ级、Ⅳ级提示瓣膜功能明显受损。

（四）康复治疗

康复治疗的目的为减轻临床症状,延缓和修复疾病病理过程,促进组织修复,提高患者的生活质量。

1. 物理因子治疗 目的是提高静脉血管张力,促进血液循环,改善症状和功能。

（1）共鸣火花疗法:用覃状电极沿曲张静脉进行治疗。

（2）石蜡疗法:患部使用刷蜡法、蜡饼法或蜡垫法。

（3）磁场疗法:磁片贴敷在静脉曲张部的两端,疗程视病情而定。

（4）肢体反搏疗法:用气囊将患肢包裹,压力 0.05kPa。

（5）压力治疗:通过弹力绷带和弹力袜的挤压,减轻下肢静脉淤血,但本法只能缓解症状,不能根治。

（6）激光治疗法:激光治疗静脉曲张是一项微创治疗下肢静脉曲张的新型技术,主要包括激光治疗结合大隐静脉高位结扎术;激光治疗+交通支结扎、静脉团切除术;单纯激光治疗;激光治疗结合股浅静脉瓣膜包窄术+大隐静脉高位结扎术等。激光治疗法是一类创伤小、恢复快与物理治疗紧密结合的新技术,但需要一定的技术和设备支持。

2. 康复辅具 弹力袜(图 8-1-11),弹力袜压力选择:

一级低压预防型:20~25mmHg,以下压力级别均指脚踝处压力。适用于静脉曲张、血栓高发人群的保健预防,孕期静脉曲张及下肢肿胀的预防。

二级中压治疗型:25~30mmHg,适用于静脉曲张初期患者。

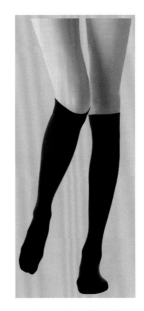

图 8-1-11 弹力袜

二级高压治疗:30~40mmHg,适用于下肢已有明显的静脉曲张并伴有腿部不适感的患者(如有下肢酸胀、乏力、肿痛、湿疹、抽筋发麻、色素沉着等),静脉炎、妊娠期严重静脉曲张、静脉曲张大小隐静脉剥脱术后及深静脉血栓形成后综合征患者。

三级高压治疗:40~50mmHg,适用于下肢高度肿胀、溃疡,皮肤变黑、变硬,不可逆的淋巴水肿等患者。

(万春晓)

第二节　烧伤与康复

一、概述

1. **定义**　烧伤是以火焰、热水、热蒸汽、热油、热水泥、电流以及化学物质和放射性物质等因子,作用于人体皮肤、黏膜、肌肉等造成的损伤。皮肤热损伤后发生的一系列局部和全身反应以及临床过程取决于患者的烧伤面积、部位和烧伤深度。

2. **流行病学**　由于人口及社会原因,我国烧伤患者数量巨大,以热烧伤最为多见,占85%~90%。据统计,我国每年因意外伤害死亡总人数中,烧伤仅次于交通事故排第二位,在交通事故中也有大量伤者合并烧伤。烧伤发生的男女比例为3∶1,主要发生于夏秋季节:5~8月为高发月份,中小面积烧伤占多数,且以头颈、四肢等部位居多。由于烧伤不同于其他创伤,它不仅造成患者生理上的创伤,还会带来面部毁容,活动功能障碍等,以致精神疾病的发生,因此烧伤的康复成为康复医学的重要内容。

3. **烧伤的临床分类**

(1) 按烧伤深度分为:Ⅰ度红斑、浅Ⅱ度大水疱、深Ⅱ度浅型小水疱、深Ⅱ度深型散在水疱、Ⅲ度浅型焦痂、Ⅲ度深型所有组织层次均炭化坏死。

(2) 按受伤器官分外烧伤(皮肤等器官烧伤)、内烧伤(黏膜等器官烧伤)。

(3) 按受伤部位分头、面、颈、胸、腹、会阴、四肢等部位烧伤。

(4) 按受伤环境分生活烧伤、工业烧伤、战地烧伤等。

(5) 按烧伤症状分轻伤员、重伤员。

(6) 按处理方式分①浅度烧伤:包括Ⅰ度、浅Ⅱ度、深Ⅱ度浅型、深Ⅱ度深型、浅Ⅲ度烧伤创面,药物治疗为主;②深度烧伤:包括深Ⅲ度烧伤、肌肉烧伤、骨骼烧伤等创面,药物配合手术治疗为主。

二、临床表现与诊断

1. 根据烧伤的病理生理和临床特点,一般将烧伤的临床过程分为三期:休克期、感染期和修复期。

(1) 休克期(急性体液渗出期):此期持续时间一般为36~48h,严重烧伤时可延续至48~72h,易发生低血容量性休克。体液渗出多自伤后2h开始,6~8h最快,36~48h达高峰,然后逐渐吸收。烧伤面积愈大,体液丢失愈多,则休克出现愈早,且愈严重。

(2) 感染期:烧伤的特点是广泛的生理屏障损害,又有广泛的坏死组织和渗出,是微生物良好的培养基。深度烧伤区的血栓形成,致局部组织发生缺血和代谢障碍,人体的抗感染因素如白细胞、抗感染药物等均难以到达局部,有利于细菌的繁殖。加之严重烧伤后,机体的抗感染能力降低,导致感染机会增加。感染的主要原因为创面污染,其次是残存在毛囊、皮脂腺和周围健康皮肤褶皱中的细菌。此期一直延续到伤后3~4周,待健康的肉芽屏障形成后,感染机会才逐渐降低。

(3)修复期:烧伤后5~8d始至创面消灭,Ⅰ度~Ⅱ度烧伤能自行愈合,深广创面可因受感染而转化为Ⅲ度创面。Ⅲ度创面除早期切痂植皮,创面较大时必须待出现健康肉芽,才能植皮修复。深Ⅱ度和Ⅲ度烧伤,皮肤附件完全被毁,创面只能由创缘上皮向内生长覆盖,因此创面较大时多难自愈。此外,烧伤后的痂皮和焦痂从伤后2~3周起逐渐自溶脱落,导致痂下创面外露,大量体液丧失,感染机会增多,还可能造成代谢紊乱,因此需要及时植皮等方法将创面消灭,但创面愈合后会残留大量瘢痕,严重者不仅影响外观,而且导致功能障碍。

2. **临床检查** 系统体格检查应按常规要求进行,尤要重视患者的一般情况和生命体征。烧伤专科检查主要是估计烧伤面积、深度,明确烧伤部位及创面是否新鲜等情况。实验室检查主要包括血红蛋白、红细胞计数及分类、血小板、尿常规、尿糖、大便常规、大便潜血、肝功能、肾功能、血生化及血糖、血气分析等项目。

3. **烧伤面积的诊断标准**

(1)小面积烧伤:总烧伤面积在9%以下的Ⅱ度烧伤,无Ⅲ度烧伤创面。

(2)中面积烧伤:总烧伤面积10%~29%,Ⅲ度烧伤面积10%以下,或Ⅲ度深型<5%。

(3)大面积烧伤:总烧伤面积在30%~49%,Ⅲ度烧伤面积11%~19%,或Ⅲ度深型6%~9%。或烧伤面积未达上述标准,但有休克、合并伤或肢体、躯干、颈部环形焦痂等。

(4)特大面积烧伤:总面积在50%以上或Ⅲ度超过20%,或Ⅲ度深型>10%。

三、临床治疗

1. 小面积浅表烧伤按外科原则,清创、保护创面,能自然愈合。

2. 大面积深度烧伤的全身反应重,治疗原则是:

(1)早期及时补液,维持呼吸道通畅,纠正低血容量休克。

(2)深度烧伤组织是全身性感染的主要来源,应早期切除,自、异体皮移植覆盖。

(3)及时纠正休克,控制感染是防治多内脏功能障碍的关键。

(4)重视形态、功能的恢复。

四、康复评定

1. **烧伤深度及面积的评定** 烧伤面积的评定是按照烧伤范围占全身体表面积的百分数,我国一般采用经实测中国人体表面积而建立的"中国新九分法"来表示,其中手掌面积约为体表面积的1%。烧伤深度的分类通常采用"三度四分法"。

2. **肥厚性瘢痕的评定** 肥厚性瘢痕是烧伤后遗症,处于关节部位的肥厚性瘢痕发生挛缩,可造成患者关节活动受限,甚至关节强直。肥厚性瘢痕评定可分为临床评定和仪器评定两方面。

(1)临床评定:肉眼观察和照相比较肥厚性瘢痕的颜色、厚度、弹性质地、面积。颜色分稍红、粉红、红、紫红、深紫红;弹性分很软、软、稍硬、硬、坚硬;厚度分很薄、薄、稍厚、厚、很厚;是否伴随痒、痛症状的评定分为:无、偶有、需药物控制 3 个等级。弹性可用弹力计测定。

（2）仪器评定:

1）超声波测量:高分辨率脉冲超声波的分辨率达 0.05mm,频率在 10~15MHz 之间,根据两个主要峰之间的距离计算出瘢痕的厚度。

2）经皮氧分压(transcutaneous oxygen pressure,$TCPO_2$)的测定:可反映肥厚性瘢痕的代谢状况。用血氧测量计测量瘢痕的 $TCPO_2$,肥厚性瘢痕的 $TCPO_2$ 明显高于正常瘢痕和正常皮肤,且与治疗效果成反比。

3. 肢体运动功能的评定以及日常活动能力的评定　这些评定对烧伤患者的生活质量及回归社会有重要意义,其评定方法见康复评定相关章节,如 Barthel 指数评定等。

五、康复治疗

临床上针对不同阶段的主要病理问题,采取不同的康复治疗措施。烧伤后应尽快根据致伤因素、创面深度、烧伤面积、有无吸入性损伤等情况,结合患者年龄、既往功能和健康状况,制订个性化康复治疗目标和方案。

1. 烧伤早期康复治疗　烧伤早期康复是指在急性创面处理中实施的针对性康复治疗,主要方法有:有效应用物理因子治疗创面、体位摆放、矫形器应用、运动疗法。该期康复治疗的主要目标是:消炎、消肿、止痛、止血,促进创面的愈合,保持正确的肢体姿势,最大程度维持患者功能水平。

常用具体方法:小剂量紫外线疗法、超短波疗法、红外线疗法、激光疗法等促进创面愈合,矫形器主要用于保持正确体位、保护植皮区域皮片,运动疗法用于保护关节活动度等措施。早期创面愈合过程中,对创面出现的疼痛、坏死组织或脓性物多等情况,可采用冷疗法、水疗法、光疗和超短波等物理因子治疗,以减轻疼痛、消炎、促进创面愈合。

烧伤早期矫形器的主要目的是保持适当体位,以利于减少受损组织水肿,预防和治疗瘢痕挛缩。一般采用抗挛缩体位,应注意避免患者长期屈曲和内收的舒适体位。早期的肢体正确位置的摆放十分重要,可使挛缩减轻到最低程度。如:腋窝烧伤后,采用低温塑化板与金属支架构成的矫形器(图 8-2-1),将肩关节处于固定外展位,避免肩外展功能障碍。

当患者不能维持正确体位,出现关节挛缩倾向时,应及时设计相应的矫形器将肢体固定于功能位,以保持关节正常位置和活动范围,防止畸形的发生(表 8-2-1)。

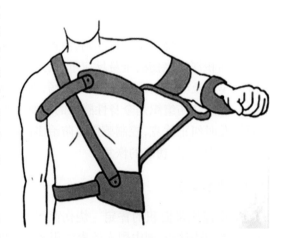

图 8-2-1　肩外展位矫形器

运动疗法包括被动运动、主动运动、关节活动度练习和肌力练习等,这些方法应该在患者创面愈合、移植皮片基本成活时即开始有计划地实施。运动治疗的技术和方法正在不断改进。如:被动运动常用以维持关节活动度,防止挛缩,为主动运动创造良好的条件。被动运动可借助各种弹性矫形器,如手指矫形器等,可以有效帮助相应的功能锻炼活动。主动运动增强肌力、改善关节活动度,亦可以借助各种器械进行主动辅助运动。需注意的是运动治疗、矫形器的应用与矫形器的固定并不矛盾,除运动治疗外,都应采取有效的矫形器,对需要功能体位固定处进行必要的制动,以利于机体正常恢复。

表 8-2-1 烧伤后体位摆放和矫形器应用

部位	体位摆放	矫形器类型
颈部	颈部烧伤时,去枕头部充分后仰;颈部或两侧烧伤时,取颈部中立位,口部闭合	软的颈围,或内加塑胶海绵热塑颈围
肩部	上肢外展 60°~90°,腋下烧伤时,肩外展 90° 和外旋	上肢牵引或腋部矫形器,两肩胛骨间垫枕,肩部轻度旋后
肘部	上肢屈侧烧伤时取肘伸位,背侧烧伤允许肘屈 20°,前臂中立位	肘伸展位矫形器
手部	腕关节背伸 20°~30°,掌指关节屈曲 90°,拇指外展对指位,指尖关节伸直,手指单独包扎	手功能位矫形器,必要时可做间断固定,白天取下活动
脊柱	保持脊柱成一条直线,以预防脊柱侧弯,尤其是身体一侧烧伤者	—
髋部	髋关节中立伸展位,大腿内侧烧伤,髋外展 15°~30°	两膝间加棒的髋外展矫形器
膝部	伸直位	夜间用膝伸直位矫形器
踝部	踝关节背屈位,防止跟腱挛缩	足下垂矫形器

2. 烧伤修复期康复治疗 此阶段的主要康复手段:体位摆放、矫形器应用,运动疗法、功能训练、压力治疗、物理因子治疗等。此阶段康复的重点主要在于消除残余创面、抑制瘢痕增生、预防和纠正关节挛缩或畸形。

此阶段应用矫形器除了保持体位和预防挛缩,更重要的是维持功能活动。此阶段在创伤皮肤存活良好、允许活动时,使用动态矫形器疗效远远好于静态矫形器,动态矫形器应用人体软组织蠕变原理,通过对组织的逐渐牵拉,使关节周围的肌腱、韧带、关节囊被动拉长并重新排列,改善活动范围,在牵引的同时进行主动运动,增加其可塑性和关节活动度。如手外周神经损伤、手内肌松解术后和肌腱修复术后等,可以用活动矫形器来促进手功能的康复(图 8-2-2)。

运动疗法在此阶段除延续早期阶段的目标和原则外,更加侧重于对挛缩的关节及瘢痕组织的牵拉,此阶段的抗阻运动可增加关节活动度和肌力。

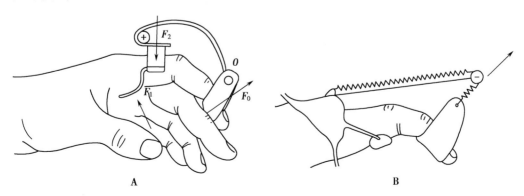

A   B

图 8-2-2 动力性矫形器

压力疗法是烧伤康复中最具专科特色的康复治疗措施。随着烧伤伤口的愈合或皮肤移植手术的实施,瘢痕组织便开始逐渐形成。一般来说,烧伤的深度越深,则其形成增生性瘢痕的可能性也就越大。同样的,伤口开放得越久,则其形成增生性瘢痕的概率就越大。增生性瘢痕常在伤口闭合后8~12周后开始逐渐形成。压力疗法原理主要是通过长期加压,使得瘢痕局部缺血、缺氧,胶原合成减少、成纤维细胞增生受抑制,从而实现抑制瘢痕增生。其治疗原则主要是"一早、二紧、三持久"。要求一早是尽早应用,深度烧伤创面一旦愈合,就应当及时施行压力疗法;二紧即是在不影响肢体远端血供的情况下,加压越紧越好,其压力一般要求是在1.33~3.33kPa为宜;三持久是要求持续穿戴>23h/d(除洗澡和训练之外),治疗时间一般需8~12个月,甚至更长。常用的压力疗法措施有弹力绷带和弹力套(图8-2-3、图8-2-4)。主要是根据患者的烧伤部位以及烧伤面积来决定各种措施的选择和使用。该疗法的使用也应当注意副作用的发生,如新生皮肤的损伤、儿童生长发育的抑制以及心理问题的产生等。压力疗法是需要长期坚持的治疗过程。因此,需要患者自身、医疗工作者、家庭、社区以及社会各方面的参与配合。

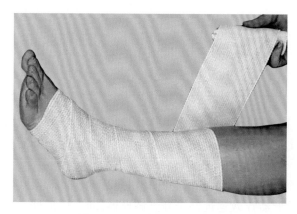

图8-2-3   下肢弹力绷带加压

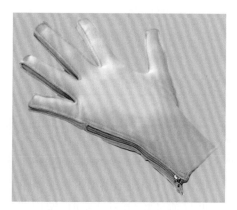

图8-2-4   手指弹力套

六、矫形器应用应注意的问题

1. **矫形器应用的时间**   正确的应用矫形器是烧伤治疗最基本的组成部分,但并非所有患者一定需要使用矫形器治疗,而单纯依赖矫形器也不能解决所有问题。一般认为关节部位烧伤后,伤口愈合超过21d,形成瘢痕挛缩的危险性加大,应考虑使用矫形器预防关节挛缩。对于已经出现挛缩的关节,矫形器可以防止其进一步挛缩,维持关节在非手术矫正的最大范围内。通过设计有效的动静态矫形器,可以获得明显的功能改善和预防畸形的进一步发展。烧伤患者常存在肌力低下,使用动态矫形器可提供有针对性的辅助耐力训练,同时矫正或控制僵硬关节,增强关节活动能力。

2. **矫形器应用的副作用**   矫形器使用的过程中,过强的力作用可能会导致软组织的损伤、神经损伤、移植皮片坏死、创面加深、骨质增生等不良反应。因此使用过程中要有效避免矫形器对骨突起部位的压力,保持其与伤口敷料及外用药的相容性。

3. **矫形器制作人员应具备的能力**   烧伤康复治疗是综合治疗,必须以团队方式进行工作,制作者不仅要具备解剖、生物力学等知识外,还需与主管医师进行充分沟通,了解患者的诊断、手术方式以及相关的检查,充分考虑患者的功能位和对线位,确保矫形器发挥实用功能,最大程度的恢复患者的功能。

(万春晓)

第三节　继发损伤与康复

一、深静脉血栓形成

深静脉血栓形成(deep venous thrombosis,DVT)是指血液在深静脉腔内不正常的凝结,阻塞静脉管腔,导致静脉回流障碍,造成不同程度的慢性深静脉阻塞。全身主干静脉均可发病,最常见的是下肢及下腔静脉血栓形成,尤其是髂-股静脉血栓形成,一旦栓子脱落可造成重要脏器的栓塞,危及患者的生命。静脉血流滞缓、静脉壁损伤和血液高凝状态是深静脉血栓形成的三大因素。近年的大量研究证实,在上述三种因素中,任何一个单一因素往往都不足以致病,必须是各种因素的组合,尤其是血流缓慢和高凝状态,才可能导致血栓形成。

（一）临床分型与诊断方法

1. 临床分型表现(图 8-3-1)

(1) 中央型:血栓局限于髂股静脉,表现为患肢肿胀、疼痛和局部沿静脉行程的压痛,可有静脉曲张。

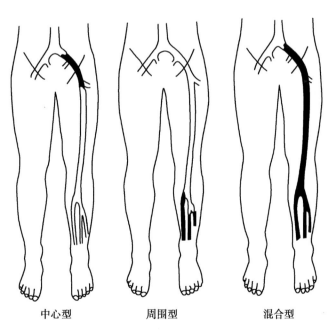

中心型　　　　周围型　　　　混合型

图 8-3-1　下肢 DVT 的类型

(2) 周围型:血栓局限于小腿深静脉丛,表现为小腿肿胀、疼痛和压痛,Homans 征(+),即将足背屈使腓肠肌紧张时,可继发疼痛。

(3) 混合型:血栓弥漫于整条患肢深静脉系统,表现为患肢明显肿胀、疼痛和压痛,沿静脉行程可扪及条索状肿块,患者行走较困难。

2. 诊断方法　检查可酌情选用不同的辅助检查方法。如血管彩超、动脉造影等。

（1）超声波检查：应用新型显像仪，可直接观察静脉直径及腔内情况，了解栓塞的大小及其所在部位。

（2）电阻抗体积描记检查：采用各种容积描记仪，测定气囊带阻断股静脉回流后小腿容积增加程度，以及去除阻断后小腿容积减少速率，从而可判断下肢静脉通畅度，以确定有无静脉血栓形成。

（3）静脉测压：站立位足背静脉正常压力一般为 $130cmH_2O$，踝关节屈伸活动时，一般下降为 $60cmH_2O$，停止活动后，压力回升，回升时间超过 20s。主干静脉有血栓形成时，站立位无论静息或活动时压力均明显升高。回升时间增快，一般为 10s 左右。

（4）静脉造影：为最准确的检查方法，能使静脉直接显像，可有效地判断有无血栓，能确定血栓的大小、位置、形态及侧支循环情况。后期行逆行造影，还可了解静脉瓣膜功能情况。

（二）临床治疗

1. 抗凝治疗　抗凝治疗可以有效降低血栓发生的危险以及血栓复发的概率，是急性期 DVT 治疗的基础。抗凝治疗应该从诊断确立或高度可疑时即进行。常用的抗凝药物有肝素、低分子肝素、维生素 K 抑制剂等。一般首次发生 DVT，没有明显危险因素和基因学诊断正常的患者，抗凝治疗的时间为 3~6 个月，当合并血栓复发高危因素时，抗凝时间应延长。

2. 溶栓治疗　尽管抗凝治疗对于防止血栓形成和血栓复发具有重要作用，但却不能直接溶解血栓。对于严重的大面积 DVT，单纯的抗凝治疗是不够的。从远期疗效看，单纯的抗凝治疗无法有效地预防血栓后综合征（post-thrombotic syndrome，PTS）的发生，几乎 95% 的中央型 DVT 在 5 年之后会出现下肢深静脉瓣膜功能不全。因此，只有消除静脉血栓，降低静脉压，才能够有效保护下肢深静脉瓣膜，预防 PTS 的发生。溶栓治疗可以通过药物快速溶解血栓，达到降低静脉压力，恢复静脉管腔通畅的目的。常用的溶栓药物有尿激酶、重组链激酶、重组组织型纤溶酶原激化剂等。对于发病时间在 14d 以内，存活期>1 年且出血风险较低的中央型 DVT 患者可给予溶栓治疗。与传统的抗凝治疗相比，溶栓治疗虽然可以快速溶解血栓，但与此同时也带来了较大的出血风险。系统性溶栓的出血风险更高于 CDT。因此，应该严格把握溶栓的适应证和禁忌证，选择合适的患者进行治疗。

3. 血栓清除术　经皮机械性血栓切除术（percutaneous mechanical thrombectomy，PMT）是以微创的方法替代传统的静脉切开取栓术。具有风险小、疗效好等特点，患者在门诊即可完成治疗。PMT 联合 CDT 可以快速地清除血栓，降低溶栓药物的剂量和灌注时间。在临床应用中，常采用药物机械性血栓切除（pharmaco-mechanical thrombolysis，PMCT）的方式治疗，即在溶栓药物的作用下进行血栓机械性切除。

4. 其他治疗手段　此外，临床上常有由于肿瘤压迫、手术或先天等因素导致静脉狭窄或闭塞的病例，如髂静脉闭塞，若不及时治疗，可能引起或加重 DVT。此时，可以通过球囊扩张联合支架植入恢复静脉通畅。这种治疗还适用于 CDT 或 PMT 术后的残留血栓。

（三）康复评定

采用 Caprini 等 2009 年修订的 Caprini 风险评估量表对所有患者进行静脉血栓风险评分及危险度分级，该量表包含了 40 个危险因素，基本涵盖了住院患者可能发生静脉血栓的所有危险因素，每个危险因素根据危险程度的不同赋予 1~5 分（存在该因素则计相应得分，不存在则为 0 分），计算患者的总评分，根据总评分将患者的静脉血栓发生风险分为 4 个等级：

低危(0~1分)、中危(2分)、高危(3~4分)、极高危(≥5分)。

（四）康复治疗

急性期康复治疗具有促进血管再通、防止血栓形成和脱落的作用；慢性期康复治疗可改善循环、消除肢体肿胀、促进侧支循环建立及改善肢体功能。

1. 卧床休息和抬高患肢 急性期卧床休息1~2周，切忌按摩挤压肿胀的下肢，以免引起血栓脱落。垫高床脚20~25cm，使下肢高于心脏平面，可改善静脉回流，减轻水肿和疼痛。多饮水，记录出入水量，以防血液黏稠度增加。

2. 物理因子治疗 适用于周围型及超过3d以上的中央型和混合型。急性期消炎、止痛、消肿及促进侧支循环建立；急性期过后(体温正常，肿痛基本消失，患者可下地活动时)及慢性期，可加强侧支循环，促进炎症进一步吸收及血栓机化。注意在血栓机化期，任何强烈的热疗和按摩治疗等均有促使血栓脱落造成栓塞的危险。

3. 压力治疗 外部压力可抵消各种原因所致的静脉压力增高和淤血，达到控制和延缓病情发展、改善局部皮肤营养、减轻水肿的目的。主要包括间歇式充气压力治疗仪、逐级加压弹力袜。其中间歇充气压力治疗仪预防DVT优于逐级加压弹力袜。间歇式充气压力治疗仪操作方法：患者平卧，患侧下肢套在压力治疗仪肢体套中，确保套接紧密，选择治疗模式，压力设定时由低到高，根据病情调节压力为20~120mmHg(1mmHg=0.133kPa)，最大压力不超过180mmHg，30min/次，2次/d。患者开始下床活动时，需穿弹力袜，使用时间因栓塞部位而异。小腿肌肉静脉丛血栓形成使用1~2周；腘静脉血栓形成，使用不超过6周；髂股深静脉血栓形成，可用3~6个月。

4. 运动疗法 下肢运动疗法能有效预防DVT的发生。①进行患侧足踝运动，即踝关节的被动背伸、跖屈和内、外翻的"环转"运动，频率15~20次/min，活动2~3min为宜。②被动挤压小腿肌群，按摩方向由肢体远端向近端，每侧肢体5min。③膝关节屈伸运动，频率15~20次/min，活动2~3min为宜。④清醒患者鼓励主动运动，包括深呼吸运动及踝关节主动背屈、跖屈、内翻、外翻运动，腓肠肌、股二头肌、股四头肌和臀大肌等长收缩训练。患者先深呼吸10次，然后由肢体远端向近端依次进行踝关节主动背屈、跖屈、内翻和外翻运动，频率15~20次/min。腓肠肌、股二头肌、股四头肌和臀大肌等长收缩训练，每次动作保持收缩状态5s，放松5s，所有动作各重复20~30个。每日2次，分别为上午及下午各1次。以上训练均在专业康复治疗师指导下完成。意识朦胧或昏迷时，进行①~③项内容，要求逐渐的增加；意识清醒者，鼓励进行第④项活动。

观察指标：每天检查患者是否出现下肢深静脉血栓形成的症状和体征，如下肢有无疼痛、肿胀，深静脉走向有无压痛，浅静脉是否扩张以及皮肤色泽和温度等。若出现上述症状之一的患者即行多普勒超声检查或患侧静脉造影，了解深静脉血栓发生的情况。若未出现上述症状之一者于干预后1个月行彩色超声多普勒检查排除血栓。

二、压疮

压疮(pressure sores)是局部皮肤组织因长时间受压，导致血液循环障碍，局部持续缺血、缺氧、营养不良而致的软组织溃烂和坏死。随着我国逐渐步入老龄化社会，多种慢性疾病以及由各种原因导致的长期卧床者逐年增加。压疮是卧床患者最常见并发症之一，发生率高，愈合缓慢，不仅影响原发疾病的恢复，甚至导致身体状况恶化或者死亡，还增加护理工作的难度及工作量。压疮一直是世界卫生机构所面临的共同难题。

（一）分期、临床表现与诊断

1. 淤血红润期（Ⅰ期压疮）   皮肤完整没有破损，有持续不退的红斑印，局部减压后超过30min不消退。若以指压红斑印移开时，红斑印不会消退。深色皮肤可能没有明显的苍白改变，但其颜色可能和周围的皮肤不同。局部有红、肿、痛、麻木感。

2. 炎性浸润期（Ⅱ期压疮）   皮肤有水疱或红疹，已经伤到真皮层。即表皮完全破损，真皮层部分破损。伤口基部呈潮湿、粉红，会有疼痛感。

3. 浅度溃疡期（Ⅲ期压疮）   表皮或真皮全部受损，穿入皮下组织，但尚未穿透筋膜及肌肉层全皮层缺失，伤口可见到皮下脂肪组织，但未达骨骼、肌腱或肌肉。可能有潜行和窦道。

4. 深度溃疡期（Ⅳ期压疮）   全皮层缺失，并包括暴露的骨骼、肌腱或肌肉。腐肉或焦痂可能在溃疡的某些部位出现，潜行和窦道亦可存在。

5. 无法界定   全皮层缺失，但溃疡基底部被黄色、棕褐色、灰色、绿色或棕色的腐肉掩盖，或有棕褐色、褐色或黑色的焦痂在溃疡底部，要直至去除腐肉或焦痂，溃疡基底的真正深度暴露后，才能确定压疮分期。

（二）临床治疗

1. 去除诱因   根据2012年最新的压疮预防指南建议：凡有压疮危险者需使用有效的减压装置，并需有计划或有规律改变体位，去除诱因，预防压疮。

2. 对症处理

（1）全身治疗

1）加强营养：营养缺乏不利于压疮的愈合。对有压疮的患者，改善和确保营养供给很重要。有贫血者纠正贫血，低蛋白血症者静脉补充蛋白质。

2）抗生素治疗：当出现全身感染情况或压疮局部有蜂窝织炎或伴发骨髓炎等情况时，需给予抗生素治疗。可根据全身症状和细菌培养结果，使用敏感抗生素控制感染。

（2）局部治疗

1）Ⅰ期压疮：去除危险因素，避免压疮进展。其主要措施为增加翻身次数、避免局部过度受压、避免摩擦力和剪切力等，可选用合适的保护敷料。

2）Ⅱ期压疮：保护创面，预防感染。除继续上述措施避免损伤继续发展外，还需保护已受损的皮肤避免破溃、已破溃皮肤避免感染。现已有多种促进伤口愈合的新型敷料可供选用。

3）Ⅲ期以及上压疮：解除压迫，控制感染，去除坏死组织和促进肉芽组织生长。其措施主要包括局部伤口的清创以及支持措施，如增进营养及减轻皮肤压力，尤其是伤口局部要避免所有压力。

具体措施如下：

1）清洁伤口：可用无菌生理盐水在一定压力下冲洗清洗伤口，并清除掉创口表面的物质如异物、局部残留的药物、残留的敷料、创面渗出物和代谢废物。坏死组织可用剪除、化学腐蚀或纤维酶溶解等方法来清除，清洁伤口时动作要轻柔，避免损伤新生肉芽组织。根据情况也可用过氧化氢溶液冲洗创面。

2）换药和包扎：换药的次数应根据创面渗出情况确定，1~2次/d；无分泌物且已有肉芽生成时，换药次数宜逐渐减少，可由1次/d减至2~3天1次。压疮创面需覆盖，理想的敷料应能保护创面，与机体相适应，并提供理想的水合作用。现临床上常采用一些特制的新型敷料，适用于多种类型的创面。一些专用型的敷料还带有抗菌、消炎、镇痛和修复作用。此外，根据需要可配合高压氧疗。

3）负压伤口治疗：负压伤口治疗（negative pressure wound therapy，NPWT）是近十几年来提出的伤口治疗新方法，通过填充和封闭伤口，并为伤口提供连续或间断的负压，以达到充分引流渗液，促进伤口血液循环，减轻伤口及周围水肿，清除细菌并抑制其生长，促进细胞增殖及各种生长因子表达的效果，最终促进伤口愈合。NPWT 适用深度Ⅲ、Ⅳ期压疮的早期辅助治疗，促进伤口愈合的同时可以提高患者舒适度，包括降低敷料更换次数、减少渗液和气味等。NPWT 疗程的长短通常取决于医生为伤口制订的目标、伤口大小和患者基本情况等。

4）手术治疗：手术治疗对大创面的严重压疮，如Ⅲ至Ⅳ级者、长期非手术治疗不愈合、边缘有瘢痕组织形成或深部窦道形成等，可选择手术治疗（如皮肤移植、皮瓣转移等）。

（三）康复评定

1. 疼痛的评定与处理　流行病学研究发现，压疮导致的疼痛发生率较高，如何对压疮患者进行疼痛管理是应该积极关注的问题。可应用 VAS 评分表、面部表情疼痛评分表（face pain scale，FPS）等工具评估成人疼痛程度。应遵循世界卫生组织用药剂量阶梯表，规律使用止痛药物，在合适的用量范围内有效控制慢性疼痛，可局部应用阿片类药物来减轻Ⅱ期到Ⅳ期压疮患者的疼痛。

2. 感染伤口的评定与处理　美国伤口造口失禁护理协会（woundostomy and continence nurse society，WOCN）指出，感染发生在压疮Ⅰ期、Ⅱ期不常见，因此应重点评估Ⅲ期、Ⅳ期压疮的感染情况。另外，缺血组织更容易并发感染，因此低灌注区域的压疮有较高的继发感染的风险。压疮局部感染的体征包括：新的伤口破溃扩大、出现局限于溃疡周围组织的红斑、渗出量增加、渗出物的黏性或脓性增加、疼痛增加或不明原因的疼痛、溃疡周围组织水肿、温度升高、臭味增加、组织内形成潜行窦道或探测到骨骼。

3. 压疮愈合的评定与监测　压疮愈合计分（pressure ulcer scale for healing，PUSH）根据压疮表面积、渗出物量和伤口组织类型，对每个压疮局部的特征进行评分并记录，每项得分相加即为总分，与以前测得的分数进行比较，从而了解压疮的进展和变化。Bates-Jensen 伤口评估工具（Bates-Jensen wound assessment tool，BWAT）从伤口大小、深度、边缘、潜行、坏死组织类型、数量，渗出物类型，渗出物量，伤口周围皮肤颜色，外周组织水肿、硬结、颗粒组织，上皮层共 13 个条目进行评价，各条目分数相加来确定总分数，总分越高伤口越严重。

（四）康复治疗

1. 电刺激　使用直接接触（电容）电刺激，来治疗难治性Ⅱ期压疮及所有Ⅲ、Ⅳ期压疮。

2. 电磁疗法　使用脉冲式电磁场（PEMF）来治疗难治性Ⅱ期压疮及Ⅲ、Ⅳ期压疮。电磁疗法不得用于装有起搏器或其他电子植入设备的患者，孕妇及器官移植者。发热、活动性出血、癫痫及脱水患者慎用。

3. 脉冲射频能量（pulsed radio frequency energy，PRFE）　使用 PRFE 治疗难治性Ⅱ期压疮及所有Ⅲ、Ⅳ期压疮。禁忌证是有电子植入设备的患者（如起搏器）及孕妇。也禁用于眼睛、睾丸等局部解剖部位，禁用于任何恶性肿瘤。电疗法应慎用于循环障碍及组织失活的患者。

4. 光疗

（1）红外线治疗：由于目前红外线治疗压疮的支持证据和反对证据均不充分，所以目前不建议将红外线作为常规治疗。

（2）激光：由于目前使用激光治疗压疮的支持证据和反对证据均不充分，所以不建议将激光作为常规治疗。

（3）紫外线治疗：若传统治疗无效，则考虑短期应用短波紫外线对于有重度细菌定植的、已接受清创和清洗的Ⅲ、Ⅳ期压疮，考虑使用一个疗程的紫外光治疗，作为辅助疗法来降低细菌负荷。

5. **声能（超声波）**　目前非接触式低频（40kHz）超声喷雾（non-contact low frequency spray，NC-LFUS）治疗压疮的支持证据和反对证据均不充分，所以目前不推荐将 NC-LFUS 用作常规治疗。使用低频（22.5kHz，25kHz 或 35kHz）超声，对坏死组织（非焦痂）进行清创处理。使用高频（MHz）超声作为感染压疮的辅助治疗。

（五）　矫形器应用

某些矫形器的应用，可以预防压疮的出现，如图 8-3-2 所示，据研究表明，该改良与传统丁字防旋鞋相比在脊髓损伤并不全瘫患者预防压疮、足下垂方面有更好的疗效。

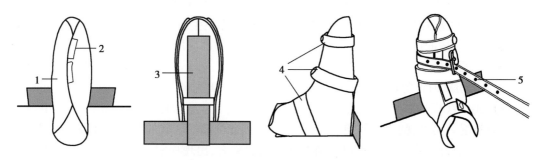

图 8-3-2　改良后足部防压疮矫形器
1:内衬鞋;2:魔术贴搭扣胶带;3:支架;4:松紧带;5:帆布(腰)带

三、痉挛与挛缩

（一）　概述

1. **定义**　痉挛（spasticity）是一种由牵张反射高兴奋性所致的、以速度依赖的紧张性牵张反射增强伴腱反射亢进为特征的运动障碍；是肌张力增高的一种形式。痉挛是上运动神经元损伤后，由于脊髓和脑干反射亢进而出现的肌张力异常增高的症候群。痉挛可以影响患者日常生活活动和康复训练。严重痉挛是患者功能恢复的主要障碍，给患者带来很大痛苦，对患者的身心健康将有严重的不利影响，应给予积极有效地综合治疗。

挛缩（contracture）是由各种原因导致的关节周围的软组织、韧带和关节囊的病理变化，使关节活动范围受限称为挛缩。导致挛缩的常见原因有关节创伤、关节炎症、关节制动、痉挛、关节周围的软组织创伤及病变等。

2. **病理生理**

（1）运动神经元兴奋性增高。

（2）牵伸诱发的运动神经元突触兴奋性增高。

（3）抑制性突触的输入降低。

（4）脊髓上兴奋性改变。

3. **临床分类**

（1）痉挛根据病变部位不同可分为脑源性痉挛、脊髓源性痉挛、混合性痉挛。

（2）挛缩按照 Hoffa 分类：皮肤组织挛缩、结缔组织挛缩、肌性挛缩、神经性挛缩。

（3）根据有否动力因素分类：动力性挛缩、静力性挛缩。

（二）临床表现与诊断

1. 痉挛的主要症状和体征

（1）惊厥：是常见的一种不随意运动，这是全身或局部肌群发生的强直和阵挛性抽搐。全身性的如癫痫大发作，局限性的如局限性癫痫。惊厥可伴有或不伴有意识障碍。

（2）强直性痉挛：是指肌肉呈强直性收缩，例如癫痫大发作的强直期，手足搐搦症的手足部肌内痉挛，破伤风的牙关紧闭和角弓反张均属于此种类型。

（3）震颤：是关节的主动肌与拮抗肌有节律的轮替运动，其幅度可大可小，其速度可快可慢，因不同疾病而异。震颤的常见部位是手指、下颏、唇部和头部等处。

（4）舞蹈样动作：是一种突发的快速的、无定型的、无目的的、粗大的肌群跳动，最常见于头部，面部的上肢尤以肢体的远端明显。

（5）扭转痉挛：是一侧肢体近端以及脊柱肌群的缓慢扭转动作，也由于基底节疾病所致。肌束颤动是局限于某些肌束的极其快速、而短暂的收缩，不伴有关节活动，用手刺激病变部位时可诱发。

（6）习惯性抽搐：是一种快速、短暂、重复的、有目的的、刻板式的不随意动作，常见的有眨眼、努嘴、蹙额、耸肩等。

（7）全身强直性抽风：全身肌肉强直，一阵阵抽动，呈角弓反张（头后仰，全身向后弯呈弓形），双眼上翻或凝视，神志不清。

（8）高热惊厥：主要见于 6 个月到 4 岁小儿在高热时发生惊厥。高热惊厥发作为时短暂，神志恢复快，多发生在发热的早期，在一次患病发热中，常只发作一次惊厥，可以排除脑内疾病及其他严重疾病，且热退后一周脑电图正常。

2. 诊断标准

（1）痉挛的诊断标准：肢体被动运动时阻力增大，严重肌痉挛时可表现为关节僵直于屈或伸的某一位置上；局部关节和肌肉的疼痛，长时间的痉挛可能会引起局部肌肉和肌腱的挛缩；痉挛肢体的腱反射亢进；由此影响肢体的运动功能和日常生活活动能力。

（2）挛缩的诊断标准：有骨关节、肌肉及神经系统疾病、肢体疼痛、痉挛、不良姿势、长期制动和瘢痕增生等病史；受累部位肌肉、肌腱长度缩短致使关节僵直于屈或伸的某一位置上，肢体主动及被动活动均受限，即使患者在深度睡眠时亦然；受累肢体的运动功能和日常生活活动能力受限；部分患者可有局部关节和肌肉的疼痛。

（三）临床治疗

1. 药物治疗

（1）药物治疗具体方案见表 8-3-1。

（2）神经传导阻滞：一组肌群的痉挛或同一神经支配区域的数块肌肉出现肌痉挛，如髂腰肌、腰方肌或脊旁肌。

可逆的局部麻醉药物：利多卡因和同类药物。

作用时间较长的乙醇类：乙基乙醇（乙醇）、苯基乙醇（苯酚）。

副作用：注射部位疼痛，肌无力，感觉障碍，静脉血栓形成，注射过量可引起抽搐、心力衰竭、中枢神经系统抑制。

（3）局部注射药：目前最常用的是肉毒素（BTXA）。

表 8-3-1　常用治疗痉挛的口服药物

药物	剂量/(mg·d⁻¹)	半衰期/h	作用机制
巴氯芬	10~80	3.5	突触前抑制剂,活化 γ-GABA 受体
苯二氮䓬类(如地西泮)	4~60	27~37	有助于 GABA 突触后的效果,使突触后抑制加强
丹曲林	25~400	8.7	减少钙离子的释放,影响肌肉收缩的联系
可乐定	0.1~0.4	12~16	选择性 α2 受体激活剂
盐酸乙哌立松(妙纳)	150	1.6~1.8	抑制 γ 运动神经元的自发冲动,抑制肌梭传入冲动
加巴喷丁	600~3 600	5~7	升高脑组织中 GABA 的水平发挥解痉作用

2. 手术治疗　当痉挛不能用药物和其他方法缓解时,可考虑用手术治疗。通过破坏神经通路某些部分,而达到缓解痉挛的目的。包括神经切断、高选择性脊神经根切断、脊髓部分切断、肌腱切断或肌腱延长。

(四) 康复评定

1. 痉挛的评定

(1) 体格检查

1) 视诊:局部关节和肌肉的疼痛,长时间的痉挛可能会引起局部肌肉和肌腱的挛缩。

2) 反射检查:痉挛肢体的腱反射亢进。

3) 被动运动检查:肢体被动运动时阻力增大,严重肌痉挛时可表现为关节僵直于屈或伸的某一位置上。

4) 摆动检查。

(2) 痉挛的定量评定

1) 改良 Ashworth 分级法,参见相关章节。

2) Penn 分级法以自发性肌痉挛发作频度来划分,评定标准见表 8-3-2。

表 8-3-2　Penn 分级法

0 级	无痉挛
1 级	刺激肢体时,诱发轻、中度痉挛
2 级	痉挛偶有发作,频度<1 次/h
3 级	痉挛经常发作,频度>1 次/h
4 级	痉挛频繁发作,频度>10 次/h

3) Clonus 分级法以踝阵挛持续时间分级,评定标准见表 8-3-3。

表 8-3-3　Clonus 分级法

0 级	无踝阵挛	3 级	踝阵挛持续 10~14s
1 级	踝阵挛持续 1~4s	4 级	踝阵挛持续 ≥15s
2 级	踝阵挛持续 5~9s		

4）被动关节活动范围检查法（PROM）参见相关章节。

2. 挛缩的评定

（1）运动功能评定（关节活动度评定、肌力评定、痉挛评定）。

（2）日常生活活动能力评定。

（3）疼痛的评定（必要时进行）。

（4）精神心理评定。

（五）康复治疗

1. 痉挛及挛缩的康复目标

（1）功能性目标：改善步态、个人卫生、日常生活，减轻疼痛。

（2）患者及其亲属目标：易于家属照顾，提高患者及照顾者的生存质量。

（3）临床目标：促进去神经支配，降低肌张力，改善关节位置及活动范围。

2. 痉挛及挛缩的康复原则

（1）治疗方案个体化。

（2）治疗计划（包括短期、长期的目标）应清晰可见。

（3）患者及其家属、照顾者必须能够接受。

3. 痉挛及挛缩的康复方法

（1）解除诱因：一些痉挛与各种外界刺激有关，因此在治疗前要尽量消除诱发肌痉挛的因素，如发热、结石、尿路感染、压疮、疼痛、便秘和加重肌痉挛的药物等。通常诱因解除后，肌痉挛会有明显减轻。

（2）姿势和体位：某些姿势和体位可减轻肌痉挛（图 8-3-3、图 8-3-4）。患者应从急性期开始采取抗痉挛的姿势体位，可使异常增高的肌张力得到抑制，如脑血管意外、颅脑外伤的急性期采取卧位抗痉挛模式体位，可减轻肌痉挛；脊髓损伤患者利用斜板床站立，也可减轻下肢肌痉挛。

（3）被动运动：由治疗师通过被动运动、被动牵张等方法改善肌痉挛。深入而持续较长时间的肌肉按摩，或温和地被动牵张肌痉挛，可降低肌张力，有利于训练系统地进行，但其效果仅能维持数十分钟。被动运动不能用力过大，否则导致肌肉肌腱损伤。被动运动可结合某些反射机制来降低肌张力，如被动屈曲足趾可降低膝伸肌张力，利于被动屈膝。嘱患者做

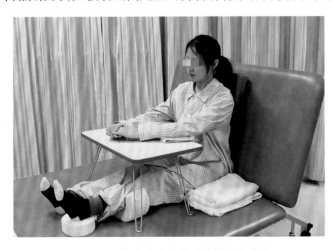

图 8-3-3 偏瘫患者坐位时的抗痉挛体位

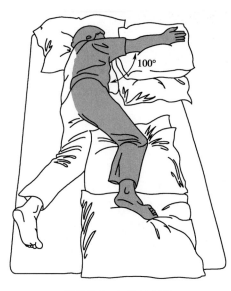

图 8-3-4   良肢位摆放

痉挛肌等长收缩继以主动放松,再做被动牵张时可明显降低牵张阻力。被动运动和按摩可每日数次进行。

(4) 牵张训练:缓慢、持续牵拉紧张的肌肉可降低肌张力、放松肌肉、缓解痉挛,为主动运动提供必要的条件。牵张训练可分为被动牵张和自我牵张。被动牵张指借助于外力(如采用手法或矫形器)进行缓慢持续的牵张。自我牵张指利用自身体重使痉挛肌受到牵张以达到缓解痉挛的目的(图 8-3-5~图 8-3-7)。

(5) 拮抗肌的主动运动:痉挛肌的拮抗肌适度的主动运动,对痉挛肌有交替性抑制作用,如肱二头肌痉挛可训练肱三头肌主动收缩,股内收肌痉挛可训练髋外展肌的主动和抗阻收缩等。

(6) 抑制异常反射性模式:应用各种神经发育治疗技术对患侧肢体出现的不同程度的异常反射性模式进行抑制,可缓解痉挛。如对于脑血管意外患者出现的痉挛,可通过 Bobath 技术、Rood 技术以及 PNF 技术抑制痉挛模式,调整肌张力,以建立正确的姿势模式和功能活动模式(表 8-3-4)。

(7) 关节松动术及软组织松动术:针对关节性挛缩和软组织性挛缩采用关节内松动技术以及牵伸、放松等能够扩大关节活动度的治疗方法。

(8) 功能性活动训练:床上翻身动作;坐位/立位平衡的维持;站起和步行训练。

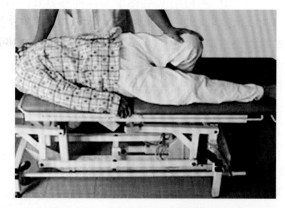

图 8-3-5   对患者躯干痉挛肌群的牵伸

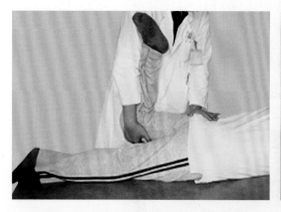

图 8-3-6   被动牵伸患者髋关节屈曲肌群

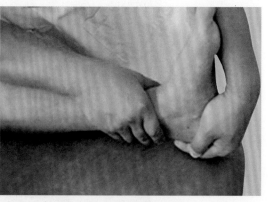

图 8-3-7   被动牵伸跟腱

表 8-3-4　抑制异常反射性模式

躯干肌痉挛	头抬高过伸抑制屈肌痉挛
	头屈曲抑制伸肌痉挛
	上肢上举过头抑制躯干、髋屈肌痉挛
肢体痉挛	肢体内旋抑制肢体伸肌痉挛
	肢体外旋抑制肢体屈肌痉挛
	上臂举过头抑制上肢屈肌痉挛
躯干、头和肢体的伸肌痉挛	旋转躯干(骨盆不动)髋、膝屈肌髋外展

（9）物理因子治疗

1）冷疗法或热疗法：冷疗法或热疗法可使痉挛的肌肉有一过性放松，也可缓解疼痛，常在运动疗法之前使用。

2）水疗法：将痉挛侧肢体浸浴在温水中也有利于肌痉挛的缓解。

3）肌电生物反馈疗法：肌电生物反馈疗法可减少静止时肌痉挛的活动及相关反应，也可抑制被动牵张时痉挛肌的不自主运动。

4）电疗法：交替电刺激疗法、直肠电刺激法、功能性电刺激等。

临床上可以采用蜡疗、光疗、超声波、超短波、微波、冰敷等物理因子治疗手段，缓解关节的紧张性，改善局部血液循环，增加关节周围组织和皮肤的弹性，软化瘢痕等，对关节的功能恢复有明显的作用。物理因子治疗关节挛缩具有安全、无创、患者痛苦小等特点，是治疗关节挛缩很重要的一种方法。

（六）矫形器的使用

矫形器是矫治痉挛及挛缩较有效的方法，应用矫形器固定关节于功能位，进行持续的牵引极为重要。

1. 矫形器在疾病不同阶段的作用见表 8-3-5。

表 8-3-5　矫形器在疾病不同阶段的作用

疾病阶段	矫形器处理	治疗目标
早期	良肢位摆放 支持瘫痪肌	避免软瘫期的患者在可预见的将来出现痉挛模式或畸形
痉挛期	保护肢体 牵伸高张力肌	任何使痉挛肌受到持续牵张的活动或姿势均可使相应的肌肉或肌张力降低
恢复期	维持正常关节功能位 支持无力肌	促进患者功能活动的恢复，增强生活独立性
代偿期	维持正常关节体位、姿势	代偿已丧失的功能，促进功能活动

2. 颅脑损伤、脑血管意外、小儿脑瘫多因外伤、疾病或脑神经发育不良引起的脑组织损害或缺失，患者最典型的特征是肌肉瘫痪和肌肉痉挛，异常的肌肉表现均可引起运动功能障碍、造成肢体的畸形。

3. 急性期采用腕手功能位矫形器固定手腕部，能保护患者的抓握功能，控制手的姿势，防止屈肌挛缩;在痉挛期可利用抗痉挛矫形器进行持续牵伸,降低手部及小腿屈肌过高的张力;防止手部及踝关节的屈曲挛缩,屈肌痉挛会引起肢体疼痛,装配矫形器后可减轻疼痛。在疾病的恢复期,可装配动态矫形器,辅助上肢的功能训练及站立行走训练。

4. 深度烧伤会造成瘢痕挛缩,治疗早期就应使用矫形器把受累的关节固定在功能位(图 8-3-8),待创面愈合可改用动态矫形器,以辅助康复训练。腋窝烧伤时,使用肩外展矫形器便于治疗;烧伤在肘前窝,用肘伸展矫形器可减少挛缩;手背烧伤,则需将腕关节固定在屈曲位。

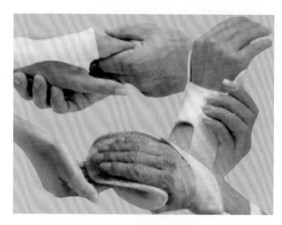

图 8-3-8　腕关节矫形器

5. 控制下肢旋转用 HKAFO 或扭转矫形器(图 8-3-9),主要作用于控制痉挛性瘫痪。

6. 脑瘫痉挛引起的较严重足下垂合并轻度的足内翻患者(图 8-3-10),可使用踝足矫形器(图 8-3-11),以改善行走功能,对于内外翻严重存在着畸形挛缩不适用,而且要注意鞋与脚一定要适配。

7. 有严重大腿内收痉挛的患者,可使用特殊矫形鞋,如丹尼斯布朗踝足矫形器(图 8-3-12),通过金属横杆与两支鞋底部的连接,来达到控制足内翻,脚尖内外旋的足部矫形器,脚的外旋和内收角度还可以通过鞋底的旋转调节装置进行调整,通常在卧位、坐位下使用。

8. 痉挛患者脚趾常常在站立期出现垂状趾痉挛以及趾过伸痉挛现象。这些可以通过相应的鞋垫和矫正垫来矫正和预防(图 8-3-13)。

9. 切记避免矫形器短时间内时穿时脱,引起肌痉挛加重。

四、异位骨化

(一)概述

1. **定义** 异位骨化(helerotopic ossi-

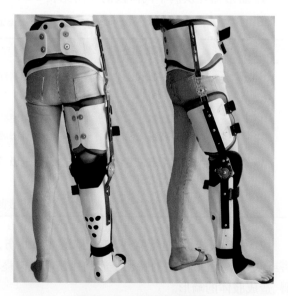

图 8-3-9　HKAFO 矫形器

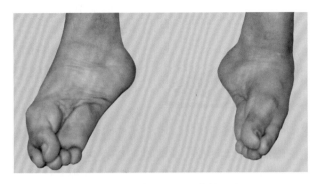

图 8-3-10　患者左足下垂合并足内翻

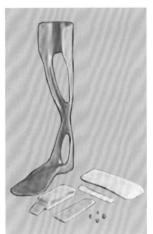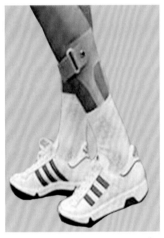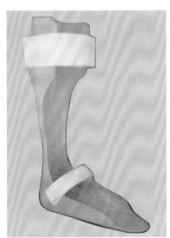

图 8-3-11　踝足矫形器

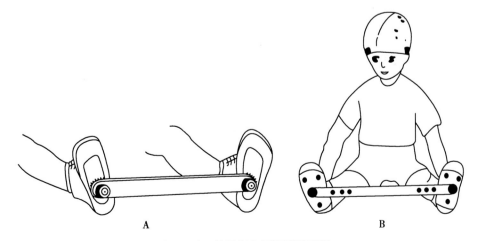

A　　　　　　　　　　　　　　　　B

图 8-3-12　丹尼斯布朗踝足矫形器

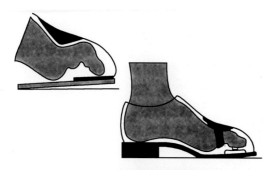

图 8-3-13　垂状趾的处理

fication,HO)是指在软组织中出现成骨细胞,并形成骨组织,多发生在大关节周围,例如髋关节、肘关节等,常见于神经瘫痪的患者。

HO 的发生与局部外伤、手术后、脊髓损伤、脑外伤等病变有关,但发病机制尚不明确,以淤血导致软组织的营养异常学说较有说服力。严重关节损伤后骨膜下血肿骨化过程中,进行粗暴的牵伸,导致血肿扩散,使骨膜下血肿与肌肉组织中血肿相通,成骨细胞随之进入肌肉,经机化、钙化、骨化后骨膜下和肌肉组织内形成一种类似骨痂的新骨组织,成纤维细胞及成骨细胞充分发挥功能,形成骨化。

2. **病理生理**　HO 早期局部有明显肿胀、疼痛,晚期由于骨组织形成,导致关节活动受限。其基本病理改变是在纤维结缔组织中,原始细胞增殖活跃伴有丰富的毛细血管网,钙盐沉积,形成骨。成熟的异位骨化具有骨的结构,外层包裹纤维结缔组织,里面是成骨细胞,具有小梁结及类骨组织,中心是活跃的原始细胞。

3. **临床分类**　根据成因可分为原发性 HO 和获得性 HO。原发性 HO,是指遗传相关性的,如进行性骨化纤维发育不良;获得性 HO 包括:①创伤后骨化性肌炎,可以源于任何形式的肌肉骨骼损伤,如较常见的骨折、脱位、人工关节置换、肌肉或软组织挫伤;②创伤后神经源性 HO,源于脊髓损伤、闭合性颅脑损伤、中枢神经系统感染、脑肿及脑血管意外等;③源于其他原因的 HO,如烧伤、血友病、破伤风、脊髓灰质炎和多发性硬化等。

HO 也可按其所在组织分为:肌肉内 HO、肌腱内 HO、韧带内 HO、关节囊内 HO、关节软骨内 HO 等。

（二）临床表现与诊断

1. **症状及体征**　HO 的临床表现最早出现于伤后 3 周,也有 1 年以后出现的报道。进行性关节活动受限是 HO 最常见的表现,早期关节周围可出现炎症反应,如肿胀、发热、红斑等,逐渐出现关节活动受限。其临床表现有 4 期,见表 8-3-6:

表 8-3-6　异位骨化临床分期

分期	局部肿胀	硬性包块	X 线检查	AKP（碱性磷酸酶）	骨扫描
一期	明显	不明显	无发现	明显升高	阳性
二期	明显	可触及	云雾状影	明显升高	阳性
三期	减轻	明显	可见骨化影	可升高	可阳性
四期	减轻	明显	骨结构清晰	正常	阴性

2. **髋关节 HO**,分为三种类型,也可合并存在。

（1）前侧位 HO,发生在股直肌和缝匠肌下方,髋关节前方。患者难以完成旋转动作,但可以屈曲髋关节。

（2）内侧位 HO,发生内侧位 HO 时,会影响到髋关节的外展。

（3）后侧位 HO,发生后侧位 HO 时,易形成屈髋位挛缩,妨碍关节运动。

3. **辅助检查**

（1）同位素骨扫描,在创伤早期即可获得阳性结果,显示软组织内浓集。

（2）CT 检查,可以显示分辨其不同层次,提供异位骨化区与周围组织的关系。

4. **临床诊断**　依据创伤病史,肌肉有硬性肿块,伴有疼痛或局部压痛,可致使关节活动范围减小。依据 X 线片、同位素骨扫描或者 CT 检查结果对诊断有重要价值。

需鉴别诊断的疾病:发红肿胀时应与皮肤蜂窝织炎、血栓性静脉炎、化脓性关节炎以及骨髓炎相鉴别。

（三）临床治疗

目前,对局限性骨化性肌炎的手术时机尚存在争议,手术的适用证也没有明确的规定。对于不妨碍关节活动的骨化性肌炎无需治疗。对关节活动障碍者,于骨化停止后,可做手术治疗。对于成熟的骨化而影响关节功能者,手术切除骨化组织和关节松解手术,被认为是唯一解决严重功能障碍的治疗手段。

手术治疗适应证:①关节功能障碍明显;②无关节功能障碍,但疼痛症状明显,严重影响工作和生活;③有前臂或手的神经损伤或卡压症状;④与骨肿瘤,尤其是恶性肿瘤难以鉴别者。手术切除要选择正确的手术入路。

掌握手术时机很重要,较早期实施再次手术,将会引起更严重的骨化,导致手术失败。手术时机通常在骨化成熟静止期,即当 X 线片上显示成骨均匀一致,边缘清晰,范围缩小,大约 6 个月以上时间为宜。手术切除一段骨化组织,恢复关节活动即可,并不需要全部切除。

目前,在预防 HO 方面有效的药物为依替膦酸钠(etridronate disodium)。

（四）康复治疗

相关研究表明,一旦发生 HO,原则上应避免早期对受累局部进行热疗、超声波和按摩。为了改善关节功能,缓慢、柔和的运动可预防挛缩。应采用渐进性运动练习,如推拿按摩,不当的治疗会使骨化加剧。目前,治疗 HO 的手段主要还是通过手术切除。

有学者认为 HO 骨化形成的早期,局部充血水肿,理疗会使病情加重,但也有实验证明用超声透入治疗,患者肘关节硬块会逐渐消失,X 线检查无异常。

HO 的分期治疗:

1. **早期(反应期)**　局部软组织出现肿块,有时发热伴有疼痛,关节活动度受限。X 线片显示软组织有不规则棉絮状模糊或关节周围云雾状的钙化阴影。在关节附近采取揉、推、弹、拨等手法以松解剥离肌腱、腱膜及肌肉的粘连。关节部位可轻微持续牵引,再做关节主被动活动。切忌手法粗暴,避免使用强刺激手法和关节大幅度活动。然后配合理疗直流电离子导入,松解粘连,促进炎症的吸收。

2. **中期(活跃期)**　发热,局部皮肤温热、压痛、质硬肿块,局部肿块因逐渐骨化较前增大明显,肌肉僵硬萎缩,关节疼痛不明显,关节功能活动障碍。X 线片显示肿物周围花边状新骨大量生成,界限清楚。主要在患者疼痛可耐受情况下,避免动作粗暴造成二次损伤。理疗可用超声疗法,超声对骨化的形成有延缓作用,有助于减轻患者无菌性炎症反应,为牵伸训练创造条件。

3. **晚期(骨化期)**　局部无疼痛,肌肉僵硬萎缩严重,关节强直在某一体位时仅有轻微的活动度。X线片显示,出现壳性骨性软骨,骨化范围局限,骨化明显致密。如到这期,行手术切除骨化组织及关节松解术。术后经2周制动,进行关节主动活动避免再次粘连,待切口愈合拆线后,行中药熏洗治疗。

当骨化完全成熟后,单纯保守治疗不能解决问题,只有手术切除骨化松解关节。但只要严格掌握好分期手法治疗的适应证,把握好手法处理技巧,手法综合治疗本病会有良好效果。

（五）HO 预后

目前,HO 的预防大多是早期识别并处理其危险因素。神经源性 HO 的危险因素主要是瘫痪程度、活动减少、深静脉血栓形成、痉挛状态、压疮、持续的压迫和尿路感染等。所以预防上述危险因素的发生可有效地预防术后异位骨化的发生。

（六）矫形器使用

在异位骨化康复治疗过程中,在科学评估基础上,术前、术后使用矫形器,如牵引器、支架等可以有效牵引关节,避免挛缩。

（万春晓）

参 考 文 献

[1] 武继祥,许建中,励建安. 假肢与矫形器的临床应用[M]. 北京:人民卫生出版社,2012.

[2] 赵辉三,李建军,董浩. 假肢与矫形器学[M]. 北京:华夏出版社,2013.

[3] 何成奇,高敏,吴建贤. 内外科疾病康复学[M]. 北京:人民卫生出版社,2013.

[4] 靳尔刚,王海鹏,余制波. 矫形器学概要[M]. 北京:中国社会出版社,2007.

[5] 中华医学会外科学会血管外科学组. 下肢动脉硬化性闭塞症治疗指南[J]. 中国实用外科学杂志,2008,28(11):923-924.

[6] 王深明,武日东. 下肢深静脉血栓形成治疗指南与实践[J]. 中国实用外科杂志,2015;35(12):.1264-1304.

[7] Bahl V,Hu HM,Hen PK,et al. A validation study of a retrospective venous thromboembolism risk scoring method[J]. Ann Surg,2010;251(2):344-350.

[8] 程圣英,冉林晋,刘腊梅,等. 压疮的综合防治[J]. 中国康复理论与实践,2015,21(11):1290-1293.

[9] 杨美玲,张洪君,洪涛,等. 压疮分期及其护理进展[J]. 中国护理管理,2014,14(7):683-686.

[10] 邓佳,罗爱英,程静,等. 改良后足部防压疮矫形器在骨科的应用效果分析[J]. 中国全科医学,2014,17(6):700-702.

[11] 蒋琪霞,陈月娟,苏纯音,等. 多中心医院获得性压疮预防现况及干预对策[J]. 中华护理杂志,2013,48(8):724-726.

[12] 张全兵,周云,钟华璋,等. 关节挛缩的发病机制和治疗进展[J]. 中华创伤骨科杂志,2017,19(6):548-552.

[13] 赵辉三,曹学军,张晓玉,等. 假肢与矫形器学[M].北京:华夏出版社.2013.

[14] Lindenhovius ALC,Doornberg JN,Ring D,et al. Health Status After Open Elbow Contracture Release [J]. Journal of Bone and Joint Surgey-American Volume,2010,92A(12):2187-2195.

[15] Kulkarni GS,Kulkarni VS,Shyam AK,et al. Management of severe extra-articular contracture of the elbow by open arthrolysis and a monolateral hinged external fixator [J]. Journal of Bone and Joint Surgery-British Volume,2010,92B(1):92-97.

[16] 欧阳元名,何宁,陈帅,等. 外固定支架及开放手术治疗肘关节严重异位骨化疗效分析[J]. 现代生物医

学进展,2014,14(18):3490-3492.

[17] 胡大海.实用烧伤康复治疗学[M].北京:人民卫生出版社,2015.

[18] 郭阵荣.烧伤学临床新视野[M].北京:清华大学出版社,2005.

[19] Esselman PC,Thombs BD,Magyar-Russell G,et al. Burn rehabilitation:state of the science[J]. Am J Phys Med rehabil,2006,85(4):383-413.

中英文名词对照索引